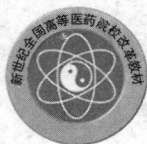

新世纪全国高等医药院校改革教材

中西医结合生理学

（供中西医结合专业用）

主　编　王德山（辽宁中医药大学）

副主编　邓常清（湖南中医药大学）
　　　　司银楚（北京中医药大学）

中国中医药出版社
·北京·

图书在版编目（CIP）数据

中西医结合生理学/王德山主编 . —北京：中国中医药出版社，2010.1（2020.3重印）

新世纪全国高等医药院校改革教材
ISBN 978 - 7 - 80231 - 792 - 5

Ⅰ . ①中⋯　Ⅱ . ①王⋯　Ⅲ . ①中西医结合 – 人体生理学 – 医学院校 – 教材　Ⅳ . ①R33

中国版本图书馆 CIP 数据核字（2009）第 204250 号

中 国 中 医 药 出 版 社 出 版
北京经济技术开发区科创十三街 31 号院二区 8 号楼
邮政编码　100176
传真　010 64405750
廊坊市祥丰印刷有限公司印刷
各地新华书店经销

*

开本 850 × 1168　1/16　印张 30　字数 690 千字
2010 年 1 月第 1 版　2020 年 3 月第 2 次印刷
书　号　ISBN 978 - 7 - 80231 - 792 - 5

*

定价　75.00 元
网址　www.cptcm.com

全国高等中医药教材建设
专家指导委员会

前　言

　　中西医结合是我国医药卫生事业的重要组成部分，是我国特有的一门医学学科。通过中西医的优势互补，许多疾病，尤其是一些疑难疾病的诊治取得了突破性进展，已成为我国乃至世界临床医学中不可取代的重要力量。人们越来越认识到中西医结合治疗的优势，越来越倾向于中西医结合诊疗疾病，由此中西医结合的队伍越来越壮大，不少高等医药院校（包括高等中医药院校和高等医学院校）适应社会需求，及时开设了中西医结合临床医学专业（或称中西医结合专业），甚至成立了中西医结合系、中西医结合学院，使中西医结合高等教育迅速在全国展开，有些院校的中西医结合专业还被省、市、地区评为当地"热门专业"、"特色专业"。但中西医结合专业教材却明显滞后于中西医结合专业教育的发展，各院校使用的多是自编或几个院校协编的教材，缺乏公认性、权威性。教材的问题已成为中西医结合专业亟待解决的大问题。为此，国家中医药管理局委托中国中西医结合学会、全国中医药高等教育学会规划、组织编写了高等医药院校中西医结合专业第一版本科教材，即"新世纪全国高等医药院校中西医结合专业规划教材"。

　　本套教材在国家中医药管理局的指导下，中国中西医结合学会、全国中医药高等教育学会及全国高等中医药教材建设研究会通过大量调研工作，根据目前中西医结合专业"两个基础、一个临床"的教学模式（两个基础：中医基础、西医基础；一个临床：中西医结合临床）以及中西医结合学科发展的现状，实行先临床后基础的分步实施方案，首先重点系统规划了急需的中西医结合临床教材和部分专业引导性教材共16部（分别为：《中外医学史》《中西医结合医学导论》《中西医结合内科学》《中西医结合外科学》《中西医结合妇产科学》《中西医结合儿科学》《中西医结合眼科学》《中西医结合耳鼻咽喉科学》《中西医结合骨伤科学》《中西医结合危重病学》《中西医结合皮肤性病学》《中西医结合精神病学》《中西医结合肿瘤病学》《中西医结合传染病学》《中西医结合口腔科学》《中西医结合肛肠病学》），组织全国开设中西医结合专业或中西医结合培养方向的78所高等中医药院校、高等医学院校的专家编写，于2005年正式出版发行并投入教学使用。

　　上述教材在教学使用过程中，得到师生的普遍好评，也被列为国家中西医结合执业医师考试的蓝本教材。为确保中西医结合专业教材的系统性，满足教学的需要，进一步编纂该专业的基础课程教材，成为许多学者关注的问题。为此，中国中西医结合学会、全国中医药高等教育学会先后在北京、长沙、广州等地组织了多次专家论证会，统一了思想，决定启动中西医结合基础课程的教材建设工作，认为基础课程教材的建设应遵守以下原则：①保持中西医基础课程的系统性与完整性，充分体现专业基础教材的科学性，突出"三基"，构筑中西医结合临床课程的专业基础，能支撑中西医结合临床课程的专业学习；②体现中西医结合学科学术发展的现状，保持教材的先进性、实用性和启发性；③突出中西医结合临床医学专业的专业基础特点，立足于本科教学层次的需要，把握适当的深度与广度。

根据上述原则与思路，中西医结合专业基础课程教材分为三个模块：

①西医基础课程：《系统解剖学》《局部解剖学》《组织学与胚胎学》《生理学》《生物化学》《免疫学与病原生物学》《病理学》《病理生理学》《医学生物学》《药理学》《诊断学》。

②中医基础课程：《中医基础理论》《中药学》《方剂学》《中医诊断学》《针灸推拿学》《中医经典选读》。

③中西医结合基础改革教材：《中西医结合生理学》《中西医结合病理学》《中西医结合免疫学》《中西医结合诊断学》《中西医结合药理学》《中西医结合思路与方法》。

为确保教材的科学性、先进性、权威性、教学适应性，确保教材质量，本套教材的编写仍然采用了"政府指导，学会主办，院校联办，出版社协办"的运作机制，这个"运作机制"有机地结合了各方面的力量，有效地调动了各方面的积极性，畅通了教材编写出版的各个环节，保证了本套教材按时、按要求、按计划出版。

全国78所高等中医药院校、医药院校专家学者参加了本套教材的编写工作，本套教材的出版，解决了中西医结合专业教育中迫切需要解决的教材问题，对我国中西医结合学科建设、中西医结合人才培养也将会起到应有的积极作用。

由于是首次编写中西医结合基础课程的高等教育规划教材，在组织、编写、出版等方面，都可能会有不尽如人意的地方，敬请各院校教学人员在使用本套教材过程中多提宝贵意见，以便重印或再版时予以修改和提高，使教材质量不断提高，逐步完善，更好地适应新世纪中西医结合人才培养的需要。

中国中西医结合学会
全国高等中医药教材建设研究会
2008 年 1 月

编写说明

中西医结合医学是我国医学发展规划的一个重要组成部分。长期以来经过广大医药科技人员的艰苦工作，一个具有中西医结合医学特色的学科体系已初步显现。特别是伴随着中西医结合医学在医疗工作中的广泛应用，一批具有中西医结合特色的临床教材脱颖而出。但是，作为支撑和指导临床的基础性理论教材却明显滞后，《中西医结合生理学》就是在此背景下应运而生的。

本教材编写的主导思想是，开拓学生的创新思维，培养其中西医结合的理念与学习方法，以实现由基础到临床的顺利过度，同时也为其开展中西医结合研究奠定基础。为此，本教材分为上、下两篇，计十三章。上篇主要内容是：中西医结合生理学的基本概念、研究思路和方法；生命活动基本特征与物质基础、机体功能活动调控系统与调控机制等；下篇主要以功能系统为主线，分别介绍了机体各部分的基本功能及其调节机制等。为保持中医、西医各自理论体系的完整性，多数章节均按照中医学传统理论、现代医学理论、中医基本理论现代医学研究的顺序进行编写。但作为探索，个别章节将中西医内容进行了穿插编写，以期两个理论体系能够实现一定意义上的结合。

在编写过程中，本教材不是以中医脏腑为中心，即将每个脏腑的所有功能集中编写，而是以现代生理学的功能系统为主线，将中医和西医认识基本一致的内容统一编写，从而突出了某一功能活动中，相关脏腑和器官、组织、细胞所起的作用及相互关系，着力培养学生以功能系统为主线学习中西医结合生理学的思维模式。为了使教材通俗易读，本书没有大量引用中医经典条文，而采用直白、简洁的语言加以阐述。编写的内容坚持"三基"和"少而精"的原则，注重科学性、启发性和实用性。在中医理论现代医学研究内容的编写上，遵照中医基本理论的原创思维，以中医的"证"确立现代医学的"病"，将"证"的定位、发生机制与"病"的解剖定位、病理生理机制进行比较，以"病"的病理生理学机制探讨引发"证"的脏腑功能定位及可能机制，并辅以实验研究结果加以证实。

本教材适用于高等医药院校中西医结合专业学生，也可以作为中西医结合专业研究生及科研工作者的参考书籍。

本教材编写者，多是长期在中西医结合教学及科研工作第一线的教师，在编写过程中既参考了古今中外的教材和参考书籍，又融会了自己的教学和科研经验，力争在教材编写体例、内容和形式上有所突破和创新。在编写过程中，辽宁中医药大学的张庆荣教授对中医学部分提出了许多建议，于化新、刘慧慧和刘旭东等老师也做了大量工作，在此一并表示感谢。

　　编写中西医结合基础教材是一项具有重大历史意义的工作，对于我国中西医结合事业的发展必将起到积极的推动作用。尽管本书编者经过了较长时间的前期准备和反复修改，但其中仍然存在诸多缺憾，恳请广大读者提出宝贵意见和建议，以便再版时改正。

王德山

2009 年 9 月

目 录

上 篇

上 篇

第一章
绪 论

第一节 中西医结合生理学的研究内容

一、中西医结合生理学研究的对象与任务

中西医结合生理学（Physiology of Integrated Traditional Chinese and Western Medicine）是以现代生理学与中医生理学理论知识和研究方法为基础，采用中西医结合的方法研究人体生命活动及其规律的科学，是一门新兴的医学基础学科。现代医学生理学（physiology）是研究生物体的生命活动及其规律的科学，属于生物学的一个分支。根据研究对象的不同，生理学可分为动物生理学与人体生理学（human physiology）等。人体生理学的研究是以正常人体为对象，研究构成人体的各个系统、器官、组织和细胞的功能发生、表现形式、受何种因素影响，以及不同的系统、器官、细胞之间的内在联系、相互作用机制；在整体活动中各部分的功能是如何相互协调、相互制约，以维系正常生命活动的。

中医学理论中虽然没有生理学一词，但是在中医学理论体系中藏象、精、气、血、津液、神、经络、形体官窍等学说，其核心理论内容都是以正常人体为对象，研究分析构成人体的五脏六腑、形体官窍、精、气、血、津液、经络等的功能活动发生、发展的内在规律，各脏腑器官功能与外界环境以及各自之间的相互联系、相互影响的机制等，应该类同于现代医学生理学。从两种医学的研究对象、内容可以认为，现代医学生理学与中医生理学均是以正常人体为研究对象，探求生命活动客观规律的科学。在中西医结合生理学研究的过程中，必定会产生新的方法和理论，综合过去和新产生的中医、西医学知识和方法，研究人体系统、器官、组织结构与功能之间、人体与环境之间的关系等，是中西医生理学研究的进步与发展。

现代医学从解剖和功能上对人体的结构已经有了比较明确的划分，并将产生同一功能作用的器官、组织、细胞归为某一功能系统。如将心脏、动脉、静脉、毛细血管、淋巴管等器官称为血液循环系统等。进而对构成该系统中的每一个器官、组织、细胞在该系统和整体功能中的作用，以及它们之间的相互关系，即以功能系统为单位进行研究。中医学基本理论中

虽然没有系统一词，但是根据中医学最核心的理论——藏象学说，对于人体也进行了解剖学与生理学的详细区分，如心主血脉、主神明；其华在面，开窍于舌；汗为心之液，与小肠相表里等。尽管没有明确命名为何系统，实际上已经将人体以形态和功能所属划分了多个功能不同的功能系统。所以中西医结合生理学研究对象与任务是，以正常人体为对象，运用中医、西医学知识与多种科学方法和手段，研究构成机体的各系统、器官、组织和细胞，精、气、血、津液等生命物质的生理功能和作用，各种功能的产生原理、产生条件，机体内外环境变化对其功能活动的影响，以及它们之间在进行功能活动时的相互关系等，从而阐明机体功能活动发生机制与内在规律。在认识与掌握了构成机体的各个部分以及整体活动规律基础上，运用这些中西医结合生理学理论来防治疾病。

二、中西医结合生理学研究的三个水平

构成机体的最基本结构与功能单位是细胞，许多结构与功能不同的细胞又构成不同的组织、器官、系统等，最终构成一个有机的整体。不同的系统、器官、组织和细胞均有着各自固有功能活动形式和规律，整体功能实质是众多脏腑、器官、系统功能的综合表现。所以，中西医结合生理学研究应该分别在上述的细胞或分子水平，脏腑、器官和系统水平以及整体水平上进行。将在不同水平上所获得的研究结果加以综合，才能够对整体功能有比较全面、深入、完整的认识。

1. 整体水平的研究　机体的正常生命活动是作为一个完整统一体而存在的。同时机体各脏腑、器官、系统之间的活动在相对独立的同时又保持着密切的联系，才能够维持机体的内部环境相对稳定，并与环境之间始终保持统一、协调。但是在具有多变的环境中机体为了适应各种环境的变化，又必须调节自身的功能状态。整体水平的研究就是以整体为对象，观察和分析在不同的条件下，各脏腑、器官、系统之间是如何进行相互联系、相互协调，为适应环境而发生的各种变化及其规律，进而提高机体对多变环境的适应能力。

2. 脏腑、器官、系统水平的研究　整体的活动是以脏腑、器官和系统为基础的，因此了解各个脏腑、器官和系统的生理功能是阐明整体功能活动机制不可缺少的途径。每个脏腑、器官和系统在整体活动中所起到的作用，其功能活动发生的内在机制以及各种因素对其影响等，必须从器官和系统水平研究才能够获得。例如心、肝、脾、肺、肾、脑、胃肠、胆、膀胱及经络等脏腑、器官固有功能的发生机制，在整体功能活动中所起到的作用，与其他脏腑、器官、系统之间的相互关系，以及在各种因素影响下的变化规律等知识，均是在该水平上研究所获得的。

3. 细胞、分子水平的研究　机体内各个器官和系统的活动，很大程度上取决于构成该器官、系统的细胞和组织的理化特性和生理特性。因此细胞以及构成细胞的各亚单位的理化、生理特性又是各器官功能产生的基础。而各种细胞生理特性的发生又来自于它们所表达的基因类型。基因在不同的条件下也会发生变化，所以细胞水平的研究往往要深入到分子，乃至离子水平。例如，窦房结起搏细胞自动节律性的形成与改变，就是由细胞膜离子通道蛋白的生理特性所决定的，是不同的离子浓度对细胞生物电活动影响的结果。

精、气、血、津液等是机体结构与功能的重要物质基础，其内容实质与机体的物质代

谢，能量代谢，细胞间的信息传递，细胞跨膜信号转导，血管、细胞内外体液的分布与代谢等均有着密切的联系，这些内容的研究应该包括在细胞、分子水平的研究范围内。

细胞分子水平的研究在很多情况下，是使所研究的对象离开身体，放置在人工的环境下进行观察、分析。由于研究条件容易控制，避免了各种因素干扰，所以观察到的结果具有明确、切实、可靠的特点。但是从特殊环境下的离体细胞研究所获得的结果，不能简单、直接地用来推论或解释它们在完整机体内的功能作用。

上述三个水平的研究之间不是各自孤立的，而是具有相互联系、相互补充、相互印证关系的。相对于整体研究，脏腑、器官和细胞分子水平的研究属于局部性、分析性的研究，局部的生理功能相加并不能够等于整体的生理功能。对整体功能的阐明不但要局部分析，更要进行分析基础上的综合。当然，没有局部分析的研究是不可能更深刻地认识机体生命活动规律的，所以整体水平的研究比脏腑、器官和细胞水平的研究更加复杂、困难。可喜的是，目前通过基因转移和剔除等方法建立的各种动物模型，可直接在整体上观察、分析各种基因的功能，这种整体与细胞水平研究相结合的研究，对人体生命活动规律的认识必将起到积极的推动作用。

在三个研究水平中，整体与脏腑、器官水平的研究在中医学理论中已经有着悠久的历史，而且与现代生理学研究结果在某些方面有着明显的相似之处，甚至达成了共识。例如，在整体水平上：阴平阳秘与内环境稳态，天人合一与人体适应性，五行生克制化与机体功能活动自动调控等；在器官水平上：心主血脉与心脏的射血，肺主呼吸与肺换气，肾主水与肾的尿生成，胃主收纳与胃消化，膀胱气化与膀胱排尿功能等，两种医学之间无不有着所见略同的认识。但是，对于细胞及分子水平的研究，由于受到了时代的局限性和研究指导思想的限制，中医生理学在该水平的研究没有能够像现代生理学那样深入地发展下去，而滞留于脏腑、器官、经络、系统这一相对宏观水平上。中西医结合生理学应该重视中医生理学与现代生理学的研究思维方法，充分地利用现代科学技术和手段，将已经具有规范化、标准化、明确化的中医基本理论进行分层次系统地研究，以发现人体生命活动新的规律，创造新的理论。

三、中西医结合生理学研究的指导思想

中西医结合生理学是综合统一中西医学知识与方法，对人体生命活动规律进行更深入、更系统的研究，所以认真汲取这两种医学研究思维、方法的长处，有利于开拓出更具特色、更加全面的创新研究思想。值得欣慰的是：尽管两种医学对人体结构与功能认识存在着明显的差异，但是在认识人体功能的指导思想上，中医学和现代医学具有高度的一致性，即整体观与恒动观。由此将对中西医结合生理学的研究带来极大的方便。

（一）整体观

中西医结合生理学认为，人体是一个有机的整体，不但全身各部结构与功能活动具有整体性，而且整体与自然界以及社会环境之间也是不可分割的。这种机体自身结构与功能的整体性以及整体与内外环境统一性的思想，称为整体观。

1. 结构与功能的整体观　早期的研究认为，人体的整体性主要体现在两个方面：一是

结构与功能统一的"五脏一体观"，二是形体与精神统一的"形神统一观"。

五脏一体观认为，结构与形态的整体性决定了功能的统一性。人体是以五脏为中心，通过经络的沟通、气血的灌注，把五脏六腑、五官、九窍、四肢百骸、筋、脉、肉、皮毛、骨连接成一个有机的整体的，并通过精、气、血、津液、神的作用，共同完成机体统一的功能活动。

形神统一观认为，所谓"形"是指物质，而"神"主要指精神意识与思维活动。两者之间关系：形是神进行功能活动的物质基础，而神具有能统摄形的作用。二者相互依附、互相制约，在生命活动的整个过程中形神之间具有紧密的互动关系，只有形体与精神统一才能够维系正常的生命活动。

伴随着人体科学研究的深入，进一步发现人体是由约百万亿结构和功能不同的细胞组成的不同组织、器官和系统构成的，并且各自具有独特的功能。就单一细胞本身而言，又是由许多功能不同的细胞器、有机大分子等组成的。但是，无论在相对宏观的器官和系统之间，还是在一个微观的细胞、分子之间，在进行功能活动时，不论是在空间结构上、还是在时间程序上都是密切配合、相互协同的，作为统一整体而存在和活动。这种将多种不同功能的器官、系统、组织、细胞协调在一起，并且调整成一种固定形式进行具有适应性意义的功能活动，称为整合（integration）作用。整合作用是维持整体性功能活动的基础。整合作用不但使机体各种功能活动更加协调一致，而且产生和维持了精神意识和各种正常的思维活动。

2. 人与自然环境统一观　环境包括自然环境与社会环境两部分。人类置身于自然环境和社会环境之中，所以人既有自然属性，又有社会属性，人与自然、社会环境相互联系、互相影响，构成了不可分割的整体。

（1）人与自然环境统一性：体现在人产生于自然，自然环境存在着人类赖以生存的必要条件，人类与自然界的整体和谐，需要遵循自然界各种变化的客观规律，主动地去适应自然环境的变化，才能得以生存，即"天人合一"。机体对于内外环境变化所做出的各种各样的反应，以保持机体的正常生存和种族延续的特性，称为适应性（adaptability）。适应性是生物进化过程中逐渐发展和完善起来的，机体高度的适应性使机体免受损害。人类对所生存的环境不但有被动适应的能力，而且还可以运用自己的聪明才智改造自然环境，不断地创造有助于改善生存环境的设备和提高生活质量的健身、保健营养品，通过这种主动性适应，极大地提高了机体对环境的适应能力，维持机体与环境的统一。

（2）人与社会环境的统一性：社会环境主要指社会心理、政治、经济、文化行为和生活方式等。人是社会的组成部分，社会环境因素的变动，特别是社会的安定与动乱、进步与落后、富贵与贫困，都直接或间接地影响着人体的健康与疾病的发生。

随着社会的繁荣、科技的进步，高效率、快节奏的生活方式，学习、竞争的压力等社会环境因素，加重了人们的心理负荷，从而导致了较为普遍存在的亚健康状态，并在许多精神疾病和躯体疾病的发生、发展和转归中起着重要的作用。中医学认为，在内伤性疾病的致病因素中，"七情"尤为关键，体现了社会医学思想。随着疾病谱的变化，人类的医学模式已经由"生物医学"向"生物－心理－社会医学"模式转变，因此人类的健康理念也发生了转变，赋予健康新的含义，即是一种身体、心理和社会适应能力上的完善状态，而不仅仅限于没有疾病或身体虚弱的现象。健康的新概念对医疗模式提出了新的要求，即由单纯的疾病治疗转变为预防、保健、治疗、康复等相结合的模式。在"整体观念"、"天人相应"的学术思想指导下，研究社会因素对生命、健康和疾病的影响，寻求系统有效的适应环境变化的养生保健方法，越来越具有现实意义。

（二）恒动观

动是相对于恒而言的。恒动是对人体生命过程中的运动性、变化和发展性的认识。人体生命活动的发生、发展直至自然地衰老、死亡是有其规律可循的运动。在生命的不同阶段，机体各个脏腑、器官不论是形态或功能均有一定的运动变化规律，可以视为生命活动的恒定性。但是各种功能的发生和发展又不是固定在某一空间水平或某一时间点上的。由于机体内部或外部环境的不断变化，机体为了适应其变化，各个脏腑器官的形态和功能也会因此而发生变化。即使在内外环境没有大的变化时，体内各种功能活动也将在一定的范围内、一定时相中进行波动，即为生命之运动。这种生命活动相对恒定的规律性和脏腑、器官形态与功能在一定范围内相对的波动性，即是恒动观的内涵。

就机体内功能而言，恒是相对于动的，而动则是永恒的。动，是生命的标志，不论是中医学中的气血津液、脏腑经络，还是现代医学中的血液、循环、呼吸、神经、内分泌系统正常功能指标无不是在动中求恒，在变化、发展中求得相对稳定的。动，在机体内还隐含着明显的固有的节律性，如中医学认为，脏腑、经络的功能经常随着时间的延伸而发生相应的变化，即所谓"五脏应四时"等五脏的时间节律性或周期性理论；现代医学中体温日间节律、肾上腺皮质等激素的节律性分泌、成年女性的月经周期变化等，无不体现出动的存在与恒的稳定。

恒动观不但用于对人体正常功能的认识上，同时也用于对疾病的病理变化的把握上以及对疾病发生、发展过程的认识中。各种致病因素对机体脏腑器官损伤、破坏的同时，也有机体保护、调节、修复、自愈功能系统的存在。只有邪气与正气、疾病与康复的相互对立、消长变化运动，才能够维系恒的存在。如果恒动无法维持生命活动也将随之消失。恒动观对机体功能的恒动思想认识为人类的健康维持、疾病治疗提供了重要的依据。

四、中西医结合生理学的研究思维与方法

科学研究是人类在实践中应用正确的观点和客观精确的方法，通过调查分析或实验观察，经过理论思维正确反应事物的本质和规律，或者验证有关知识的认识活动。中西医结合生理学综合了中医、西医两种医学研究方法，因此在其研究方法中必然兼顾着两种医学体系固有的研究思维与方法，以及由此综合产生的新的研究方法。

（一）研究思维

1. 坚持以整体观与恒动观指导研究的思维　因为构成机体整体的任何一个脏腑、器官、组织和细胞的功能活动，都能够反映到整体功能活动上，而整体功能的恒定是在机体各种功能活动的动态变化过程中所获得的，所以整体观与恒动观的结合研究是全面而准确认识机体功能的重要方法。运用解剖学分析还原方法研究人体，是由局部到整体思维的具体体现；研

究人体某一脏腑、器官、组织、细胞的某一功能，是由整体到部分的思维表现。尽管这两种思维似有不同，但是研究的对象都是人体功能的产生原理，所以两种不同的研究在进行到某一水平或阶段时，必然会产生交叉或交会点，这可能成为揭示人体生命活动规律的重要目标点。所以中西医结合生理学研究应该以整体观念指导下的多方位、多层次，进行多种形式的动态与静态结合研究。

2. 坚持实践第一的科学研究思维　整体观念认为，机体各个脏腑、器官、组织、细胞之间，内脏器官与体表器官之间，各种功能活动之间均有着密切的关联性，既有相互依存配合，又有相互对抗制约，共同维持内环境的稳态，或阴阳平衡。构成机体的各个器官、系统在整体功能活动中的作用以及相互之间关联的内涵，有的已经比较明确，如循环、呼吸、消化、内分泌等系统的生理功能产生的原理，以及体内某些功能活动相对稳定的维持机制等。有的还没有真正从本质上认识清楚，特别是中医学基础理论中关于五脏六腑、形体官窍、经络、精、气、血、津液等的功能实质，在整体功能活动中相互之间的联系，虽然在中医学理论上已经有了比较系统、明确的论述，如肾主水，肺为水之上源；心主血脉，肺朝百脉；脾主升，胃主降等。但是，这些理论的科学内涵还缺乏相应的实验研究来证实，其客观性亟待于科学验证，所以在进行中西医结合生理学的研究时，应该重视中医学基本理论中蕴藏的现代医学科学内涵，将实践性研究放在首位，选择多学科的相关知识和研究方法，进行综合性研究。

3. 坚持以原创理论思想为指导的研究思维　因为以藏象为核心的中医学基本理论的产生，并不是像现代医学，依据解剖、组织学为基础发现其生理功能，以结构改变而发现病理生理变化。中医学的原创理论大多是，或在临床实践过程中首先发现患者表现出各种症状和体征，或经过治疗效果的反证而推演出各种功能所属的脏腑、器官和气血津液等。比如"肺与大肠相表里"原创理论的提出，是通过临床发现肺系疾病常伴随着大肠系的症状和体征，或大肠病变时出现肺系症状和体征；在治疗肺系疾病时，应用单一治疗肺的方药疗效不明显，通过"脏病治腑"、"腑病治脏"以及"脏腑同治"方法却获最佳疗效，从而推演出肺与大肠之间一系列功能联系等表里相关的理论。所以中西医结合研究也必须遵循这一原创思想为指导。

目前进行中西医结合的"证"的研究，基本上是遵循了原创理论产生的思想，"证"即根据中医学基本理论描述，以某种疾病发生的原因、症状及体征等为依据，人为地复制出某种"证候"的模型，进而有目的地对模型个体的相应脏腑、器官、组织或细胞结构与功能进行深入观察或分析，以得到的结果来试图说明中医藏象理论中的某些科学内涵及其规律。因为"证"是中医学思维和辨证思想的集中反映，其研究方法是运用了现代技术和手段，体现了相对的客观性、科学性。所以证的模型研制、客观化研究以及机制探讨，既遵循了中医学研究思维又借用了现代科学技术手段，以达到阐明构成机体各个脏腑、器官功能的目的，具有与中西医结合生理学研究的思路吻合的特点，应该是中西医结合生理学研究的一个重要思维。

（二）研究方法

中西医结合生理学属于自然科学范畴，是应用各种相关学科新技术、新方法，全面深入地揭示生命活动规律和本质的一门实验科学。中西医结合生理学的基本理论大多来自于对生命现象的观察、广泛的调查以及具体的实验研究。早年对人体功能的研究方法主要从传统文化、自然科学、社会科学等不同领域，宏观地分析人的生命活动规律，常用取类比象、演绎类推、司外揣内、以表知里、试探和反证等方法。这些宏观的研究方法对早期人体生理学理论的创立、发展具有重大的意义。生理学发展到今天当然不能够停留在先辈朴素的唯物论和自发的辩证法水平上，应当运用辩证唯物论作为研究的指导思想，以科学的技术和方法进行客观化的临床和实验研究。将宏观的观察与微观的实验结果分析结合起来，将形态观察与功能实验结合起来，应用精确的定性或定量的数据说明问题。

1. 证的建立与研究 上述提及的"证"的研究，是在中西医结合研究过程中经过反复实践提炼出来的具有中西医结合性质的研究方法之一，证的建立与研究为中西医结合研究开创了新的途径。但是，由于中医学理论的"证"，是多种疾病在发生和发展过程中某一阶段所出现的、相类似的一组综合症状或体征，所以与现代医学临床上某一种疾病无法吻合。如肺炎、扁桃体炎、各种急性感染和急腹症，甚至是 SARS、禽流感等，在疾病发展的某一阶段均可能出现高热、口渴、面部潮红、呼吸急促、腹部饱满、大便秘结、脉搏加快，甚至神昏谵语等症状和体征，从中医角度即可诊断为"阳明腑证"，施以"通里攻下"之法进行治疗则会收到显效。

所以"证"的研究绝不等同于现代医学研究人体各器官、组织功能那样，将某一器官摘除或破坏后，观察机体各种变化就能够初步认定该器官在体内的功能作用。因为中医学的脏腑概念并不完全等同于现代人体解剖学中的脏器、系统概念，所以用现代医学思维建立中医学某一个"证"仍存在着很多的不确定性。如复制成功肺气虚证模型，其动物可以伴有现代医学诊断的肺或支气管病变，也可能肺与支气管没有任何病变。因此，以"证"作为中西医结合生理学研究的突破口，仍存在着很多需要进一步探讨和完善的地方。为了使人为建立起来的"证"更能够接近于中医学论述的"证"的实质，以药测证的方法是应该予以重视的。以药测证又称以药探证，是指对已经建立起来的某一个"证"，根据中医学的治疗原则，选择具有针对性的药物或处方进行治疗，如果治疗有效，即可以认定该"证"复制基本成功，否则认为仍存在着不确定性。以药测证是检验"证"复制成功与否的重要方法之一。

将"证"的研究作为中西医结合生理学研究的方法，虽然还存在着很多需要完善与探讨的地方，但是，至少在现阶段仍然是比较理想的研究方法之一。

2. 动物实验方法 中西医结合生理学研究是以具有生命活动的脏腑、器官、组织或细胞为对象，所以只有在不影响人体健康的前提下，才能在人体上进行直接的观察实验，称为无损伤检查。如，确定人体的正常生理指标所进行的体温、血压、心电的测量或血、尿液的检验等。但是更多的研究是在动物体上进行的。在进行动物实验时根据实验过程的长短，可以将其分为急性实验与慢性实验。

（1）急性实验：又分为在体实验与离体实验两种：①在体实验：是将动物麻醉后施行手术，暴露某器官，观察该器官与其他器官仍处于自然联系状态下的活动规律及各种因素对之产生影响的实验。在体实验的优点是实验在整体条件下进行，观察结果与生理状态比较接近，如心血管功能活动的调节实验等。②离体实验：是将动物的某些器官（如心脏、肾脏）、组织（如心肌、平滑肌、神经干）或细胞，用手术的方法将其取出，置于适宜的人工环境中进行，给予各种不同的刺激（stimulus），直接观察其表现，分析其活动规律和原理的实验。离体实验的优点是排除了许多无关因素的影响，实验条件容易控制，结果比较确切。如期前收缩与代偿间歇等实验。

（2）慢性实验：通常是在无菌条件下，对动物施行手术，暴露、摘除、破坏、切除或移植某些器官。待手术创伤恢复后，动物在清醒或接近正常生活状态下，观察其功能活动是否改变、紊乱、丧失等实验。此种实验方法最大的优点在于保存了各器官的自然关系，动物清醒并接近常态，而且实验可以反复多次观测，其实验结果更加接近于生理状态。如巴甫洛夫创造的多种消化瘘管（唾液、胰液、胆汁等）对食物化学性消化的研究等。

中西医结合生理学的研究与发展同样也离不开自然科学及现代科学新技术的支持。随着物理、化学、生物学，特别是分子生物学技术在医学科研中的广泛应用，使人类对生命活动的认识逐步深入。如细胞周期调控与细胞凋亡、跨膜信号转导、受体生理学、离子通道、转录因子及细胞因子学说等，先进的研究手段和技术必然会促进中西医结合生理学研究的快速进步和发展。

第二节　阴阳平衡与内环境稳态

阴阳学说原本是研究阴阳的内涵及其运动变化规律，并用以解释宇宙万物的发生、发展变化规律的古代哲学理论。阴阳学说渗透到医学领域，与中医学的理论和实践融为一体，形成了中医学特有的思维方法和理论依据，并在千百年探索和揭示人体的生命活动规律，以及预防和诊治疾病的过程中，具有着重要指导意义。

医学领域的阴阳学说，其核心强调生命活动规律是永恒的，但是永恒是在不断运动过程中发生、发展的。特别是生理功能是在构成机体的各脏腑器官之间进行各种形式对立、统一、协调、依存而得到平衡的。这种阴阳对立统一、消长转化从而达到动态平衡的思想，与近代法国生理学家 Claude Bernard 提出的内环境及其稳态的理论有着惊人的一致性。这些学说至今仍在作为指导人体生理学、病理学等研究的重要理论依据。

一、阴阳的基本概念与属性

阴阳学说（theory of yin and yang）源于古代哲学理论，是通过取象比类方法，从自然界相互关联的某些事物或现象对立的双方属性中，概括出具有共同的本质特性所形成的一个抽象的概念。是从自然及社会环境中的长期生活和生产实践中体验和总结出来的朴素唯物辩证思想，具有明显的对立统一辩证观。阴阳并非指某一具体的实物，它是代表相互关联而性质相反的两种事物或现象，是用以说明同一事物内部相互对立的两个方面。

例如：水与火，作为事物对立的双方即可构成阴阳，其中水性寒冷、幽暗而趋下，代表了属阴的事物或现象；火性炎热、明亮而向上，代表了属阳的事物或现象，水火是阴阳之象征。所以阴阳虽无形而不可见，但只要观察和明了水火的不同特性，就可以理解阴阳这一抽象的概念。就自然界而言，凡是运动、向前、外向、上升、温热、明亮、干燥以及左边、南方等，其属性都为阳；相对静止、后退、内守、下降、寒冷、晦暗、湿润以及右边、北方等，其属性均为阴。

中医学理论中的阴阳广泛地用于说明机体组织结构、生理功能、病理证候、药物性质等。如上为阳下为阴；表属阳里属阴；背为阳腹为阴；外侧为阳内侧为阴；六腑属阳五脏属阴。功能活动现象中的兴奋（excitation）为阳，抑制（inhibition）为阴；升高、加速、增强为阳，下降、减慢、减弱为阴。病症中发热、面红、目赤等属阳证；出现畏寒、面白、肢冷等属阴证。能够减轻或消除热证的寒凉药属阴；减轻或消除寒证的温热药属阳等。阴阳代表着事物属性的相对性，主要表现在以下三个方面：

一是阴阳属性随比较对象的变化而改变。如秋季与夏季比较，其气偏凉而属阴；若与冬季比较，则其气偏温而属阳。

二是阴阳中复有阴阳。在具体事物阴或阳的任何一方，其中可以再分阴阳。如机体内五脏属阴，六腑属阳。五脏之中，心、肺居于胸膈之上，为阴中之阳；肝、脾、肾位居胸膈之下，为阴中之阴。就一脏而言又有阴阳之分，如心有心阴、心阳，肾有肾阴、肾阳等。

三是阴阳属性互变性。如属性为阴的冬季寒冷气候发展到一定阶段，就会向属性为阳的春季温热气候转化；反之，阳热的夏季发展到一定阶段，也会向阴寒的冬季转化。在机体功能活动中，兴奋与抑制的转化可以认为是由阳转阴，反之则是由阴转阳。

二、阴阳的相互关系

阴与阳相互之间运动的终极目标是平衡，而这种相对平衡是在对立、互根、交感、消长和转化等过程中获得和维持的。

（一）阴阳对立

阴阳对立（inter - opposition between yin and yang）是指同一事物或现象都存在相互对立的阴阳两个方面，它们不断地相互排斥、相互制约中运动。如火属阳，可将水熬干；而水属阴，可将火熄灭。此外，升与降、动与静、出与入、寒与热、快与慢、盛与衰等，均体现出阴阳间相反与对立的关系。如果阴阳的任何一方发展太过，则致亢而为害。无论是植物还是人的生长壮老已过程，都必须在阴阳对立的基础之上取得双方的统一，才能保持生生不息。

阴阳双方的相互制约必须适宜，若一方过于强盛，则会因过度抑制对方而导致对方的相对不足；若一方过于虚弱，则会因抑制不了对方而导致对方的相对偏亢。所以阴阳之间存在着绝对的强盛与虚弱或相对的强盛与虚弱两种失衡现象。中医学也常利用阴阳之间互相排斥、互相制约的对立规律来指导疾病的治疗，以恢复机体阴阳的协调统一。

（二）阴阳互根

阴阳互根（interdependence between yin and yang）是指相互对立的阴阳双方具有相互依存、相互蕴藏、相互滋生的密切关系。

其一，阴阳双方都以对方的存在作为自己存在的前提和条件。如上为阳，下为阴，但是没有属阴的下的存在，也就无所谓属阳的上。这说明阴阳之间只能够相依而存在，阳根于阴，阴根于阳，阴阳双方不可分离。

其二，互相蕴藏、互相滋生，是指阴阳双方是互相渗透、互相蕴涵、互相促进的关系，即阴中有阳，阳中有阴，阴阳互济。如人体内的功能活动属阳，而营养物质等属阴。但是功能活动的能量是由营养物质所提供，而营养物质的摄取是以功能活动为基础，这种功能活动中的营养物质，即为阳中含阴，以阴济阳；而营养物质摄取中的功能活动，即为阴中藏阳，为以阳济阴。两者是相互为用的一种互相蕴藏关系。

如果由于某些原因，使阴阳互根的关系遭到破坏，人体就会发生疾病，在病理上则往往出现两方面的表现：一是阴阳互损，即阴或阳的某一方虚损，日久引起对方的不足，最终形成"阴损及阳"或"阳损及阴"的阴阳俱损的病变。二是阴阳离决，当阴阳之间不能相互依存而分离决裂时，由于有阴无阳或有阳无阴，导致孤阴不生，独阳不长，人的生命活动也就因此而终止。

（三）阴阳交感

阴阳交感（inter – course and inter – induction between yin and yang）是指阴阳相互感应而交合的运动过程，又称为阴阳相错。

阴阳学说认为，一切相互对立的事物或现象是处在不断的运动之中，而不是静止的，阴阳交感则是宇宙万物赖以化生的根源和动力。阴阳交感的前提则是阴阳的平衡协调，只有阴阳达到和谐的状态时，两者才能相互感应而交通融合，使对立着的阴阳双方统一为一体。如男性刚强属阳，女性温柔属阴，男女双方两情相悦而交合感应时，新的生命体才会诞生，人类才得以繁衍。因此，阴阳交感是万物化生的基本条件，是新事物进一步发展和变化的根本。

（四）阴阳消长

阴阳消长（wane and wax between yin and yang）是指双方处于不断的增长和消减的运动变化中。其消长运动的基本形式，包括互为消长和同消同长两个方面。

阴阳的互为消长，又包括此消彼长和此长彼消。此消彼长，表现为阴消阳长或阳消阴长；此长彼消，表现为阴长阳消或阳长阴消。如机体内物质（能量）属阴而功能为阳，则功能活动的产生，必然要消耗一定的能量；而能量的摄取、转化，又必然要使某些功能活动付出，这种阴阳之间互为消长的运动变化即互为消长。所以，四时气候的交替，昼夜晨昏的更迭，人体物质与功能的变异等，均是事物本身阴阳消长运动的反映。

阴阳的同消同长是因为阴阳双方互相依存、互相滋生的结果。同消同长包括了此长彼长和此消彼消。此长彼长，表现为阴随阳长或阳随阴长；此消彼消，表现为阴随阳消或阳随阴消。例如人从出生经幼年、青年、壮年期，随着机体生长、发育、物质合成日渐充盈，脏腑功能活动也不断强盛；同样，脏腑功能活动的不断强盛，也促进了机体各种物质合成加快；相反从壮年期直至老年期，由于体内物质分解大于合成，脏腑功能活动也随之衰退；而脏腑功能活动的衰退，物质的摄取及合成进一步减少，上述就是此长彼长，此消彼消的过程。

阴阳消长的运动变化，不论在正常、还是在异常状态下都始终存在，只要这种消长在总体上呈现出相对的平衡状态，人体则维持正常的生命活动。如果阴阳消长的运动失调，形成阴或阳的偏盛或偏衰，人体则引起病变。所以，虽然阴阳的消长是绝对的，阴阳的平衡则是相对的，保持阴阳双方在消长运动过程中的动态平衡则是至关重要的。

（五）阴阳转化

阴阳转化（inter – transformation between yin and yang）是指相互对立的阴阳双方在一定的条件下，能够向其相反方向转化的现象（图1 –1）。

阴阳双方互相转化的基础，是依据阴阳双方存在着相互依存、相互蕴藏以及阴阳消长等的内在联系。阴阳转化是在不断消长运动过程中实现的，如果说阴阳消长是一个量变过程的话，那么阴阳转化则是在量变基础上的质变。因此阴阳的相互转化是事物消长运动变化的"物极必反"阶段。即属阴的事物发展到极点，可转化为属阳的事物；属阳的事物发展到极点，可转化为属阴的事物。在机体内属阴的营养物质可不断地转化为属阳的功能活动，属阳的功能活动也不断地转

图1 –1 太极阴阳图
（该图由代表阴阳双方相对平衡状态的黑鱼和白鱼形构成，隐含着两者相互依存、相互对立；在两者头部均有圆形极化点，为阳中有阴、阴中有阳，互相蕴藏与交感，并且可实现阴阳之间的相互转化；头粗尾细表明了阴阳之间的消长）

化为属阴的营养物质。再如体内的气与血、呼与吸、兴奋与抑制、亢进与衰竭等，都是阴阳消长发展到一定程度而出现的相互转化过程。

在阴阳相互转化的形式上，既可以是渐变的，也可以突变形式发生。特别在疾病的发展过程中，阴证和阳证之间的相互转化也是常常可以见到的。如感染发热病人，出现高烧、面红、口渴、脉快等症状，由于热邪极盛，严重耗伤正气，以致正不敌邪，可突然出现体温下降、面色苍白、四肢厥冷、脉微欲绝等虚寒危候，即疾病由阳证迅速转化为阴证。

三、内环境与内环境稳态

（一）体液与内环境

在对机体微细结构进行客观化研究之前，中医学通过朴素的辩证唯物思想，运用阴阳等基本理论，阐明了机体内各种功能活动的最终目标，就是使机体内各个脏腑、器官、组织之间达到动态平衡，只有平衡机体才能生机勃勃，平衡失调则为病态。而现代医学生理学也非常注重机体各个器官、系统、组织和细胞之间功能活动的动态平衡，认为生命是在运动平衡中存在和发展的，并提出了内环境稳态的理论。

内环境理论认为，构成机体的各组织、细胞中充满了大量的液体，约占成年人体重的60%。以细胞膜为界，分别称为细胞内液（intracellular fluid）和细胞外液（extracellular fluid），前者占40%，后者占20%。细胞外液15%左右分布在细胞之间，又称细胞间液或组织液；另外5%是血浆、淋巴液、脑脊液等（图1 –2）。由于细胞外液是组织、细胞直接接触

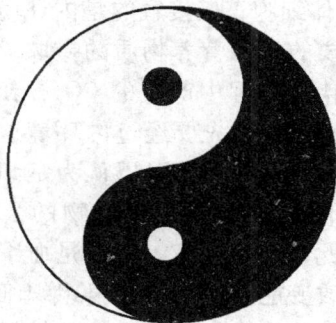

的生存环境，故将细胞外液称为机体的内环境（internal environment）。在内环境中血浆和脑脊液分别在血管和脑脊髓腔中循环，是沟通内外环境的主要媒介，所以是内环境中最活跃的部分。细胞内液和细胞外液统称为体液（body fluid）。

人体细胞直接接触的是内环境，细胞所需要的氧和营养物质的摄取，以及细胞在代谢过程中产生的 CO_2、乳酸等废物的排放，首先要经过内环境这一中介部位，所以内环境可以认为是细胞获取物质供应与排放代谢废物的公共场所。因此，细胞外液，特别是血浆理化成分的改变能直接反映全身组织细胞代谢情况。临床进行血液学检验结果可以作为诊断全身某些疾病的重要依据。

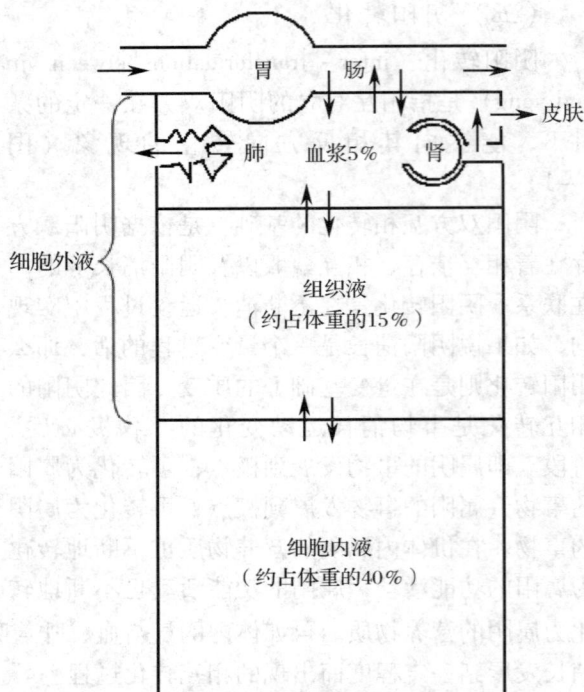

图 1 - 2 　体液分布示意图

（二）内环境稳态

由于细胞的代谢活动，内环境的理化成分必然处于不断变化之中。机体为了组织细胞能够正常地进行新陈代谢（metabolism），必须将多变的内环境不断地通过多种调节途径使其在组成成分、pH 值、电解质浓度、温度、渗透压等方面保持相对恒定，称此状态为内环境稳态。内环境稳态是一种相对的、动态的稳定状态，是需要体内多种调节机制来维系和实现的一种动态平衡。例如，由于体内 O_2 消耗量大，CO_2 产出增多，可以通过肺的呼吸调节使之保持相对稳定等。内环境稳定是生命活动的必要条件，而疾病的发生则是内环境稳态被破坏而导致失衡的结果。所以从某种意义上讲，临床治疗就是通过各种手段将失衡的内环境调整至稳态的过程。

随着对人体生理功能研究的深入发展，特别是对人体功能整体性的认识进一步深化，对于稳态（homeostasis）的概念已不局限于细胞外液的理化因素的相对稳定，而扩大到机体内各器官、各系统之间功能活动范围等，认识到机体整体功能活动正常进行乃在于全身各脏腑、器官、系统间的功能活动协调与稳定。如交感神经系统与副交感神经系统、体内产热与散热、营养物质的消化吸收与分解排泄的协调平衡等。稳态概念的提出与发展，必将对临床诊治疾病产生积极的影响。

四、阴阳平衡与内环境稳态

细胞是机体结构与功能的最小单位，由于细胞不能够从外界直接获取新陈代谢所需要的物质，所以必须有一个适应于细胞生存和进行物质交换的相对稳定场所，即内环境与内环境稳态。但是，内部环境不断受到来自于机体外部或内部各种因素变化的影响而经常出现各种各样的波动或失衡。为了使内环境相对稳定，机体需要通过各种机制将体内各种不同功能活动、物质运行形式进行调节整合达到统一，以维持内环境的稳定状态；如果机体内在的调节整合不能够将内环境恢复到稳态时，就需要进行各种治疗手段促进或恢复内环境稳态。而中医学阴阳平衡理论就是从整体角度、辩证地阐释机体内环境稳态的发生、发展，失衡与平衡、矛盾与统一的内在规律。

阴阳学说将人体看作是一个具有结构组织严密、功能协调有序的整体自控系统，根据内部功能规律有序的程度分成最佳有序状态、有序状态、亚有序状态、有序的破坏等四种不同的状况。最佳有序状态即体内各脏腑器官功能协调运行处于内环境稳态，即达到了阴阳平衡；当阴阳二气出现"偏盛"或"偏衰"时，也是内环境遭到了某种程度的破坏而失衡，此时机体可能处于有序状态或亚有序状态，但是通过自我控制系统还能够将其调节到最佳有序状态，即阴阳又恢复了平衡。如果经过自动控制系统的调节仍然恢复不到平衡状态时，即有序状态受到了破坏，就需要进行某些临床的治疗措施，通过人为的手段纠正机体的阴阳"偏盛"与"偏衰"，或"过犹"与"不及"，将其从新拉回到最佳有序状态，即内环境稳态。

由此可见，阴阳平衡与内环境稳态尽管说法不同，但是在阐释机体生理功能、病理变化的对立统一、协调一致等方面具有同样的辩证唯物思想和科学的内涵。

五、阴阳学说的现代医学研究

阴阳，并不具有特定的形态结构，在机体内更没有解剖的定位，它是用来解释宇宙万物的发生、发展及变化规律的一种朴素的哲学理论。在医学领域中的阴阳，仅作为一种用以探索和揭示机体生命活动规律，以及预防和诊治疾病过程的说理工具。阴阳学说的核心强调，生命活动规律是永恒、运动的；各脏腑器官之间功能活动形式是对立、统一、协调、依存的，从而达到平衡。所以，阴阳学说的研究只能限定在机体内某些物质与物质、功能与功能之间的相互对立、统一，相互协调、平衡为切入点，说明阴阳的物质性与客观性。

（一）阴阳是自主神经系统功能特征的体现

自主神经系统主要是调控内脏器官功能活动的神经系统。自主神经包括交感神经和副交感神经，主要分布在内脏器官、平滑肌和腺体等部位，通过传出神经调节上述器官和组织的活动。其功能特征如下：

1. 相互拮抗 对大多数器官功能的调节，交感与副交感神经是相互对立的关系。如交感神经兴奋时，心肌收缩力增强、心率加快、血管收缩、血压升高；支气管扩张、胃肠与膀胱平滑肌松弛、括约肌收缩、各腺体分泌减少；血糖与血脂升高、汗腺分泌旺盛、瞳孔扩大等，表现出功能向上、亢奋等阳的属性；而副交感神经兴奋时其变化相反，表现为向静、抑制等阴的属性。交感神经与肾上腺构成交感神经－肾上腺髓质系统，主要提高机体各脏腑、器官的功能活动以增强抗应激能力，表现为功能性阳的属性；而副交感神经与胰岛构成迷走神经－胰岛系统，主要促进消化、吸收，加快物质的合成、储备，为机体功能活动提供物质基础，表现出物质性阴的属性。从而体现了阴阳相互依存与相互对立的关系。

2. 相互协同 虽然两种神经功能相互对立，但是在不同情况下又具有相互协同作用。

如交感与副交感神经兴奋均促进唾液分泌，不同的是前者兴奋时分泌的唾液少而黏稠，后者兴奋时分泌的稀薄而量多；在整体功能的平衡维持上，自主神经系统作为一个统一整体应对内外环境的变化。如应急状态下通过交感神经－肾上腺髓质系统，动员或促进全身潜在的功能如心血管、呼吸、内分泌、代谢、体温等功能活动，在消耗营养物质的同时，以应对各种刺激对机体的影响，保护各个脏腑、器官功能活动的正常进行；而副交感神经－胰岛系统在交感神经－肾上腺髓质系统保护下，通过营养物质的摄取和储备为抗应激活动提供物质保证。体现了阴阳互根与阴阳消长的关系。

3. 根据器官功能状态而改变　在很多情况下，交感与副交感神经功能是依据脏器所处的功能状态而进行调控的，如交感神经兴奋时平滑肌舒张、括约肌收缩。但是刺激交感神经时可以使高度扩张的平滑肌收缩而括约肌舒张；刺激迷走神经结果可以相反，即已经收缩的平滑肌舒张，括约肌收缩。体现了阳极生阴、阴极生阳的特殊关系。

在临床观察中发现：阳盛或阴虚时，交感神经兴奋性增高，机体内环境的稳定性相对较差；而阴盛或阳虚时，副交感神经兴奋性偏亢，机体对外来刺激的反应性较差。这种差异与中医学"阳动阴静"的理论具有一定的相似性。

（二）阴阳是生物信息物质的相互依存与动态平衡

整体观认为，机体的功能活动体现的是整体性，而这种整体性的形成基础是依靠体内严密的调节系统调控来实现的。在调节系统中，神经递质、体液及细胞因子等在细胞间信息传递和转导过程中起到了决定性的作用。所以运用阴阳学说阐释分子生物学、遗传学、基因表达等，已经获得了初步的结果。

1. cAMP/cGMP 与阴阳学说的关系　环－磷酸腺苷（cAMP）和环－磷酸鸟苷（cGMP）都是细胞跨膜信号转导过程中的第二信使物质，在细胞跨膜信号转导过程中起到关键性作用的分子物质。前者是在 G 蛋白耦联受体－腺苷酸环化酶（AC）－cAMP－蛋白激酶 A（PKA）途径的信号转导过程中的第二信使；后者是酶耦联受体－鸟苷酸环化酶（GC）－cGMP－蛋白激酶 G（PKG）途径的信号转导过程中的第二信使。由于是两种不同的跨膜信号转导途径中的第二信使，所以其最终产生的效应也有很大的差异性。在 20 世纪 70~80 年代国内学者发现，在阳虚患者血浆中 cAMP 含量下降、cGMP 水平上升、cAMP/cGMP 比值下降；而阴虚患者血浆中二者变化与阳虚时相反。据此认为，血浆中 cAMP、cGMP 值的变化是阴虚和阳虚一个非常重要的特征，即阳虚时 cGMP 占优势，而阴虚时 cAMP 占优势。国外的学者也认为 cAMP、cGMP 这种双向控制系统是阴阳学说的原理所在。所以某些学者认为，可以把环核苷酸看做是阴阳的物质基础之一。

由于细胞之间的信息传递以及细胞跨膜信号转导的途径、过程、机制等有很多尚没有得到解决的问题，所以简单地将 cAMP、cGMP 作为阴阳的物质基础还存在着一定的不确定性。

2. 内分泌与阴阳学说　内分泌系统是机体功能调节过程中的重要组成部分，内分泌腺所分泌的激素是实现体液调节的物质基础之一。体液性调节不但包括经典的内分泌腺分泌的激素，还包括机体各个脏器、组织细胞所分泌或释放的生物活性物质、细胞因子等。庞大的体液调节性物质的分泌与释放机制的复杂性已经是不言而喻的，不论对局部独立的器官还是对整体功能的影响，各种体液因素之间的相互对立或相互协同关系是错综复杂的，均存在着功能调节过程中属阴与属阳两个方面。在观察肾阳虚患者的肾上腺皮质功能时发现，其下丘脑－腺垂体－肾上腺皮质轴、下丘脑－腺垂体－甲状腺轴、下丘脑－腺垂体－性腺轴功能低下。但是，其功能仍然可以维持在低水平范围内进行反馈性调节活动。在经过补阳中药的治疗后，可以使阳虚证患者的下丘脑－腺垂体－肾上腺皮质轴功能得到某种程度的恢复。通过"以药测证"可以认为阴阳与内分泌功能有着非常密切的关系。

此外，阳虚患者甲状腺功能降低，男性睾酮分泌减少；而阴虚患者其血浆前列腺素、血浆雌二醇升高等变化，说明阴虚或阳虚状态下常伴有不同程度的内分泌系统功能紊乱。

3. 免疫过程及免疫细胞因子与阴阳学说 免疫功能是机体正常功能的重要组成部分，是辨认、抗击内外环境各种病原微生物的侵袭，促进身体自愈的功能系统之一。参与机体免疫功能活动的组织及其物质数量相当庞大，不同的组织和物质其功能作用也是相互对立、相互协调的，从而达到平衡统一。

如抗原与抗体两者之间就是相互对立统一的矛盾双方，若视抗原为阴、抗体为阳，没有抗原就没有抗体，抗体的产生是以抗原为前提的，所以二者具有阴阳相互依存的互根性。抗原与抗体之间也具有阴消阳长或阳消阴长的变化过程。如在免疫应答反应的初期，由于抗原量多刺激抗体生成亦多，当抗体大量产生后与抗原结合形成抗原抗体复合物后，不断地将抗原清除而减少；而抗体是免疫应答的产物，由于大量的抗原免疫应答产生出大量抗体，又可以抑制其后的抗体产生。如将抗体注入非免疫的机体可阻止其后注入抗原引起的免疫应答，使抗体生成受到抑制，体现了抗原的阴与抗体的阳之间的消长关系。

Th1 与 Th2 分别是机体免疫系统中促进细胞免疫的细胞因子和主导体液免疫的细胞因子。该两种细胞因子在体内的平衡状态是免疫内环境稳定的先决条件，二者之间相互制约、对立统一，共同维持免疫内环境的动态平衡，以抑制机体在进行炎症、抗肿瘤等免疫过程中对自体造成的伤害。动物实验表明，机体处在正常状态下即阴阳平衡时，Th1 与 Th2 细胞因子数量也处于平衡状态，显示机体免疫功能协调正常；当阴虚时 Th1 细胞因子表达增强，而阳虚时 Th2 细胞因子相对优势表达。阴阳任何一方偏盛或偏衰，Th1/Th2 比值均出现偏移，显示一方的免疫作用开始下降。由于 Th1/Th2 比值的平衡失调，机体的免疫内环境稳态则出现失衡。

细胞因子的任何一方出现增加或减少的变化，其另一方都会随之发生相应的改变，从而体现了阴阳互根、消长、对立、统一的基本特征。

通过现代医学科学的理论及实验研究，不论从整体、系统、器官，还是在细胞、分子乃至基因水平，都存在着阴阳学说基本理论的特征，虽然阴阳没有具体的物质或功能所指，但是任何物质以及物质的运动形式和过程都包括在阴阳学说的理论之中。

第三节　机体功能的调节与五行生克制化

机体功能活动存在着两个明显的特点：其一，机体虽然是由多个功能不同的脏腑、器官所构成的，但在进行功能活动的任何时候都是以协调、统一的整体而存在；其二，机体内环境不论受到任何内外环境因素影响都要维持相对的稳态。机体为了维持整体功能的协调、稳定，必须根据内外环境不断的变化而相应调整机体各部功能活动。机体这种随着内、外环境的变化而相应调整各种功能活动，使被扰乱的内环境稳态得到恢复或维持的过程，称为调节（regulation）。

一、机体功能活动调节形式

协调各个脏腑器官之间以及脏腑器官与环境之间的调节形式是多种多样的，其主要有神经调节、体液调节及自身调节三种。

（一）神经调节

神经调节（neuroregulation）是中枢神经系统通过神经元的联系对全身各个脏腑器官功能进行影响的过程。神经调节的基本形式是反射（reflex）。反射是指在中枢神经系统的参与下，机体对内、外环境变化所作出有规律性的反应（reaction）。反射活动的结构基础是反射弧。它由感受器、传入神经、反射中枢、传出神经及效应器五部分组成（图1-3）。反射弧的完整是反射活动进行的必要条件，反射弧中任何一个部分被破坏则反射活动将消失。机体内多种功能的协调统一是通过神经调节完成的。例如：动脉血压必须稳定在一定范围才能保证组织器官的血液供应。当机体受到内外环境因素刺激，血压发生升高或降低的变化时，通过分布在主动脉弓、颈动脉窦的压力感受器活动，由传入神经将其冲动传到延髓心血管中枢，经过中枢神经综合、分析后，通过传出神经将中枢信息传到心脏和血管，改变心脏和血管的活动，使动脉血压恢复到正常范围。人类和动物的反射种类很多，但是依据其反射形成过程可分为，条件反射（conditioned reflex）与非条件反射（unconditioned reflex）两类。

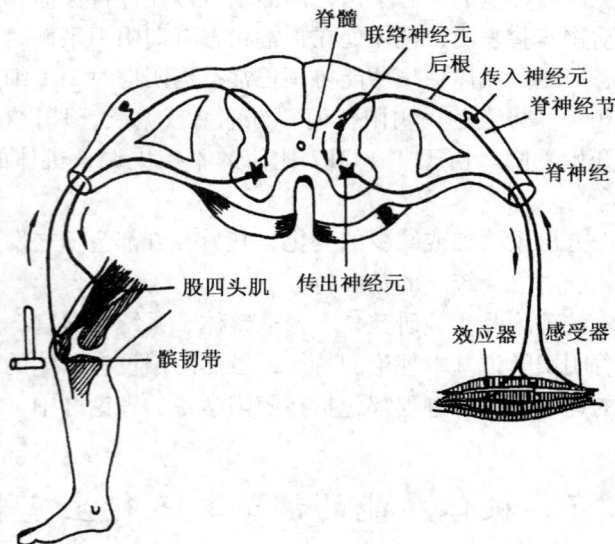

图1-3　反射弧的结构与反射活动

非条件反射是指先天的、与生俱来的反射。其特点是：反射弧固定、无消退现象、数量较少，是种族共有的反射活动。如吸吮反射、吞咽反射、瞳孔对光反射、屈肌反射等。条件反射是个体出生后，在后天生活过程中依据所处的生活环境，在非条件反射的基础上建立的一种特定的反射活动，如望梅止渴等。由于条件反射是因环境需要而建立的，所以具有反射弧数量多而不固定、易变或消退等特点。条件反射的优越性在于可使大量无关刺激成为某种环境变化即将到来的信号，使机体提前调节相关的功能活动予以应对。因此，条件反射具有更大的预见性，与非条件反射配合使机体对环境变化的适应能力进一步增强。所以神经调节是人体最重要的调节方式。

（二）体液调节

体液调节（humoral regulation）是指内分泌（internal secretion）腺或内分泌细胞根据环境变化所分泌的激素（hormone）或生物活性物质，经体液运输到全身各处，对新陈代谢、生长、发育、生殖等功能的调节；另外，组织细胞产生的 CO_2、乳酸等代谢产物或化学物质对局部的组织、细胞功能活动进行调节，将此类化学物质统称为体液因素。近年来研究发现，机体内许多器官如心肌细胞、神经细胞、血管内皮细胞等也能够分泌或释放各种生物活性物质，或称为细胞因子，以调节全身或局部生理功能，所以体液调节的范围和内涵将随着研究的深入而不断扩大。

与体液调节比较，神经调节的特点是反应迅速、精确，影响范围局限而过程短暂；而体液调节则相对较迟缓，其作用时间持久，影响范围广泛，缺乏特异性等。由于体内的内分泌腺或内分泌细胞也直接或间接地接受神经的支配，因此，机体在进行神经调节的同时，常伴随着体液性分泌活动的参与，此类型调节如同反射弧的延长。将这种神经与体液联合式的调节方式，称为神经－体液调节。此方式调节的效果更加合理、准确，使机体与环境协调统一，更趋完善。

（三）自身调节

自身调节是指组织、细胞在内环境变化时，不依赖于神经或体液，其本身作出一些适应性的反应。例如，在人工灌流肾脏实验时，观察到灌注压在 80～180mmHg 范围内变动时，肾血流量保持一定，切断肾神经排除了神经影响因素之后，此现象仍然存在。说明该现象是血管平滑肌本身的作用。虽然自身调节的幅度、范围都比较小，对刺激的感受性也较低，但是在维持内环境稳定过程中仍是不可缺少的调节形式。

二、机体功能活动调节的特点——自动控制

机体内环境的相对稳定是生命活动的基本条件，这依赖于上述三种调节机制间的相互配合。神经调节、体液调节和自身调节之间具有一定特点，通常用自动控制理论来解释。控制论是研究系统的信息交换和控制过程的理论。根据控制论原理，任何控制系统都由控制部分与受控部分组成，而控制系统可分为反馈控制系统和前馈控制系统两大类。

（一）反馈控制系统

在控制系统中，如果只有控制部分影响受控制部分活动，而受控制部分不返回影响控制部分，此种控制系统是单相的、开环系统（open－loop system），不具备实现自动控制的结

构基础，其受控制部分活动得不到适当的控制。

　　机体大多数控制系统都是一个闭合回路，即构成反馈联系。由于存在着反馈联系，所以控制部分信息到达受控部分同时，受控部分信息则可以不断地反馈至控制部分。由受控部分将信息传回到控制部分的过程称为反馈（feedback）。人体功能活动的协调及稳态的实现，主要依赖反馈信息不断地对控制部分输出的控制信息进行修正与调整，使调节的效应更加精确与完善。如体温、血压、血糖等相对稳定的实现及各种精细躯体运动的完成等。在不同的控制系统中，传递信息的形式主要是通过电信号或化学信号等（图1-4）。

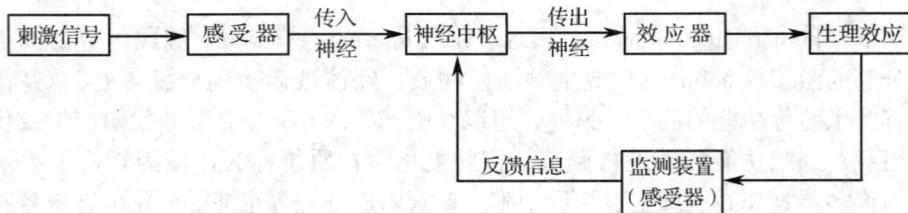

图1-4　反馈联系与反馈信息传输示意图

　　根据受控部分的反馈信息对控制部分的影响效应，将反馈分为负反馈与正反馈两类。负反馈（negative feedback）是指受控部分发出的反馈信息抑制或减弱了控制部分的活动。正反馈（positive feedback）是指受控部分发出的反馈信息，促进或加强控制部分的活动。

　　负反馈控制系统在机体内各种调节活动中比较多见，其重要作用在于维持机体内环境的稳态。如机体某种功能活动经调节后呈现过强时，可通过负反馈控制系统使其减弱；同样，某种功能活动过弱时，由于负反馈控制系统作用的减弱又可使其有所加强。例如，下丘脑分泌促肾上腺皮质激素释放激素，经垂体门脉系统使腺垂体促肾上腺皮质激素分泌增多，再经血液循环最终导致肾上腺皮质活动加强，血液中糖皮质激素量增多；当血液中糖皮质激素达到某一水平时，则可通过负反馈抑制下丘脑和腺垂体的促肾上腺皮质激素释放激素和促肾上腺皮质激素的分泌，使肾上腺皮质活动减弱，血液中糖皮质激素水平下降。这就是一种典型的负反馈调节作用。同样，当血液中糖皮质激素过低时，则由于上述负反馈的抑制作用的减弱或消除，下丘脑和腺垂体的活动又会加强，使血液中糖皮质激素水平回升，从而使血液中糖皮质激素维持相对稳定的水平。

　　与负反馈相反，在正反馈的情况下，反馈信息不是减弱或抑制控制部分的活动，而是使反馈系统处于再生状态。控制信息与反馈信息反复往来，使受控部分的活动逐渐加强、加速，直至某一生理活动全部完成。由此可见，正反馈不是维持系统的稳态与平衡，而是打破原来的平衡状态，达到新的平衡。在人体功能活动调控系统中正反馈较为少见。排尿反射中尿流速度与膀胱逼尿肌收缩之间，分娩过程中胎儿扩张产道与催产素释放之间，都是正反馈的最好实例。

（二）前馈控制系统

　　干扰信号对控制部分的直接作用称为前馈（feedforward）。与反馈控制相比，前馈控制更为快速，经常与负反馈相结合而发挥调节作用。因为负反馈信息只有与原有的调节信息出现较大的偏差后，才会启动负反馈调控系统，所以负反馈调控存在着调节效应滞后、有较大波动等不足。通常负反馈系统对偏差信息敏感度越高，则出现的波动就越大；敏感度越低，则滞后越久。由于前馈信息具有一定的经验性质，在控制部位信息发出之前已经得到前馈信息的指导，将受控部分出现的偏差减小到最小范围，使机体负反馈调控过程不致出现较大的波动和滞后反应。

例如，哺乳动物的体温调节系统是一个复合系统。在动物体表及体内均有温度感受器，当体温偏离正常时，体内的温度感受器可将此信息反馈到下丘脑体温调节中枢，从而通过产热与散热系统活动改变，使体温保持正常。当环境温度发生变化时，虽然这时尚未波及体内深部温度，但是体表温度感受器已经把温度下降信息传到体温调节中枢，从而机体预先采取了相应措施防止了体温急剧变化。此外，前馈控制与学习有关，如在进餐前，许多视、听、嗅觉信号直接进入消化中枢，使消化系统提前启动消化功能为进食做准备。由于机体自动控制系统内还存在有前馈控制系统，因而可以弥补负反馈的不足。

三、五行学说及在医学中的运用

五行理论学说（theory of five elements）是中医学运用自然界五种物质的属性对人体结构、生命活动基本物质进行归类，并以五行生克、乘侮等运动规律来阐释人体的脏腑、器官的功能活动、病理演变及其与外在环境的相互关系，从而指导着临床诊断和治疗。特别是在阐释内环境稳态过程中各脏腑器官之间的功能协调统一、相互之间动态平衡关系的自动调控机制等方面，均具有非常重要的意义。

（一）五行的基本概念及其特性

五行（five elements），指木、火、土、金、水五类物质及其运动变化。五行的特性，是古人在对此五种物质的直接观察和朴素认识的基础上，进行抽象归纳而逐渐形成的理性概念，是分析归类各种事物和现象属性的基本依据。五行虽源于木、火、土、金、水五种物质，但实际应用已超越了这五者本身的性质，具有更广泛、更抽象的含义。

木的特性：是取树木的枝条具有生长、柔和、屈伸自如的特性，引申为凡具有生长、升发、舒展、能屈能伸等性质或功能作用的事物和现象，归属于木。

火的特性：是取火具有燃烧发热、升腾向上的特性。引申为凡具有温热、上升、明亮等性质或功能作用的事物和现象，归属于火。

土的特性：是取土为长养万物的物质基础，具有播种和收获万物的作用。引申为凡具有生化、承载、受纳等性质或功能作用的事物和现象，归属于土。

金的特性：是取金有刚柔相济之性，可随意识而进行变化。引申为凡具有沉降、肃杀、收敛等性质或功能作用的事物和现象，归属于金。

水的特性：是取水具有滋润万物、向下流行的特性。引申为凡具有滋润、下行、寒凉、闭藏等性质或功能作用的事物和现象，归属于水。

（二）事物和现象的五行归类

五行学说以五行各自抽象的特性为依据，将自然界的各种事物和现象分别归属于木、火、土、金、水五大系统之中，构成一个彼此有内在联系的统一整体。

例如，以"取类比象"方法将季节变化的现象分别配属于五行，即将春季归属于木；夏季归属于火；秋季归属于金；冬季归属于水等。至于长夏季节（通常指农历6月），由于植物生长繁茂，与土的生化特性相类似，故归属于土。而在人体，以五脏配属五行，将肝归属于木，心归属于火，脾归属于土，肺归属于金，肾归属于水等。

进一步运用"推演绎络"方法对已知的事物和现象进行推测和演绎。如通过取类比象法已得知肝属木，而肝合胆、主筋，其华在爪，开窍于目，于是间接推演绎络至胆、筋、爪、目亦同属于木；同样，心属火，而心合小肠、主脉，其华在面，开窍于舌，于是推演绎络至小肠、脉、面、舌亦同属于火，等等。

中医学运用五行学说，根据人体脏腑器官的生理功能或病理表现等的不同特点，将人整体以五脏为中心归类为五大功能结构系统；同时在天人相应的思想指导下，又将人体的生命活动与自然界有关的事物或现象进行联系，形成人体内外环境相统一的五行系统，以此说明人体自身与外在环境之间的密切关系。

（三）五行学说的基本内容与应用

五行学说的基本内容，包括五行相生相克、生克制化、相乘相侮、母子相及四个方面。其中相生相克是人体各个脏腑器官功能之间正常的运行状态；生克制化是指脏腑器官功能之间具有相互促进、相互制约，以维持内环境平衡状态；相乘相侮是五行相克关系遭到破坏时出现的异常现象；母子相及则是五行相生关系遭到破坏时出现的异常现象，即为病理状态。

1. 五行相生相克

（1）五行相生（inter – promotion of five elements）：相生是指五行之间存在着有序的相互滋生、助长和促进的关系。其相生的次序是：木生火，火生土，土生金，金生水，水生木。终而复始，循环不息。由于五行之间属于相互滋生关系，所以任何一行即可为"母"同时也可为"子"（图1-5）。

（2）五行相克（inter – restriction of five elements）：相克是指五行之间存在着有序的相互克制和制约的关系。其相克的次序是：木克土、土克水、水克火、火克金、金克木。终而复始，循环不息。由于在五行之间属于相互制约关系，所以任何一行都存在着"被克"和"克他"的可能性（图1-5）。

2. 五行生克制化 五行制化（relationship of the promotion and restriction of five elements）是指五行之间既相互滋生，又相互制约，维持着事物之间平衡协调的变化与发展关系。

五行的相生和相克关系隐含着事物内部固有的内在联系。生，是事物的产生和发展；克，是事物之间通过制约而维持稳定与平衡。因此，生中必须寓克，变化中有制约；克中孕育着生，制约中产生变化，两者相反相成，才能保证事物间既有变化又能够协调和稳定有序的发展。如金生水，水生木，而金又克木，这即是生中有克，使生者不致太过；金克木，木克土，而土又生金，这即是克中有生，使克者不乏生化之源（图1-5）。所以五行中各个部分之间是密切相关的，每一部分的变化必然影响着其他部分。

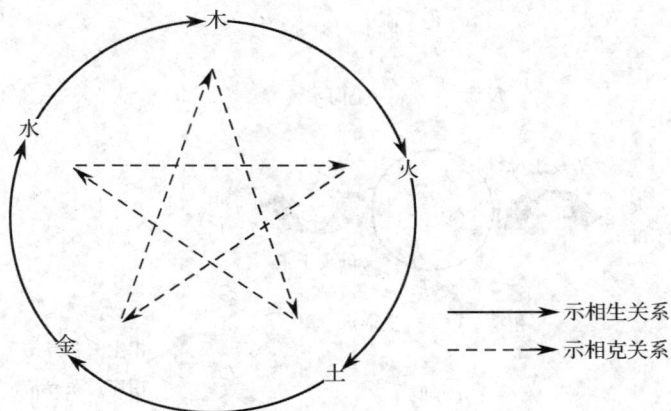

图 1 - 5　五行生克制化的关系示意图

3. 五行相乘相侮　乘，有欺凌之意。相乘是指五行中某一行对所克的对象的制约过度。五行相乘（inter - invasion of five elements）的次序与相克次序一致，即木乘土，土乘水，水乘火，火乘金，金乘木。相克与相乘虽然都是对下一行的制约，但相克是正常情况下的制约关系，相乘是制约的异常表现。

侮，即欺负之意。五行相侮（reverse restriction of five elements）是指某一行对其原先所克一行的反向制约和克制，称"反克"，实际上是"子"犯"母"的一种异常现象。所以相侮的次序与相克次序相反，即木侮金，金侮火，火侮水，水侮土，土侮木。乘与侮均是一种病理生理性变化，所以导致乘侮的原因就是"太过"或"不及"。

"太过"是指五行中的某一行过于亢盛，而造成对其"所克"的一行过度克制，由于其过盛又可能对其"母"的一行进行"反克"，从而使五行整体之间失去协调平衡关系。

"不及"所致的乘侮，是指五行中的某一行过于虚弱，因而既可使"母"一行乘虚侵袭，造成克制过度，又可引起"所克"的一行对其进行反向的制约，从而产生一系列的异常相克现象（图 1 -6）。总之，相乘是按五行的相克次序而发生的过度克制，相侮是与五行相克次序相反而发生的反克现象，两者既可单一发生，也可同时出现，故既有一定区别又有密切的联系。

4. 五行母子相及　及，指影响、所及。母子相及，亦可称母子相犯，包括母及子和子及母两种情况，都属五行之间正常关系遭到破坏而引起的相生异常。

（1）母及子：母及子是指某一行异常时继而累及其子行，导致母子两行皆异常。母及子的次序与相生次序一致。如脾土生肺金，土为金之母，金为土之子，当脾土不足时，无以生养肺金，可使肺金随之而虚弱，最终引起脾肺皆亏的母子两虚证。

（2）子及母：子及母是某一行异常，继而影响其母行，导致子母两行皆异常。子及母的次序与相生次序相反。如肺金生肾水，金为水之母，水为金之子，当肾水亏损时，可上累其母使肺金力量削减，最终亦会引起肾肺皆损的子母两虚证，亦称为"子盗母气"（图 1 -6）。

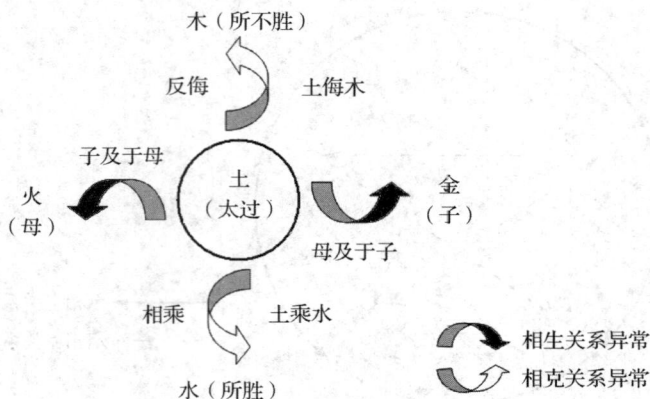

图1-6　五行之间相乘与相侮关系示意图

四、五行学说的现代医学研究

对五行学说的研究，主要是从多学科的角度，探讨五行学说与系统论、控制论、耗散结构理论等之间的关系，而单纯从医学角度进行研究相对比较少。

（一）五行学说与系统论

系统是由两个以上的要素构成的聚合体，要素之间相互联系和相互作用，形成特定的整体结构。系统论是研究系统的结构、功能及其演化规律的科学。五行学说与现代系统论的原理颇为相似。其一是认为宇宙本身就是一个庞大而复杂的系统，而系统与宇宙之间是相互通融的，系统是宇宙的一个缩影；二是认为宇宙系统是由多种基本物质即要素构成，而且这些基本物质之间是相互联系和相互作用的，如五行的相互滋生和相互克制的关系等；三是物质之间相互联系和相互作用是有一定规律可循的，如要素与要素，系统与系统之间信息联系与反馈作用，而五行之间的生克制化，不足与太过的乘侮胜复等，都是遵循一定的规律，是可以推理或预测的。

（二）五行学说与控制论

五行的生克制化运行规律，在结构上是一个闭环的自动控制系统，两种相互关联的脏腑、器官之间由信息传递构成一个系统，系统中的输入决定输出，而输出也能够决定输入。由控制部位输出的信息控制被控制部位；而被控制部位返回的输入信息又影响着受控制部位的决策，如此反复进行多级的控制和反馈调节，保持整体的协调平衡。五行的相生相克都可视为输入或输出信息，相生相克是相互矛盾的两种动态信息，是自动控制系统所必备的基本因素。相生相克表现为因果循环，这种因果循环是连续性的，表现为闭合变换的特点，而闭合变换是构成稳定系统的基本条件之一。五行中的每一行，都是控制部位系统，也都是被控制的对象，生和克分别代表着控制信号或反馈信号。所谓制与化，其本身就具有控制调节的含义，系统之间出现失衡，控制信号与反馈信号的传递过程就会紊乱，而出现"相乘"、

"相侮"、"母子相及"等异常现象，内环境的稳态则被破坏。

五、机体功能活动自动控制与五行生克制化

控制论运用反馈控制系统和前馈控制系统理论，对机体各种生理功能之间的动态平衡产生和调控机制进行了比较深入的论述，显示了控制论在阐释人体功能自动控制机制方面具有某些合理性。五行学说理论不但对人体组织结构、生命活动的基本物质进行归类，更重要的是通过以五行生克制化、五行乘侮等理论，对各脏腑器官之间的功能协调统一、相互之间动态平衡关系的自动调控机制及其规律等进行解释，这些理论内容具有明显的逻辑性、实用性。在人体功能自动控制机制的认识上，控制论与五行生克制化理论之间有着某些共同点，均认为：在绝大部分控制部位与受控部位之间具有闭合环性回路，即反馈联系，机体功能活动的各种信息通过反馈联系相互促进、相互协调、相互制约、相互克制。但是两种理论又各自有着明显的侧重点，自动控制理论在论述全身性调控机制的同时，特别强调某一脏腑或系统内部功能活动之间的调控机制，如循环系统中的血压调节、呼吸系统中的呼吸运动调节机制等；而五行生克制化理论在整体观指导下，重在强调脏腑与脏腑、系统与系统功能活动之间的调控机制，如脾的"运化功能"对"心主血脉"功能的影响，肺主"通调水道"功能对肾"主水液"功能的影响等。自动控制理论对局部的调控机制认识无疑具有明显的物质性、科学性，但是对整体的各个脏腑、器官、系统之间的功能相互制约的机制认识尚需要进一步的补充和完善；而五行生克制化调控理论则注重了整体中各个脏腑、器官、系统功能之间的相互制约关系及其运行规律，所以将五行生克制化调控又视为五脏之间的调控理论。五脏间调控理论的现代医学科学内涵尚缺乏实验的证实，特别是对脏腑、系统内的功能调控机制理论与实践需要进一步完善。

综观上述，五行生克制化理论在某种程度上弥补了自动控制论对脏与脏、系统与系统之间相互制约、调控关系的认识不足；而自动控制理论对脏腑与系统内的功能调控机制的阐明，又为五行生克制化理论对脏腑与系统间的制约、调控机制深入认识奠定了理论基础。所以五行生克制化理论与现代医学的反馈、前馈调控理论二者之间具有相互联系、互为补充的意义。

机体内环境的相对稳态是机体内各脏腑、器官的功能之间生克制化与自动调控的结果，体现了恒源于动，动为之恒的恒动观念。例如，甲状腺激素浓度在血中恒定的维持机制，主要是由下丘脑－腺垂体－甲状腺轴之间反馈性调控完成的。其过程是下丘脑释放促甲状腺激素释放激素（TRH）作用到腺垂体，由腺垂体释放促甲状腺激素（TSH）作用到甲状腺促进了甲状腺激素（T_3、T_4）的释放；而血中 T_3、T_4 达到某一水平时则通过负反馈途径抑制腺垂体或下丘脑的 TSH、TRH 释放，从而使甲状腺释放的激素减少，以维持血中甲状腺激素浓度稳定。呼气与吸气运动深度的自动调控与肺牵张反射的反馈性调节有关，即吸气时肺及支气管被扩张而引起牵张感受器兴奋，其冲动经迷走神经传入到呼吸中枢，抑制了吸气中枢活动，使吸气终止而转为呼气运动；当呼气时肺及支气管萎缩，牵张感受器兴奋停止，经迷走神经传入的冲动减少或消失，吸气中枢则兴奋而抑制了呼气中枢，呼吸运动由呼气转为吸气运动，以防止吸气或呼气过度。骨骼肌的收缩与舒张也存在反馈性自动调控机制，由于

骨骼肌中存在感知肌肉长度的肌梭感受器，当肌肉被拉长时感受器兴奋，其冲动经传入神经达到脊髓前角，兴奋经运动神经元传出引起骨骼肌收缩。由于肌肉强力收缩引起存在于肌腱内的腱器官兴奋，经传入神经最终抑制传出运动神经元使骨骼肌收缩终止，以此限制肌肉收缩与舒张在某一恒定范围内活动，防止收缩过度而损伤肌肉、肌腱组织。

类似于上述自动控制的例子在机体功能活动中不胜枚举：动脉血压的反馈性调节、血容量变化与血管升压素、血细胞生成与血中氧分压、胃排空与胃肠反射、消化腺的分泌与抑制以及睡眠与觉醒等调控机制，这些自动控制过程中的反馈活动，就是一种相互滋生、相互制约的过程，如果没有相互克制则血中各种激素水平的恒定无法维持，呼气与吸气运动无法顺利转换，骨骼肌的收缩与舒张难以协调，机体的内环境稳态就无法得以维持。所以，自动控制论与五行生克制化理论在阐释人体内功能活动之间相互促进、相互制约的调控机制方面具有明显的一致性、客观性。

（王德山）

第二章
生命活动的基本特征与物质基础

第一节　生命活动的基本特征

具有生命活动的物体称为生物体，生物体的实质是蛋白质、核酸等生物大分子存在的基本形式。因此，不论是简单的生物体还是高级的生物体以及人体的生命活动，虽然表现出各自不同的功能特点，但是最基本特征集中表现在新陈代谢、兴奋性与适应性等几个方面。

一、新陈代谢

在生命活动过程中机体不断与自然环境之间进行物质交换或自我更新，将此过程称为新陈代谢（metabolism）。它包括合成代谢与分解代谢两个方面。新陈代谢是生命现象的本质特征，新陈代谢一旦停止生命则终止。

机体为了维持生命活动，需要不断地从外界获取各种营养物质并经过化学变化合成机体自身的组成部分，称为合成代谢或同化作用；与此同时，体内各种物质不断地被分解、转化释放能量并形成废物排出体外，称为分解代谢或异化作用。由于合成与分解代谢过程均围绕着物质的消化、吸收、合成、分解、转化等，所以又称为物质代谢。物质代谢并不是最终目的，在物质代谢过程中伴随着能量的合成、储存、释放、转移和利用的过程，称为能量代谢（energy metabolism）。合成代谢与分解代谢是物质代谢中相互对立而又统一的，是彼此消长与转化的过程。能量代谢是在物质代谢过程中实现的，物质代谢是新陈代谢的物质基础，是能量的来源；而能量代谢是激发或推动全身功能活动的动力，是新陈代谢的最终目的。

二、兴奋性

当内外环境因素发生改变时，机体随着环境的变化其内部的代谢及外部的活动也发生相应的变化，将机体能够感受到的环境变化因素称为刺激（stimulus），对于刺激机体所发生的相应改变称为反应（reaction）。将机体对于刺激所具有的反应能力和特性称为兴奋性（excitability）。兴奋性是一切有生命活动的生物体都具有的能力。

具有兴奋性的组织、细胞在接受刺激后所发生的反应有两种表现形式，一种是由安静变为活动，或由活动较弱变为活动较强的过程，称为兴奋（excitation）。不同组织细胞兴奋的表现形式各异，如神经细胞的神经冲动、腺细胞的分泌、肌细胞的收缩等。由于具有兴奋性的细胞在兴奋时具有共同特点，即在细胞膜表面发生一次动作电位，所以将动作电位认为是兴奋的客观指标。接受刺激后能产生动作电位的细胞称为可兴奋细胞（excitable cell），如肌细胞、神经细胞及腺细胞等。另一种反应与兴奋相反，接受刺激后表现为由活动状态转为静止，或从活动较强转为活动较弱的过程，称为抑制（inhibition）。组织或细胞接受刺激后是发生兴奋还是抑制，一方面取决于刺激的质和量，同时也由组织、细胞的机能状态和特性来决定。不同的组织细胞兴奋性高低有异，即便是同一种细胞，在不同的环境下其兴奋性也会发生改变。

兴奋、抑制与兴奋性之间的关系：兴奋性是兴奋或抑制活动的基础，而兴奋或抑制则是可兴奋细胞具有兴奋性外在表现的两种形式。

三、适应性

机体为了维持正常的功能活动以及种族的延续，在内外环境发生变化时必须及时调整自身的各种活动以适应其变化，这种特性称为适应性（adaptability）。

适应性是生物进化过程中逐渐形成、发展和完善起来的。生物体长期生存在某一自然环境中，将会逐渐地形成一种与自然界相适应的、符合于自身生存的反应模式，即适应能力。而且已经形成的某种反应模式还会随着环境的变化不断地发生相应的改变，以此不断地提高机体适应自然环境变化的能力，达到天人合一的目的。

机体适应性的产生主要与体内完整的调节系统和调节机制有关。由于神经调节、体液调节和自身调节的相互协调，互为补充，使机体能够在多变的环境中找到各种与环境相适应的反应模式。特别是神经－内分泌－免疫网络（neuroendocrine – immunorgulatory network）调节系统的提出，进一步阐明了在神经系统、内分泌系统和免疫系统彼此之间存在着反馈、双向调控机制，明确了适应性反应是以神经调节为主体，通过神经、内分泌、免疫网络系统有序整合的结果。特别是伴随着分子生物学、细胞生理学和基因遗传学等学科的深入研究和发展，为从细胞、分子水平阐明神经－内分泌－免疫网络调节系统在维系内环境稳态中的紧密联系、协调统一的机制提供了依据。对于机体自动调控系统和调控机制的深入认识，必将为进一步提高机体适应能力的研究奠定基础。

人类条件反射的建立机制使其适应性得到高度进化和发展，并且在适应环境变化的基础上，进一步改造自己的生存环境已经是人类的共识。建立绿色环保、人文和谐的环境，将极大地增强机体的适应能力，提高人类的健康水平。

新陈代谢、兴奋性与适应性都是生命的基本特征，其中新陈代谢是兴奋性、适应性产生的物质基础，如果新陈代谢停止，兴奋性、适应性也将随之消失；兴奋性则是新陈代谢、适应性延续的基本条件，没有兴奋性，新陈代谢、适应性则不能够得以维持；而适应性则是新陈代谢、兴奋性赖以持续的条件。三者之间是相互依存、相互为荣的关系。

迄今为止，生殖也被视为生命的基本特征之一。生殖（reproduction）是指生物体生长发育到一定阶段后，能够产生与自体相近似的子代个体的功能而言。但是，随着生物界动物或植物杂交后的子代可以没有生殖能力现象的发现，特别近年来，随着克隆技术的不断成熟与发展，已经使人类的无性繁殖成为可能。由此可见，生殖并非是生命的基本特征。

第二节　生命活动的物质基础

精、气、血、津液在中医学理论中，被认为是构成机体和维持生命活动的基本物质，也是新陈代谢的物质基础。精、气、血、津液来源于饮食水谷中的精微物质，不言而喻其中主要是来源于糖、蛋白质、脂肪三大营养物质以及维生素、无机盐、大气和水等。这些精微物质既为机体生长、发育过程提供营养物质，同时也为新陈代谢过程中各种功能活动提供能量。在营养物质和能量的摄取、生成、转化、储存与利用过程中，均有赖于脏腑、经络、器官、组织功能的正常活动，而脏腑、经络、组织、器官的功能活动又依赖于精、血、津液的滋养和濡润，气的温煦和推动。因此，精、气、血、津液与脏腑经络及组织器官之间，在生理上相互依存，在病理上相互影响。

一、精

中医学理论中"精"主要研究的内容是，人体精的概念、生成、功能及其与脏腑、气血等的相互关系。

（一）精的概念与来源

精，又称精气，是一种有形的、液态的精微物质。精的含义繁多，大致分为狭义和广义之精，前者是指生殖之精，后者是指体内维持生命活动的一切精华物质，包括血、津液、髓以及水谷精微等，是促进机体生长发育和生殖功能的基本物质。

根据精的来源有先天与后天之分。先天之精禀受于父母，是构成胚胎的原始物质。一个新的生命体产生是男女生殖之精结合的结果，父母遗传的生命物质是与生俱来的精，为先天之精。但是胚胎形成后，胎儿生长、发育一直到成熟，完全依赖女子胞，即子宫中的气血养育。所以先天之精不但包括原始生命物质，也涵盖了从母体所获得的营养物质，而这些物质主要储藏于肾之中。后天之精源于自然界的各种营养物质，又称"水谷之精"。人在出生之后依赖脾胃对饮食物的消化、吸收，将其中有营养的部分化生为水谷精微，以营养全身各个脏腑器官、组织细胞，维持其正常的生命活动。由于这部分精微来源于后天，故称为后天之精。

先天和后天之精两者关系是：相互依存，相互促进，先天之精需要后天之精的不断充养才能维持，而后天之精的生成与代谢需要先天之精的资助，即精根源于先天而充养于后天。因此二者一旦匮乏均能产生精虚不足等病理变化。

（二）精的生理功能

精的生理功能包括：构成机体和维持生命活动的精微物质，具有繁衍生命、生长发育、生髓化血、濡养脏腑、生气化神等作用。

1. 启动和促进生殖功能活动　生殖之精与生俱来，为生命起源的原始物质。通过男女媾精，可产生新的生命个体，因而生殖之精具有繁衍后代的作用。

先天之精与后天之精共同构成肾精并藏精于肾，随着肾中精气的不断充盛，形体不断发育、成熟，而产生出"天癸"。"天癸"具有促进性腺生长、发育，并使之成熟、具备生殖能力、启动生殖功能的作用。因此，肾精不仅产生于生殖之精，而且具有主导和促进生殖功能的作用。肾精充足，则生殖能力强；肾精匮乏，就会影响生殖能力。故补肾填精是临床上治疗不育不孕等生殖功能低下的重要方法。

2. 促进生长发育及成熟　肾中精气具有促进机体生长、发育、成熟等作用，并且与衰老过程相关。生命诞生后，随着年龄的增长肾中精气不断的充盛，机体则不断生长、发育直到成熟。成年以后又随着肾中精气的不断衰减，机体则不断衰老直至死亡。所以，机体呈现出生、长、壮、老、已的生命现象，实质是机体内精气由弱到强，再由盛到衰的周期性变化过程。若肾精充盛，则机体生长发育正常；若肾精不足，则出现生长迟缓、发育不良、结构不全、功能低下等各种先天性病变。

3. 促进脑髓、骨髓以及血液的生成　髓分为脑髓和骨髓，是人体高级思维功能发生和骨骼生长发育的物质基础。肾藏精，精生髓，脑髓能够养脑。所以脑髓充盈时，则思维灵敏，语言清晰；骨髓充盈则骨骼坚韧有力，运动灵活轻捷。齿为骨之余，所以牙齿亦赖于骨之髓来充养。肾精充、骨髓足则牙齿坚固而有光泽；如若肾精亏虚，髓海不足，则头昏神疲，智力减退；骨髓不足，则骨骼失养，牙齿松动、脱落等。

由于血的生成与骨髓直接相关，而骨髓又来源于肾精，所以精可生髓，髓可化血，精足则血充，故有"精血同源"之说。临床上用补益精髓的方法可以治疗血虚、贫血等疾病。

4. 促进组织细胞的新陈代谢　精能够促进和维持各组织细胞的新陈代谢，主要体现在对各脏腑组织官窍滋润濡养作用。如果肾精充盛，则全身各脏腑组织官窍正常生长、发育，各种生理功能得以正常发挥。若先天禀赋不足，或后天之精化生发生障碍，则肾精亏虚，五脏之精衰竭，脏腑组织官窍得不到精的濡养和支持，其功能则不能正常发挥，甚至衰败。如肾精虚损，则生长发育迟缓或未老先衰；肺精不足，则见呼吸障碍，皮肤失润无泽；肝精不足，肝血不充，筋脉失养，则见肢体拘挛、眩晕或抽搐等。

5. 转化为气以维系精神　气，是构成机体的重要物质也是机体多种功能的表现形式。精在一定条件下能够转化为气，即精化生为气。先天之精可以化生先天之气，称为元气；来源于食物的水谷之精亦称后天之精，可以化生为谷气，与肺吸入的自然界清气结合成一身之气。气不断地推动和调控人体的新陈代谢，维系着各种功能活动。

"神"，可视为精神，在人身有广义和狭义之分。从广义上来说，是指以精、气、血、津液为物质基础的脏腑功能活动外在表现的高度概括，是整个生命活动的表现，又称为"神气"。狭义之神是指人的精神、意识、思维的"神"。神是有物质基础的，精能化神，是指神的物质基础之一是精。因此，只有积精，才能全神，神全功能活动才能正常；反之，精亏则神疲，精亡则神散，生命活动随之终止。

二、气

关于气的含义有哲学和医学之分，中医学理论中的气主要是指医学之气，认为气既是构成人体的基本物质，又是维持人体生命活动的物质基础。以下主要介绍气的概念、生成、分类、运动形式及生理功能等。

（一）气的概念与来源

气，是构成和维持生命活动的基本物质，具有高度活力、运行不息的特点。所以，气具有物质性和功能性双重含义。

气的物质性表现在先天和后天两方面，在先天方面主要是新的生命个体产生是由男女媾精结果，即生命源于精气。而精、血、津液等均是由气所化生，因此认为气是构成生命初始的基本物质；从后天角度看，一是维持生命活动的营养物质在新陈代谢过程中需要经过一系列的气化作用；二是精神思维活动是在机体功能活动的基础上产生出来的更为高级的生理活动，神虽然归心所主，但是必须由五脏精气予以支撑，而五脏精气也来源于气化过程。因此，气是维持人体生命活动的最基本物质。气的功能性体现在，全身各个脏腑、经络、器官、组织等活动均由气来激发和推动，同时也是物质性气的产生基础。

气的来源是由先天之精气、后天水谷之精气以及自然界的清气，通过肾、脾胃和肺等脏腑的综合作用而生成的。

先天之精气，主要源于父母的生殖之精，藏于肾，为气的主要成分之一。同时先天之精能够化生为先天之气，又称为"真气"、"原气"或"元气"。

水谷之精气，主要源于饮食物，从自然界摄入的营养物质进入机体后，经过脾胃的作用转化为水谷精微，又称为"谷气"，布散于全身脏腑、经脉中，成为人体之气的来源之一，所以又称脾胃为生气之源。另外，水谷精微化生的血和津液，也是产生气的源泉之一。

自然之清气，源于自然界的大气，又称"天气"，是通过肺的呼吸和肾的纳气功能吸入体内，作为生成人体之气的重要来源。肺通过呼吸进行清气与浊气的交换，将吸入的清气与脾转输而来的水谷精气结合起来生成宗气，构成机体气的一部分。

总之，气的生成，一要来源充足，即先天之精气、水谷之精气和自然之清气要源源不断；二要保证生成气的脏腑功能正常，其中尤以脾胃的功能最为重要。若肾、脾胃和肺等功能之间任何环节异常或彼此失去协调，都会影响气的生成及其功能的发挥，出现气虚等病理变化。

（二）气的分类

根据气的来源、组成成分、分布部位和功能特点不同，将气分为元气、宗气、营气、卫气等类型。

1. 元气 元气来源于先天之精气，受养于后天水谷之精气，即为"源于先天，而长于后天"。由于肾蕴藏元气是生命的起源部位，视为生命之门户，称为命门。元气又分为元阴、元阳之气，元气既是构成和维持生命活动的本始物质，也是生命活动的原动力，具有激发和推动机体生长发育、生殖，以及参与调控各脏腑、经络、形体、官窍生理活动的作用。

命门为元气之根，内寓元阴、元阳，而元阴、元阳是五脏阴阳的根本。故元气充足，则脏腑功能强健；若元气虚弱，则脏腑功能低下。

2. 宗气 宗气又名大气，由肺吸入的清气与脾胃化生的水谷精气结合而成。宗气积聚于胸中，称为上气海，又名膻中。宗气具有行呼吸、行气血和下资元气等作用。

行呼吸作用表现在：宗气上行于呼吸道，具有推动和协助肺的呼吸作用。所以宗气不足或肺气虚弱时，则出现语声低微，呼吸微弱等证候。

行气血作用表现在：宗气能够贯注于心脏和血脉之中，促进心脏推动血液在脉中运行。因此，凡气血的运行，心搏力量大小及节律规整与否等皆与宗气有关。当宗气虚弱时，则脉搏急促，节律不规则，或脉微弱无力等。虚里穴发于左乳下，相当于心尖的部位，临床可以依据此处的搏动来测知宗气的盛衰。若其搏动正常，是宗气充盛表现；若其搏动急剧，规律不整，是宗气大虚；若其搏动消失，则是宗气消亡。

下资元气作用表现在：宗气自上而下分布，蓄积于脐下丹田，即下气海，以资助先天元气。先天与后天之气相合构成一身之气，一身之气有赖于宗气充足，而宗气的生成，又取决于脾、肺两脏的功能正常。因此，全身气虚，在先天主要责之于肾，在后天则主要责之于脾肺。

3. 营气　营气由水谷精微中的精粹部分所化生。营，包括营养和营运两方面含义，营养作用是指营气和津液注于脉中变化为血液，并与血液一起营养全身脏腑、器官、组织，又称荣气；营运是营气循脉流注全身，在脉中与血液并行，是血液的重要组成部分，二者虽可分但不可离，故并称营血。因此，若营气亏少，则会引起血液亏虚以及全身脏腑、组织因得不到足够营养而造成功能减退的病理变化。

营气与卫气相对而言，营行脉中，卫行脉外，在外者属阳，在内者属阴，故又称为营阴。

4. 卫气　卫，有保卫之意。卫气来源于水谷精微中慓悍滑利部分。卫气和营气虽然同源于水谷之精微，但营气比较轻柔，卫气其性慓悍滑利，行于脉外，外充皮肤肌腠，内盈胸腹脏腑，布散全身，属于阳，故又称卫阳。主要有三方面功能：①防御作用：卫气经过肺气宣发布达于肌表，具有防御外邪入侵的作用；②温养作用：卫气具有温养全身，维持体温相对稳定的作用；③调节作用：卫气能够调节腠理的开阖、汗液分泌与排泄等，调控机体的热平衡。若卫气虚弱，则调控肌表、腠理功能失职，可以出现汗液分泌异常、机体热平衡调节功能失常等病变。

营气与卫气具有不同的特点，营气性质精纯，属于阴，富有营养；卫气性质慓疾滑利，属于阳，易于流行。在功能上，营气有化生血液和营养全身的功能，卫气有防卫、温养和调控腠理的功能。二者之间只有相互调和，机体产热与散热过程才能达到动态平衡，体温方能正常。反之，则可能出现恶寒发热，无汗或汗多，以及抗病能力低下而易于伤风感冒等。

除上述元气、宗气、营气、卫气外，各脏腑尚有"脏腑之气"和"经络之气"之称，这些气既是构成各脏腑、经络的基本物质，又是推动和维持各脏腑、经络进行生理活动的物质基础，所以诸脏之气也是各个脏腑功能正常的象征。

另外，气还有多种广泛含义。例如，将体内异常水液称为"水气"；将中药的四种性质称为"四气"；将自然界风、寒、暑、湿、燥、火六种不同气候变化称作"六气"；将致病的六淫称为"邪气"等。这些"气"的含义与上述的气在概念上有着明显的区别，不可一概而论。

（三）气机

1. 气机的概念　气在机体内运动不息、循环无端的现象称为气机。由于气不断地运行于全身各脏腑、器官、经络、组织间，时刻激发和推动着机体各部的生理活动，所以气机一旦停止，生命活动即告结束。

2. 气机的生理特性

（1）基本运动形式：气的运动形式虽然很多，但主要有升、降、出、入四种基本形式。所谓升，是指气自下而上的运行；降，是指气自上而下的运行；出，是指气由内向外的运行；入，是指气自外向内的运行。例如呼吸，吸入清气为入，呼出浊气则为出。气的升与降、出与入这种对立统一的运动现象广泛存在于机体内部。如肝、脾主升，肺、胃主降等。虽然各个脏腑的升降、出入各有所侧重，但从整个机体的生理活动来看，升与降，出与入之间必须协调平衡才能发挥正常的生理功能。因此，气升降出入的协调平衡是保证正常生命活动的一个重要环节。

（2）脏腑气机的特性：气既是物质也是功能，而气机只有通过脏腑、经络等的生理活动才能具体显现出来。因此将脏腑、经络等各自的气的运动形式和规律，称为脏腑气机。

由于脏腑等的解剖位置和功能特点不同，所以各脏腑气机具有不同的生理特性。以五脏而言，心肺位置在上，在上者宜降；肝肾位置在下，在下者宜升；脾胃位置居中，通连上下，为升降转输的枢纽。综观六腑而言，在饮食水谷的消化、吸收过程中，主要以通下、顺降为其特点，所以称为六腑传化物而不藏。不过六腑也具有吸取水谷精微、津液的作用，并且可以升举、输送到血脉之中参与全身的代谢功能，因此可认为降中寓升，但总体是以降为主。以脏腑之间关系而言，如肺主出气、肾主纳气，肝主升发、肺主肃降，脾主升清、胃主降浊以及心肾相交等，都说明了脏与脏、脏与腑之间处于升降的统一体中。就某一脏腑而言，其本身也是升与降的统一体，如肺之宣发与肃降、肝之升发与疏泄、小肠的分清与别浊等。总之，脏腑的气机升降运动，体现了升已而降，降已而升；升中有降，降中有升的对立统一、协调平衡的规律。

由于机体各脏腑之气机的调畅及各脏腑之间的气机升降出入是对立统一、协调平衡的，从而保证了机体不断从自然界中摄取生命活动所需物质，并通过气化作用，升清降浊，吐故纳新，维持物质代谢和能量转换的动态平衡，共同保持整体生命活动的正常进行。

3. 气机的生理作用　生命活动离不开气的升降、出入运动。气的升降出入运动表现在生命活动的各个方面。如先天之气、水谷之气和吸入的清气，都必须经过升降出入才能布散全身，发挥其生理功能；精、血、津液也必须通过气的运动才能在体内不断地运行以濡养全身；脏腑、经络、形体、官窍的生理活动、相互之间的联系和协调也必须通过气的运动才得以实现。同时，人与自然环境之间的联系和适应，也离不开气的升降出入运动，如吸入清气，呼出浊气；摄入营养物质，排出代谢终产物等都是气机活动的具体体现。

由于气的运行形式多样，所以气的病变类型也各异。气机失调常见的表现有：气的运行受阻时，称为气机不畅，如肝气不舒等；若受阻较甚或局部阻滞不通时，称为气滞，如肝气郁滞、脾胃气滞等；气的上升太过或下降不及时，称为气逆，如肝气上逆、肺气上逆、胃气上逆等；反之，称为气陷，如中气下陷等；气的耗散太过而不能内守时，称为气脱，如气随血脱、气随液脱等；气不能外达而郁结闭塞于内时，称为气闭等等。

（四）气的功能

气的含义极其广泛，区分的种类也比较多，虽然不同类型的气其功能也各有差异，但是气的总体生理功能可归纳如下：

1. 激发与推动　气的激发、推动作用，是指气具有启动和促进功能。主要表现在：①元气能激发和促进人体的生长、发育；②能激发和促进各脏腑、经络等组织、器官的生理功能；③气能促进和推动血液的生成、运行，以及津液的生成、转输和排泄等。故有气能生血、行血，气能生津、行津等说法。

根据阴阳理论气当属阳，属阳的气之中复有阴阳。气中的阴阳是根据机体某些外在客观表现来区分的，将具有兴奋、促进、激发、推动作用等外象归为阳，而将抑制、减退、安静、下降作用等外象归为阴。正常状态下，气中之阴阳运动有序、动态平衡。当气中属阳的推动、促进作用减弱时，则影响机体的生长、发育及成熟，出现生长缓慢，发育不良或出现早衰等外在表现；若激发、兴奋作用下降可使脏腑、经络等组织器官出现功能减退，血液、津液的生成不足，运行转输不利、排泄障碍等变化。如果气中属阴的安静、抑制等作用减弱，脏腑功能则显现虚性亢奋，出现精、血、津液的代谢速率加快，消耗大于合成。症见遗精、多汗、出血、烦躁、失眠等。因此气的运行既有赖于阳气的推动、激发等促进作用，又离不开阴气的安静、下降等抑制作用，只有阴阳二气的推动与调控作用相辅相成，整体生理功能才能够维持协调平衡。

2. 温煦机体与维持体温　温煦即温暖之意，温煦作用是以体温为基础的。体温是维持机体新陈代谢正常进行的必要条件，而体温的来源主要通过体内气化功能所产生，同时体温又在气的作用下及时地发散出去，所以气具有维持体温相对恒定的作用。只有体温正常周身各脏腑经络组织等才能够得到温煦，各项生理活动，以及精、血、津液等的循行才能够正常维系。如果体温异常则出现各种病症，即所谓血"得温而行，得寒而凝"。

生理状态下发挥温煦作用的气是气中之阳气，若阳气不足，产热少于散热，体温低下则出现四肢不温、畏寒喜暖、脏腑功能低下、精血津液代谢减慢、运行迟缓等虚寒性病变。同时，阳中之阴气发挥着寒凉、柔润、制热等作用。若阴气的凉润作用减退，可出现低热、盗汗、五心烦热、脉细数等脏腑功能亢奋，精、血、津液代谢加快的虚热性病变。所以体温的恒定是阴阳二气的温煦与凉润作用对立统一的结果。

3. 防御疾病与促进修复　疾病的发生与否在于机体防御系统的健全与破坏之间的对立统一。中医学常用"正气"和"邪气"两个相对的概念来说明疾病的发生、发展及转归。疾病的实质是邪气和正气相互抗争的过程。

皮肤是机体与自然界之间的屏障，在功能结构上皮肤与肺是表里关系，故称肺合皮毛。皮肤功能之所以归属于肺，认为肺能够将防御外邪功能的卫气输送或宣发于肌肤皮毛而发挥其作用。邪气侵入机体时，机体的正气奋起与之抗争，正气压倒邪气则不发生病变。所谓"正气存内，邪不可干"。反之，则易感多病，治亦难愈。若在疾病后期，邪气已微，正气来复，可以促使机体阴阳恢复平衡。

4. 固摄与调控液态物质　固摄，即固定、摄取之意。是指气具有将血、津液、精液等液态物质相对固定、统摄于某一范围，防止流失的作用。如气能统摄血液使其在脉中运行，防止其逸出脉外；能固摄唾液、胃液、肠液以及汗、尿液、精液等防止其妄自分泌、排泄等等；控制分泌、排泄活动具有规律性，防止无序分泌或无故流失。

因此，若气的固摄、调控作用减弱，可导致体内液态物质的大量丢失。例如，气不摄血，可以引起各种出血现象；气不摄津，可以引起自汗、多尿、小便失禁、流涎、呕吐清水、泄泻等；气不固精，可以引起遗精、滑精、早泄等病症。

气的固摄和推动作用是相辅相成的两个方面，气既推动着血液的运行和津液的输布与排泄，又能够固摄、调控体内液态物质有序运行，防止无故流失。这两方面的作用相互协调，共同维持血行和津液正常的代谢功能。

5. 促进物质消化、吸收及代谢　物质代谢是新陈代谢的基础，而机体内的物质摄取、转输、合成与分解等均有赖于气化功能。气化，是指通过气的运动使体内各种物质产生变化的过程，包括精、气、血、津液等各自的新陈代谢以及它们之间的相互转化过程。如饮食物进入体内首先转化为水谷精微，然后再生成气血津液等；津液经过代谢最终生成汗液和尿液；饮食物经过消化和吸收后，转化为机体能够利用的能量等，均为气化作用的具体体现。

如果气化功能失常，不但能影响到气血津液的新陈代谢，也影响到汗液、尿液、糟粕等的排泄，而形成各种病变。

6. 营养　气的营养作用，是指气能为机体各脏腑、组织提供营养物质，以维持其正常的生理功能。主要体现在三个方面：其一，脾胃所运化的水谷精气是化生气血的物质基础，而气血是维持人体生命活动的基本物质；其二，卫气能温养肌肉、筋骨、皮肤、腠理等，以抵御外邪；其三，通过经络之气输送营养，濡养脏腑、经络的作用。

7. 传递信息　体内各脏腑与肢体、器官与组织之间在进行每一个功能活动时，均要进行信息的交换或沟通，机体外部环境的变化引起内部环境的反应也必须通过信息的传输，使机体的活动保持协调统一。气则是脏腑、器官之间，内、外环境之间各种感应信息传递的载体物质。外在信息感应传递于内脏，内脏的各种信息反映于体表，以及内脏之间各种信息的相互传递，皆以体内之气作为信息的载体来感应、转导和传递。如脏腑精气盛衰信息可以通过气的负载或转导而反映于体表相应的部位上；内部脏腑之间信息以气为载体通过经络或三焦等通道相互传递，使其功能活动一致。再如针灸、按摩或其他外治方法的刺激信息，也是通过气的感应运载，传导于内脏相应的靶点部位，达到调节机体功能活动协调一致的目的。

（五）气的现代医学研究

对于气的研究不但是中西医结合生理学，也是众多学科领域研究的热点。长期以来从医学生物学、物理学及化学等多学科、多途径、多手段的综合研究中已经获得了一些成果，以下主要将现代医学研究结果归纳如下：

1. 气具有生物信息传递与转导的特征　人体是由多个结构与功能不同的脏腑、器官、组织、细胞所构成的，但是在实现某一功能活动时均以协调一致的整体形式进行；机体生存的环境经常发生各种各样的变化，而机体却能够及时地通过各种调节活动适应外部环境，以维持天人合一的平衡状态。这种机体内部功能活动的整体性、内外环境的协调统一性产生的机制，主要是由机体内部信息传递、信号转导系统来完成的。现代医学研究发现，机体脏脏、器官之间，内、外环境之间的信息传递主要是由神经－体液来完成的，而神经－体液所携带的各种信息传递到各个靶细胞内并引起生物效应，必须经过多种复杂的跨膜信号转导过程。中医学认为，人体内经络中流注的气血是各个脏腑、器官之间，内外环境之间信息沟通的重要途径，而气，一直被认为是机体内各脏腑、器官之间，内外环境之间各种感应信息传递的载体物质。目前尽管没有获得气在跨膜信号转导过程中作用的直接实验证据，但是，从气的功能特点、功能效果等，可以认为气具有跨膜信号转导的功能作用。

细胞内存在的蛋白激酶 C（PKC）、蛋白激酶 A（PKA）和蛋白激酶 G（PKG）等均是以"G"蛋白耦联受体跨膜信号转导为途径的激酶；丝裂原活化蛋白激酶（MAPK）是多种信号物质通过丝氨酸/苏氨酸激酶途径跨膜转导到细胞核内部的重要分子。在脾气虚证模型大鼠的肝脏、脾脏细胞膜和胞浆中 PKC 的含量与活性均下降；脾气虚和脾阳虚动物的心肌、肝脏细胞胞浆中 MAPK 的含量明显下降，经过补气方药四君子汤治疗后，在基本症状得到改善的同时细胞内的 MAPK 含量也有不同程度的恢复。从而提示气的实质之一可能与信息跨膜信号转导功能有关。

2. 气具有神经－内分泌－免疫网络系统功能的特征　气的物质性与功能性更多地体现在整体功能活动的协调与统一性上。气在机体内无所不在，贯穿于生命活动的始终。机体脏腑、经络等功能活动的统一和谐，全依赖于气的统摄、驱动、主持和气机升降出入有序的运行。现代医学理论认为，人体功能活动的协调、内外环境的统一，均是神经－内分泌－免疫网络系统高度整合、协调一致的结果。从而提示气与神经－内分泌－免疫网络系统功能作用在某种程度上有一致性。

安静状态下全身脏腑功能有序而规律的活动，有赖于心气、肺气、脾气、肝气、肾气等各个脏腑、器官功能之气的正常运行，这与自主神经系统支配全身各脏器自主活动功能相似；气有虚实之分，犹若自主神经中有交感、副交感功能互为依存、互为拮抗之别；气有阴阳消长，与交感、副交感神经的兴奋与抑制相互转换近似。故从器官水平亦提示气具有自主神经系统的某些功能特点。自主神经系统的功能实现与神经末梢信息传递物质神经递质的合成、释放、灭活等关系十分密切。而神经递质合成与分解又与神经末梢所存在的各种酶有关。多巴胺 β 羟化酶（DβH）是合成去甲肾上腺素（NE）的酶系之一，胆碱酯酶（AchE）是分解或灭活乙酰胆碱（Ach）的酶系之一。研究发现，脾气虚证患者常出现唾液分泌稀薄、食少纳呆、肠鸣、便溏等消化道副交感神经活动偏亢的症状，同时血浆 DβH 值偏低、AchE 活性偏高。在经过补脾益气方药治疗后，随着血浆 DβH、AchE 酶含量逐渐恢复正常的同时脾气虚临床症状也明显好转；而在冠心病以及其他疾病属于气虚证型的患者血液中，DβH 值和其活性显示出不同程度的偏高，提示交感神经的功能活动偏亢。上述证的研究提示了脏腑之气与自主神经活动密切相关。

人体正气有卫外御邪的功能，益气、助阳气的中药能提高 IgA、IgG 含量等以增强机体免疫功能，提示气的实质之一，可能是神经－内分泌－免疫网络系统通过全身各个相关脏器、组织活动，促进和提高机体细胞及体液免疫功能；针刺镇痛及针刺麻醉过程中所激发的"经气"活动与神经－体液的调节作用，先天之本"元气"对人体生长、发育、生殖和新陈代谢的调节作用，均与神经－体液性调控作用极其近似。但是，中医气的概念包括甚广，仅以神经－内分泌－免疫网络系统功能难以概括气的全部。

3. 气是脏腑器官的功能

（1）心气是心脏射血功能的一部分："心主血脉"是指全身血液周而复始的循环有赖于心气的推动。"心气虚"患者无创性心功能检测表明：其左心室功能有不同程度的下降，表现为等容收缩期（ICT）和等容舒张期（IRP）延长，射血时间（LVET）缩短，射血前期（PEP）延长，以及 ICT/LVET 及 PEP/LEVT 比值增大。上述指标的改变，说明了心肌收缩速度和收缩能力降低；同时检测的每搏输出量（SV）、心输出量（CO）、射血分数（EF%）等也出现不同程度的异常变化。"心气虚"证不但表现为心肌收缩功能发生改变，而且心肌舒张功能也有所减退，与非"心气虚"者对比，有明显的差异。应用"当归补血汤"与"独参汤"等补气益气中药方剂，可以改善"心气虚"型冠心病患者的临床症状和左心功能。这些研究结果证明了"心气虚"证的本质之一可能是心脏射血功能下降。由此可以认为，"心气"的实质与心脏泵血功能有着密切的关系。

"心气"的功能不但与心脏泵血功能有关，而且与各类血管，特别是微循环的变化有着密切关系。对阳气虚证患者或动物模型的观察发现，不同部位的微循环血流速度有不同程度的减慢，血管袢的数目减少，长度变短，血流呈断续状态，严重时出现局部停滞，并见有血管渗出等现象。应用补气、益气、活血中药治疗后，上述微循环变化获得不同程度的改善，说明心气的实质与血管功能状态有关。

（2）肺气是肺换气功能的一部分：中医学所述的肺功能之一为"主气，司呼吸"，肺主气包括主一身之气和呼吸之气。肺主一身之气，是指宗气的生成过程中，依靠肺吸入的自然之清气与脾胃运化的水谷精气相结合而成。而肺主呼吸之气可以认为与肺呼吸过程中的肺换气功能相关。临床上肺气虚证患者常表现为气短懒言，语音低微，身倦乏力等症状。肺功能测定发现，肺气虚证患者的肺活量（VC）、最大通气量（MBC）、第一秒时间肺活量（FIV$_1$/VC%）、最大呼气中期流速（MMEF）以及流速－容量曲线（MEFV）、最大呼气低段流速（EEF75%～85%）等多项指标明显下降，提示肺主呼吸之气的功能与现代医学肺换气功能具有相关性。

（3）脾气是消化道运动和分泌功能的一部分：脾"主运化"胃"主受纳"是脾胃主要功能之一，所以将脾胃视为全身营养物质的源泉，又称为后天之本。脾胃之所以能够作为后天之本，是因为脾胃主管营养物质的摄取、消化、吸收和运输等功能。从脾气虚证患者常出现食欲不振，食后胀满、肠鸣、泄泻并伴有倦怠、眩晕、面色萎黄等症状看，与现代医学消化道的运动以及消化液的分泌异常有关。临床研究表明：脾气虚证患者血清促胃液素水平下降，伴有泌酸能力异常及胃蛋白酶活性降低，胃黏膜组织有不同程度的病理改变，提示胃的消化功能减退；唾液淀粉酶活性下降，尿胰淀粉酶含量降低，提示消化腺分泌功能减退；尿中木糖排泄率降低，胃肠的排空及运动功能下降，提示小肠的运动及吸收功能减退。

4. 气具有生物能学的特征

（1）气的生物能学本质：根据气的某些特性，认为气的运动与能量的释放、转移、储存与利用的代谢过程相似。例如，"卫气"能够司汗液分泌、"阳气"能够产生体热、"心气"能够推动血液循环、"脾气"能够主四肢运动、"经气"能够传导信息等，这些功能的产生大都属于能量代谢过程中释放出来的热能与外功。各种营养物质是构成气的物质基础，而能量的来源也是由物质代谢所产生的，所以气与能量代谢从其来源上是一致的，这为气的本质之一可能是生物能提供了重要的依据。生物能来源于营养物质中所蕴藏的化学能，化学能只有在分解代谢过程中才能够进行能量释放。电子是激发产生化学能的物质，在电子的激发下能量逐步转化为机体的能源，从而表现为机体各种功能活动。由于气的本质与生物能学有关，所以在机体能量代谢过程中如果发生了障碍则可能出现各种气的病理变化，如"气滞"一证可能是能量转化过程中发生了障碍，致使能量利用率降低而造成能量蓄积所致。在治疗上运用一些含有萜烯类物质成分的中药，通过行气、理气的药理机制以消除组织中可能积聚的能量，达到"开滞解郁，疏通气机"的功效。

（2）气与能量代谢过程中某些酶的活性相关：体内能量主要是来源于三磷腺苷（ATP），其广泛地存在于全身各组织细胞内，其氧化磷酸化的主要部位是在细胞线粒体内。运用补气、益气中药黄芪、人参等喂养小白鼠若干日后，可以观察到小鼠肝细胞中线粒体的氧化磷酸化效率明显降低，并出现解耦联现象。由于解耦联作用使高能磷酸键不能够储存于 ATP 中，从而使能量大量转化为热能的形式释放。所以应用人参、黄芪等补气、益气的方药后多数微循环状态得到改善，四肢温度出现升高。临床研究发现，气虚证的病人发展到一定阶段将损及其阳而转化为阳虚证。在观察阳虚动物模型时发现，血清总蛋白量、胆碱酯酶活性降低；血浆 cAMP 与 cGMP 比值下降；肝细胞葡萄糖－6－磷酸酶活性、线粒体耗氧量下降，等等。应用人参、黄芪等补气、益气中药治疗后可使以上的变化发生逆转。由此可以认为，气的物质性和功能性与能量代谢过程中某些相关细胞亚单位结构或酶的活性改变具有密切关系。

5. 气具有免疫功能的特征　中医学对于机体抗病与患病机制的认识是"正气存内，邪不可干"，"邪之所凑，其气必虚"，健康与疾病之间是"正气"与"邪气"的抗争过程。而正气是主导因素，正气的盛衰决定了正邪的消长。而现代医学认为，机体健康的维持主要取决于机体免疫系统的完整性与免疫功能的正常与否，由此可见机体免疫功能与"正气"之间具有着非常密切的关系。研究发现，脾气虚证患者的 T 淋巴细胞总数和活性以及 B 淋巴细胞数量、E 玫瑰花瓣形成率等均明显降低，经健脾、益气的中药治疗后多数患者均有改善；检测到气虚证患者外周血淋巴细胞酸性脂酶（ANAE）阳性率下降，应用具有益气、助阳作用的中药可增加血浆中免疫因子 IgA、IgG 含量。初步提示气与免疫系统之间具有功能的一致性。

三、血

血是运行于脉管中而富有营养的红色液态物质，故称血液。血液也是构成和维持生命活动的基本物质之一。而脉管是血液运行的通道，具有约束血液运行的作用，故称为"血府"。

血液的生成是以水谷精微和精髓为主要物质基础，由营气和津液浓缩、提炼而生成的，与脾胃、心肺、肝肾等脏腑关系密切。

血的生成、生理特性及功能等，详见第八章。

四、津液

津液，是机体一切正常水液的总称，包括了胃液、肠液、唾液、关节液、涕、泪等分泌物，而不包括藏于脏腑中的精和运行于脉管内的血液。津液除了指细胞内外的液体成分外，也是构成和维持生命活动的基本物质之一。

津液是津和液的总称。二者均来源于脾胃所运化的水谷精微，且可以互相转化，在病理上又相互影响，故常常津液同时并称，不作严格区分。但由于它们在性状、分布和功能上有所不同，因此，在生理和病理上皆有一定的区别。在生理上，津，质地较清稀，流动性较大，多分布于体表皮肤、肌肉和孔窍，起滋润作用，并能渗入血脉，以化生血液；液，质地较浓稠，流动性较小，灌注于关节、脏腑、脑、髓等，起濡养作用。在病理上，则有"伤津"和"脱液"的不同。根据阴阳的相对属性，津属阳，而液属阴。

（一）津液的生成与代谢

津液的代谢过程，包括津液的生成、输布和排泄等，涉及多个脏腑的功能活动，包括胃的摄入、脾的转输、肺的宣发肃降、肾的主水、小肠的泌别清浊等。

1. 津液的生成　津液来源于饮食水谷，通过脾胃运化和升清作用将其精微部分上输于心肺并输布于全身；小肠具有泌别清浊功能，参与了上输精微于心肺，下输浊液入膀胱过程。并且将糟粕下输于大肠，由大肠将饮食物残渣中水分等吸收后，形成粪便排出体外。

由于津液的生成主要与脾、胃、小肠、大肠等脏腑的功能活动有关，所以脾气的运化及胃、肠的消化吸收功能下降或失调，均影响津液的生成、转输，而导致津液不足、蓄积等病变发生。

2. 津液的转输与代谢　津液的转输又称为输布，是指水液进入体内后的全部代谢过程。主要由脾、肺、肾、肝和三焦等脏腑综合完成。

津液被摄入体内，经脾的运化将其中精微部分输送于肺，又称脾气散精；再由肺将其输送、注入全身脏腑、形体和孔窍等起到营养作用，同时将代谢产生的浊液部分输送到肾和膀胱，称此为肺的宣发、肃降功能。根据肺在水液转输过程中的作用，将肺功能归纳为：主行水、通调水道、为"水上之源"等。浊液经过肾气的蒸腾与膀胱的气化作用，将其中的清者重新吸收到体内再参与全身水液代谢，而将其浊者化为尿液排出体外。

在上述过程中离不开肝的疏泄功能，由于肝脏调畅气机，气行则津行，所以促进了津液的输布与环流。而三焦是水液和诸气运行的通路，三焦的通利保证了津液输布的道路通畅。可见，津液在体内的输布主要依赖于肾气的蒸腾、脾气的运化、肺气的宣降、肝气的疏泄和三焦的通利。若上述脏器发生异常则会出现水液停聚，水肿、胀满、痞塞等病症。

（二）津液的功能

津液的生理功能主要包括营养、调节血液、水液代谢与排泄废物等。

1. 滋润与营养功能　布散于体表的津液能滋润皮毛、肌肉；渗入体内则能濡养脏腑；输注于孔窍的能滋润鼻、目、口、耳等官窍；渗注骨、脊髓、脑髓能充养骨髓、脊髓、脑髓；流入关节能滋润骨节屈伸等。故若津液不足，失去滋润与濡养作用，所有脏腑、器官结构或功能将受到影响。

2. 调节血量和血黏度　津液有调节血量与血液黏度的作用。当脉管内血液量不足或亏少时，脉管外的津液可以渗透到脉管内以填充脉道，而当脉管外津液量不足时脉管中血液可以渗出脉外化为津液以补充之；当血液黏度偏高时，津液渗入脉中稀释血液。津液在脉管内外互相渗透，与血液相互化生作用，不但调节血液的黏度和血容量，还起到了滑利血脉的作用，同时兼顾了脉管内外体液的平衡与稳定。津液和血液之间的互相渗透和转化现象，又称为津血同源。

3. 调节水液代谢与排泄作用　机体根据内外环境的变化，能够不断地调节体内津液活动水平，以适应环境的变化。如寒冷时，皮肤汗孔闭合，津液不能随汗液排出体外，而下入膀胱，使尿液增多；夏暑季节，汗液分泌增多则津液减少下行，使尿液减少。当体内丢失水液后，则多饮水以增加体内津液，从而维持正常的生命活动。

津液经过代谢最终气化为尿液，在排泄中可以将代谢所产生的各种有毒物质排出体外，以避免在体内蓄积影响正常的生命活动。

因为气属阳，需要依附于津液和血液而存在，所以津液还有运载全身之气的作用。

五、精气血津液之间的关系

精气血津液虽然在形态和功能等方面各有特点，阴阳有别。但是均源于脾胃所运化的水谷精微，都是构成和维持生命活动的基本物质，所以在生理上，相互为用，相互转化；在病理上，则相互影响，互为因果。

（一）精与气

精与气比较，气主动，属阳；精主静，属阴。气能生精摄精，而精能化气。

气对精的作用体现在两方面：一是生精，精源于肾所藏先天之精，但肾精需要后天之精的不断充养。而后天之精有赖于全身脏腑之气充足才能得以化生，因此，精的化生依赖于气的充盛。其二是摄精，精属于生命的核心物质，不断地秉精而使其不外泄，执行固摄作用是气的功能。

因此，气虚或精化生不足，或精不固摄而导致精亏、失精等，在治疗上常用补气生精、补气固精的方法。

同样，精能化气，气能生精。各脏腑阴精在一定条件下能够转化为各脏腑之阳气，以推动和调控各脏腑器官功能的正常活动。而脏腑之气充足又可以获得更多的水谷精微来充养各脏腑器官，从而维持精化气，气生精的良性循环过程。故精足则气旺，精亏则气衰。

（二）精与血

精血之间具有相互滋生和相互转化的关系，即精能化血，血能生精，故称精血同源。

血液源于水谷精微所化生，肾精依赖于水谷精微充养。二者生成与维持有其物质同源性，所以血液可以化生为精，使肾精充实；同时肾精是血液来源的基本物质之一，肾精充足则血液生化有源。

精有先天、后天之分，藏于各脏腑之中则为脏腑之精。各脏腑之精与血液生成有着各自的功能特点。其中肾为藏精之脏，主宰全身之精。肾精化血，荣养头发，故称发为血之余。

　　由于肾藏精，肝藏血，精能生血，血可化精，精血之间可以发生相互滋生和相互转化，故称肝肾同源。

（三）气与血

　　气与血在属性和功能上的区别是：气属阳，主动，主煦之；血属阴，主静，主濡之。但二者在来源、化生与转输等过程中关系极为密切，即有所谓"气为血之帅，血为气之母"之说。

　　1. 气为血之帅　气为血之帅包括气能生血、气能行血和气能摄血三个方面。

　　气能生血，一是血液生成是气化的结果。血的生成从摄入饮食物开始，经水谷精微转化为营气和津液，再化赤成血过程，都离不开气化作用；二是指营气能够生成血液。

　　气能行血，是指气的推动作用是血液运行的动力。如心气、宗气等可以直接推动血行，同时可以促进和加强脏腑的功能活动进而推动血液运行。

　　气能摄血，是指气的固摄作用使血液正常循行于脉管之中而不逸出脉外。其摄血功能尤以脾脏为突出。脾气充足，则能够使血行脉中而不致逸出脉外，故称脾气统血。如果脾气虚弱则出现各种出血性病变，临床上称为"气不摄血"或"脾不统血"。因而治疗这些出血性病变时，常用健脾补气法，益气摄血法等。

　　2. 血为气之母　血为气之母包括血能生气养气和血能载气两个方面。

　　血能生气养气，是指气的充盛及其功能发挥离不开血液的濡养。气存在于血液中，在人体各个部位，血不断地为气的生成和功能活动提供营养，以维持气的正常生理功能。故血足则气旺、血虚则气衰。气属阳、血属阴，气必须依附于血液或津液而存在，借助于血和津液的运载而运行全身。因此，血液虚少的病人常兼有气虚病变；大失血的病人，气亦随之发生脱失，称为"气随血脱"。

（四）气与津液

　　气属阳，津液属阴。津液的生成、输布和排泄，有赖于气的推动、固摄和升降出入的作用，而气在体内的存在及运动也离不开津液的滋润和运载。

　　1. 气的生津、行津和摄津作用　气能生津。津液生成与运行是由脾胃运化、小肠泌清别浊、大肠主津等一系列脏腑消化与吸收后，再由脾升清、肺敷布而灌入血脉最终输布于全身。在津液生成、转输和气化过程中脾胃之气起到至关重要的作用。

　　气能行津。津液由脾胃化生之后，经过脾、肺、肾及三焦之气的升降出入运动，推动津液输布到全身发挥其生理作用，其代谢所产生的废液和进入体内多余的水分，可转化为汗、尿或水气经皮肤、肾、膀胱等途径排出体外。此过程均是通过脏腑气化功能来完成的。所以有"气行则津行，气滞则津停"之说。若气虚而推动、气化无力，或气机不畅，气化受阻，皆可引起津液的输布、排泄障碍，形成痰饮水湿等病变，又称为"气不行水"或"气不化水"。

　　气能摄津。气的固摄作用可以防止体内津液无故地大量流失，气通过对津液排泄的调节，维持着体内津液量的相对恒定。例如，卫气司汗孔开合，固摄肌腠，不使津液过多外泄；肾气固摄下窍，使膀胱正常贮尿，不使津液过多排泄等等。若气的固摄力减弱，则出现多汗、自汗、多尿、遗尿、小便失禁等病理现象，治疗上应采取补气以摄津的方法。

2. 津液生气与载气作用 津能生气。是指饮食水谷化生的津液，在通过脾脏的升清散精上输于肺，再经肺之宣降，通调水道，下输于膀胱的过程中，受到各脏腑阳气的蒸腾而化生为气，其气敷布于脏腑、组织、形体、官窍等，促进了诸器官的生理活动。

津能载气。在血脉之外运行的气必须依附于血及津液才能正常升降出入，所以津液是气的载体之一。若津液丢失，将导致气的损耗。如暑热大汗，在伤津耗液同时气亦随汗液外泄，出现少气懒言，体倦乏力等气虚表现；当大汗、大吐、大泻等津液大量丢失时，气亦随之大量外脱，称之为"气随津脱"。因此，临床在使用发汗法、泻下法和催吐法时，必须做到有所节制，切勿过激。

（五）血与津液

血与津液均是液态物质，具有滋润和濡养作用，相对于气二者均属于阴。

运行于血脉中的血液，渗出于脉外便化为津液，可弥补脉外津液的不足，有利于津液代谢平衡。由于津液可化为汗液排泄于外，故有"血汗同源"之说。若失血时，脉中血少不能化为津液，反而需要脉外津液进入脉中以补充血液，因而导致津液不足，出现口渴、尿少、皮肤干燥等脱津失液症状。

津液是化生血液的主要成分。一方面水谷化生的津液在心肺作用下，进入脉中与营气相合变化为血；另一方面布散于肌肉、腠理等处的津液，可以不断地渗入血脉以化生血液。因此，当脉外津液不足则不能进入脉内化生血液，反而渗出脉外以补充津液的亏耗，可导致血液浓稠，流行不畅、络脉不通等栓塞性病变发生。

血与津液同源于水谷精微，在运行输布过程中可以互相转化，津可入血，血可成津，二者一损俱损，一荣俱荣，故有"津血同源"之说。

（六）气与血关系的现代医学研究

1. 气生血——补气方药能够促进红细胞的生成 应用人参注射液及当归补血注射液治疗大鼠或家兔急性溶血性贫血模型，能够促使贫血动物模型的红细胞及血红蛋白明显升高，说明补气药物富有生血的作用。其作用包括通过促进骨髓造血系统功能活动增加，促进红细胞内 RNA 生成增多，增强酸性磷酸酶、葡萄糖－6－磷酸酶、非特异性脂酶的活性等多个途径。促进骨髓造血系统功能和刺激红细胞内某些酶系的活性可能是气生血的实质之一。

2. 气行血——补气方药影响血小板聚集 在气血关系中，气能行血、摄血，故有"气行血行，气止血止、气滞血瘀"等论述。因为心在血液运行中起主要作用，所以心气虚或心阳虚均可发现血行减慢、血瘀等症状，而温补心阳具有治疗作用。医学生理学认为，血小板的聚集、释放等生理特性在止血、凝血和血栓形成过程中起重要作用。应用具有益气、补气作用的参芪注射液能够通过多条途径抑制血小板的聚集。其一是抑制血小板活化，以减少血小板内源性聚集诱导剂 ADP 的释放；其二是抑制血小板内 α 颗粒和致密颗粒的释放以及减少伪足形成数目；其三是抑制磷酸二酯酶（PDE）的活性，提高血小板内 cAMP 的含量等，从而抑制血小板的聚集达到活血行血的目的。

以上实验结果提示，血小板的聚集与解聚集的机制可能是气行血的重要内容之一。

3. 血载气——补气方药影响红细胞 2，3 – DPG 的水平　在气血关系中，中医学认为血为气的载体，血以载气，故有"血瘀而气滞，血虚而气少，血脱则气去"的论述。现代医学认为血液能够运输许多物质，如激素、气体、离子、代谢产物和药物等。这些成分都可以充当信息物质来调节机体功能，可能也是中医理论中气的现代医学基础，但目前研究较多的是血液运输气体的功能。现代医学研究表明，血液中的红细胞载氧功能受各种因素调节，其中红细胞内 2，3 – 二磷酸甘油酸（2，3 – DPG）具有促进氧与血红蛋白解离作用，从而使组织细胞能够迅速获得携氧的能力。当机体处于氧分压较低的环境时，或碱中毒贫血时，红细胞内 2，3 – DPG 含量将明显升高，可以促使红细胞内氧快速大量释放，以供组织细胞使用。研究证实，中药灵芝和当归等补益气血中药能增加红细胞 2，3 – DPG 含量，提示血能载气的机制之一可能与增强红细胞中血红蛋白与氧的解离、释放功能有关。

（王德山）

第三章
细胞的基本功能

生命活动的基本特征是以细胞为单位而实现的，因为只有完整的单细胞才具备同外界进行物质交换和执行各种功能活动的能力。人类机体的结构与功能尽管有了高度的进化和分化，但是机体一切生命现象的发生仍然是以细胞为基本结构和功能单位进行的。所以深入研究单细胞的结构、功能及其特点有助于从细胞、亚细胞和分子水平等不同层次揭示众多生命现象的产生机制，为进一步阐明人体各器官、系统乃至整个人体的生命活动规律奠定基础。

第一节 细胞跨膜物质转运与信号转导功能

一、细胞膜的结构与跨膜物质转运功能

组成人体的细胞有二百余种，虽然其形态各异，但是其结构主要分为细胞膜、细胞质和细胞核三部分。细胞质中存在的各种不同的化学物质称为原生质（protoplasm），并含有像内质网、高尔基体、溶酶体、线粒体等实质性结构体，称为细胞器。核膜将细胞核与胞浆分开，而胞浆与细胞外液又以细胞膜相隔，细胞膜是细胞进行物质交换的天然屏障，是感受和传递各种信号和信息的关键部位。

（一）细胞膜的化学组成与分子结构

1. 细胞膜的脂质 细胞膜是一种具有特殊结构和功能的半透膜，又称为质膜（plasma membrane）。一切物质进出细胞都必须通过膜。在电镜下可见细胞膜由三层结构组成，总厚度约为 7nm。其内外两侧各有一层致密带，中间夹有一层约 2.5nm 透明带。除了内质网、溶酶体等是单层质膜外，其他细胞器表面也存在着同样的膜性结构，因此将细胞膜和细胞器膜的结构统称为生物膜（biological membrane）。

哺乳动物生物膜主要由脂类、蛋白质和少量糖类所构成，各种物质含量比例在功能不同的生物膜上有着明显的差异。通常功能活跃的膜蛋白质比例较高，如线粒体膜等；功能相对安静的膜蛋白质含量低，如有髓神经纤维的髓鞘等。关于细胞膜的分子排列结构，最被公认的是由 Singer 等人在 20 世纪 70 年代初期提出的液态镶嵌模型（fluid mosaic model）。该模型认为，细胞膜基本结构是以液态脂质双分子层为基架，其中镶嵌以不同结构与功能的蛋白质（图 3-1）。

细胞膜中的脂质双分子结构是由脂质分子本身的理化特性所决定的。构成膜的脂质主要有磷脂、糖脂和胆固醇三类，尽管各种脂质的质和量有比较大的区别，但是均以磷脂为主。

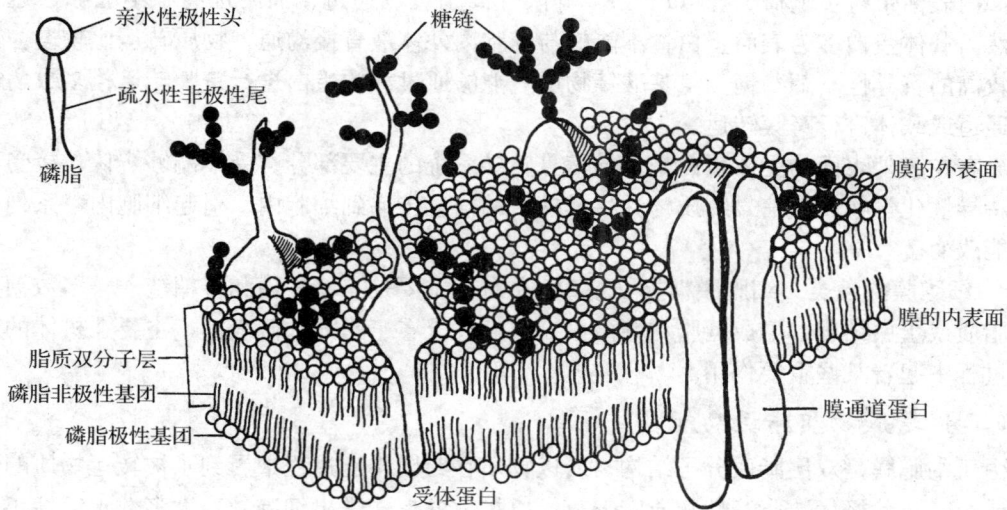

图 3 - 1 细胞膜的液态镶嵌模型

每个磷脂分子的甘油磷酸区域是亲水性极性基团,而脂肪酸链区域没有极性,属疏水性非极性基团。由于细胞膜内外均有体液分布,所以具有亲水性一端均朝向膜的外表面或内表面,而疏水性一端则在膜的内部两两相对整齐排列,从而形成了脂质双分子层结构。

细胞膜内外两层所含的脂质种类不尽相同,如外层主要含磷脂酰胆碱的鞘脂,内层则主要是含磷脂酰乙醇胺和磷脂酰丝氨酸,其中在细胞跨膜信号转导中起重要作用的磷脂酰肌醇几乎全部分布在膜的内侧,而糖脂分布于膜的外层。

脂质双分子层膜的作用:①膜是细胞进行物质交换的天然屏障。由于脂质膜的存在,使细胞对水溶性物质等进出具有高度的自主选择性。②具有相对的稳定性。由于脂质的熔点较低,在体温条件下膜中脂质分子呈液态状,所以细胞受到张力和外形改变影响也不致破裂,即使出现破裂也会自动融合、修复。③液态结构为膜的可流动性、变形性创造了条件。

2. 细胞膜的蛋白质 细胞膜的大部分功能都是由膜蛋白来实现的。膜蛋白质分子是以 α - 螺旋或球形结构分散镶嵌在脂质双分子层中。膜蛋白种类比较多,根据分布的部位不同分为表面蛋白和整合蛋白两种形式。表面蛋白又称周围蛋白,占膜蛋白 20% ~ 30%。以其肽链中带电的氨基酸残基与膜磷脂极性区相互吸引,附着在膜的内外表面。整合蛋白约占膜蛋白 70% ~ 80%,是以肽链一次或反复多次贯穿整个脂质双分子层,两端露出在膜的两侧,能够分别与细胞内外的体液相接触。

膜蛋白的主要功能:①转运功能,是各种物质跨膜运动的转运体。转运体是物质进出细胞膜的中介蛋白,可分为通道蛋白和载体蛋白两类。②受体功能,是接受和转导各种化学信号物质的部位。受体可分为 G 蛋白、离子通道和酶等类型。

通道蛋白多贯穿脂质双层分子层直接沟通细胞内外体液,能够使物质进行快速跨膜转运。其结构是由一个或多个亚单位共同形成的中空充水性孔道,通道开放和关闭决定了离子等小分子物质能否通过。何种物质可以通过某通道,取决于该通道内表面所带有的电荷极性。如内表面带有负电荷，像 Na^+、K^+ 等阳性离子可以通过，而阴性离子不能够通过，反之亦然。载体蛋白多为表面蛋白，不能够与细胞内外体液直接沟通，物质转运比较慢，但是具有较高的特异性。葡萄糖、氨基酸等物质只能够通过载体蛋白进行跨膜转运，多数离子可以经通道或载体进行跨膜转运。

分布在膜外表面的受体蛋白是化学信号转导系统的主要部分，受体能够辨认、接受环境中的特异性化学物质或信号物质，并将其携带的信息传递到细胞内，引起细胞内一系列相应的功能改变。

3. 细胞膜的糖类　细胞膜糖类含量 2% 左右，主要是一些寡糖和多糖链。大多数糖类与膜的脂质或蛋白结合，形成糖脂和糖蛋白。它们仅分布于膜的外侧表面，主要在机体的免疫反应过程中起着某些重要作用。

（二）跨膜物质转运功能

由于细胞膜是双层脂质分子结构，所以物质在跨膜转运过程中受到了被转运物质的性质限制或影响。除极少数脂溶性物质能够直接以扩散的形式进出细胞外，大多数水溶性小分子物质或离子等，都必须依赖于镶嵌在膜上的各种通道蛋白和载体蛋白跨膜转运。不同的物质跨膜转运的形式虽然各异，但是依据其转运过程中是否消耗能量，可将跨膜物质转运分为被动转运和主动转运两大类。某些大分子物质、团块在通过细胞膜时因为没有特异的通道和载体，所以只能通过膜本身的结构改变将膜内外物质移送到目标地，实际上也是一种特殊耗能过程的转运方式。

1. 被动转运　物质粒子的热运动是某种物质进出细胞的动力，在很多的情况下物质是由高浓度向低浓度的方向移动，称此现象为扩散。细胞膜允许物质通过的能力，称为细胞膜通透性。通透性会随着膜的蛋白及脂质的改变而变化。膜两侧物质的浓度差或带电离子的电位差是扩散的主要动力，但是膜的通透性是扩散的先决条件，扩散率取决于膜的通透性和两侧某物质的浓度及电位差。将不需要消耗能量顺浓度差或电位差扩散的转运方式称为被动转运（passive transport）。其主要形式有单纯扩散（simple diffusion）和易化扩散（facilitated diffusion）。

（1）单纯扩散：是指脂溶性物质分子溶解于膜的脂质分子中通过细胞膜的过程。如体内 O_2、CO_2、脂肪酸、乙醇、乙醚等就是通过这种方式进行转运的。在排除转运距离、分子大小及温度等因素，影响单纯扩散的主要因素主要有：①细胞膜对转运物质的通透性。②膜两侧被转运物质的浓度差和电位差。如果通透性高、浓度差大，单位时间扩散量则多，反之则少。

水分子虽然也是极性分子，由于分子量极小又不带电荷，所以膜对其也有较高的通透性。水分子的转运更多的是由渗透压差梯度所推动，所以水分子的扩散又称为渗透。生物体内像肾小管、小肠等部位水的转运量特别大，依赖单纯扩散形式难以完成。近些年发现，在很多细胞膜和胞浆中存在着水通道（water channel）蛋白的特殊结构，目前至少已鉴定出十多种水通道蛋白（aquaporin，AQP）。并且在 1992 年已经完成了其中 AQP_1 的分子克隆和功能鉴定（图 3-2）。

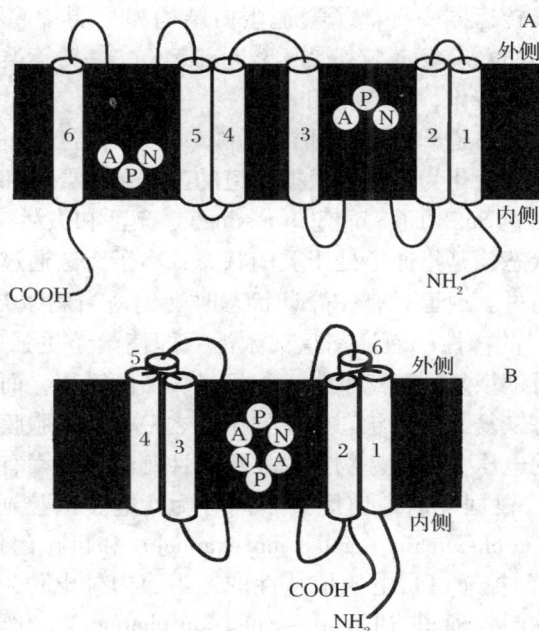

图 3 - 2 　 AQP_1 分子亚单位二级结构示意图
A：显示 1 个 AQP_1 分子的 6 个跨膜 α 螺旋；B：显示
2 个 NPA 模体形成水通道；圆圈内的字母是氨基酸的
一字符号；N：门冬氨酸；P：脯氨酸；A：丙氨酸

　　机体不同部位细胞存在的水通道蛋白种类也有差异，如 AQP_1 主要分布在红细胞、肾小管、支气管和肺泡；AQP_2 分布于集合管主细胞顶膜；AQP_4 主要分布在脑组织等。水通道蛋白通常以两种形式存在，一种存在于细胞膜表面，其开放与关闭决定着水分子的进出；另一种存在于细胞质中，以穿梭形式或镶嵌于膜上使水分子通过，或包埋于细胞质中而终止水的通透，以此方式调节水的转运。水通道蛋白的发现对阐明某些组织、细胞水分子的转运机制具有划时代的意义。因此其发现者获得了 2003 年的诺贝尔化学奖。

　　（2）易化扩散：水溶性物质在膜蛋白协助下，从膜的高浓度一侧向低浓度一侧扩散的形式，称为易化扩散。其主要转运对象为 Na^+、K^+、Ca^{2+} 等各种离子以及葡萄糖、氨基酸等。易化扩散又分为经通道介导和经载体介导两种不同形式。

　　①经通道介导的易化扩散：细胞内外液中的带电离子，如 Na^+、K^+、Ca^{2+}、Cl^- 等借助贯穿于双层分子的膜蛋白，顺浓度或电位差扩散，称为经通道易化扩散（facilitateddiffusion through ion channel）。将转运离子类膜蛋白称为离子通道（ion channel），其中央带有亲水性孔道，当孔道开放时带电离子能够快速地通过脂质膜，其通透性得到极大提高，远远超过单纯扩散和载体转运速度。由于经通道介导跨膜转运离子时伴随着电荷移动，所以将膜对离子的通透性又称为电导性。

　　每一种通道都具有相对特异性，将转运各种不同离子的通道分别命名为 Na^+ 通道、K^+

通道、Ca^{2+}通道等。由于转运同一种离子通道蛋白结构和功能特性不同，可将同一种类离子通道分为若干个亚型。如 Ca^{2+} 通道又分为 $Ca^{2+}-L$、$Ca^{2+}-T$ 等类型，通道类型的多样化与细胞功能活动和调控的复杂化、精细化相一致。

离子通道上存在着控制通道开放或关闭的机制，称为闸门（gate）。闸门开放或关闭的实质是以通道蛋白分子构象变化为基础。根据通道的工作条件要求和自身特性，推测通道通常有三种状态，如心肌细胞 Na^+ 通道有静息（resting）、激活和失活（inactivation）等功能状态。静息状态又称备用状态，是指通道处于关闭状态，离子无法通过；激活状态是指通道处于开放状态，允许离子通过。通道只有在静息状态时受到适当刺激方能够开放，称为激活。通道开放具有"全与无"的特性，通道一旦被激活后即使给予更强的刺激也不能改变其口径。而且激活后的通道再度恢复到静息状态必须经过失活的过程，而失活状态的通道是无法打开的。通道由激活状态恢复到备用状态的主要条件之一，与细胞膜内外电位变化有关。不同通道的开放与膜内外的电压、化学性物质以及机械性刺激等因素有关。能够决定通道开放或关闭的因素称为门控。根据开启通道因素不同分为：电压门控通道（voltage-gated ion channel）、化学门控通道（chemically-gated ion channel）和机械门控通道（mechanically-gated ion channel）。电压门控通道是电压依从性的，当膜内外电位发生变动时开放或关闭；化学门控通道又称为配体门控通道（ligand-gated ion channel），化学信号如激素、神经递质等与相应的受体结合则引起通道的开放或关闭；机械门控通道在细胞膜的局部受牵拉变形时被激活，如触觉的神经末梢，听觉的毛细胞等均属于此类。上述三种通道开放与关闭在时间上都具有间断性，与此相反，细胞膜上还有一类通道不受上述因素影响称持续性开放性通道，又称为非门控性通道（non-gated ion channel）或泄漏通道（leak ion channel）。非门控性通道在膜电位的产生和维持过程中具有重要的作用。

②载体介导的易化扩散：由于葡萄糖、氨基酸等重要的营养物质属于水溶性的，在跨膜转运时必须以载体为中介以提高其转运速率。每一个载体蛋白上通常有一至数个能够与被转运物质相结合的位点，当被转运物质分子与其结合时，载体蛋白通过变构将其移向膜的另一侧。载体介导的易化扩散仍属于被动性转运，在载体数量与功能充分、有效情况下，转运速率主要取决于膜两侧该物质的浓度差。

由于载体介导的易化扩散是由特殊膜蛋白介导的转运，故具有其自身的特点：①特异性：一种膜蛋白只能转运具有某种特定化学结构的物质，如葡萄糖载体只转运六碳糖而不转运麦芽糖、二糖等。但是特异性也不是绝对的，在某种情况下也能够转运结构类似的物质，只是速率比较慢。②饱和现象：在一定的范围内，浓度梯度与扩散量呈正比。但浓度梯度增加到某一限度时，由于所有载体蛋白已经被转运物质全部占据，转运能力达到极限。糖尿病就是因为肾小管内糖分子浓度超过了管壁细胞膜上的糖载体数量，而出现的饱和现象。③竞争性抑制：如 A 和 B 两种结构相似的物质可通过同一载体转运时，数量多的一种物质由于占据了载体上大量的结合位点，则另一种物质结合机会相对减少而使其转运速率下降。

2. 主动转运　主动转运（active transport）是细胞膜通过本身利用代谢产生的能量，逆浓度梯度或电位梯度进行的物质转运。主动转运根据其能量提供与被转运物质的关系，分为原发性和继发性主动转运两种形式。

（1）原发性主动转运：原发性主动转运（primary active transport）即通常所说的主动转运，是由被转运物质通过自身活动机制所获得能量的转运。转运过程中所需要的能量直接源于 ATP 高能磷酸键。迄今为止，研究比较多的是膜表面的 $Na^+ - K^+$ 依赖式 ATP 酶（$Na^+ - K^+ - ATPase$），又称为钠 – 钾泵（sodium – potassium pump）或钠泵。钠泵实际上是由 α 和 β 亚单位组成蛋白体，α 亚单位由 1022 个氨基酸残基构成，约 10 次穿越脂膜的肽链。α 亚单位是促使 ATP 分解并转运 Na^+、K^+ 的主要功能部位；β 亚单位由 302 个氨基酸残基构成，只穿越一次脂膜，其作用不明确。钠泵功能是利用 ATP 所释放的能量，逆膜两侧浓度或电位梯度转运 Na^+ 和 K^+。机体各种细胞内外液中的 Na^+、K^+ 浓度有很大差别，如正常神经细胞内 K^+ 的浓度约为细胞外液 30 倍，而细胞外 Na^+ 的浓度约为细胞内液的 12 倍。这种浓度差所形成的电势能是机体产生生物电活动，进而产生与维持多种功能的基础。但是在内环境发生变化时，不可避免地出现高浓度一侧 Na^+ 或 K^+ 向低浓度一侧渗漏，或细胞每经过一次电位变化后由于离子移动的结果，均可使膜两侧浓度梯度减小。为了维持膜两侧 Na^+、K^+ 的平衡，钠泵主动转运起到了决定性作用。钠泵的工作原理可能是，当膜内 Na^+ 浓度或者膜外 K^+ 浓度升高时，能够激活位于泵上的 ATP 酶，进而分解 ATP 释放出能量，供 Na^+、K^+ 进行主动转运。所以又将钠泵称为 $Na^+ - K^+$ 依赖式 ATP 酶。钠泵每分解一个分子 ATP 则可以逆差转运 3 个 Na^+ 和 2 个 K^+（图 3 – 3）。

由于钠泵的活动使细胞膜内外电位发生变化，因此将钠泵称为生电钠泵（electrogenic sodium pump）。

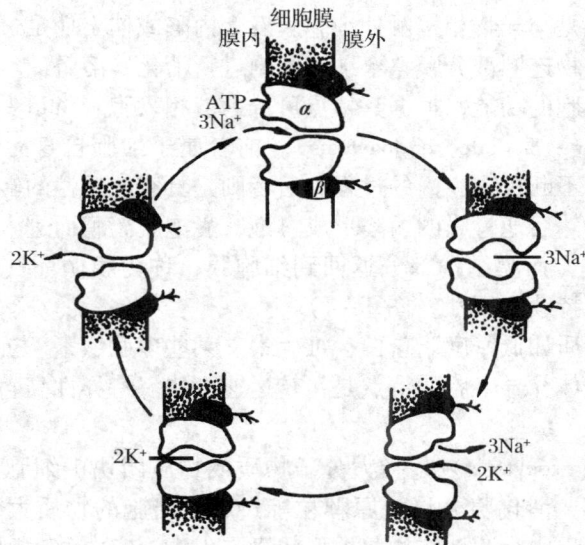

图 3 – 3　$Na^+ - K^+$ 泵工作示意图

机体新陈代谢所释放的能量大约有 1/3 用于钠泵的活动。钠泵活动的生理意义非常广泛，特别是钠泵逆浓度梯度和电位梯度在膜内外建立的电位势能贮备，是膜内外 Na^+ 和 K^+ 等顺差进行易化扩散的动能来源，是细胞膜生物电产生的基础。

除钠泵外，细胞膜上具有主动转运功能的蛋白体还有钙泵（$Ca^{2+} - Mg^{2+}$ 依赖式 ATP

酶），H^+泵（H^+ – K^+ 依赖式 ATP 酶）等。

（2）继发性主动转运：钠泵的原发性转运可以形成膜两侧 Na^+ 势能贮备。当 Na^+ 顺浓度差向膜内扩散的同时为某些物质进行跨膜主动转运提供了能量来源，将此类型的转运称为继发性主动转运（secondary active transport）或称为协同转运。在协同转运过程中需要 Na^+ 和被转运物质相耦联的共同载体，即协同转运体（cotransporter）。小肠、肾小管上皮细胞等对葡萄糖、氨基酸等转运就属于这种转运过程。如小肠腔内葡萄糖的主动转运，首先是位于上皮细胞基底膜或侧膜上的 Na^+ 泵活动，将膜内 Na^+ 主动转运到细胞外而造成细胞内低 Na^+，形成上皮细胞与肠腔液间的 Na^+ 浓度梯度，进而膜上 Na^+ – 糖 – 载体结合形成复合体并顺 Na^+ 浓度梯度一起转运到细胞内。在转运过程中，如果被转运的物质与 Na^+ 移动的方向一致称为同向协同转运或同向转运（co – transport），如小肠黏膜细胞转运糖的过程；被转运的物质分子与 Na^+ 移动的方向相反则称逆向协同转运或逆向转运（counter – transport）或交换，如细胞膜上的 Na^+ – Ca^{2+} 交换过程。通常膜上 Na^+ – Ca^{2+} 交换体是利用 Na^+ 主动转运造成的势能，以 3：1 比例将 Ca^{2+} 交换到膜外，以降低膜内游离 Ca^{2+} 水平，维持细胞的正常功能。

3. 入胞与出胞　通道或载体介导的转运只限于小分子物质，大分子以及颗粒、团块型物质转运则要通过膜更为复杂的结构和功能变化，使之跨膜转运，该转运过程也是一种主动转运。可分为入胞与出胞两种。

（1）入胞：入胞（endocytosis）是指细胞外的大分子物质或团块进入细胞的过程。根据进入细胞物质属固态还是液态又分为吞噬（phagocytosis）和吞饮（pinocytosis）。吞噬活动仅见于吞噬细胞，首先是与异物相接触处细胞膜发生内陷或伸出伪足进行包绕，进而膜结构融合和断离，最后将异物连同部分膜整个纳入胞内进行消化、溶解。

吞饮几乎是所有细胞的功能，根据其特点可分为液相入胞（fluid – phase endocytosis）和受体介导入胞（receptor – mediated endocytosis）。前者属于细胞自身固有的活动，在细胞外液连续形成微小的泡囊不断进入膜内的过程。后者则是具有选择性的转运，首先被转运物质与膜特异性受体结合，然后通过膜的内陷形成囊泡，囊泡脱离膜而进入细胞内，其中带有配体部分移交于高尔基体，而膜结构部分返回到细胞膜，称为膜循环（membrane recycling），以保证膜的完整性或可持续利用性（图 3 – 4）。

体内很多大分子物质如低密度脂蛋白、维生素、某些多肽激素、抗体以及细菌毒素等均以此形式进行转运。受体介导入胞的特点是：转运速度快、特异性高、所需要的细胞外液量少等。

（2）出胞：出胞（exocytosis）是指大分子物质或物质团块由细胞内排出的过程。如神经递质释放、激素分泌、消化腺分泌酶原颗粒等过程。出胞的物质大多合成于粗面内质网中，在高尔基体输送过程中被膜性结构包被形成囊泡，囊泡定向移动到特定部位的膜内侧临时贮存。当膜受到刺激时囊泡向膜内侧移动并与膜接触、融合、破裂，一次性将囊泡内容物全部排出，又称为胞裂外排。

二、细胞跨膜信号转导功能

在春秋战国时期所形成的中医学理论中，已经认识到机体不但是由脉管、经络等联系起

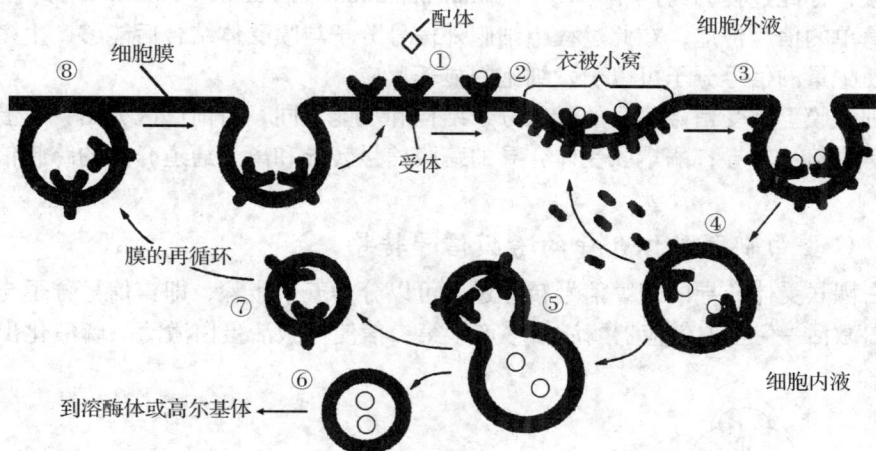

图 3-4　受体介导的入胞作用

来的结构整体，同时也认识到在实施功能活动时也是一个协调、统一的功能整体。这种整体的一致性是依靠机体内、外以及各个脏腑之间感应信息相互联系、及时沟通来实现的。其中传递内外环境、脏腑之间信息物质的途径是经脉，其载体物质是气。外环境的信息传向内脏，或内脏的各种信息反映于体表，以及各个脏腑、器官之间的信息相互联系，都是以气介导完成信息的感应和传递。气不但是正常机体内外信息传递的物质基础，针灸、按摩或其他内外环境的刺激信息，也是通过气的介导传输于内脏，维持和调节着机体功能活动的协调统一。

在医学科学进步的今天，人们更加清楚地认识到，机体虽然是由许多形态各异和功能不同的细胞组成的，但在执行某一个生理功能时无不通过整合（integration）作用体现出功能的整体性。而这种整体性的形成基础主要依靠神经 - 体液 - 免疫网络系统和细胞间完善的信息传递系统来实现。尽管体内各细胞发出的信号种类多、信息量庞大，但是信号基本类型却只有化学性信号和电信号两种。由于几乎所有的细胞均能够释放化学物质，所以化学性信号已成为了细胞间通讯的基本形式。如各种神经递质（neurotransmit - ter）、激素（hormone）、细胞因子（cytokine）、气体分子等均可以作为信号物质。电信号常见于一些物理性刺激引起感受器细胞发生的电反应，如视网膜感光细胞、耳蜗毛细胞等。与化学性信号比较，机体电信号数量少得多。

细胞间通讯的实现不但依赖内外环境中化学及其他信号物质的存在，更取决于接受信号的细胞内外有无识别和接受信号物质的装置。受体（receptor）是存在于细胞膜或细胞内能特异性识别生物活性分子（配体）并与之结合进而诱发生物效应的特殊蛋白质，即细胞接受和转导信息的装置。无论是何种信号必须与受体结合才能够完成细胞间的信息传递。由于信号物质的化学本质有脂溶性与水溶性之分，所以通讯途径与方式也不相同。脂溶性信号分子可以穿过膜与胞内受体结合完成信息传递；而水溶性信号分子只能够与膜表面受体或起受体作用的蛋白结合，再引发细胞内一系列蛋白构象与功能改变为基础的级联反应，并产生各种生物效应，称此过程为跨膜信号转导（transmembrane signal transduction）。跨膜信号转导过程不是简单的信号传递，在此过程中细胞外信号分子与膜受体结合后能够产生多级信号放大功能，使少量的信号分子可以引发细胞的显著反应。

根据细胞膜上感受信号物质的蛋白分子结构和功能不同，目前已区分出：G蛋白耦联受体介导的跨膜信号转导；酶耦联受体介导的跨膜信号转导和离子通道介导的跨膜信号转导三大类。

（一）G蛋白耦联受体介导的跨膜信号转导

G蛋白耦联受体介导的跨膜信号转导过程可以分为五个步骤，即：信号分子与膜受体结合→G蛋白激活→G蛋白效应器酶激活→产生第二信使→激活蛋白激酶→磷酸化出现生理效应（图3-5）。

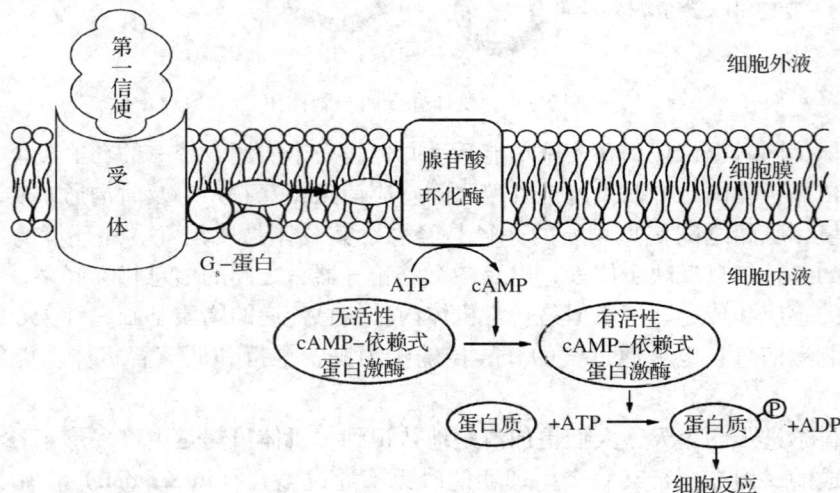

图3-5　cAMP作为第二信使的信号转导通路示意图

1. G-蛋白耦联受体介导的跨膜信号转导过程

（1）G蛋白与G蛋白耦联受体：G蛋白（G protein）是鸟苷酸结合蛋白（guanine nucle-otide - binding protein，GTP）的简称，通常位于细胞膜的内侧。与其相连接的受体称为G蛋白耦联受体（G protein - linked receptor），位于膜表面。当信号分子与膜外受体结合时膜内侧G蛋白被激活而产生作用。根据G蛋白被激活后引起的效应，可将G蛋白分为Gs、Gi、Gq等多个家族，如Gs属于兴奋型，被激活后引起一系列兴奋效应；Gi属于抑制型，被激活后信息传递减弱或终止。

G蛋白耦联受体是迄今为止发现种类最多的膜表面受体，包括肾上腺素受体β、α₂、胆碱受体M型等达几百种。G蛋白由α、β、γ三个亚单位组成，当受体与配体结合G蛋白被激活时，其α亚单位与非激活时结合在一起的GDP、β、γ亚单位分离而与GTP结合（图3-6），形成α-GTP复合物。由该复合物激活下游的G蛋白效应器酶或引起离子通道改变，产生连续反应。

（2）G蛋白效应器（G protein effector）：主要是指催化生成第二信使的酶和被调控的离

子通道。由 G 蛋白调控的效应器酶主要有腺苷酸环化酶（adenylyl cyclase，AC）、磷脂酶 C（phospholipase，PLC）、鸟苷酸环化酶（guanylyl cyclase，GC）以及磷酸二酯酶（phosphodi-esterase，PDE）等。这些酶被 G 蛋白激活后都能够生成第二信使，完成细胞外信号分子（称第一信使）向细胞内转导信息的过程。G 蛋白对离子通道的调节是指可以直接或间接使通道蛋白变构开放，产生膜电位的变化，所以将通道也视为 G 蛋白的效应器。例如，ACh 与心肌细胞膜 M 型受体结合激活 Gi，其膜内形成的 α–GTP 复合物激活 K^+ 通道等。

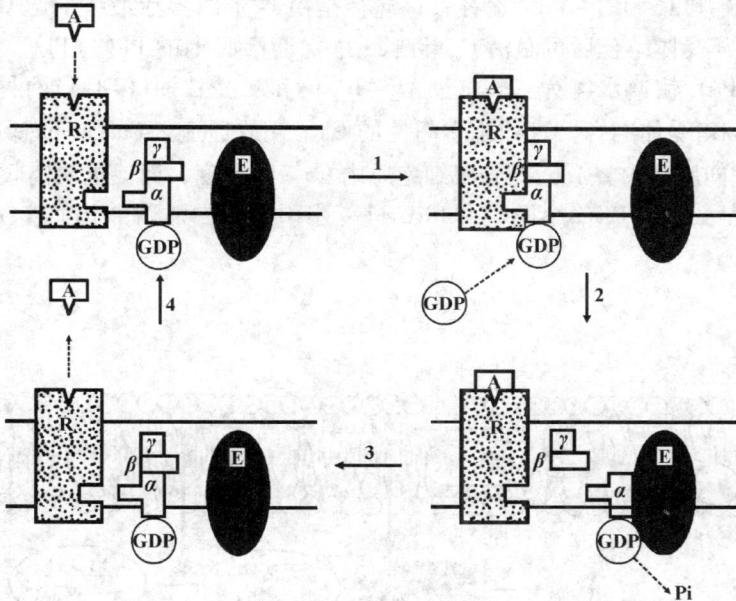

图 3－6　G－蛋白被激活过程示意图
A：配体；R：受体；E：G 蛋白效应器

（3）第二信使：因为很多膜外信号分子属于水溶性，不能够直接进入膜内，所以细胞外信号分子与膜受体结合后，必须在细胞内产生能够将第一信使信号分子所携带的信息继续向下传递的物质，称为第二信使。现在已经发现的第二信使有 cAMP、环－磷酸鸟苷（cGMP）、三磷酸肌醇（IP_3）、二酰甘油（DG）Ca^{2+} 以及 NO 等。

（4）蛋白激酶：蛋白激酶是指能够使蛋白质磷酸化并导致其构型和功能发生改变的酶类。蛋白激酶通常是由第二信使激活的，根据激活的途径可分为：依赖 cAMP 激活的蛋白激酶，称蛋白激酶 A（PKA）；依赖于 Ca^{2+} 激活的蛋白激酶，称为蛋白激酶 C（PKC）等。蛋白激酶的底物蛋白也可能是另一种蛋白酶，如此便形成下游蛋白瀑布样的依次磷酸化，即磷酸化级联反应（phospho－rylation cascade）。这一系列反应结果使效应器蛋白磷酸化，引起功能效应。

2. G 蛋白耦联受体介导的跨膜信号转导的主要途径

（1）G 蛋白－AC－cAMP－PKA 途径：该途径是由信号分子激活 G 蛋白后，最终使蛋白激酶 A 激活的过程。其过程：首先信号分子与受体结合激活 Gs 型蛋白后，使膜内的腺苷酸环化酶（AC）激活，在AC作用下分解胞浆内的ATP生成cAMP，cAMP作为第二信使激活相应的PKA，完成跨膜信号转导功能（图3-5）。

由于在不同类型的细胞中，PKA磷酸化的底物蛋白种类不同，因此cAMP在不同的靶细胞中具有不同的功能，例如，心肌细胞内的cAMP能够增强心肌的收缩力，这是因为PKA可使Ca^{2+}通道磷酸化，增加其Ca^{2+}通道开放的数量；肝细胞内cAMP的升高可促使肝糖原分解，是因为PKA激活磷酸化酶激酶；胃黏膜壁细胞PKA的激活可促进胃酸的分泌等。

（2）G蛋白-PLC-IP_3-Ca^{2+}途径：该途径是由G蛋白激活最终引起Ca^{2+}通道开放的过程。信号分子与受体结合后可激活G_q蛋白，由G_q激活膜上的PLC。PLC可将膜中二磷酸磷脂酰肌醇（PIP_2）快速水解为三磷酸肌醇（IP_3）和二酰甘油（DG）两种。IP_3离开膜后与肌质网膜上的IP_3受体结合，打开化学门控的Ca^{2+}释放通道（Ca^{2+} release channel），促进肌质网中的Ca^{2+}向胞浆内释放，提升肌细胞质内Ca^{2+}的浓度，而促进肌肉收缩功能。DG能够激活PKC，又称DG-PKC途径。由PKC进一步引起蛋白质磷酸化而产生各种效应（图3-7）。

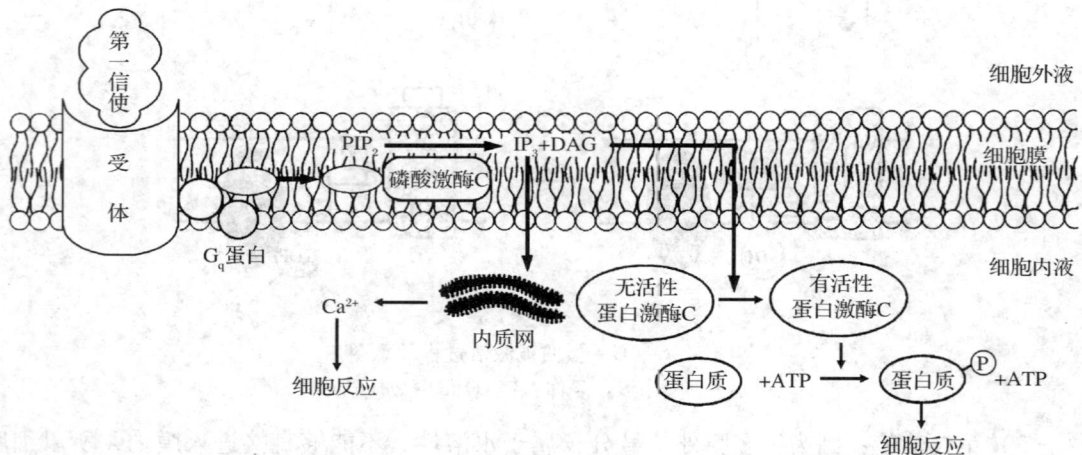

图3-7　三磷酸肌醇（IP_3）和二酰甘油（DG）跨膜信号转导途径示意图

Ca^{2+}在许多细胞中还可以作为第二信使完成跨膜信号转导。如在骨骼肌细胞中的Ca^{2+}与肌钙蛋白结合触发肌肉收缩；在心肌细胞不论是来自于膜外还是由肌质网释放的Ca^{2+}，只要使胞浆Ca^{2+}浓度升高均能激活肌质网上的Ca^{2+}敏感通道，这种作为第二信使作用的Ca^{2+}导致肌质网内Ca^{2+}大量释放的效应，称为钙触发钙释放（calcium-induced Ca^{2+} release）。但是在多数情况下，Ca^{2+}主要与胞浆中的钙调蛋白（calmodulin，CaM）结合后，进一步激活钙调蛋白依赖性蛋白激酶（calmodulin-dependent protein kinase，CaMK），使蛋白质磷酸化而引起生物效应。

（二）酶耦联受体介导的跨膜信号转导

由具有酶功能受体介导的跨膜信号转导途径可分为两条：即酪氨酸激酶受体和鸟苷酸环化酶受体途径。

1. 酪氨酸激酶受体介导的跨膜信号转导　酪氨酸激酶受体是贯穿膜双层分子结构的蛋白体，其膜外侧端有与信号分子结合的受体，而伸入膜内侧端有酪氨酸激酶的结构域，所以称为酪氨酸激酶受体（tyrosine kinase receptor）。膜外受体与配体结合，或将膜内侧端的酪氨酸激酶的结构域激活，或激活胞浆内其他酪氨酸激酶，进一步导致细胞内靶蛋白的磷酸化而产生各种功能改变。

2. 鸟苷酸环化酶受体介导的跨膜信号转导　具有鸟苷酸环化酶的受体与酪氨酸激酶受体相同，仅有一个跨膜 α 螺旋，位于膜外 N 端有信号分子结合的受体，位于膜内 C 端有鸟苷酸环化酶结构域，受体与信号分子结合则激活 GC，GC 催化胞浆内 GTP 生成第二信使 cGMP，并激活 cGMP 依赖性蛋白激酶 G（PKG），又称为 GC－cGMP－PKG 途径，进一步使底物蛋白磷酸化而产生功能效应。心房钠尿肽（atrial natriuretic peptide，ANP）就是通过 GC－cGMP－PKG 途径实现对肾脏排钠、排水等功能的调节。

一氧化氮（nitric oxide，NO）的受体是位于胞浆中的 GC 受体，NO 与 GC 受体结合，通过 GC－cGMP－PKC 途径参与了神经递质释放以及血管舒张反应等多种细胞内功能的调节。

（三）离子通道介导的跨膜信号转导

存在于细胞膜上的受体有的本身就是离子通道蛋白，当信号分子与通道蛋白受体结合时直接使通道开放，使特定的离子进出细胞膜，引起膜电位的变化，实现跨膜信号转导，所以称为促离子型受体（ionotropic receptor）。如骨骼肌细胞膜乙酰胆碱 N_2 受体，是由 4 种亚单位组成 α α β γ δ 五聚体，并由亚单位共同围成一个离子通道，ACh 结合位点在 α 亚单位的细胞膜外侧（图 3－8）。

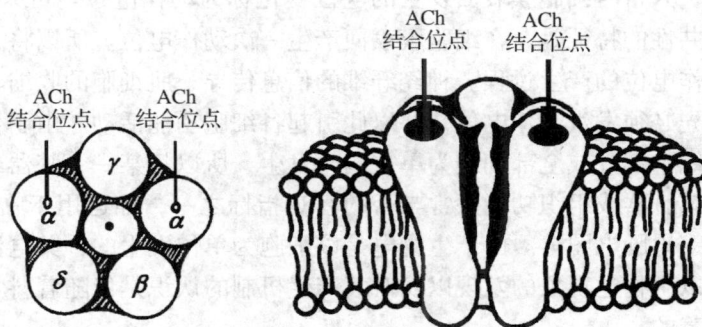

图 3－8　乙酰胆碱 N_2 型受体结构模式图

（由 5 个亚单位构成，中间为离子通道，受体包埋在细胞内）

N_2 受体与 ACh 结合后发生构象变化打开通道，Na^+ 经通道跨膜流动引发动作电位，完成肌细胞兴奋收缩的跨膜信号转导过程。其他许多受体门控离子通道，如甘氨酸受体、γ－氨基丁酸 A 型受体、谷氨酸受体等，都是由数目和种类各异的亚单位组成的。

值得指出的是，一些机械门控、电压门控通道往往不称为受体，但是也能够接受各种相应信号并将通道打开或关闭，完成跨膜信号转导。与 G 蛋白耦联受体、酪氨酸激酶受体比较，离子通道介导的跨膜信号转导过程相应简单得多。

三、细胞内跨膜信号转导

除了细胞外的信号分子通过膜受体完成跨膜信号转导外，在一些细胞内的信使物质如 cAMP、cGMP、IP_3 等，也存在着跨膜信号再转导过程。不同的是其受体位于胞浆各种细胞器的膜结构上，大多也属于离子通道型受体。如 IP_3 与肌质网膜上相应受体结合，使 Ca^{2+} 通道开放促进 Ca^{2+} 外流，使细胞内游离 Ca^{2+} 浓度升高，进一步触发其各种功能效应，完成该部位的跨膜信号转导。

很多离子通道受体不但影响离子本身的跨膜转运，同时也实现化学信号的跨膜转导，所以将此途径跨膜信号转导称为离子通道介导的跨膜信号转导（signal transduction mediated by ion channel）。

必须注意的是，上述主要以膜受体的特性为依据，归纳了几条重要的跨膜信号转导途径。事实上，各种跨膜信号转导途径之间存在着极其错综复杂的联系，形成跨膜信号转导网络（signaling network）系统，从而使机体功能活动始终保持着整体一致性。

第二节　细胞生物电现象与兴奋性

兴奋性是生命活动的基本特征之一。可兴奋性细胞不论在安静还是在活动状态下均有电位变化，称为细胞生物电现象（bioelectrical phenomenon）。细胞在安静时膜两侧存在的电位差称为静息电位；兴奋时细胞膜表面发生的电位变化称为动作电位。可兴奋细胞在兴奋时，最显著、最具有共性的特征是，在细胞膜表面产生一次动作电位。所以将兴奋看做是动作电位的同义语或动作电位的产生过程。神经纤维的信息传导、肌细胞的收缩、腺体细胞的分泌等活动发生，首先必须发生动作电位，并以此引起各细胞功能活动。由于生物电现象往往是以一个脏器或组织中部分或全部细胞为单位同时发生，所以将某一个脏器或组织产生的综合生物电现象视为该脏器或组织功能正常与否的客观指标之一，如运用于临床诊断的心电图、脑电图、肌电图、胃肠电图等。由于生物电是以细胞为单位发生的，其电流微小而时间过程又极其短暂，所以生物电现象的发现以及对其产生机制的认识是伴随着科学仪器的进步才得到不断发展和完善的。

一、神经和骨骼肌细胞的生物电现象

人类发现生物电现象可以追溯到古埃及关于电鱼击人的记载。到 18 世纪末意大利学者已经证明了细胞的电现象。但是对于细胞膜生物电现象产生机制的研究却经历了电位计、示波器、电压钳、膜片钳等多个历史阶段才发展到今天的认识水平。

（一）静息电位与动作电位

1. 静息电位　用电位计观察离体神经纤维生物电现象时发现，如果分别将无关电极和玻璃微电极放在神经纤维表面上任何两点，均记录不到两点之间的电位差。但是如果无关电

极置于细胞膜外，将微电极插入细胞内，则电压计的指针立即向负的方向偏转，在细胞膜内记录到一个负于细胞膜外的跨膜电位（图3-9）。将这种静息状态下细胞膜两侧存在的电位差，称为静息电位（resting potential，RP）或跨膜静息电位，简称膜电位（membrane potential）。

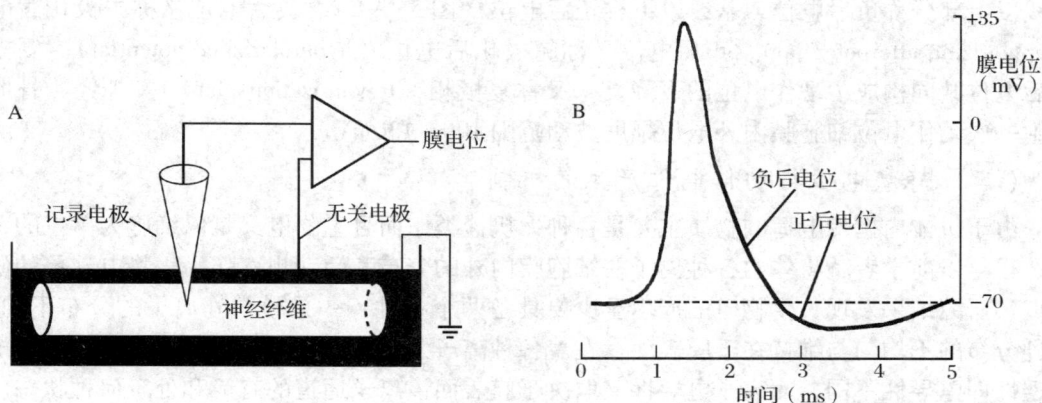

图3-9　神经纤维静息电位与动作电位记录示意图
A：神经纤维跨膜电位的实验布置；B：有髓鞘神经纤维的动作电位

静息电位存在于在机体所有的活细胞中，并且除了像心肌窦房结等具有自动节律性细胞外，静息电位值是相对稳定的，但是静息电位值差异很大。如果将细胞膜外电位设为0值，则各细胞内的电位约在$-10 \sim -100$mV之间。如神经纤维静息电位约-70mV，骨骼肌细胞约-90mV，红细胞静息电位负值最小约-10mV。通常，为了表述方便，将膜内电位负值绝对值减小称为静息电位减小；反之，称为静息电位增大。静息电位绝对值的变化影响其细胞的兴奋性。

在描述生物电变化中，将静息电位时细胞膜内负外正的电位状态称为极化（polarization）；若静息电位绝对值增大称为超极化（hyperpolarization）；静息电位绝对值减小称为去极化（depolarization）或除极化；去极化膜内电位至0电位后，如果进一步变正值，称为反极化或超射（overshoot）。细胞膜去极化后再向静息电位方向恢复的过程，称为复极化（repolarization）。

2. 动作电位　神经、肌肉细胞在静息电位的基础上受到有效刺激时，在膜表面发生一次快速并可反转的电位变化，称为动作电位（action potential，AP）。动作电位是细胞发生兴奋时所具有的特征性表现，常作为兴奋的指标。

动作电位从开始发生到结束所经过的时间称为动作电位的时程，不同细胞动作电位的时程和膜内电位演变过程有很大区别。如神经细胞动作电位时程只有$1 \sim 2$ms，记录到的是一个尖锋形的电位波动图形，因此又称为锋电位（spike potential）；而心肌细胞的动作电位时程长达几百毫秒，其记录到的波形是一个弓状形的电位波动图形。由于动作电位时程长短决定了单位时间内细胞可以兴奋的次数，所以心肌细胞的兴奋性要低于神经细胞。

动作电位演变的过程：当细胞受到有效刺激时，膜内迅速去极化电位由负变正，并出现反极化即超射，超射是膜内电位高于膜外部分，在神经纤维约为 +20 ~ +30mV，也使膜内电位达到最高点，去极化与反极化构成了动作电位的上升支，称为去极相（depolarization phase）；去极化膜内电位达到最高值后又逐渐恢复到静息电位水平。但是，复极化到静息电位之前，膜电位出现一些小的波动，称为后电位（after - potential）。以静息电位值为基线，基线以上部分称负后电位，基线以下称正后电位（图 3 - 9B）。负后电位又称去极化后电位（depolarizing afterpotential），正后电位又称超极化后电位（hyperolarizing potential）。复极化与后电位共同构成了动作电位的下降支，又称复极相（repolarization phase）。神经、骨骼肌细胞一次动作电位细胞膜内外电位幅度波动范围 100 ~ 130mV。

（二）静息电位与动作电位产生的机制

由于机体内携带电荷的物质主要是各种无机盐类，而且生物电又是以细胞为单位的，所以在很早以前学者就将体内各种离子在细胞膜内外的分布和活动规律作为生物电现象的研究靶点。研究结果发现，生物电的产生至少要具备两个条件：一是膜内外离子的分布不均匀，这种分布的不均匀与维持在于膜表面存在着各种离子泵；二是在不同状态下膜对各种离子的通透性即电导性不同，而离子电导性又取决于膜表面该离子通道的有无和处于何种状态。

1. 静息电位产生的机制 如表 3 - 1 所示，细胞膜内外 K^+ 的浓度差值达 30 倍之多，同时静息状态下细胞膜绝大多数 K^+ 通道是开放的，而其他离子通道仅有少量开放或不开放。因此，膜内 K^+ 在浓度梯度的推动下以通道介导易化扩散形式快速向膜外扩散；但是 K^+ 的扩散并不是无止境的，将受到以下因素的约束：①伴随着 K^+ 向膜外扩散，膜内带负电的大分子有机物由于膜几乎不通透而停留在细胞膜内侧，吸引着已经扩散到膜外的 K^+ 滞留于膜附近。②随着 K^+ 的外流，膜外正电荷数目增多而电位升高，这对后来向膜外扩散的 K^+ 构成了电场排斥。③由于膜外 K^+ 浓度不断增多，形成了对 K^+ 浓度的排斥。当膜两侧异性电荷吸引、同性电荷排斥以及浓度差抑制等力量达到动态平衡时，K^+ 的跨膜净通量为零，于是膜电位则稳定于某一数值，形成了膜内呈负而膜外为正的 K^+ 平衡电位（K^+ equilibrium potential，E_k）即极化状态。因此认为，静息电位接近于 K^+ 易化扩散所形成的平衡电位。

表 3 - 1　　　　　　　　　　细胞膜内外主要离子分布情况〔mmol/L〕

离　子	细胞内	细胞外	血浆中
K^+	150	5	3.5 ~ 5.0
Na^+	12	140	135 ~ 145
Cl^-	10	105	100 ~ 108
有机离子	65	0	－

静息电位是 K^+ 易化扩散所形成平衡电位的依据，从以下实验可获得有力的支持：

①根据 Nernst 公式计算：该公式以膜两侧原有的 K^+ 浓度，E_k 数值进行推算。计算结果所得到的 K^+ 平衡电位的数值，与实际测得的静息电位的数值非常接近，只是实验测量的静息电位值与公式所计算的理论值要小一些。目前解释为，在安静时膜对 Na^+ 也有较小的电导性，仅为 K^+ 通透性的 1/10 ~ 1/50。由于 Na^+ 内流抵消了膜内由 K^+ 外流所造成的部分负值电位；此外，安静时细胞膜对 Cl^- 也有一定的电导性，Cl^- 的渗漏也会造成膜内负电荷增多。

②改变细胞外液中 K^+ 的浓度：如图 3-10 所示，增加或减少膜外 K^+ 浓度，使 $[K]_o$/$[K]_i$ 比值发生改变，结果静息电位的数值也发生相应的变化。当增加膜外 K^+ 浓度时膜电位绝对值减小。这是由于膜外正电荷数目增加和 K^+ 浓度升高，均能够构成膜内 K^+ 向膜外扩散的阻力，使 K^+ 外流减少而滞留于膜内，导致膜内正电荷增多而电位绝对值减小，反之亦然。但是改变膜外其他离子浓度对静息电位影响非常小。由此证明，静息电位主要由细胞内 K^+ 的外流所产生。

③细胞膜对放射性 K^+ 的电导性：在细胞培养液中放入放射性物质标记 K^+，发现在安静状态下细胞膜只允许 K^+ 通透，而对其他离子基本不通透。证明安静时细胞膜 K^+ 通道处于开放状态，具备了进行扩散的基本条件，而其他离子却不具备。如果用具有特异性 K^+ 通道阻滞剂四乙胺（tetraethylam - monium，TEA）后，K^+ 通透量明显衰减，静息电位将不再出现。

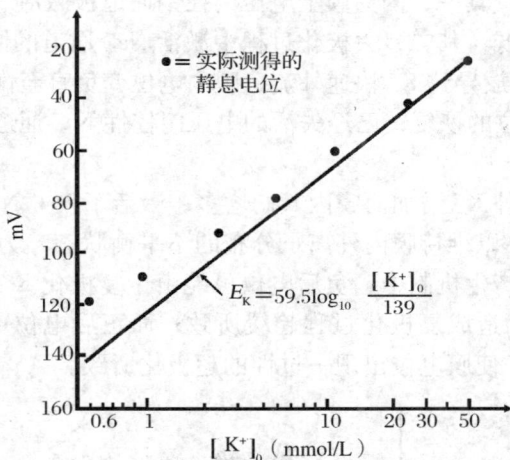

图 3-10　改变细胞外液 K^+ 浓度对蛙缝匠肌细胞静息电位的影响

2. 动作电位产生的机制　动作电位是在静息电位基础上受到有效刺激后产生的，所以刺激是动作电位产生的必须条件。细胞安静时，膜表面主要是 K^+ 通道开放，当细胞受到刺激时膜表面 K^+ 通道迅速关闭引起 Na^+ 通道开放。Na^+ 通道开放过程具有电压依赖递增性特点，首先由于刺激仅有少量 Na^+ 通道开放引起膜内局部去极化，随着膜内电位绝对值减小，Na^+ 通道开放和内流数目增多，当去极化达到某一临界值（称为阈电位）时，膜表面 Na^+ 通道则大量乃至全部开放，膜对 Na^+ 的电导性成百倍地增加使膜内电位迅速达到峰值。通常将膜去极化与钠电导性之间的正反馈现象，称为再生性 Na^+ 内流。此时推动细胞膜外 Na^+ 内流的动力主要是两侧 Na^+ 浓度差。由于膜外 Na^+ 浓度高于膜内 12 倍之多（表 3-1），以及膜内正处于负值状态，所以 Na^+ 经通道由膜外快速向膜内扩散，使膜内正电荷急剧增多而引起去极化。当去极化膜内外电位差达到 0 值后，由于膜外 Na^+ 的浓度仍高于膜内，此时 Na^+ 主要借助于浓度梯度继续向膜内扩散，使膜内电位由负变正形成电位反转，出现反极化即超射。当膜两侧异性电荷吸引、同性电荷排斥以及浓度差抑制等力量达到了动态平衡时，Na^+

的跨膜净通量为零，于是膜电位则稳定于某一数值，形成膜内呈负而膜外为正的 Na^+ 平衡电位（Na^+ equilibrium potential，E_{Na}）即去极化状态。因此认为，动作电位接近于 Na^+ 易化扩散所形成的平衡电位。

当 Na^+ 内流在膜内形成的正电位足以阻止 Na^+ 顺浓度梯度内流时，Na^+ 内流的净通量等于 0。此时膜内的电位值，理论上相当于 Na^+ 的平衡电位。

动作电位是 Na^+ 易化扩散形成的平衡电位的证据：根据 Nernst 公式计算出 Na^+ 平衡电位值，与实验中实际测得的动作电位的超射值很接近；如果用不能透过细胞膜的蔗糖替代细胞外液中的 Na^+，所发生的动作电位幅度或超射值减小，并与 Na^+ 平衡电位减小的预期值一致；用具有特异性 Na^+ 通道阻滞剂河豚毒（tetrodotoxin，TTX）作用于细胞后，即使给予有效刺激也不出现动作电位。表明 Na^+ 通道的存在与状态是产生动作电位的基础。

动作电位的时程很短暂，当膜内正电位达到峰值后迅速出现复极化过程。复极化的出现主要与以下两个因素有关：其一，因为膜上电压门控钠通道被激活后迅速失活而关闭，膜对 Na^+ 的电导（通透）性降低；其二，去极化过程中激活 Na^+ 通道的同时电压门控 K^+ 通道也被激活，K^+ 通道的大量开放导致 K^+ 快速外流，膜内电位变负直至恢复到静息时的极化状态（图 3-11）。随着静息电位的恢复，已经失活的电压门控性 Na^+ 通道也进入到备用状态，细胞又能接受新的刺激。

细胞动作电位导致膜外 K^+ 增加而膜内 Na^+ 增多，激活了膜上 $Na^+ - K^+$ 泵，将 Na^+ 泵出膜外，而将 K^+ 泵入膜内，以维持膜内外离子分布的不平衡状态，为保证膜电位持续发生提供了环境条件。在后电位产生机制中，负后电位可能由于复极化 K^+ 离子大量聚集于膜外附近，影响了膜内 K^+ 扩散而造成复极化过程趋缓所致；而正后电位可能与 Na^+ 泵活动加强，泵出的 Na^+ 大于泵入的 K^+ 使膜电位出现一过性的超极化所致。

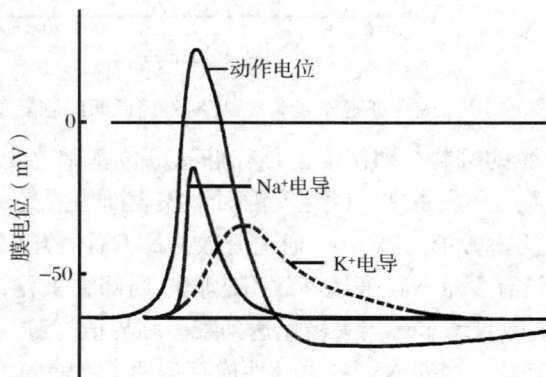

图 3-11　神经细胞动作电位过程中膜对 Na^+ 与 K^+ 电导性在时间上相互关系

二、兴奋的引起和兴奋在同一细胞上的传导

一切有生命活动的组织或细胞都具有兴奋性。兴奋性是细胞产生兴奋和抑制的基础，而兴奋与抑制是具有兴奋性细胞接受刺激后所表现的两种不同反应形式。从生物电角度探讨兴

奋与抑制发生时发现，可兴奋细胞在接受刺激发生兴奋时，细胞膜电位随着刺激强度的增加出现去极化，最终爆发一次动作电位；而细胞发生抑制时，膜电位多出现超极化改变，而不发生动作电位。总之，细胞接受刺激后不论是发生兴奋还是抑制，首先要发生膜电位改变，根据电位变化方向而决定活动的性质。从生理学上，可将兴奋性定义为一切活的组织、细胞对刺激所具有的反应能力；那么从电生理角度可以将兴奋性理解为，细胞对刺激所具有的改变电位活动的能力。通常在研究某个器官或组织功能活动时，多以兴奋变化产生机制为主，所以在此重点探讨可兴奋细胞的兴奋引起、发生以及发展的机制。

（一）刺激引起兴奋的条件

刺激能否引起细胞发生反应，不但取决于被刺激细胞的状态，同时还决定于刺激强度、刺激作用时间和刺激强度 – 时间变化率。在刺激强度、刺激作用时间以及刺激作用时间 – 强度变化率三者之间，它们可以相互影响，即改变其中某一个因素将会影响其他的因素。

1. 刺激强度 内外环境中刺激的种类很多，有化学、机械、温度以及声、光、电等。但是任何刺激要引起细胞的兴奋都需要一定的强度。

为了研究刺激引起兴奋三个因素之间的相互关系，通常将其中一个因素固定，观察其余两个因素的相互影响。在用神经或肌肉细胞行实验时发现，在一定的范围内，刺激作用时间越短，则能够引起兴奋所需要的刺激强度值越大；反之，刺激作用时间越长，则能够引起细胞兴奋所需要的刺激强度值就越小。

在刺激作用时间足够的条件下，引起组织或细胞发生反应的最小刺激强度称为阈强度（threshold intensity）或阈值（threshold）。低于阈强度的刺激称为阈下刺激（subthreshold stimulus）；高于阈强度的刺激称为阈上刺激（suprathreshold stimulus）；引起组织或细胞最大反应的刺激称为最大刺激通常将阈值作为可兴奋组织或细胞兴奋性高低的客观指标，即细胞的阈值越低其兴奋性越高；阈值越高其兴奋性越低。兴奋的引起必须是阈值或阈值以上的刺激强度。

2. 刺激作用时间 任何强度的刺激引起细胞兴奋必须以作用时间为基础。在一定的刺激强度下引起兴奋所需要的最短作用时间可视为时间阈值，或阈时间。刺激强度与作用时间之间的关系如图 3 – 12 所示。该曲线表明：当刺激强度小于某一水平时，不论刺激时间多长，都不能引起细胞兴奋，表现为曲线与横坐标平行；当刺激作用时间短于某一临界范围时，即使刺激强度再大，也不能引起细胞兴奋，表现为曲线与纵坐标平行。该曲线表明，在刺激强度与作用时间之间存在着互补关系。通常在刺激作用时间足够长的条件下，能引起兴奋的最小刺激强度，称为基强度（rheobase）。基强度条件下引起细胞兴奋所需的最短时间称为利用时（utilization time）。从理论上讲，基强度和利用时可以作为不同细胞兴奋性客观指标，但是两项指标均处在曲线的右端，难以精确测定。法国的生理学者提出了时值（chronaxie）的概念，时值是指 2 倍基强度条件下的利用时。时值大致在利用时 1/10 的位置，测定相对比较方便，也可以作为兴奋性的指标。但兴奋性观测最简便的指标是指强度阈值（threshold intensity）。

3. 刺激强度 – 时间变化率 如果某细胞的阈值已经明确为 1.0V，在施加刺激时假如瞬间达到 1.0V，则可以触发动作电位；假如缓慢施加刺激强度也达到 1.0V 时，由于刺激变化率小则不能引起兴奋。其主要原因可能与缓慢刺激时，内流到膜内 Na^+ 所携带的正电荷被膜内邻近的负电荷部分中和所致。所以兴奋性低的细胞刺激强度 – 时间变化率必须加大，否则不出现兴奋的效果。

（二）阈电位与动作电位

在细胞电生理学研究中，为了叙述方便，通常依据正电荷运动方向将进出细胞膜离子所携带的电流分为外向电流（outward current）和内向电流（inward current）。外向电流是指正电荷运动方向指向膜外，如静息电位时膜内的 K^+ 外流，即外向电流是由 K^+ 携带的；内向电流是指正电荷运动方向指向膜内，如动作电位时 Na^+ 的内流，即内向电流

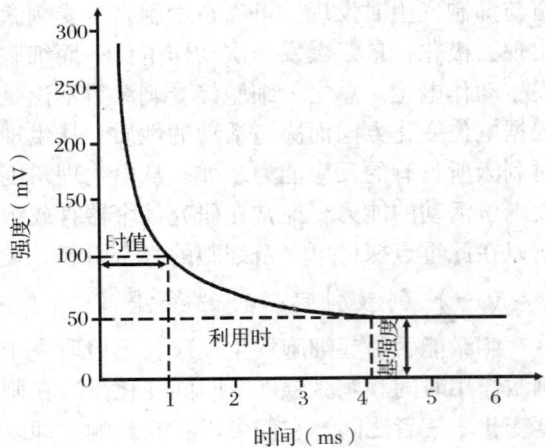

图 3 – 12　可兴奋组织的强度 – 时间曲线
横坐标为刺激作用时间；纵坐标为刺激强度

是由 Na^+ 所携带的。由于外向电流引起膜电位复极化或超极化变化，所以最终不出现动作电位或不能产生兴奋反应；而内向电流则引起去极化，最终触发动作电位而发生兴奋。但是不论外向电流还是内向电流都是在受到内外环境刺激后方能发生。

动作电位产生之所以是阈值以上的刺激才能够被触发，是因为刺激引起动作电位产生的本质是膜表面电压门控通道的状态改变。当阈下刺激时，只能够引起被刺激局部的 Na^+ 通道开放，少量的 Na^+ 内流仅引起刺激的局部细胞膜产生去极化。随着刺激强度的增加，开放的 Na^+ 通道数量即进入到膜内的 Na^+ 量逐渐增多，去极化范围逐渐扩大使膜内的电位不断上升。当膜电位达到某个临界值时，细胞膜表面的电压门控性 Na^+ 通道在瞬间大量被激活，细胞周围的 Na^+ 大量、快速内流，构成动作电位的上升支。在动作电位产生过程中首先是少量 Na^+ 通道开放引起去极化，而去极化又导致更多的 Na^+ 通道开放，使更多的 Na^+ 内流，这种现象称为 Na^+ 的再生性循环，属于一种正反馈调控方式。将去极化到某一临界值，引起膜上 Na^+ 通道大量开放进而产生动作电位的膜电位称为阈电位（threshold potential）。阈电位是引起细胞膜电压门控 Na^+ 通道自动开放的电位，而阈刺激则是静息电位去极化达到阈电位水平需要外加的最小刺激强度。二者虽然概念不同，但导致细胞产生动作电位的结果相同，故两者都能反映细胞的兴奋性。不同的细胞其阈电位值各有不同，一般阈电位比静息电位的绝对值小 $10 \sim 20mV$ 左右，神经和肌肉细胞阈电位约为 $-50 \sim -70mV$。

如上所述，动作电位的发生可以分为两个阶段，首先是刺激使少量 Na^+ 通道开放引起局部去极化，当达到阈电位时触发细胞膜 Na^+ 通道大量或全部开放，大量 Na^+ 携带着内向电流使膜内去极化至结束。而且在一个细胞上发生的动作电位必然扩布到全细胞，直至整个细胞完成动作电位过程。由此可见，不论是何种刺激只要能够使膜电位达到阈电位水平，都可以触发动作电位，而且动作电位一旦发生其电位的幅度以及电位在膜表面扩布的距离，与原刺激性质和强度无关，称此现象为动作电位"全与无"的法则。之所以动作电位的波幅与原刺激性质和强

度无关，是因为在 Na^+ 通道大量开放状态下波幅大小完全取决于膜内外 Na^+ 的浓度差。

（三）阈下刺激与局部电位

阈下刺激虽然不能触发动作电位发生，但是被刺激细胞并不是没有反应。由于刺激强度比较小，Na^+ 通道开放的数量少，进入到膜内的 Na^+ 引起去极化仅在局部发生而不能够达到阈电位。此时由于膜内 Na^+ 增多而激活膜表面钠泵（sodium pump），将进入膜内的 Na^+ 主动转运出细胞，使膜电位又恢复到静息电位，称此电变化过程为局部反应（local response）或局部兴奋（local excitation）。虽然单个阈下刺激不能够触发动作电位，但是如果在同一细胞的不同部位同时受到数个阈下刺激，或若干个阈下刺激连续作用到同一个细胞的同一个部位，此时在同一个细胞产生的多个局部电位可以叠加，若达到了阈电位则可以触发动作电位，将此称为总和现象，并且将前者称为空间总和（spatial summation）；后者称为时间总和（temporal summation）。局部电位即可以表现为去极化，也可以表现为超极化，但是其电位扩布常随着距离的延长而逐渐减弱或消失。局部电位的意义在于可以提高细胞膜的兴奋性，因为它能使静息电位与阈电位之间差值减小，此时膜如果再受到适当刺激，则比较容易到达阈电位而发生动作电位。局部电位与动作电位主要区别如表 3 – 2 所示：

表 3 – 2 　　　　　　　　　　　　　　**局部电位与动作电位的主要区别**

区别项目	局部电位	动作电位
刺激强度	阈下刺激	阈值以上刺激
Na^+ 通道开放量	少量	大量或全部
电位波动范围	阈电位以下	阈电位以上
总和现象	有（空间与时间）	无
"全与无" 现象	无（呈等级性变化）	有
扩布距离	局部呈衰减性	长距离/不减衰性

（四）细胞兴奋性周期变化与通道状态

细胞受到刺激发生兴奋过程中，如果立即给予第二次阈值以上的刺激，细胞不能够迅速发生反应，表明细胞本身的兴奋性变化是有其明显内在规律性的。在细胞发生兴奋过程中，根据对给予的第二个刺激是否有所反应或反应明显程度，将其兴奋性分为：绝对不应期（absolute refractory period）、相对不应期（relative refractory period）、超常期（supranormal period）和低常期（subnormal period）。

如前所述，电位变化是兴奋性的基础，而动作电位的触发实质是膜通道的状态。一般情况下，通道有备用、激活和失活三种状态，通道状态依据细胞膜电位的改变而发生周期性变化。这种周期性变化决定了细胞兴奋性必然发生周期性、规律性改变。在绝对不应期中，由于膜 Na^+ 通道已经被激活则没有再度开放的能力，所以此期给予任何强刺激均无反应；相对不应期是由于有少量的通道经过失活阶段已经恢复到备用状态，所以给予比较强的刺激可以触发一次波幅相对低的动作电位；超常期时由于膜通道基本恢复到了备用状态，同时此期膜电位较静息电位距离比阈电位差值更小，所以较小刺激则可以触发一次波幅类似于正常的动作电位；低常期是由于复极化出现正后电位即超极化状态，此时膜电位比静息电位距离阈电位差值更大，所以需要更强的刺激方可触发动作电位。由此可见，细胞的兴奋性实质是离子通道的状态，而通道的状态是受膜电位以及内环境等各种因素影响的。不同的细胞兴奋性周期是不同的，如神经或骨骼肌细胞，绝对不应期仅有 0.5 ~ 2.0ms，而心肌细胞则可达 200 ~ 400ms。绝对不应期的长短决定了组织细胞在单位时间内所能接受刺激产生兴奋的次数。如神经纤维不应期小于 2ms，则该纤维每秒的兴奋节律最大可达 500 ~ 1000 次以上，因此能够保证兴奋快速而正确的传导；而心肌每秒产生的兴奋只有 2 ~ 4 次左右，从而保证了心脏能够进行充分舒张，使血液从容回流。

（五）兴奋在同一细胞上的传导

动作电位能够沿着细胞膜有序地扩布到细胞每一个部位，使整个细胞膜均经历一次跨膜离子移动，将此现象视为动作电位的传导。在动作电位发生的部位，膜内电位由于去极化变正，膜外为负电，其周围部位电位却相反，膜内带负电，膜外带正电。由此膜表面的兴奋部位与周围静息部位电位形成了电位差，在电位差的驱动下，膜外正电荷由静息部位向兴奋部位快速移动，膜内正电荷由兴奋部位向静息部位移动，从而构成了局部电流（local current）。由于局部电流的活动，对尚未发生动作电位细胞膜构成了刺激，使膜发生去极化。当静息膜电位达到阈电位时，即可触发动作电位，其兴奋由原先部位传导到周围部位，并且在膜上依次进行下去，直至整个细胞膜都依次发生兴奋，完成兴奋在整个细胞上的传导（图 3 - 13）。

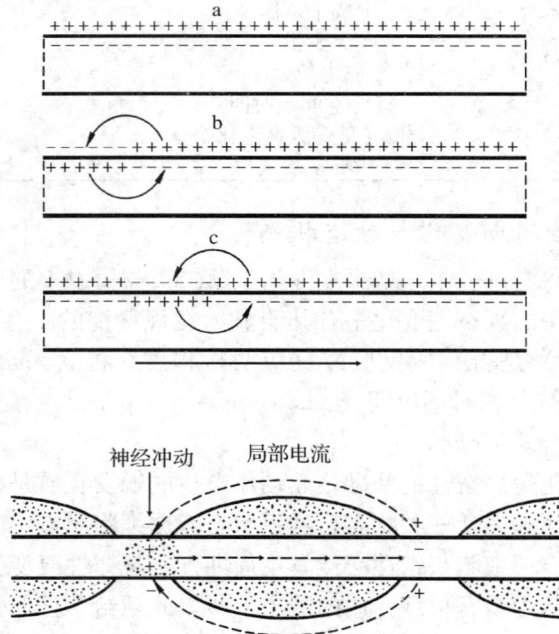

图 3 - 13   神经纤维兴奋传导机制示意图（上为无髓，下为有髓）

上述传导机制是包括神经纤维、骨骼肌、心肌等可兴奋细胞兴奋传导的共同原理。但是在有髓鞘的神经纤维上则有所不同，髓鞘由神经胶质细胞反复包绕轴突而成，其髓鞘部位有很高的电阻。在髓鞘与髓鞘之间的郎飞氏结处 Na^+ 通道分布密集，轴突可以和细胞外液直接接触产生动作电位。因此，有髓鞘神经纤维的局部电流只能够在郎飞氏结之间发生并相继持续下去，称此传导方式为跳跃式传导（saltatory conduction）。跳跃式传导主要特点是：传导速度要比局部电流式更加快捷，是高等动物生物进化的产物之一。所以有髓神经纤维传导速度明显快于无髓神经纤维。这对于提高高等动物对内外环境刺激反应速度具有重要意义。

第三节　骨骼肌的收缩功能

生命现象最集中体现在机体各种形式的运动上，运动停止则自然生命现象消失。运动主要是在神经系统控制下依靠肌肉的舒缩活动来完成，同时接受体液以及自身等因素的影响。

一、肝脾与肌肉收缩功能

中医学认为，肌肉的生长、发育及其功能产生与机体多个脏器和器官有关，特别与脾脏和肝脏关系最为密切。

（一）脾主肌肉与四肢

脾脏对肌肉的影响作用主要体现在以下两个方面：其一，脾脏的消化、吸收功能为肌肉组织的生长、发育提供物质基础，即营养作用；其二，是通过营养物质的转输、转化，为肌肉的收缩与舒张功能活动提供能量，即推动作用。

从影响肌肉的营养性角度上看，由于脾脏的重要功能之一是促进人体内饮食物的消化和吸收。脾胃将饮食物消化为水谷精微，同时在脾的作用下经过小肠将精华部分吸收进入体内，并转输到肌肉及全身各组织，成为机体气血生化物质之源。当体内的气血充盈时，全身各组织、细胞才能够获得足够的营养。而占体重40%左右的肌肉组织，自然有赖于脾胃消化、吸收来的各种营养物质的滋养和充实。四肢是骨骼肌附着的部位，脾的消化、吸收功能正常时才能够使四肢营养充足，肌肉丰满，肢体粗壮，指掌活动自如。

从影响肌肉功能角度上看，脾气的运动特点是以上升为主，又称脾主升。脾主升的含义有两点，一是升清，二是升举。升清，主要是将已经消化和吸收的营养物质、水液转输到心、肺、肝脏等，再由心、肺、肝化生为气血；特别由脾输送到肺脏的水谷精微中的精华部分转化来的谷气，与吸入的自然界清气结合为宗气。在此特别强调了脾特异性、专门性的转输功能。升举作用，宗气不但是推动血液循环动力的一部分，也是催化全身组织细胞新陈代谢和能量代谢的主要动力。包括启动心脏射血活动的心肌，产生呼吸运动的骨骼肌，具有自主活动能力的血管、支气管、胃肠、膀胱、子宫等的平滑肌，其各种收缩与舒张功能的发生与维持均需要脾脏主升功能的推动。因此，称为脾主肌肉、四肢。

当脾脏运化、转输功能不足或发生障碍时，肌肉紧张度以及收缩功能减弱或下降，可能造成诸多的内脏器官升举无力因此而下垂或骨骼肌萎废不用。因此，在临床治疗与肌肉营养性、功能性病变时多从脾论治。

（二）肝藏血与主筋

筋，包括了肌腱和韧带等筋膜组织，在结构上筋膜是连接肌肉与骨骼的中间组织，是形成骨关节的重要结构基础。主要功能与肌肉、关节运动有关。所以在一定程度上将筋与肌肉视为运动功能上的聚合体。

肝脏与肌肉之间的关系主要是通过对筋膜的影响实现的，而对筋膜影响体现在：一是对筋膜的濡养作用；二是对肌肉、关节活动的调控作用。

濡养作用：不论是肌肉、筋膜组织都需要丰富的营养物质滋养，肝脏基本功能之一是"藏血"和"调控血量"。只有肝脏藏血充足，并根据各器官、组织的需要调节对其血流供应，才能够保证全身各处组织正常的营养。特别是一些肢体末梢组织由于有了足够的营养作为运动的物质基础，才能够实现"足受血而能步，掌受血而能握，指受血而能摄"等功能。

调控作用：肌肉、筋膜的功能活动与其他组织一样，不但需要以营养物质为基础，更需要各种调控机制的调节。肝脏的特性是主动、主升，其主升的特性与脾脏有相同之处。但是肝脏的重要功能是"主疏泄"，与脾脏主运化功能有所不同，所以脾脏主升的特性与肝脏的主升是有区别的。肝主疏泄可以理解为疏通、宣泄，由于不断疏通和宣泄而达到全身的气机沿着周身的经脉通畅无阻，周流不息。肝脏主动、主升的作用除了体现在推动血液循环方面之外，主要激发和调节着各个部位肌肉紧张度、关节屈伸功能相互协调运动，从而维持四肢百骸在复杂、快速、强劲的运动中保持着动态平衡。

所以，当肝脏藏血不足、调血不利、疏泄功能发生异常时，常出现肢体麻木、屈伸不利，或出现肌肉过度紧张的挛缩抽搐、震颤麻痹；或出现肌肉过度松弛的手足徐动症等运动调节功能失衡性病变。在治疗原则上多从肝论治。

二、骨骼肌细胞的微细结构

机体内肌肉组织根据结构与功能特点虽然分为骨骼肌、心肌和平滑肌三类，但从分子水平来看，各种肌肉舒缩活动的功能基础均与肌细胞内所含的蛋白质分子结构及特性有关。以下就骨骼肌为例进行说明。

骨骼肌是由细长形的肌细胞组成束状结构，肌细胞又称为肌纤维，每一条肌纤维内除了含有各种细胞器外，最显著的特点是含有大量排列有序的肌原纤维和高度发达的肌管系统。肌原纤维及肌管系统是肌肉进行机械活动的功能结构基础。

（一）肌原纤维与肌小节

在肌纤维中约有上千条沿细胞长轴走行的肌原纤维，直径约为 $1 \sim 2 \mu m$。在光镜或相差显微镜之下观察，肌原纤维的全长均呈现出规则的明、暗交替现象，分别称为明带和暗带（图 3 - 14）。而且在平行的各肌原纤维之间，明带和暗带又都分布在同一水平上，呈现横纹样外观，故又称为横纹肌。

暗带的长度不论肌肉处于静止或收缩状态，都保持在 $1.5 \mu m$ 左右相对固定的长度。在暗带中央具有相对透明的 H 带区域，其长度随肌肉所处状态的不同而有变化；在 H 带中央有一条横向贯穿暗带的 M 线，可能起到固定肌丝作用。明带的长度在肌肉安静时较长，在

收缩时变短。明带中央也有一条横向线，称为
Z线。两个 Z 线之间的区域称为肌小节，是肌
肉收缩和舒张的结构与功能单位，它包含一个
位于中间部分的暗带和两侧各 1/2 的明带。肌
小节在安静时长度约为 2.0 ~ 2.2μm，在不同
情况下变动范围在1.5 ~ 3.5μm 之间。

　　电子显微镜下显示，肌小节的明带和暗带
包含着纵向排列的纤细肌丝。肌丝分为粗肌丝
和细肌丝，粗肌丝直径约10nm，其长度与暗带
相同；在肌小节暗带中主要含有粗肌丝，其中
央部由细胞骨架蛋白质固定在 M 线上。细肌丝
直径约5nm，长度约 1.0μm，由 Z 线向两侧明
带伸出。其中一端被骨架蛋白质固定在 Z 线
上，另一端平行伸入到粗肌丝之间，与粗肌丝
处于交错和重叠的状态（图 3 - 14）；以 Z 线为
中心向两侧伸出的细肌丝与粗肌丝没有重叠部
分，构成了光学显微镜下所看到的明带；而与
粗肌丝重叠部分构成了暗带。安静状态时由 Z
线两侧伸入到粗肌丝中的细肌丝并没有触及 M
线，在 M 线两侧形成了较透明的 H 带，即 H
带仅有粗肌丝存在，而 H 带两侧的暗带是粗、

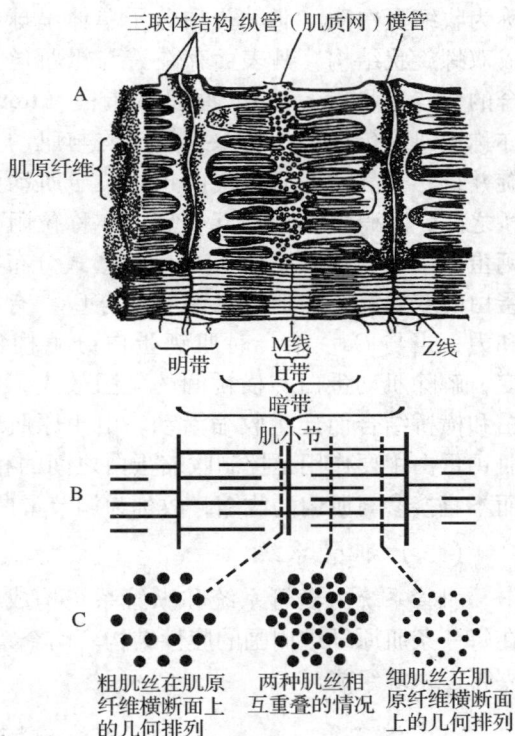

图 3 - 14　骨骼肌肌原纤维与肌管系统

细肌丝重叠部分。如果分别在 H 带、明带以及重叠部的暗带横断观察肌丝的立体关系发现：
H 带粗肌丝呈等腰三角形分布；明带处呈六角形分布；而重叠处可见以每条粗肌丝为中心，
周围被六条细肌丝所包绕。由于肌丝相互重叠和相互作用，引起肌小结缩短或伸展。肌肉在
收缩或舒张时，暗带长度不变只是明带发生短缩或延长，以及 H 带相应变化，所以认为收
缩时粗肌丝与细肌丝本身都不发生短缩，而是细肌丝由明带伸入到暗带内发生重叠，舒张时
细肌丝从粗肌丝中被拉出。

（二）肌丝的分子结构

　　1. 粗肌丝　从分子水平研究结果发现，构成粗肌丝的主要成分是肌球蛋白（myosin），
亦称肌凝蛋白。一条粗肌丝约含有 200 ~ 300 个长约 150nm 的肌球蛋白分子，呈长杆状排
列，由 2 条重链和 4 条轻链组成。两条重链缠绕成长杆状肌丝的体部；另一端与轻链组成膨
大球形的横桥（cross bridge）（图 3 - 15）。粗肌丝各蛋白分子杆状部朝向 M 线平行排列聚合
成束，形成粗肌丝的主干；而横桥则规律地裸露在 M 线两侧粗肌丝的表面与主干的方向相
垂直。横桥具有 ATP 酶的活性，在一定条件下与细肌丝上特定部位结合时，分解 ATP 而获
得能量，通过横桥扭曲与摆动牵拉细肌丝向 M 线滑行，使肌小节短缩产生收缩活动。

　　2. 细肌丝　细肌丝主要由肌动蛋白、原肌球蛋白和肌钙蛋白组成。肌动蛋白（actin）
又称肌纤蛋白，是细肌丝的主干。肌动蛋白与肌丝滑行有直接的关系，故和肌球蛋白一同被

称为收缩蛋白质。肌动蛋白分子单体呈球状，聚合成双螺旋状结构，其表面存在着与粗肌丝上横桥结合的位点（图 3－16）。原肌球蛋白（tropomyosin）亦称原肌凝蛋白，也呈双螺旋结构与肌动蛋白双螺旋并行，安静时原肌球蛋白正好位于肌动蛋白和横桥之间，阻碍着二者相互作用，亦称位阻效应；肌钙蛋白（troponin）以一定的间隔形式分布在原肌球蛋白的双螺旋结构上。肌钙蛋白与 Ca^{2+} 有很强的亲和力，当与 Ca^{2+} 结合时肌钙蛋白分子构象发生改变，解除肌动蛋白和横桥间的位阻效应，使肌动蛋白和横桥结合而产生收缩活动。由于原肌球蛋白和肌钙蛋白主要作用是控制收缩蛋白之间的相互作用，而不直接参与肌肉的收缩，故称为调节蛋白质。

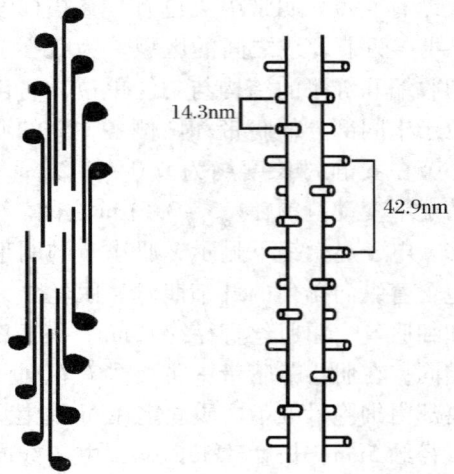

图 3－15　粗肌丝的分子结构与相互关系

（三）肌管系统

肌管系统由横管系统和纵管系统构成，并包绕在每一条肌原纤维周围的膜性结构。两个系统分别由组织结构来源、功能作用不同的两组独立管道系统组成。

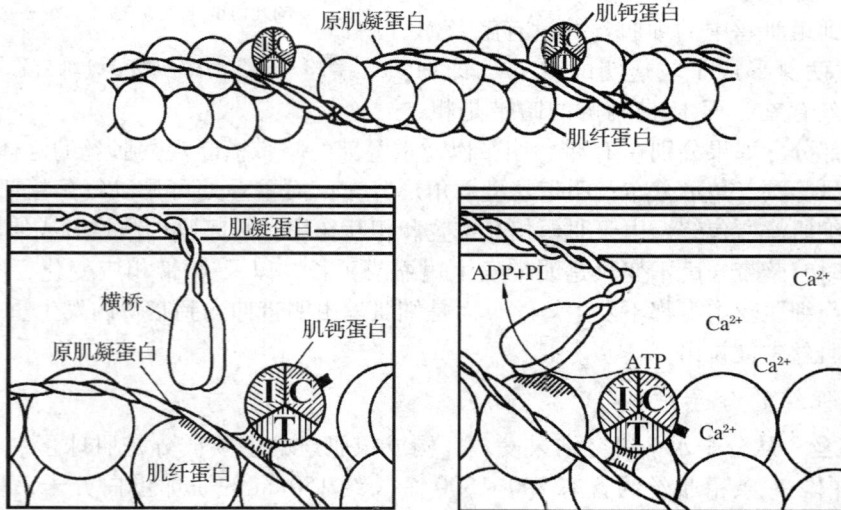

图 3－16　细肌丝分子结构排列及相互关系

（肌钙蛋白是由 TnT、TnC 及 TnI 三个亚单位构成的球形体，TnT 附着在原肌球蛋白上起到固定作用；TnI 附着在肌动蛋白上，具有传递信息作用；而 TnC 分布于两者之间，并带有双负电荷的结合位点。当 TnC 与 Ca^{2+} 结合时，由 TnI 将信息传递给原肌球蛋白，引起分子构象改变，并向肌动蛋白的双螺旋沟滑落，解除位阻效应）

1. 横管系统 横管又称为 T 管，是由细胞膜垂直于肌原纤维向内凹陷，并延伸穿行于肌原纤维之间，于明带与暗带交界处分支成网环绕着肌原纤维。横管通过肌膜凹入处的小孔与细胞外液相通。其主要作用是将膜表面产生的电位变化沿着横管向深部肌原纤维传导。

2. 纵管系统 纵管也称为 L 管或肌质网，因走行平行于肌原纤维纵轴而命名，相当于其他细胞的内质网。其结构呈网状，阶段性包绕在肌小节间的肌原纤维周围，在靠近横管时管腔出现膨大，称为终末池或终池。每一个肌小节周围的 L 管以及与其连接的终池之间是相互沟通的，但不与细胞外液沟通。每一横管和两侧终池构成三联管结构（图 3－14）。三联管之间互不相通，横管与终池之间由约 12nm 的胞浆隔开。肌质网和终池内有大量的 Ca^{2+} 结合蛋白，其中主要是钙扣压素（calsequestrin），可以增加腔内的 Ca^{2+} 储备量，所以 L 管和终池内的 Ca^{2+} 量高于肌浆数千倍以上。肌质网和终池内膜上存在着 Ca^{2+} 通道受体蛋白，其开放时 Ca^{2+} 向胞浆中释放。横管作用是将膜表面发生的动作电位传入细胞内部，三联管结构是将膜的电变化与细胞内的机械收缩过程耦联起来的结构基础。

三、骨骼肌的兴奋－收缩耦联

将肌细胞膜动作电位引发肌肉机械性收缩的中介机制，称为兴奋－收缩耦联（excitation－contraction coupling）。其基本过程包括：①肌膜动作电位沿着横管系统传向肌细胞的深部；②三联管结构处的信息传递；③终池和肌质网的 Ca^{2+} 释放以及胞浆的 Ca^{2+} 向肌质网内再聚积。

在兴奋－收缩耦联机制中，肌膜产生的动作电位由横管系统传导到肌纤维深部的三联管处，使整个肌原纤维基本上同时获得信息。动作电位的作用在于激活包括横管膜在内的膜表面 L 型钙通道，膜外 Ca^{2+} 经 L 型通道内流则激活终池和肌质网膜 Ca^{2+} 受体通道，进而触发终池和肌质网内 Ca^{2+} 释放，这一过程又称为钙触发钙释放，三联管处信息传递实质是钙触发钙释放的过程。由于膜外、终池和肌质网 Ca^{2+} 的内流和释放，所以肌肉收缩时胞浆中的 Ca^{2+} 浓度比安静时要高 100 倍之多，约达到 10^{-5} mol/L 的水平。胞浆内 Ca^{2+} 的浓度升高同时激活了终池和肌质网膜上钙泵，钙泵是一种 $Ca^{2+}－Mg^{2+}$ 依赖的 ATP 酶，其作用是逆浓度差将 Ca^{2+} 由胞浆转运到肌质网内腔，即 Ca^{2+} 的再聚积。Ca^{2+} 从胞浆网中释放，到再度被转运回肌质网内，称为钙释放周期，通常有 30ms 左右。钙释放周期的时间长短直接影响着肌肉收缩的频率。

四、骨骼肌收缩的分子机制

对骨骼肌收缩机制目前仍然用肌丝滑行学说（myofilament sliding theory）加以解释。该学说认为，肌肉收缩是由 Z 线发出的细肌丝在某种力量的作用下主动向暗带中央滑行，结果肌小节变短，无数个肌小节缩短导致整块肌肉短缩；当细肌丝从粗肌丝中滑出，肌小节被拉长，表现为整块肌肉舒张。

至于是什么力量促使细肌丝向粗肌丝之间滑行，根据肌肉收缩时胞浆内 Ca^{2+} 浓度约高于安静时 100 倍以上，肌钙蛋白存在的位置以及与 Ca^{2+} 亲和力强等特点，认为 Ca^{2+} 在肌丝滑行过程中起到了关键性作用。业已证明，肌丝滑行基本过程为：胞浆中 Ca^{2+} 浓度大幅度增高，促进了 Ca^{2+} 与肌钙蛋白结合，导致肌钙蛋白构象发生改变，进而使原肌球蛋白变构向肌动蛋白双螺旋沟内滑落，即位阻效应解除，暴露出肌动蛋白上的结合点，粗肌丝上横桥与结合点得以结合，并触发横桥摆动牵拉肌动蛋白向粗肌丝 M 线方向滑行。之后横桥复位又与肌动蛋白下一结合点结合，如此循环往复不断地将细肌丝拉向 M 线，整个肌小节缩短（图3－17）。

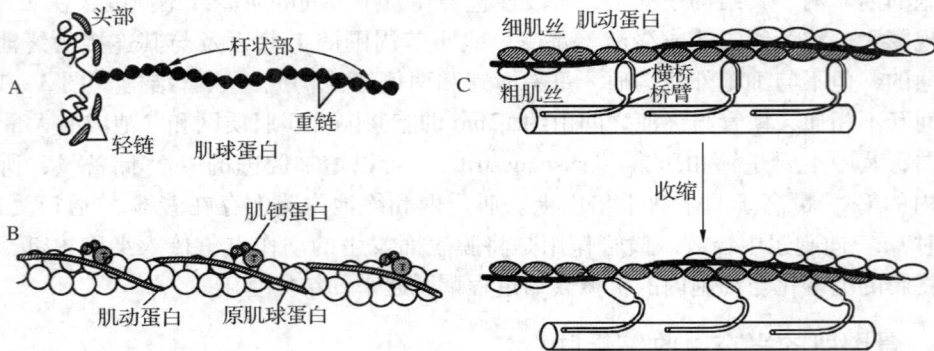

图 3 － 17　骨骼肌兴奋－收缩耦联的肌丝滑行示意图

横桥如此周而复始地活动又称为横桥循环（cross bridge cycle）或横桥间期。横桥循环包括：①横桥与肌动蛋白上结合点结合；②横桥牵拉肌动蛋白向 M 线方向滑行；③横桥复位与肌动蛋白解离；④横桥与 ATP 结合并分解 ATP 提供能量。横桥与 ATP 结合通常发生在肌肉舒张时，即结合点处于位阻状态。横桥结合与分解 ATP 产生能量具有两方面作用：其一使横桥重新竖起与细肌丝保持垂直状态以增加势能；其二提高横桥与肌动蛋白结合点的亲和力（图 3 － 17）。

由于胞浆内 Ca^{2+} 浓度升高激活了肌质网上的钙泵，将 Ca^{2+} 主动转运回肌质网内使胞浆中 Ca^{2+} 浓度急剧下降，肌钙蛋白与 Ca^{2+} 解离而恢复原构象后归位，原肌球蛋白的位阻效应重新产生，肌动蛋白结合点与横桥分离而滑出，肌肉舒张。

因为肌肉收缩的实质是粗肌丝的横桥与细肌丝的肌动蛋白结合点相互作用的结果，所以横桥与结合点结合数目的多少、横桥摆动的速度、范围以及摆动方式等均直接影响着收缩力、速度和张力等。如在一定肌节长度内，横桥滑动距离越大，肌张力、短缩幅度越大；横桥与结合点结合数目愈多，肌收缩力愈大；横桥循环速率越快，收缩速度越快。另外，横桥循环在一个肌小节以至整个肌肉中并非同步进行，这是肌肉产生恒定张力和持续收缩的基础。

五、骨骼肌收缩的形式及力学分析

（一）肌肉收缩的形式

1. 等张收缩和等长收缩　根据肌肉收缩时的长度与张力的改变特点将收缩分为等张收缩和等长收缩两种形式。肌肉收缩通常遇到的阻力即负荷有两种，一种是在收缩前就附加在肌肉上的负荷，称为前负荷。前负荷决定了肌肉收缩前被拉长的程度，收缩之前的肌肉长度称为初长度；另一种是肌肉收缩后遇到的阻力或负荷，称为后负荷，后负荷虽然不影响肌肉的初长度，但是影响肌肉的收缩速度。当后负荷大于肌肉收缩力时，肌肉的长度保持不变只是张力增加，称此收缩形式为等长收缩（isometric contraction）。如机体背部肌肉在维持躯干挺立时，肌肉收缩主要以产生张力为主，近乎于等长收缩。如果后负荷小于肌肉收缩力，肌肉先产生一定张力以克服负荷阻力后，然后整个收缩过程中张力始终保持不变而长度发生变化，称此收缩形式为等张收缩（isotonic contraction）。如肢体做功时经常将物体移位，此时大部分表现的是不同程度的等张收缩。在整体内，骨骼肌的收缩多表现为既改变长度又增加张力的混合收缩形式。

2. 单收缩和强直收缩　肌纤维接受一次有效刺激，随即出现一次机械性收缩和舒张，称为单收缩（single twitch）。如果连续给予刺激，后一个刺激落在前一单收缩的舒张期，则形成不完全强直收缩（incomplete tetanus）。若增加刺激频率，刺激落在前一个单收缩的收缩期内，于是各次收缩产生完全融合或叠加，形成完全强直收缩（complete tetanus）。不完全强直收缩与完全强直收缩均属于强直收缩（tetanus twitch）（图 3 – 18）。骨骼肌兴奋性周期中的绝对不应期约为 1ms，而机械性收缩期达 100ms 以上，所以在收缩过程中能够接受新

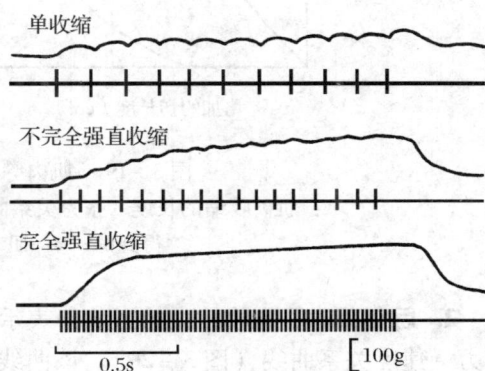

图 3 – 18　刺激的频率与骨骼肌收缩关系

的刺激，产生新的收缩，并可以与前一次的收缩发生重叠，而产生强直收缩。完全强直收缩产生的张力和收缩幅度最大，是骨骼肌收缩的主要形式。

（二）肌肉收缩的力学分析

1. 前负荷对肌肉收缩力的影响　肌肉的初长度是由前负荷大小决定的，在某种意义上肌肉初长度与前负荷具有同样含义。在一定的前负荷范围内，改变初长度可以影响肌肉等长收缩的张力即收缩力。不同的初长度（前负荷）与等长收缩状态下的张力变化曲线称为长度 – 张力关系曲线。从图 3 – 19A 中可以看到在一定范围内增加初长度即前负荷，肌肉产生的张力也相应增大，当肌肉张力达到最大时的初长度称为最适初长度（optimal initial length），大于或小于这个初长度，收缩张力均下降。

肌肉长度 – 张力关系曲线的产生主要与肌小节长度变化有关，而肌小节长度反映了粗、细肌丝重叠的程度。图 3 – 19B 是表示肌小节初长度与收缩张力关系曲线。在曲线的 b 点与 c 点间，肌小节的长度分别为 2.2μm 和 2.0μm，即最适初长度。此时基本上所有的横桥均与细肌丝接触，粗、细肌丝重叠为最佳状态，肌肉等长收缩张力达到最大值。而在曲线的 d 点，肌小节的长度最长，粗、细肌丝几乎没有重叠；在曲线的 a 点，细肌丝已经穿过 M 线，造成两侧细肌丝发生卷曲影响了横桥与细肌丝的接触，所以肌肉收缩张力几乎为零。肌小节的长度取决于整块肌肉的长度，因此最适初长度或最适前负荷是保证或维持最适肌小节长度的前提。

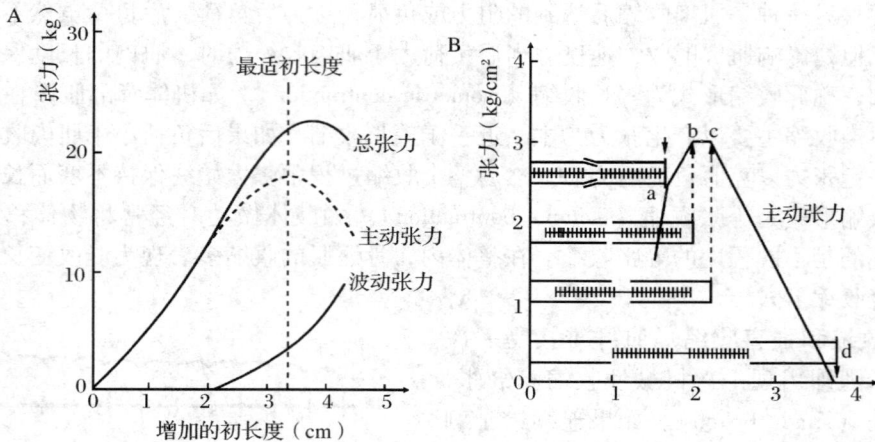

图 3－19　肌肉等长收缩时的长度－张力关系
A：肌肉收缩的长度－张力关系曲线，其中主动张力是由总张力减去被动张力
得到的；B：肌节的长度－张力关系曲线

2. 后负荷对肌肉收缩力的影响　表示后负荷与肌肉收缩张力及速度关系的曲线，称为张力－速度关系曲线（图 3－20）。该曲线显示，在保持最适前负荷条件下，逐渐增加后负荷使肌肉做等张收缩时，随着后负荷增加肌肉的张力增大而收缩速度减慢。当后负荷增加到使肌肉不能够短缩时，肌肉产生的张力达到最大（P_0）；当后负荷为 0 时，肌肉收缩速度达到最快（V_{max}），而张力最小。图 3－20 肌肉收缩张力取决于横桥与肌动蛋白结合的数目，而收缩速度则取决于横桥循环时间周期。当后负荷为零时，横桥循环周期最短；当有后负荷存在时，随着后负荷的增加横桥循环周期延长，以便有充分的时间让大量横桥与肌动蛋白相结合，从而产生和维持更大的张力来克服负荷的阻力。

3. 肌肉收缩能力变化对肌肉收缩的影响　肌肉收缩不但受前负荷、后负荷等因素影响，还接受着肌肉内部环境因素的影响。将决定肌肉收缩效能内在的功能状态与收缩特性称为肌肉收缩能力。内在的功能状态与收缩特性主要取决于兴奋－收缩耦联过程中机体内环境的改变。如血浆及细胞中 Ca^{2+}、ATP、咖啡因、肾上腺素浓度升高等可以增强肌肉收缩力；而缺 O_2、pH 下降、血 Ca^{2+} 浓度下降、乙酰胆碱浓度升高以及横桥功能减退等均使肌肉收缩力减弱。另外，神经和体液因素等对肌肉收缩也产生直接或间接影响。

六、脾主肌肉与肝主筋功能的现代医学研究

如前所述，中医学理论中与肌肉、肌腱、关节功能活动相关的主要脏器是脾、肝两脏，其中脾主运化、主肌肉四肢；肝主筋、主疏泄功能与肌肉、关节运动功能非常密切。对于脾和肝两脏影响肌肉、肌腱组织的生长、发育，以及调节肌肉、肌腱、关节运动功能的现代医学研究目前还不多见，从现有的资料看，主要从生理、生物化学角度对肌肉收缩活动的物质基础、能量代谢等方面进行了初步研究。

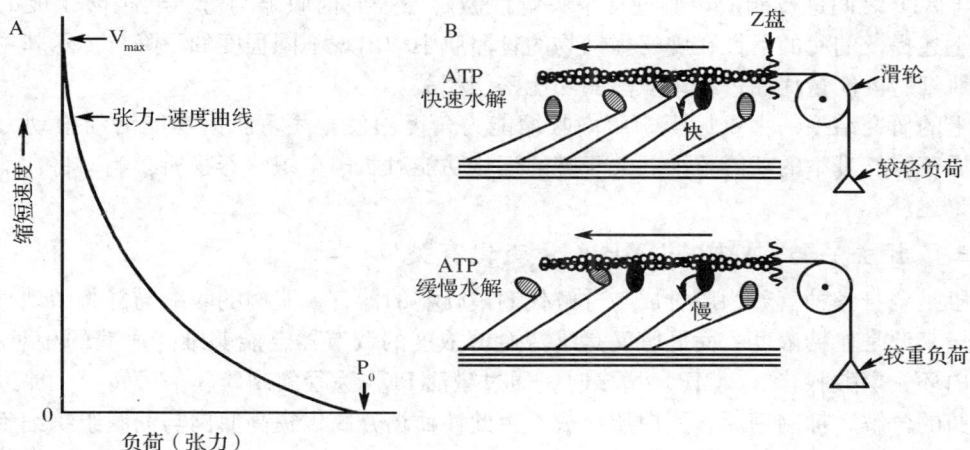

图 3 - 20　肌肉等张收缩时张力 - 速度关系

A. 张力 - 速度关系曲线；B. 负荷对横桥周期的影响：黑色的横桥代表是与肌动蛋白结合后产生并承受张力的横桥。负荷较轻时（上图），横桥周期短，瞬间处于张力状态的（黑色）横桥数量少，故产生的张力小；负荷较重时（下图），横桥周期延长，瞬间有较多横桥处于产生和维持张力的状态，故产生张力增强

（一）脾主肌肉与肌细胞线粒体功能结构有关

骨骼肌活动所需要的能量主要由肌糖原和肝糖原的分解代谢提供。肌糖原、肝糖原的储备水平以及血糖浓度变化均能够影响肌肉运动的耐受力。线粒体是细胞内生物氧化的主要场所，肌肉收缩活动直接可利用的能量 ATP，是由糖原在细胞线粒体上通过一系列氧化分解过程释放出来的。所以线粒体的形态与结构正常与否直接影响着肌肉组织的功能状态。在脾气虚模型大鼠骨骼肌细胞内发现肌糖原含量明显下降，如果利用补脾的中药进行阶段性治疗，肌糖原或肝糖原水平均有不同程度的提高。并且在脾虚模型动物的骨骼肌细胞中观察到线粒体的结构出现明显损伤性改变，同时线粒体功能的标志性酶——琥珀酸脱氢酶（SDH），氧化代谢过程中标志性酶——细胞色素氧化酶（CCO）及辅酶 I、四氮唑还原酶（NADH - TR）等，活性均明显下降。表明线粒体结构的损伤已经累及到了生物氧化功能系统，进而可能影响肌肉的收缩功能。上述结果提示，脾主肌肉功能之一与肌糖原的储备量、生物氧化场所线粒体的结构与功能有关。

（二）脾主肌肉与能量代谢相关酶的活性有关

虽然骨骼肌收缩形式不同，所需要的能量来源途径也有异，但是能量供应基本途径主要来源于有氧代谢、无氧糖酵解和磷酸原供能三条途径。不论哪一条途径其代谢过程中都必须有各种相关酶的参与，如磷酸肌酸激酶是直接影响 ADP 向 ATP 转化，加速 ATP 恢复、储备的激酶；腺苷三磷酸酶（M - ATPase）是启动和促进兴奋 - 收缩耦联过程中能量分解、释放，进而促进肌丝滑行的重要酶物质；磷酸肌酸激酶（CPK）以及其同工酶是磷酸肌酸

（CP）与 ATP 之间进行能量转换过程中关键性激酶，是肌肉收缩与舒张转换时供能的调节器酶。上述提及的酶的活性在脾气虚动物的骨骼肌中均出现不同程度的下降，提示脾主肌肉功能与肌细胞内能量代谢过程中众多酶功能密切相关。

以上的研究结果，主要从影响肌肉收缩能力角度出发，注重肌肉功能活动推动力的研究，多属于脾气升举的功能范围。关于脾的运化功能对肌肉组织营养物质影响，将在消化系统予以论述。

（三）肝主筋与 cAMP/cGMP 含量变化有关

肝脏是全身各种营养物质合成与分解代谢最旺盛的器官，肌肉的收缩与舒张活动直接依赖的能量来源是血糖浓度，而肝脏又是维持血糖浓度的调节器，能够维持血糖的相对稳定。肝细胞内环 - 磷酸腺苷（cAMP）增多时，通过激活 PKA 途径实现跨膜信号转导，促进肝糖原、脂肪的分解，抑制糖原、蛋白质合成。由此使血糖升高以提高肌肉与筋膜组织细胞活动的能量来源。

当患有肝郁证时，血浆中 cAMP 的水平降低而 cGMP 水平相应升高，cAMP/cGMP 比值出现下降。由于 cAMP/cGMP 比值下降血糖水平不能够保持相对稳定，直接影响肌肉、筋膜组织活动的能量供应；由于肝细胞中 cAMP 的水平降低则尿素合成不足，将引起神经系统的毒性作用，出现肌肉震颤、手足徐动、肢体挛缩等肝血不养筋等现象。另外，cAMP/cGMP 比值出现下降时，小血管容易发生痉挛，血黏度增加，微循环障碍，进而出现四肢筋脉失养等症状。

（四）肝主筋与某些神经递质释放和灭活的调节有关

肝主筋的部分功能是通过肝脏主疏泄功能来完成的。而肝主疏泄主要体现在对肌肉、筋膜的功能调节上。通过对肝阳上亢患者的观察发现，多数出现自主神经功能紊乱，特别是交感神经兴奋性偏高，副交感神经功能相对降低，外周交感神经 - 肾上腺髓质系统活动增强。研究证明：肝阳上亢时血浆、尿中去甲肾上腺素（NE）、肾上腺素（E）以及它们的中间代谢产物 3 - 甲氧肾上腺素（TMN）的含量均升高；由于血浆中上述儿茶酚胺类物质增多，不论对心肌、骨骼肌还是平滑肌细胞都具有明显影响作用。特别是肾上腺素一方面能够提高细胞膜对 Ca^{2+} 的通透性，促进兴奋 - 收缩耦联的过程，另一方面能够提高 ATP 酶的活性，促进 ATP 的分解直接为肌肉、筋膜组织活动提供能量，促进其活动。肌肉、筋膜组织长期过度兴奋可能引起疲劳，甚至导致肌肉、筋膜组织的营养状态下降以及功能耗竭而引起各种运动失调性疾病发生。

（王德山）

第四章
神经系统

　　神经系统（nervous system）是实现稳态及阴阳平衡的重要结构基础，分为中枢与周围两部分。中枢神经系统包括脊髓和各级脑，是神经细胞体聚集的部位；周围神经系统包括传入神经和传出神经。神经系统的主要功能可分为调节功能和学习、记忆、思维功能两大部分。前者是直接或间接地调控体内各系统、器官、细胞的功能活动，使之互相联系、互相协调，以维持机体的内环境稳态；后者是通过大脑皮层，以实现学习与记忆，思维、意识、语言以及觉醒与睡眠等高级神经功能活动。

　　神经系统是由数目庞大的神经细胞和神经胶质细胞所构成的。神经细胞，又称为神经元，是神经系统的结构与功能单位，具有接受刺激、传递信息和整合信息等功能；胶质细胞填充于神经元之间，起支持、营养、保护以及修复的作用。

第一节　脏腑与神明

　　神明，属于机体的精神、思维功能范畴。正常情况下机体能够感受内、外环境的各种变化，并通过多种调节途径产生相适的反应，以维持机体阴阳平衡或内环境稳态，在中医理论中将此功能归于心，故称心主神明。五脏六腑在心的统领下各司其职共同实现精神意识、情绪、思维的正常活动。

一、神明的含义与物质基础

　　神明，中医理论中有三重含义：一是指自然界物质运动变化的功能和规律；二是指整个人体生命活动的外在表现，即广义的神，如人体的整体形象，包括面色表情，目光眼神，言语应答，意识思维，肢体活动等；三是人的精神活动，包括精神、意识、思维和情绪活动，即狭义的神。不论是广义或狭义的神都归属于心，将心主宰精神、意识、思维和情绪等特殊功能的能力，称为"心藏神"。在心神的主导和调节下，机体对客观事物的反应有喜、怒、忧、思、悲、恐、惊等七种情绪变化，即七情。七情是神活动的外部表现形式，也是五脏行使各自生理功能时产生的一种主观反应，属正常心理活动。在整体中七情与五脏关系是，七情分属于五脏，即怒属肝，喜属心，思属脾，悲忧属肺，恐惊属肾。由此可见，七情实际上也是机体五种不同的情志，又称为五志，以对应五脏。

　　神明的物质基础包括精、气、血、津液和水谷等，其中与精、气、血的关系更为直接。精的种类众多，有禀受于父母的先天之精，有源于饮食物的水谷之精，有五脏六腑化生的五脏六腑之精，这些均是神的物质基础；气是构成人体的最基本物质，神源于气，即"人有五脏化五气，以生喜、怒、悲、忧、恐"；充足的血液供应是神志正常活动的前提，无论何种原因形成的血虚或运行失常，均可以出现不同程度的神志异常，如心血虚、肝血虚，常有惊悸、失眠、多梦等神志不安的表现，甚者出现烦躁、恍惚、癫狂、昏迷等神志失常的改变。由于神是精、气、血等物质所产生的，而精、气、血等物质又源于五脏六腑的功能活动，所以在情志与脏腑之间，在生理上相互滋生，而在病理上势必相互影响。若七情过度，或五脏精气血异常，则会引起气机紊乱，导致脏腑阴阳气血失调，诱发各种疾病。

二、情志与五脏

（一）肝在志为怒

怒，是机体对不良刺激的一种较强心理反应。怒归属于肝，这与肝特有的生理功能和特性有关。肝主疏泄，能够调畅全身气机，推动气血津液的运行，保障情志活动得以正常进行，即肝可助心行使其主神明功能，同时其所藏之血可在心气推动下外运，起到适时辅助心神的作用。但肝不能直接产生气血，其所藏之血外运会削弱肝主疏泄的功能，特别是机体遇到强烈外来刺激时，极易出现肝失疏泄，导致气血运行失常而发怒，因此称肝为刚脏。

由于肝气条达舒畅，故肝的功能正常能够较好地协调自身的精神活动，表现为精神愉快，心情舒畅，思维敏捷。若肝失疏泄，气机不调，就会引起两方面的情志活动异常。一是肝气升发不足、气机不畅，出现抑郁寡欢、多愁善感等；二是肝气升发过亢，肝气上逆，产生烦躁易怒、面红目赤、头胀头痛等。过怒刺激则会伤肝，导致气机失调，出现肝气郁结或肝阳上亢。

（二）心在志为喜

心主神明指心主宰人体的一切生理活动和精神意识思维活动，其物质基础是心主血脉。虽然机体受到刺激后产生的五志分别归属于五脏，但却提出心是人体情志所发之处和主宰者，之所以有这样的限定是因为心主血脉。心能够推动全身血液在脉中运行，发挥血液的营养和滋润作用，充分滋养心神。心还可将脾胃化生的水谷精微转化为血液，为生血之脏。因此，不管机体遇到何种刺激，心总可以调动全身血液以养神，并强化气血的产生以应对慢性刺激，即心对外来刺激的耐受能力为五脏之首。

喜作为五志之一，是机体对外界刺激的良性反应。适度喜乐有益于心主血脉和心主神明的功能，故"喜则气和志达，营卫通利"。但喜乐过度，则扰乱心主血脉功能，导致心神涣散，注意力难以集中，如"喜乐者，神惮散而不藏"，出现"喜伤心"。

（三）脾在志为思

思是机体正常的心理活动，脾为思之本脏，但思的形成与心关系密切，即思发于脾而成于心。脾主运化是脾主思的功能保障。脾为后天之本，气血生化之源。脾可化水谷为精微，上输心肺而化生气血。气血行于脉中能养全身，兼养心神。而且脾还有统血功能，可以约束气血的运行而固摄心神，因此脾既可养神，又可固神。

正常思考问题对机体的生理功能无不良影响，但思虑过度，会影响气机，形成气结。由于脾胃为气机升降之枢，如气结于中，则脾不升清，一方面水谷精微不能上运心肺，气血化生不足，导致心神失养；另一方面，水液不能正常输布而产生湿、痰、饮等病理产物，上蒙清窍。故思伤脾可导致心神失养之虚证，亦可导致痰浊蒙蔽心窍之本虚标实之证。

（四）肺在志为悲

悲和忧均属于机体对非良性刺激的情绪反应，二者虽略有不同，但对机体的影响均主要表现在肺，故同归属于肺。肺主悲忧与其主气、司呼吸功能有关。肺能够将吸入之清气与水谷精微相合而成为人体之气，还可以调节全身气机，并通过肺朝百脉功能，助心行血，从而辅助心主神明的功能。

一定范围内的悲忧能够影响肺中精气和肺的宣降运动，耗伤肺气，而出现呼吸气短等肺气不足的表现；但悲忧过度，或机体已有肺精或肺气虚衰，则机体会出现较为强烈的情绪异常和病理表现。

（五）肾在志为恐

恐和惊是机体受到强烈刺激时出现的恐惧、害怕的情志活动，二者相似，但惊为不自知，事出突然，恐为自知，即外来为惊，内生为恐。机体产生这两种情绪时，常出现"恐则气下，惊则气乱"，前者指上焦气机闭塞不畅，气迫于下，出现下焦胀满，甚至遗尿；后者指机体正常生理活动遭到干扰，出现心神不宁，手足无措等表现。这些表现与肾关系密切，因此将惊恐归属于肾。

肾藏精，宜闭藏而不泻，惊恐过度则肾不藏精，气迫于下，则出现下焦胀满、膀胱失职而出现遗尿。肾不藏精，则肾精不能上养脑髓，脑髓不足则出现心神不宁、手足无措等症。不过对健康人群来说，惊恐虽会引起机体一些异常表现，但多不持久。但对于肾中先天之精不足，或后天之精乏源的人群，轻度不良刺激就有可能引起惊恐表现，或惊恐表现持续时间延长，症状也更为严重。

三、脑与神明

脑为髓之海，居于颅腔之中，是精髓和神明汇集发出之处，又称"元神之府"。脑能够产生精神思维，调节七情五志等功能，具有辅助和协调心主神明的作用。

（一）脑的生理特性

1. 脑为清灵之脏 脑源于先天之精和后天之精，其质至清至纯。脑又为诸阳之首，位高气清，乃真气之所聚，不容邪犯。如若清阳不升，浊阴不降，则可导致头痛头重甚或神识昏蒙等病证。

2. 脑喜静而恶躁 脑藏元神，以清静明通为贵，躁动扰乱则元神失安，意志散乱。

（二）脑的功能

1. 主宰生命活动 脑是生命的枢机，主宰人体的生命活动。元神来自先天，由先天之精化生，人在出生之前，随形而生之神，即为元神。元神藏于脑中，为生命之主宰。元神存则生命在，元神败则生命逝。因此得神则生，失神则死。

2. 主精神意识 在元神的调控下，脑主思维意识和记忆，是机体精神意识思维活动的枢纽。脑主精神意识的功能正常，则精神饱满，意识清楚，思维灵敏，记忆力强，语言清晰，情志正常。否则，便出现精神思维及情志方面的异常。

3. 主感觉运动　机体的眼、耳、口、鼻、舌皆位于头面，与脑相通。人的视、听、言、动等，皆与脑有密切关系。脑的功能正常，即髓海充盈，则视物精明，听力正常，嗅觉灵敏，感觉无碍，运动如常，轻劲多力；若髓海不足，则感觉运动功能失常，不论虚实，都会出现听觉失聪，视物不明，嗅觉不灵，感觉障碍，运动不能，懈怠安卧。

（三）脑与五脏的关系

脑的生理活动，全赖于精、气、血、津液的充养，与心、肝、脾、肺、肾关系密切，五脏精气血充盈，功能旺盛，脑的功能才能正常。

1. 心　心主血，上供于脑，血足则脑髓充盈。因为心与脑相通，故临床上脑病可从心论治。

2. 肾　肾藏精、精生髓、髓充脑。肾精充盛则脑髓充盈，肾精亏虚则髓海不足。因此补肾填精益髓为治疗脑病的重要方法。

3. 脾　脾为后天之本、气血生化之源。脾胃健旺，腐熟运化水谷，气血化源充足，五脏安和，九窍通利，则清阳出上窍而上达于脑。脾胃虚衰则九窍不通，脑失所养。所以从脾胃人手，益气升阳是治疗脑病的主要方法之一。

4. 肝　肝藏血，并能够调畅气机，其功能正常则血气和调，脑清神聪。若肝失疏泄，肝气抑郁或亢逆，则见精神失常，情志失调，或清窍闭塞，或为中风昏厥；若肝失藏血，神失所养，则出现运动障碍或梦呓夜游等。

5. 肺　肺主气，朝百脉，能够助心行血。肺的功能正常，则气充血足，脑得所养。

总之，脑虽为元神之府，但其生理病理与五脏关系极其密切，如五脏功能异常则会影响脑的功能，而脑的功能异常不仅可出现精神意识思维的异常，也会出现五脏功能紊乱。

（四）脑的功能失调

脑的病变多由老年精亏，或素体虚弱，或用脑过度，或久病不复，肾精亏虚所致，常表现为神识衰弱，智力减退，视、听和言语应答迟钝，肢体不便或痿弱不用等病证。此外，脑的生理活动有赖于气、血、津液和水谷的滋养，因此五脏生理功能失调均可影响脑的功能。

第二节　神经系统的基本结构与功能

一、神经元

（一）神经元的结构与功能

人类神经元的形态差别虽然很大，但均由细胞体和突起两部分组成（图4-1）。突起分为树突和轴突。树突由细胞体发出，较短，数量众多，且反复分支。轴突较长，多数神经元只有一条，由细胞体的轴丘发出。轴丘处的膜阈值最低，是神经冲动首先出现的部位。轴突的起始部分称为始段，末梢分成许多分支，每个末梢膨大成为突触小体。轴突内的细胞质称为轴浆，内含微管、微丝、线粒体、囊泡等成分，存在轴浆运输现象。轴突外面包有髓鞘，成为神经纤维。根据髓鞘的有无可将神经纤维分为有髓纤维与无髓纤维，实际上无髓纤维也有一层薄薄的髓鞘。

　　神经元的主要功能是接受刺激与传递信息。通常树突是神经元的"感受"区，能够接受各种刺激，产生相应的膜电位，以电紧张形式影响细胞体兴奋性；细胞体是神经元功能活动的中心，其功能主要是合成物质，接受与整合信息，并发出"指令"；轴突能够将细胞体发出的"指令"传向指定部位，影响相关细胞的功能活动。

　　此外，下丘脑中的某些神经元，除具有一般神经元的功能外，还可以合成、分泌激素，将神经信息转变为体液性信号，实现体液调节，因此将此类神经元称为神经－内分泌细胞。

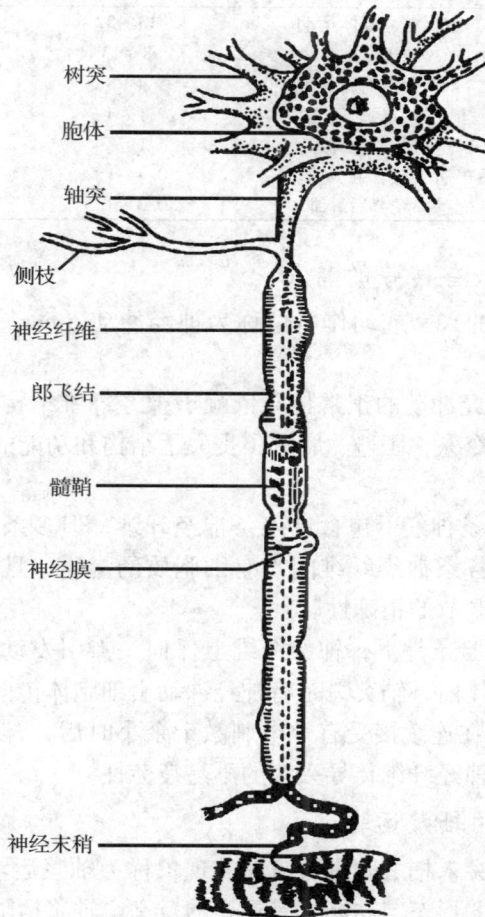

树突
胞体
轴突
侧枝
神经纤维
郎飞结
髓鞘
神经膜
神经末梢

图 4-1　运动神经元模式图

（二）神经纤维的分类

　　神经纤维的分类方法很多，如根据神经纤维的直径、电生理学特性、髓鞘的有无和功能差异等。但生理学常采用两种分类方法：一是根据电生理特性将传出神经纤维分为 A、B、C 三类，其中 A 类纤维又分为 α、β、γ、δ 四种；二是根据直径将传入神经纤维分为 Ⅰ、Ⅱ、Ⅲ、Ⅳ 四类，其中 Ⅰ 类纤维又分为 Ⅰa 和 Ⅰb 两种。虽然分类方法不同，但相互间存在交叉（表 4 - 1）。

表中可见，神经纤维的直径越大传导速度越快，有髓鞘的神经纤维比无髓鞘的传导快，Ⅰ 类纤维相当于 Aα 类纤维，Ⅱ 类纤维相当于 Aβ 类，Ⅲ 类纤维相当于 Aδ 类，Ⅳ 类纤维相当于 C 类纤维。

表 4 - 1　　　　　　　　　　　　神经纤维的分类

纤维分类		功能	纤维直径（μm）	传导速度（m/s）	相当于感觉纤维的类型
A 有髓鞘	α	本体感觉、躯体运动	13 ~ 22	70 ~ 120	Ⅰa、Ⅰb
	β	触压觉	8 ~ 13	30 ~ 70	Ⅱ
	γ	支配梭内肌	4 ~ 8	15 ~ 30	
	δ	痛、温、触、压觉	1 ~ 4	12 ~ 30	Ⅲ
B（有髓鞘）		自主神经节前纤维	1 ~ 3	3 ~ 15	
C（无髓鞘）		后根痛、温、触、压觉	0.4 ~ 1.2	0.6 ~ 2.0	Ⅳ
交通		交感神经节后纤维	0.3 ~ 1.3	0.7 ~ 2.3	

（三）神经纤维兴奋传导的特征

在神经纤维上传导的兴奋或动作电位称为神经冲动（nerve impulse），其传导具有以下的特征：

1. 生理完整性　神经冲动的正常传导依赖于神经纤维结构的完整和功能的正常。如果神经纤维被切断，或被冷冻、压迫、麻醉，丧失了结构和功能的完整性，均会影响神经冲动的正常传导。

2. 绝缘性　虽然一条神经干包含许多条神经纤维，但多条神经纤维同时传导神经冲动时互不干扰，其原因是各条神经纤维间没有细胞质的沟通，且每条纤维都有髓鞘起绝缘作用。绝缘性保证了神经调节的精确性。

3. 双向传导　在实验条件下，神经纤维上任何一点引发动作电位时，均可沿着神经纤维向两端传导。但在整体内，轴突总是将神经冲动由细胞体传向末梢，因此表现为单向性。

4. 相对不疲劳性　在连续接受有效电刺激十余小时后，神经纤维仍然具备准确传导神经冲动的能力，表明了神经纤维传导兴奋的不易疲劳性。

（四）神经纤维的轴浆运输

轴浆在细胞体与轴突末梢之间进行流动的现象称为轴浆运输（axoplasmic transport）。轴浆运输对维持神经纤维的形态与功能具有重要的意义。轴浆运输是双向的，物质由细胞体流向轴突末梢的过程称为顺向轴浆运输（anterograde axoplasmic transport），又称顺向运输；物质由轴突末梢流向胞体的过程称为逆向轴浆运输（retrograde axoplasmic transport），又称反向运输。

顺向运输可以将细胞体合成的蛋白质、神经递质及合成递质的酶类等运至轴突末梢，维持末梢递质释放、神经内分泌或代谢所需的蛋白质等。同时也是内源性神经营养物质的通道。反向运输可能与反馈控制细胞体物质合成以及与递质的回收和异物的处理有关，如神经生长因子（nervous growth factor）就是经逆向运输而作用于细胞体的。轴突末梢还可以摄取神经毒和毒素类物质，如破伤风毒素、狂犬病毒等，经逆向运输而引起病变。

轴浆运输以顺向运输为主，其速度分为快速与慢速运输两类。快速运输主要运输具有膜结构的细胞器，如线粒体、递质小泡和分泌颗粒等，其运输速度可达 300～400mm/d。这种运输主要依靠一种类似于肌凝蛋白的驱动蛋白（kinesin）完成。

（五）神经的营养作用和神经营养性因子

神经除了对所支配的组织发挥调控作用外，还能通过其末梢释放营养性物质，持续性影响所支配组织的结构、生化与生理过程，称神经的营养性作用（trophic action）。该作用往往在神经被切断、变性时才明显地表现出来。如切断运动神经后，被支配的肌肉内的糖原合成减慢，蛋白质分解加速，肌肉逐渐萎缩等。临床上周围神经损伤的患者肌肉发生明显萎缩，与此有关。

与神经的营养性作用相反，神经纤维所支配的组织和星状胶质细胞也能够产生对神经元起营养作用的蛋白质，称为神经营养性因子（neurotrophin，NT）。NT 与神经末梢的特异受体结合后，被末梢摄取经逆向轴浆运输到达细胞体，促使细胞体合成有关蛋白质，从而维持神经元的生长、发育与功能的完整性。某些 NT 也可以由神经细胞产生，经顺向轴浆运输到达末梢，进而对突触后膜神经元的形态和功能完整性给予支持。

目前已发现并分离出来的 NT 主要有神经生长因子家族、其他神经营养因子和神经营养活性物质三大种类。其中以神经生长因子家族较为重要。该家族的主要成员有神经生长因子（nerve growth factor，NGF）、脑源性神经营养因子（brain - derived neurotrophic factor，BDNF）、神经营养性因子 3（NT - 3）、神经营养性因子 4/5（NT - 4/5）和神经营养性因子 6（NT - 6）。NGF 是最早被发现的 NT，广泛存在于人体的组织内，对神经元的发生、存活、损伤的保护与修复等方面均起着重要作用。

二、神经胶质细胞

神经胶质细胞（neuroglia）广泛分布于人类神经系统内，其数量约为 $(1～5) \times 10^{12}$ 个，是神经元的 10～50 倍，约占脑重量的一半。中枢神经系统内的神经胶质细胞主要包括星形胶质细胞、少突胶质细胞、小胶质细胞与室管膜细胞等，周围神经系统的神经胶质细胞有施万细胞（Schwann cell）和脊神经节的卫星细胞。神经胶质细胞也有突起，但无树突和轴突之分，其膜电位可随着细胞外 K^+ 浓度变化而改变，但不产生动作电位。神经胶质细胞与邻近细胞不形成化学性突触，但多数存在着缝隙连接结构。

神经胶质细胞的主要功能包括以下几个方面。

（一）支持作用

星形神经胶质细胞的长突充填于神经元之间，交织成网，起到支持神经元的作用。

（二）绝缘和屏障作用

少突胶质细胞与施万细胞分别形成中枢、周围神经纤维的髓鞘，起绝缘作用，防止神经冲动相互干扰；星形胶质细胞形成血管周足，参与构成血－脑屏障。

（三）修复与再生作用

在神经元发生损伤或变性死亡时，星形胶质细胞能够通过有丝分裂进行增生，填补神经元死亡造成的缺损，起到修复和再生的作用。但过度增生可形成脑瘤。

（四）物质代谢和营养性作用

星形胶质细胞可以通过血管周足和自身突起，将毛细血管和神经元联系到一起，实现神经元与血液之间的物质交换；还能通过合成、分泌神经营养性因子，维持神经元的生长、发育和生存，并保持其功能的完整性。

（五）稳定细胞外液 K^+ 浓度

星形胶质细胞膜表面 Na^+ 泵能够将细胞外液中多余的 K^+ 泵入细胞内，再通过缝隙连接迅速扩散到周围的神经胶质细胞内，防止细胞外液 K^+ 的增多而影响神经元的正常活动。如果神经元胶质细胞损伤，或者胶质细胞膜 Na^+ 泵活动减弱，则引起细胞外液 K^+ 的浓度增加，导致神经元兴奋性增高，可以形成局部癫痫病灶。

（六）参与免疫活动

星形胶质细胞膜上存在着能够与外来的抗原进行特异性结合的蛋白分子，与抗原结合后可将其呈递给 T 淋巴细胞，以发挥其免疫应答作用。

（七）参与神经递质及生物活性物质的代谢

脑内星形胶质细胞能够摄取谷氨酸与 γ－氨基丁酸两种递质，及时消除这些递质对神经元的持续作用，同时又可通过代谢将其转变为递质的前体物质。此外，星形胶质细胞还能合成并分泌血管紧张素原、前列腺素、白细胞介素以及多种神经营养因子等物质。

第三节　神经元间的信息传递

反射是神经系统功能活动的基本方式，其结构基础是反射弧。反射弧中各神经元之间没有原生质直接沟通，其信息传递是通过突触完成的。通常将神经元相互接触的部位，称为突触，而将传出神经元与效应器细胞相接触而形成的突触式结构，称为接头（junction）。

一、突触分类与结构

突触可以根据信息传递的媒介物质不同分为化学性突触（chemical synapuse）和电突触（electrical synapuse），前者的媒介物质是神经递质，后者是局部电流。化学性突触又根据递质的作用范围和距离分为定向突触（directed synapse）和非定向突触（non－directed synapse）。定向突触释放的递质扩散距离小、作用范围局限，如经典突触和神经－骨骼肌接头；

非定向突触释放的递质扩散距离大、作用范围大，因此又称之为非突触性化学传递（non - synaptic chemical transmission），如神经－心肌接头和神经－平滑肌接头等。

（一）化学性突触的结构及分类

1. 突触的微细结构　化学性突触由突触前膜（presynaptic membrane）、突触后膜（postsynaptic membrane）和突触间隙（synaptic cleft）三部分组成（图4-2）。突触前神经元的轴突末梢形成许多分支并膨大形成球状的突触小体（synaptic knob），突触小体的膜称为突触前膜；与之相对的突触后神经元的胞体膜或突起膜，称为突触后膜。突触前膜与突触后膜均较一般神经细胞膜稍厚，两膜之间的缝隙为突触间隙。突触小体的轴浆内含有大量的线粒体与小泡等物质，后者称为突触小泡（synaptic vesicle）。突触小泡内含有高浓度神经递质，通常小而清亮透明的小泡含乙酰胆碱或氨基酸类递质，小而致密的小泡含儿茶酚胺类递质，大而致密的小泡含神经肽类递质。在突触后膜上，存在着与神经递质相对应的特异性受体或化学门控通道。

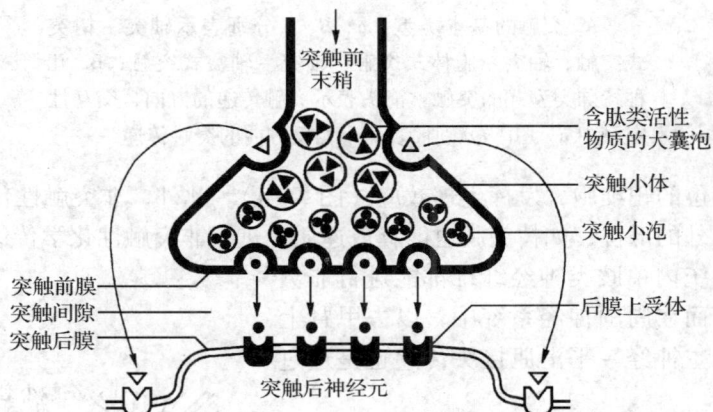

图4-2　化学突触结构模式图

2. 突触的分类　按突触前、后神经元接触的部位不同，突触可分为轴突－胞体、轴突－树突与轴突－轴突三种类型（图4-3），以及存在于中枢神经系统的树突－树突、树突－胞体、树突－轴突、胞体－树突、胞体－胞体和胞体－轴突式等多种类型。按功能可将突触分为兴奋性突触和抑制性突触，前者是突触前神经元兴奋能够引起突触后神经元兴奋，后者是突触前神经元兴奋导致突触后神经元抑制。对于两个以上的化学性突触，或者化学性突触与电突触组合而成的复杂突触，则有串联性突触（serial synapse）、交互性突触（reciprocal synapse）和混合性突触（mixed synapse）等。

（二）非突触性化学传递

此类突触的神经元之间没有典型突触结构，是由前神经元轴突末梢发出大量分支，在分支上形成念珠状膨大的结构，即曲张体（varicosity）。曲张体没有施万细胞包绕，其内有大量充满神经递质的突触小泡。曲张体不与突触后结构部分形成典型的突触联系，而是沿着分支分布于突触后组织的附近。当神经冲动到达曲张体时，递质释放后通过细胞外液弥散作用

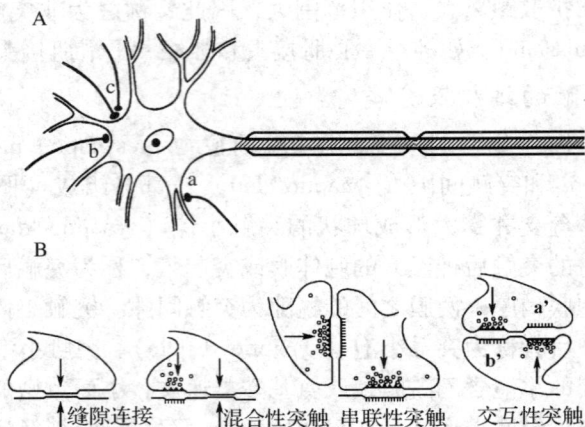

图 4 – 3　突触类型示意图

A. 突触的基本类型：a、b、c 分别表示轴突 – 树突
式突触、轴突 – 胞体式突触、轴突 – 轴突式突触；B. 几
种特殊类型式的突触：箭头表示突触传递的方向，交互性
突触中 a'、b' 分别代表两个相反方向的突触传递

于邻近或远隔部位的靶细胞，发挥生理效应（图 4 – 4）。此外，非突触性化学传递还可以发生在轴突末梢以外的部位，如树突膜也能释放递质，进行非突触性化学传递。

　　中枢神经系统内单胺类神经纤维都能进行非突触性化学传递，而在周围神经系统中，以去甲肾上腺素为递质的自主神经 – 平滑肌接头传递也是通过这种方式实现的。

　　与经典的化学突触传递比较，非突触性化学传递具有以下特征：①没有典型的突触结构；②曲张体释放递质与被作用的靶细胞之间距离相对较远；③递质的作用范围广泛；④完成的调节功能更复杂。

（三）电突触

　　缝隙连接是电突触（electrical synapse）的结构基础。相邻的两个神经细胞膜之间距离仅有 2～3nm，且连接处神经细胞膜不增厚，没有突触前膜、后膜之分，膜两侧轴浆内无突触小泡存在。两侧膜上有沟通两细胞胞质的水相通道，允许带电离子通过以实现信息传递，因此称为电传递。电突触传递的特点是：电阻低、兴奋传递速度快，几乎不存在潜伏期；双向性传递。电突触在哺乳类动物中枢系统和视网膜等部位大量存在，多发生在同类神经元之间，而且突触呈多种结构类型，其功能可能使相邻神经元的活动同步化。

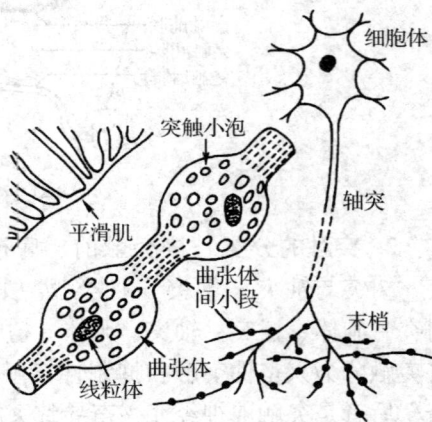

图 4 – 4　非突触性化学传递的示意图

二、化学性突触传递的过程

化学性突触（chemical synapse）传递是突触前膜去极化引起递质释放、在突触后膜将化学信号转换为电信号的过程，属于电 – 化学 – 电过程。

（一）突触传递的基本过程

通常分为突触前过程和突触后过程。突触前过程主要包括以下几个步骤：①突触前神经元的动作电位到达神经末梢，引起突触前膜去极化；②突触前膜上的电压门控式 Ca^{2+} 通道开放，细胞外 Ca^{2+} 内流；③Ca^{2+} 与轴浆内的钙调蛋白结合为 Ca^{2+} – CaM 复合物；④激活钙调蛋白依赖的蛋白激酶 II，使结合于突触小泡外表面的突触蛋白 I 发生磷酸化，并使其从突触小泡外表面解离，消除突触蛋白 I 对突触小泡前移的阻碍；⑤突触小泡前移与前膜接触、融合，并以出胞方式将递质释放入突触间隙。

突触后过程包括：①递质扩散通过突触间隙到达突触后膜；②递质作用于突触后膜上的特异性受体或化学门控式通道，改变后膜对某些离子的通透性；③某些离子进出后膜，导致突触后膜发生去极化或超极化性电位变化，产生突触后电位（postsynatic potential），引起突触后神经元兴奋性的改变；④递质与受体作用之后立即被酶分解或移除。

在上述过程中，诱发递质释放的关键因素是 Ca^{2+} 内流。Ca^{2+} 内流的数量与前膜去极化的程度密切相关，而递质释放量又与 Ca^{2+} 内流的数量成正比。因此 Ca^{2+} 不仅是一种电荷携带者，同时还是突触小泡释放递质过程中起信使作用的物质，其作用并不能被其他携带两个正电荷的离子所取代。

（二）突触后神经元的电活动

突触后神经元的电活动分为兴奋性突触后电位（excitatory postsynaptic potential，EPSP）和抑制性突触后电位（inhibitory postsynaptic potential，IPSP）两种。根据电位时程的长短，再分为快、慢突触后电位。以下主要介绍快突触后电位。

1. 兴奋性突触后电位　由于突触前膜释放的某种兴奋性递质，作用于后膜上的特异受体，引起后膜 Na^+ 和 K^+ 化学性门控通道开放，因为 Na^+ 的内流量大于 K^+ 的外流，所以发生净的正离子内流，导致突触后膜发生局部去极化，使该突触后神经元的兴奋性升高，故称为兴奋性突触后电位。例如，脊髓前角运动神经元接受肌梭传入神经纤维的投射构成突触联系，当电刺激其传入神经时，在运动神经元胞体，即突触后膜上可记录到一个持续约 10ms、波幅较小并以电紧张扩布的局部去极化电位（图 4 – 5）。

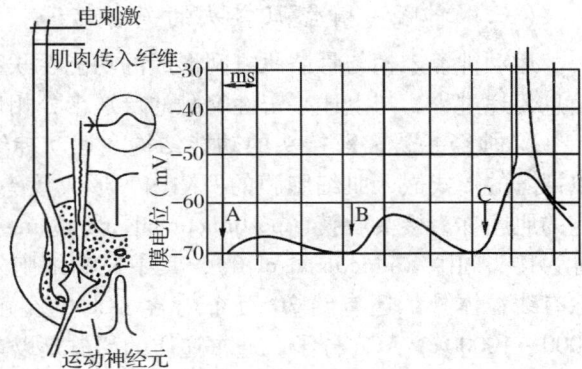

EPSP 是局部兴奋，它的大小取决于突触前膜释放的递质量。当突触前神

图 4 – 5　兴奋性突触后电位

经元活动增强或参与活动的突触数目增多时，递质释放量明显增加，EPSP 发生总和，可使膜电位幅度不断增大。如达到阈电位，则在突触后神经元电压门控 Na^+ 通道分布密集的轴丘处诱发动作电位，并向整个突触后神经元扩布；如总合后未能达到阈电位，尽管不能产生动作电位，但是由于提高了突触后神经元的兴奋性，所以称为易化。

2. 抑制性突触后电位　突触前神经末梢兴奋时释放某些抑制性递质，与后膜上相关受体结合后引起配体门控 Cl^- 与 K^+ 通道开放，出现 Cl^- 内流与 K^+ 外流，导致突触后膜发生局部超极化，使膜电位远离阈电位，从而降低了突触后神经元的兴奋性，故称之为抑制性突触后电位（图 4 - 6）。此外，IPSP 的产生也与 Na^+ 或 Ca^{2+} 通道的关闭有关。

在中枢神经系统中，一个神经元常与其他多个神经末梢构成多个突触。这些突触既有兴奋性突触，又有抑制性突触，其产生的电位既有 EPSP，也有 IPSP，因此突触后神经元的电位变化取决于同时产生的 EPSP 与 IPSP 代数和，如果 EPSP 占优势并达阈电位水平时，突触后神经元产生兴奋；反之突触后神经元则呈现抑制。

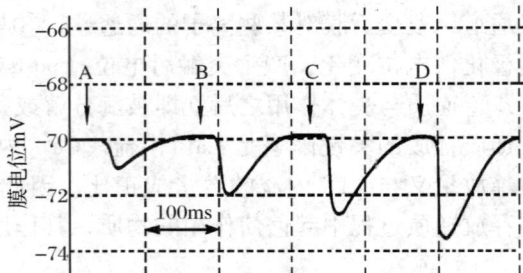

图 4 - 6　抑制性突触后电位
A. B. C. D 表示刺激强度逐步增大

3. 慢突触电位　除上述快突触电位外，在自主神经节和大脑皮层神经细胞内还可记录到慢 EPSP 和慢 IPSP，其潜伏期可达 100 ~ 500ms，并可持续数毫秒。慢 EPSP 是由膜对 K^+ 的通透性降低引起的，而慢 IPSP 是膜对 K^+ 的通透性增强所致。慢突触后电位不一定直接引起神经元的兴奋或抑制，但能影响神经元的兴奋性以调节快突触后电位。

（三）神经 - 骨骼肌接头的兴奋传递

运动神经末梢与骨骼肌之间形成的功能性联系部位，称为神经 - 骨骼肌接头。接头处的信息传递过程，与上述兴奋性突触的传递十分相似。

1. 神经 - 骨骼肌接头的功能结构　运动神经轴突末梢在靠近骨骼肌细胞处失去髓鞘，以裸露的形式嵌入肌细胞膜的凹陷内，形成接头前膜（prejunctional membrane），与其相对应的肌膜称为接头后膜（postjunctional membrane），或终板膜，二者间约有 15 ~ 50nm 缝隙，称为接头间隙（junctional cleft），其中充满细胞外液。在每个运动神经轴突末梢的轴浆中，除有线粒体外，还有约 30 万个内含 ACh 的突触小泡（图 4 - 7），每个小泡中储存约为 5000 ~ 10000 个 ACh 分子。通常递质的释放是以单个小泡为单位，通过出胞作用并以倾囊而出的方式进行，故称为量子式释放（quantal release）。终板膜向内凹陷形成许多皱褶，在皱褶的开口处集中分布 N_2 型 ACh 受体阳离子通道。终板膜上还存在胆碱酯酶，能够将 ACh 分解为胆碱和乙酸。

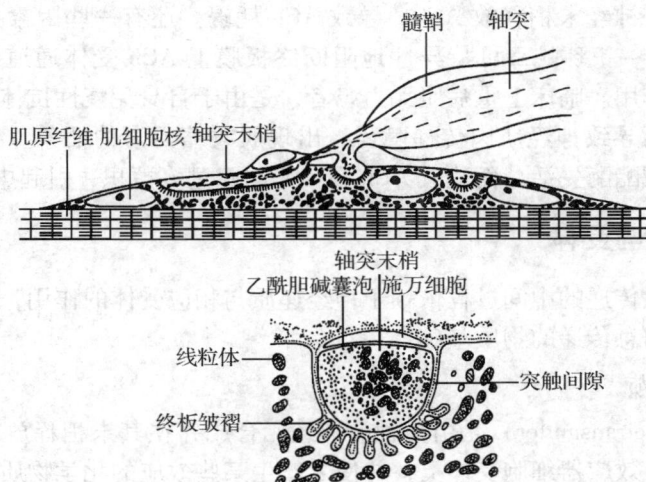

图 4 - 7　神经 - 骨骼肌接头部的超微结构示意图

2. 神经 - 骨骼肌接头的兴奋传递过程　安静状态下，接头前膜突触小泡约以每秒钟一次的频率进行自发性量子式释放，引起终板膜电位变化。这种由一个小泡释放的 ACh 所引发的电位变化称为微终板电位（miniature endplate potential，MEPP）。单个 MEPP 通常不足以引起肌细胞的兴奋。

当运动神经元兴奋后，接头前膜去极化，引起膜上电压门控 Ca^{2+} 通道开放，Ca^{2+} 内流促使大量小泡向前膜移动并与之融合，通过胞裂方式进行量子式释放。ACh 通过接头间隙后与终板膜上的 N_2 型受体结合，使 Na^+ 内流超过 K^+ 外流，引起终板膜去极化，产生终板电位（endplate potential，EPP）。EPP 可以通过电紧张形式激活肌膜上电压门控 Na^+ 通道，当去极化达到阈电位时则产生动作电位，并向整个肌细胞扩布。ACh 在 EPP 产生后被胆碱酯酶迅速分解、消除。

3. 神经 - 骨骼肌接头兴奋传递的特点　接头处的兴奋传递与化学性突触兴奋传递有许多相似之处，如：①电位为局部电位，具有等级性，即电位大小与前膜释放的递质量成正比，而没有"全或无"的特性；②无不应期，但有总和现象；③以电紧张形式进行扩布等。二者的不同点是：①神经 - 骨骼肌接头兴奋传递是一对一关系，即运动神经纤维每兴奋一次，它所支配的肌细胞也发生一次兴奋。这是因为一次动作电位引起约 200～300 个小泡同步释放近 10^7 个 ACh 分子，产生的 MEPP 总和足以达到阈电位，而产生动作电位；但在兴奋性突触传递过程中，通常需要多个神经冲动才能保证 EPSP 总和后达到阈电位，使突触后神经元兴奋。②每次神经冲动释放的 ACh，在发挥作用后立即被胆碱酯酶分解而失效，以免影响下次神经冲动到来时的效应。③神经 - 骨骼肌接头通常只释放兴奋性递质，而少有抑制性递质释放；而突触不但释放兴奋性递质，同时也释放抑制性递质。④神经 - 骨骼肌接头后膜属于肌细胞组织，而突触后膜属于神经组织。

许多因素均可作用于神经 - 骨骼肌接头兴奋传递过程的不同环节，影响神经肌肉间的传递功能。阻碍接头兴奋传递前过程的因素，如肉毒杆菌毒素能阻滞神经末梢释放 ACh，而黑寡妇蜘蛛毒则可促进神经末梢释放 ACh，导致 ACh 耗竭。还有一些因素是影响接头后过程的，如美洲箭毒和 α-银环蛇毒可特异性地阻断终板膜上 ACh 受体通道，从而阻断接头传递，起松弛肌肉的作用。临床上重症肌无力患者，是由于自身免疫性抗体破坏了终板膜上的 ACh 受体通道，从而导致神经肌肉传递障碍，出现肌收缩无力的征象。有机磷农药中毒则是由于有机磷使胆碱酯酶失活，而造成 ACh 在接头间隙过多蓄积，引起中毒症状。

三、神经递质与受体

化学性突触信息传递的中间过程依赖于神经递质与相应受体的作用，因此神经递质和受体是化学性突触间信息传递的物质基础。

（一）神经递质

神经递质（neurotransmitter）是由突触前神经元合成并在其末梢释放，能够特异性地作用于突触后神经元或效应器细胞受体上，并使之产生某些效应的化学物质。作为经典性神经递质，应该具备下列基本条件：①突触前神经元内具有合成递质的前体物质与酶系统，并能合成相应的递质；②递质合成后贮存于突触小泡，并能在兴奋到达时释放进入突触间隙；③递质扩散通过突触间隙后，能够作用于突触后膜上的特异受体，产生特定生理效应；④在突触部位存在使递质失活的酶或使递质移除的机制；⑤有特异的受体激动剂和拮抗剂，能模拟或阻断递质的传递效应。

神经元除了能够产生递质外，还能产生一些调节神经元之间信息传递效率，增强或削弱递质效应的化学物质，称为神经调质（neuromodulator），并将调质所发挥的作用称为调制作用（modulation）。目前已了解的神经递质和调质已达一百余种，根据其化学结构可以分为胆碱类、胺类、氨基酸类、肽类、嘌呤类、气体类和脂类等。

以往认为，一根神经元内只存在和释放一种神经递质，称为戴尔原则（Dale Principle）。近些年来发现，在同一根神经元末梢内，往往同时存在两种或两种以上的递质或调质，将此现象称为递质共存（neurotransmitter co-exixtence）。递质共存的意义在于更好地协调某些生理过程。

1. 外周神经递质　分布在全身周围器官与组织的传出神经末梢所释放的神经递质，称为外周神经递质。主要有乙酰胆碱、去甲肾上腺素（NE）和肽类。

（1）乙酰胆碱：凡能释放 ACh 作为递质的神经纤维，称为胆碱能纤维（cholinergic fiber），主要分布于全部交感和副交感神经的节前纤维、副交感神经的节后纤维以及交感神经的小部分节后纤维（如支配汗腺、胰腺的节后纤维及支配骨骼肌和腹腔内脏的舒血管纤维）、躯体运动神经纤维等部位。

（2）去甲肾上腺素：凡能释放 NE 作为递质的神经纤维，称为肾上腺素能纤维（adrenergic fiber）。主要分布在大部分交感神经节后纤维等部位。

（3）肽类：凡能释放肽类物质作为递质的神经纤维，称为肽能纤维（peptidergic fiber）。此类神经纤维广泛地分布于外周神经组织、胃肠道、心血管、呼吸道、泌尿道和其他器官，特别是胃肠道的肽能神经元，能释放包括降钙素基因相关肽、血管活性肠肽、促胃液素、缩胆囊素、脑啡肽、强啡肽与生长抑素等多种肽类递质。

2. 中枢神经递质　中枢神经系统内参与突触传递的化学物质，称为中枢神经递质。中枢神经递质种类多达几十种，根据性质大致可归纳为乙酰胆碱、胺类、氨基酸类、神经肽等。

（1）乙酰胆碱：胆碱能神经元广泛存在于中枢神经系统内，主要分布在脊髓前角运动神经元、脑干网状结构上行激动系统、丘脑后腹核内的特异感觉投射系统、纹状体以及边缘系统的梨状区、杏仁核、海马等脑区。在传递特异性感觉，维持机体觉醒状态，以及调节躯体运动、心血管活动、呼吸、体温、摄食、饮水与促进学习、记忆等生理活动过程中具有重要作用。在中枢内，ACh 递质绝大多数表现为兴奋作用。

（2）胺类：包括多巴胺、NE、肾上腺素、5－羟色胺和组胺等。

①多巴胺（dopamine，DA）：多巴胺能神经元的胞体主要位于中脑黑质，纤维分布在黑质－纹状体、中脑边缘系统以及结节－漏斗部分，是锥体外系重要递质之一。主要功能与调节肌紧张、躯体运动、精神情绪活动等有关，多数起抑制效应。

②NE：肾上腺素能神经元的纤维主要分布在低位脑干，尤其是中脑网状结构、脑桥的蓝斑以及延髓网状结构的腹外侧部分。NE 递质系统对睡眠与觉醒、学习与记忆、体温、情绪、摄食行为以及心血管活动等多种功能均有作用。对躯体运动以抑制为主。

③5－羟色胺（5－Hydroxytryptamine，5－HT）：5－HT 能神经胞体主要位于低位脑干近中线区的中缝核群内。5－HT 递质与睡眠、情绪、内分泌、心血管等内脏活动有关；此外，它还是脑与脊髓内疼痛的调制递质之一。

④组胺（histamine）：组胺能神经胞体位于下丘脑后部结节乳头核区，其纤维分布到大脑皮层和脊髓等中枢系统广泛区域，该递质系统可能与觉醒、性行为、腺垂体分泌、饮水、痛觉调节等有关。

（3）氨基酸类：包括谷氨酸、门冬氨酸、甘氨酸、γ－氨基丁酸（γ－aminobutyric acid，GABA），前两者为兴奋性氨基酸，后两者为抑制性氨基酸。

①兴奋性氨基酸：谷氨酸以大脑皮层、小脑与纹状体的含量最高，脊髓中以背侧部分的含量较多。对中枢神经具有明显的兴奋作用。此外，谷氨酸还具有神经毒或兴奋毒作用。

②抑制性氨基酸：甘氨酸主要分布于脊髓、脑干等区域，GABA 主要分布在大脑皮层浅层、小脑皮质浦肯野细胞层、黑质、纹状体与脊髓部，对中枢神经元均有抑制性作用。GABA 在调节内分泌活动，维持骨骼肌的正常兴奋性以及镇痛等方面起着重要作用外，它还参与了睡眠与觉醒、抗焦虑等过程。

（4）神经肽类：神经肽（neuropeptide）是指分布在神经系统能够起到传递信息或调节信息传递作用的肽类物质。迄今为止，已经发现的神经肽达一百多种，其中主要有以下几种。

①速激肽（tachykinin）：包括 P 物质（substance P）、神经激肽 A、神经肽 B、神经肽 K、神经肽 α、神经激肽 A（3－10）等 6 个成员。比较明确的 P 物质在中枢内以黑质、纹状体、下丘脑、缰核、孤束核、中缝核、延髓和脊髓背角等神经结构的含量较高。P 物质是第一级伤害性传入纤维末梢释放的兴奋性递质，它对痛觉传递的第一级突触起易化作用；P 物

质对心血管活动、躯体运动行为以及神经内分泌活动均有调节作用。

②阿片肽（opioid peptide）：主要包括脑啡肽（enkephalin）、强啡肽（dynorphin）和 β-内啡肽（β-endorphin）。脑啡肽广泛分布于各脑区与脊髓内，具有很强的镇痛调制和调节心血管活动等作用；强啡肽在脊髓发挥镇痛作用，而在脑内反而对抗吗啡镇痛作用，它对心血管等许多系统的生理活动也起调节作用。β-内啡肽分布于下丘脑、丘脑、脑干、腺垂体等处，主要起到抑制性调制作用。

③下丘脑调节肽和神经垂体肽：下丘脑分泌的调节腺垂体功能的肽类激素称为下丘脑调节肽（hypothalamic regulatory peptides）。下丘脑分泌的肽类物质除了调控垂体的功能外，在其他脑区也有分布，特别对感觉传入、运动传出及智能活动等发挥着调节作用。

④脑-肠肽（brain-gut peptide）：指在胃肠道和脑内双重分布的肽类物质，主要有缩胆囊素、血管活性肠肽等所谓胃肠道激素，具有调节摄食行为等多种作用。

（5）其他递质：一氧化氮（NO）是一种气体分子，在神经系统中也起递质作用。NO可通过改变突触前神经末梢的递质释放，从而调节突触功能；使用NO合酶抑制剂后，海马的长时程增强效应被完全阻断，具有神经保护作用。一氧化碳（CO）也可能作为脑内神经递质而参与调节活动。

3. 递质的代谢 包括递质的合成、储存、释放、失活、再摄取和再合成等步骤。ACh和胺类递质均在胞质中，在相关合成酶的催化下合成，然后被摄取、储存在突触小泡内。肽类递质是在基因调控下，通过核糖体的翻译和翻译后的酶切加工等过程形成的。递质的消除方式主要有利用酶促进降解和被突触前膜重摄取等。ACh主要经胆碱酯酶（ChE）迅速水解为胆碱和乙酸，胆碱可以被重摄回末梢用于合成新的ACh，乙酸即进入血液。NE大部分被突触前膜重摄储存于小泡内以备再用，小部分被酶破坏失活或消除。肽类递质的消除主要依靠酶的降解。

在递质的代谢过程中，递质的生物合成需要原料与相关酶系的催化作用；递质在释放过程中，Ca^{2+}的转移具有重要作用；当递质释放发挥生理效应后，递质的迅速失活是防止其作用持续，保持神经冲动正常传递的必要条件。

（二）受体

受体（receptor）是存在于细胞膜或细胞内能与某些化学性物质进行特异性结合并诱发生物效应的蛋白体。能与受体发生特异性结合并产生相应生物效应的化学物质称为受体激动剂（agonist）；若只发生特异结合，而不产生相应生物效应的化学物质则称为受体拮抗剂（antagonist），二者统称为配体（ligand）。受体拮抗剂通常在化学结构上与递质有相似之处，可与递质产生竞争性抑制作用，一旦受体与拮抗剂结合后，就很难与相应递质结合，所以不能产生特定的效应。临床上一些药物就是通过激动和拮抗某些受体而发挥药理作用的。

受体的种类很多，一种是根据与其结合的天然配体分类和命名的。例如，凡能与ACh结合的受体称胆碱能受体，凡与NE或肾上腺素结合的受体称肾上腺素能受体，其余类推；另一种则根据受体激活机制进行分类，凡是由离子激活的受体称为离子通道型受体或促离子型受体（ionotropie receptor），此类受体较少，主要是烟碱受体和氨基酸类递质受体；凡是通过G-蛋白激活的受体称为G-蛋白耦联受体或促代谢型受体（metabotropie receptor），神经递质受体大多数属于此类。

膜受体与配体之间经常发生互动性变化以调节受体的数量与功能。当某种递质分泌不足时，该受体的数量随之增加，亲和力也逐渐升高，称为受体的上调；反之，当某种递质分泌过多时，则该受体的数量逐渐减少，亲和力也逐渐下降，称为受体的下调（down regulation）。膜受体数量的变化发生机制是通过膜的流动性将膜内受体表达于膜表面，也可以通过受体内化（internalization）将表面受体吞入细胞内；而亲和力的改变可能与受体蛋白发生磷酸化而降低其反应性有关。

根据受体分布的部位可将受体分为外周性和中枢性两部分，由于中枢内受体分布及其效应非常复杂，许多问题尚待深入研究。所以以下就外周性受体予以重点介绍。

1. 胆碱能受体　胆碱能受体（cholinergic receptor）根据其药理特性分为毒蕈碱（muscarine）和烟碱（nicotin）受体，前者称为 M 型受体，后者称为 N 型受体。其分布及效应分述如下。

（1）M 型受体：广泛地分布于绝大多数副交感节后纤维支配的效应器（少数肽能纤维支配的效应器除外），以及交感节后纤维支配的汗腺、骨骼肌的血管壁上。目前已分离出 $M_1 \sim M_5$ 受体 5 种亚型，均为 G - 蛋白耦联受体。ACh 与 M 受体结合后，可产生一系列自主神经节后胆碱能纤维兴奋的效应，出现心脏活动的抑制，支气管、胃肠道平滑肌、膀胱逼尿肌和瞳孔括约肌等收缩，消化腺与汗腺的分泌以及骨骼肌血管的舒张等，这种效应称为毒蕈碱样作用，又称 M 样作用。M 样作用可被 M 受体拮抗剂阿托品（atropine）阻断。

（2）N 受体：N 受体又分为 N_1 和 N_2 两种亚型，两种受体均是 ACh 门控（化学门控）通道。为了区别上述两种受体，现将 N_1 受体称为神经元型 N 受体（neuronal - type nicotinic receptor），它分布于中枢神经系统内和自主神经节的突触后膜上，ACh 与之结合可引起节后神经元兴奋；而将 N_2 称为肌肉型 N 受体（muscle - type nicotine receptor），分布在神经 - 骨骼肌接头的终板膜上，ACh 与之结合可使骨骼肌兴奋。ACh 与这两种受体结合所产生的效应称为烟碱样作用，又称 N 样作用。六烃季铵是 N_1 型受体拮抗剂，十烃季铵是 N_2 型受体拮抗剂，而氯筒箭毒碱能同时阻断这两种受体。

2. 肾上腺素能受体　凡是能与儿茶酚胺（catecholamine，CA）类物质相结合的受体，均称为肾上腺素能受体（adrenergic receptor）。该类受体可分为 α 与 β 两种类型。α 受体又可分为 $α_1$ 和 $α_2$ 受体两个亚型，β 受体则分为 $β_1$、$β_2$ 和 $β_3$ 受体三个亚型。所有的肾上腺素能受体都属于 G - 蛋白耦联型受体。由于受体存在部位及类型不同，所以产生的生物效应各异。

（1）α 受体：一般认为 $α_1$ 受体分布于肾上腺素能神经所支配的效应器细胞膜上。在外周组织中，$α_1$ 受体主要定位于平滑肌，以产生兴奋性效应为主。促进皮肤、胃肠与肾脏等内脏血管收缩，以及子宫平滑肌及扩瞳肌收缩等，但对小肠平滑肌产生抑制作用。近年来，发现心肌细胞膜也存在 $α_1$ 受体，它可介导儿茶酚胺的缓慢正性变力作用。$α_2$ 受体主要分布于肾上腺素能纤维末梢的突触前膜上，对突触前 NE 的释放进行反馈调节。哌唑嗪（prazosin）和育亨宾（yohimbine）分别能选择性阻断 $α_1$ 和 $α_2$ 受体而产生降压作用；而酚妥拉明（phenotolamine）可同时阻断 $α_1$ 与 $α_2$ 两种受体。

（2）β受体：$β_1$受体主要分布于心脏组织中，具有兴奋性效应。在生理状态下心脏的$β_1$受体作用占优势，以至掩盖了心脏$α_1$受体的作用；只有在$β_1$受体功能抑制时，$α_1$受体对心脏功能活动的调节才能显现出来。$β_2$受体主要分布在平滑肌，其效应是抑制性的，使支气管、胃肠道、子宫以及冠状动脉、骨骼肌血管等平滑肌舒张。阿替洛尔（atenolol）为$β_1$受体拮抗剂，临床上可用于治疗高血压、缺血性心脏病及快速性心律失常等。普萘洛尔是临床上常用的非选择性β受体拮抗剂，它对$β_1$和$β_2$两种受体均有阻断作用。心动过速或心绞痛等心脏病患者应用普萘洛尔可降低心肌代谢与活动，达到治疗目的；但对伴有呼吸系统疾病的患者，应用后可引发支气管痉挛，应避免使用。

在不同效应器上分布的肾上腺素能受体种类不同，有的仅有α受体或β受体，有的则两种受体共存。因此，当肾上腺素能神经兴奋时，效应器可表现为兴奋，也可能为抑制；此外，α受体和β受体不仅对交感神经递质发生反应，对血液中存在的儿茶酚胺类物质也发生反应，但它们对不同类型受体的结合能力有所不同。NE对α受体作用强，而对β受体作用较弱；肾上腺素对α与β受体作用都强；异丙肾上腺素主要对β受体作用强。

3. 突触前受体 分布在突触前膜的受体称为突触前受体（presynaptic receptor），其主要作用是调节突触前神经末梢递质的释放量。如肾上腺素能纤维末梢的突触前膜上存在着$α_2$受体和$β_2$受体。当$α_2$受体被激活时抑制末梢NE释放；$β_2$受体激活时，则促进NE的释放，但是多以负反馈形式调节NE的释放为主（图4-8）。

4. 中枢受体 中枢神经系统的受体种类较多。除胆碱能M型与N型受体以及肾上腺素能α型与β型受体外，还有多巴胺受体、5-羟色胺受体、兴奋性氨基酸受体、抑制性氨基酸受体、神经激肽类、阿片类以及腺苷类受体等。其中绝大部分为G-蛋白耦联受体。多巴胺受体现已克隆到$D_1 \sim D_5$

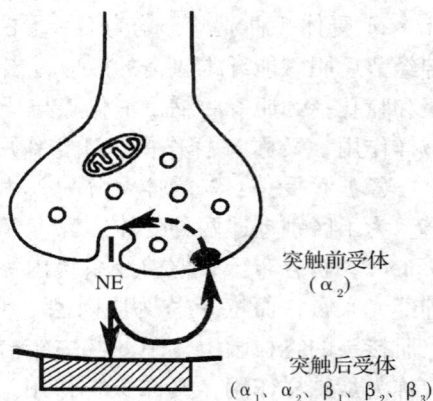

图4-8 突触前受体调节递质释放示意图

五种亚型。5-羟色胺受体已知的有$5-HT_1 \sim 5-HT_7$共7种类型受体，其中$5-HT_1$、$5-HT_2$、$5-HT_5$还可进一步分为多个亚型。兴奋性氨基酸中谷氨酸受体包括促代谢型受体与促离子型受体两种类型，前者已发现有11种亚型，后者可分为三种亚型，分别命名为海人藻酸受体、AMPA受体与NMDA受体。抑制性氨基酸中的γ-氨基丁酸受体分为A、B两种亚型。神经激肽受体已经克隆出NK-1、NK-2、NK-3三种；阿片受体有很多亚型，其中已确定的有μ、δ、κ三种受体。

第四节 反射中枢活动的一般规律

一、反射中枢

反射中枢是中枢神经系统内调节某一特定生理功能的神经元群，为反射弧的中枢部分。在反射过程中，反射中枢不是单纯的传入与传出神经的中转联系环节，而是综合、分析、整理传入信息，并且决定传出信息性质的重要部位。反射中枢的活动不但通过传出神经元直接控制效应器活动，也可以通过神经－内分泌过程调节效应器的活动。

根据调节生理功能的复杂程度不同，反射中枢的范围也存在较大差异，调节简单反射活动的中枢范围较小，而调节复杂生命活动的中枢范围则非常广泛。前者如膝跳反射的中枢在脊髓同一节段，因此该类反射也称单突触反射（monosynaptic reflex）；后者如调节呼吸活动的中枢部分涉及延髓、脑桥、下丘脑以及大脑皮层等，故称多突触反射（polysynaptic reflex）。

二、中枢神经元的联系方式

反射中枢中的神经元通过突触构成非常复杂而多样的联系方式，主要方式有以下几种（图4–9）。

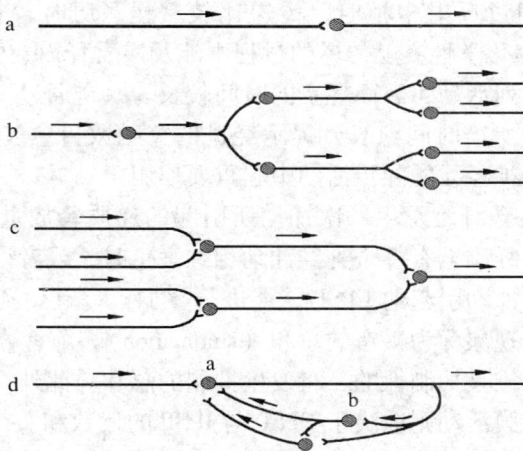

图4–9 中枢神经元的联系方式（→：兴奋传导方向）

1. 单线式联系 这是一个神经元只和另一个神经元形成突触联系的方式，能够保持信息传递的精确性，如视网膜中央凹部分的双极细胞与神经节细胞之间联系。机体内真正的单线联系很少，因此会聚程度较低的突触联系也可视为单线联系。

2. 辐散式与聚合式联系 辐散式（divergence）联系指一个神经元的轴突末梢分别与许多个神经元形成突触联系，常见于感觉传导途径中。这种方式可以将信息传给多个神经元，引起与其相联系的许多神经元同时兴奋或抑制，从而扩大影响范围。聚合式（convergence）联系指多个神经元末梢与同一个神经元建立的突触联系，常见于运动传出途径。这种联系能够将不同神经元的兴奋和抑制在同一神经元上进行整合，引起后者兴奋或抑制。

3. 链锁式与环式联系　在中间神经元之间同时存在辐散和聚合形式则构成环式或链锁式联系。链锁式联系可以扩大神经冲动的空间作用范围，环式联系可以使反射活动通过负反馈及时终止，或通过正反馈而增强或延续。

此外，在中枢神经系统内还有大量的短突起神经元，其投射距离较近，只在某一中枢部位内起联系作用，称局部回路神经元（local circuit neurons），如脊髓内的闰绍细胞等。由局部回路神经元及其突起构成的神经联系，称为局部神经元回路（local neurons circuit）。这种联系能够使神经元间的整合变得更加精细、准确。

三、反射中枢内兴奋传递的特征

反射中枢内兴奋传递的实质是兴奋在多突触间的传递，由于突触本身的特有结构、中枢神经元之间的复杂联系，所以反射中枢内的兴奋传递相对于单突触传递更为复杂，主要有以下六个特征。

1. 单向传递　兴奋在化学性突触的传递只能从突触前膜传向突触后膜。这是因为，神经递质只能由突触前膜释放，并作用于突触后膜的受体上。虽然突触后膜也能释放递质，并与前膜受体结合，但这只是调节突触前膜的递质释放量，与兴奋传递无直接关系。不过对于电突触，因其没有突触前后之分，其兴奋可以双向传递。

2. 中枢延搁　兴奋通过反射中枢时，传递比较缓慢、历时较长的现象称为中枢延搁（central delay）。这是因为化学性突触传递的过程中涉及递质释放、弥散、与后膜受体结合、引起离子通道活动等一系列活动，因而耗费的时间较长。兴奋通过一个突触所需要的时间约为0.3~0.5ms。兴奋传递所需时间愈长，提示经过的突触数目愈多。兴奋通过电突触时无时间延搁，因此可在多个神经元的同步活动中起重要作用。

3. 总和现象　通常一条纤维发生一次冲动所引起的递质释放量很少，仅能引起突触后膜产生局部兴奋，但同一纤维上有多个神经冲动相继发生时，或者许多条纤维的冲动同时到达同一神经元时，则每个冲动引起的EPSP就能进行叠加，一旦达到阈电位则突触后神经元就会爆发动作电位，这种现象称为兴奋的总和（summation）。前者称为时间总和，后者称为空间总和。若前一神经纤维是抑制性的，将发生抑制的总和。此外，当兴奋与抑制信息同时到达同一个神经元时，后膜活动则取决于EPSP与IPSP的代数和。

4. 兴奋节律的改变　某一反射弧的突触前神经元与突触后神经元在兴奋传递过程中的放电频率往往不同，其原因是突触后神经元常同时接受多个突触前神经元的信号，而突触后神经元的状态也可能不同，并且中枢内中间神经元可能是兴奋性，也可能是抑制性的，而且每个中间神经元的特点也存在差异，因此最后传出冲动的节律取决于中枢内多种因素的综合效应。

5. 后发放　当停止刺激某一传入神经后，传出神经仍继续发放冲动，这称为后发放（after-discharge），其主要原因是兴奋性中间神经元参与形成环式联系。此外，当运动中枢发动的骨骼肌收缩时，骨骼肌内肌梭感受器不断发出传入冲动，将骨骼肌被牵拉情况及时传入中枢，以反馈性调节和维持原先反射活动的准确性，也属于后发放。

6. 对内环境变化的敏感和易疲劳 由于突触间隙与细胞外液相通，因此内环境理化因素的变化均会影响化学性突触传递，如酸中毒、缺氧可明显降低突触传递活动，甚至出现昏迷；而碱中毒时，突触传递活动增强，甚至引起惊厥。此外，递质的合成不但需要各种原料而且需要一定的时间，因此当突触前神经元反复受到高频刺激时，由于递质合成不及或储存递质大量消耗，突触后神经元的放电频率就会逐渐减少或消失，这一现象称突触传递的疲劳。疲劳的出现能够防止中枢过度兴奋。临床上可以应用递质合成抑制或促进递质慢性释放使其耗竭等方法治疗高血压等疾病。

四、中枢抑制

中枢抑制（central inhibition）与中枢兴奋一样，都是中枢内一种主动过程，二者的对立统一是任何反射活动协调的基础。根据抑制发生的部位，中枢抑制可分为突触后抑制和突触前抑制；根据电位变化性质又可分为超极化抑制和去极化抑制。

（一）突触后抑制

突触后抑制（postsynaptic inhibition）是通过抑制性中间神经元释放抑制性递质，在突触后膜产生 IPSP 而产生抑制效应。突触后抑制可分为传入侧支性抑制与回返性抑制两种形式（图 4－10，11）。

1. 传入侧支性抑制 传入神经进入中枢后，一方面直接兴奋某一中枢神经元，产生传出效应；同时经侧支兴奋另一抑制性中间神经元，转而抑制另一中枢神经元的活动。这种抑制称为传入侧支性抑制（afferent collateral inhibition），又称交互抑制（reciprocal inhibition）。如引起屈反射的传入神经进入脊髓后，除直接兴奋屈肌运动神经元外，还经侧支兴奋抑制性中间神经元，再抑制伸肌运动神经元，从而在屈肌收缩的同时使伸肌舒张。这种抑制的意义是保证不同中枢之间的活动得到协调。

2. 回返性抑制 中枢神经元兴奋后，神经冲动沿轴突传出的同时，还会通过轴突侧支返回兴奋另一抑制性中间神经元，后者通过释放抑制性递质，抑制原先发动兴奋的神经元及同一中枢的其他神经元，这称为回返性抑制，属于负反馈抑制。例如，脊髓前角 α 运动神经元兴奋引起骨骼肌运动的同时，轴突发出侧支兴奋闰绍细胞，后者释放甘氨酸，抑制始发运动的 α 神经元的活动。回返性抑制的意义是及时终止神经元的兴奋，并促使同一中枢内许多神经元的活动同步化。

药物士的宁或破伤风毒素可破坏闰绍细胞的功能，阻断回返性抑制，而导致骨骼肌痉挛。

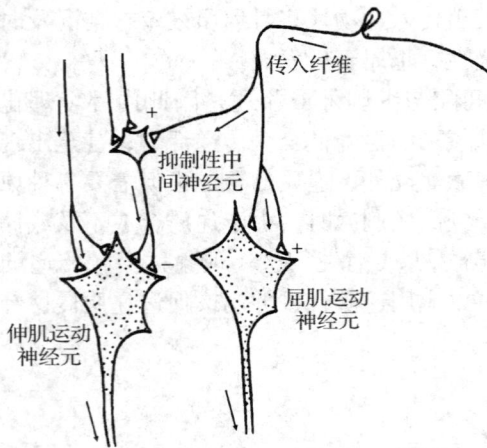

图 4 - 10　传入侧支抑制模式图

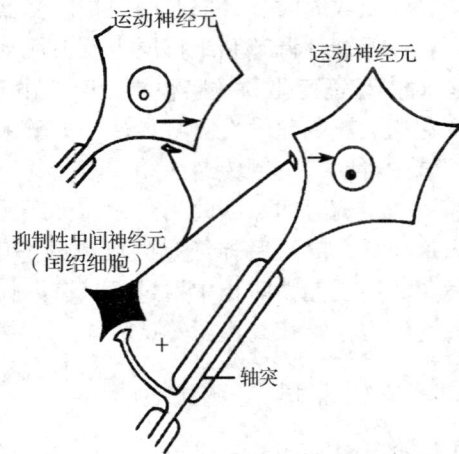

图 4 - 11　回返性抑制模式图
黑色神经元为抑制性中间神经元（闰绍细胞）

（二）突触前抑制

突触前抑制（presynaptic inhibition）是指抑制部位发生在突触前膜的一种抑制形式。突触前抑制通常是以三个神经元构成轴突 - 轴突与轴突 - 胞体两个联合型突触为结构基础的。如图 4 - 12 所示，轴突 B 与神经元 C 构成轴突 - 胞体式突触，轴突 A 与轴突 B 构成轴突 - 轴突突触，与神经元 C 不直接形成突触。当仅兴奋轴突 B 时，神经元 C 产生 EPSP，总和后可产生兴奋；若仅兴奋轴突 A，则神经元 C 不产生兴奋。但是如果先兴奋轴突 A 后再兴奋轴突 B，则神经元 C 上产生的 EPSP 明显减小而不能达到阈电位或兴奋效应。突触前抑制的机制目前认为，由于轴突 A 兴奋时释放的 GABA 作用于轴突 B 膜上的 $GABA_A$ 受体，引起轴突 B 膜的 Cl^- 电导增加而使膜电位绝对值减小，当轴突 B 产生动作电位时幅度变小，时程缩短，使进入轴突 B 的 Ca^{2+} 减少而递质释放量减少，使神经元 C 产生的 EPSP 不足以达到阈电位而出现抑制效应。

与突触后抑制不同，突触前抑制发生时，两个突触后膜均出现去极化电位，因此也称为去极化抑制。突触前抑制在中枢内广泛存在，多见于感觉传入系统的各级转换站，其生理意义在于调节感觉传入活动。突触前、后抑制的区别见表 4 - 2。

表 4 - 2　　　　　　　　　突触前抑制与突触后抑制的主要区别

区别项目	突触前抑制	突触后抑制
抑制产生部位	突触前膜	突触后膜
突触结构特点	轴突 - 轴突突触与 轴突 - 胞体突触联合	轴突 - 胞体突触 轴突 - 树突突触
前膜递质性质	兴奋性	抑制性
后膜电位变化	产生去极化	产生超极化
作用特点	潜伏时间、持续时程长	持续时程短
功能意义	调节感觉传入活动	协调中枢功能活动

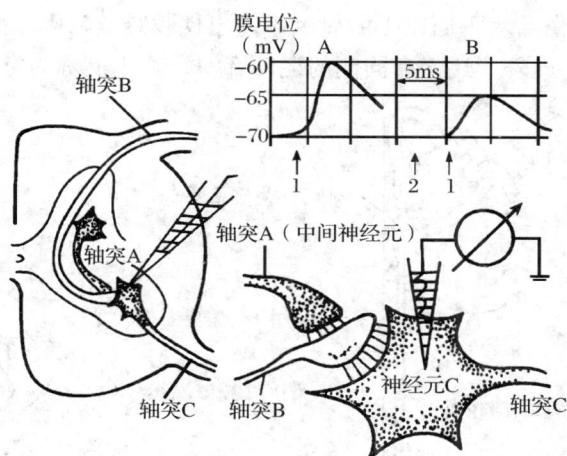

图 4-12　突触前抑制产生示意图

（三）中枢易化

中枢易化可分为突触后易化和突触前易化。一个突触后膜通常接受多个神经元传递来的信息，总和后使 EPSP 接近于阈电位水平而提高其兴奋性，称为突触后易化（postsynaptic facilitation）。突触前易化（presynaptic facilitation）发生在突触前膜，其结构基础与突触前抑制相似，在图 4-12 中，如果发生在轴突 B 的动作电位时程延长，则 Ca^{2+} 通道持续开放，进入轴突 B 的 Ca^{2+} 增多可以明显促进递质释放，以提高神经元 C 产生的 EPSP 水平，称为突触前易化。

第五节　神经系统的感觉分析功能

机体内外环境的各种刺激由感受器感受后，转换为沿传入神经上传的神经冲动，通过特定神经通路传入脊髓和大脑，在神经中枢进行分析处理，从而产生各种特定感觉。

一、躯体感觉的传导

躯体感觉包括浅感觉和深感觉两大类，前者又分为触-压觉、温度觉和痛觉等，后者又称本体感觉，包括位置觉和运动觉。躯体感觉的传入通路一般需要三级神经元接替，第一级神经元位于脊神经节或相应脑神经节内；第二级神经元位于脊髓后角或脑干有关神经核内；第三级神经元位于丘脑的感觉接替核内。

源于各种感受器的神经冲动，除了通过脑神经传入中枢外，大部分经脊神经后根进入脊髓，其中浅感觉在脊髓后角更换神经元后，在中央管前交叉到对侧上行抵达丘脑；深感觉进入脊髓后，自同侧后索上行，在薄束核与楔束核内更换神经元后，交叉到对侧，经内侧丘系抵达丘脑。由于浅感觉传导通路是先交叉后上行，而深感觉传导通路则是先上行后交叉，因此当脊髓半离断时，在离断水平面以下的对侧躯体出现浅感觉障碍，而在离断的同侧发生深感觉障碍（图 4 – 13）。此外，还伴有同侧的运动麻痹，临床上称为脊髓半切综合征。

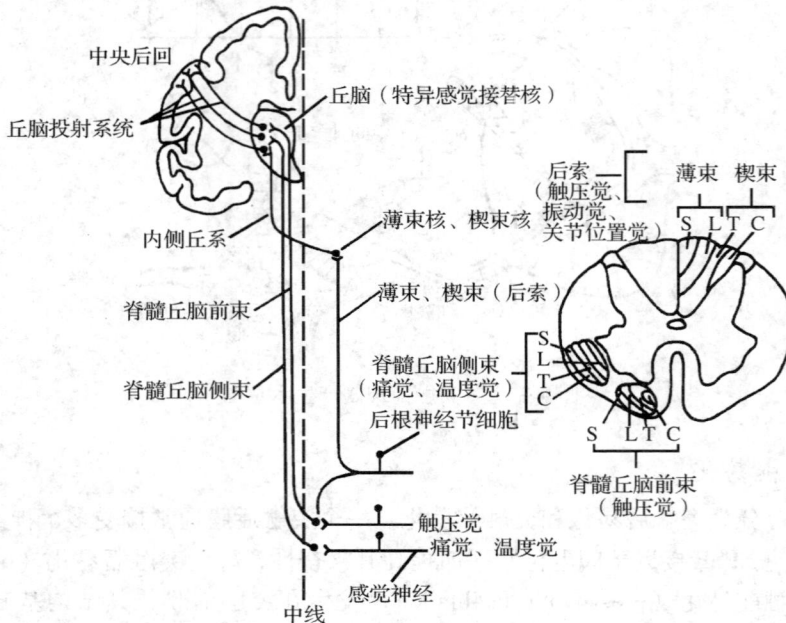

图 4 – 13　四肢和躯干的体表感觉传导通路及脊髓横断面示意图
S：骶；L：腰；T：胸；C：颈

二、丘脑的核团及其感觉投射系统

丘脑由大量神经核团构成，是除嗅觉外各种感觉传入通路的重要中继站，能够对感觉传入进行初步分析和综合。按功能可将丘脑核团分为三类：第一类是特异感觉接替核群，是特异性感觉投射系统的换元部位，接受第二级感觉投射纤维，换元后投射到大脑皮层感觉区；第二类是联络核群，此核群不直接接受感觉纤维的投射，只接受特异感觉接替核和其他皮层下中枢投射来的纤维，换元后投射到皮层某些特定区域，其功能与各感觉在丘脑和大脑皮层的联系协调有关；第三类是非特异投射核（nonspecific projection nucleus）群，是非特异投射系统神经纤维的换元部位。根据丘脑各部分向大脑皮层投射特征的不同，可把感觉投射系统分为特异投射系统和非特异投射系统（图 4 – 14）。

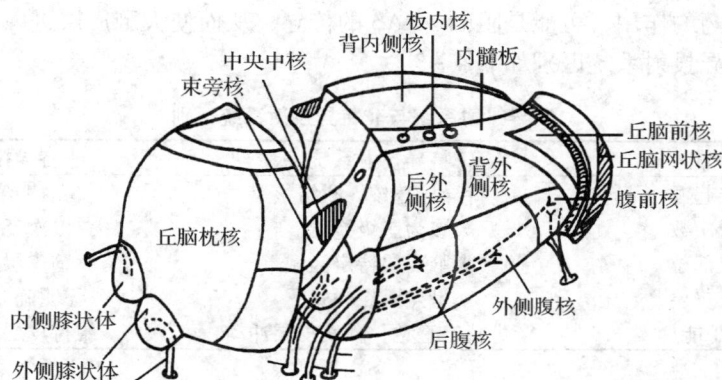

图 4 - 14 丘脑主要核团示意图

（一）特异投射系统

特异投射系统（specific projection system）是指丘脑特异感觉接替核及其投射到大脑皮层的神经纤维，由三级神经元接替完成，终止于皮层特定区域的第四层细胞，与该层神经细胞形成突触，引起特定感觉。并且外周感受器与皮层代表区具有点对点的联系。此外，这些投射纤维还通过若干中间神经元接替与大锥体细胞构成突触关系，而激发大脑皮层发出传出冲动。源于丘脑联络核的纤维与大脑皮层有特定的投射关系，所以也归属于该系统。

（二）非特异投射系统

非特异投射系统是指丘脑非特异投射核群及投射到大脑皮层的神经纤维（图 4 - 15）。该投射系统的纤维主要来源于感觉上行传导通路中第二级神经元，特别在通过脑干时，第二级神经元侧支反复换元，形成大量突触后再发出纤维交织成网，构成脑干网状结构，上行到丘脑后在非投射神经核群换元，最终以弥散的方式投射到大脑皮层广泛区域。由于多次换元所以不具有点对点的联系，也不能够引起特定的感觉。该投射系统纤维进入皮层后多以游离末梢形式与神经元的树突构成突触，主要功能是维持和改善大脑皮层兴奋状态。动物实验表明，损毁脑干头端部网状结构，保留上传的特异感觉传导通路，动物即进入昏睡状态；若在中脑水平切断特异感觉通路而不损害内侧网状结构，则动物仍处于清醒状态。由此可见，在脑干网状结构内存在具有上行唤醒作用的功能系统，将此系统称为网状结构上行激动系统（ARAS）。由于这一系统是一个多突触接替的上行系统，所以容易受药物的影响。

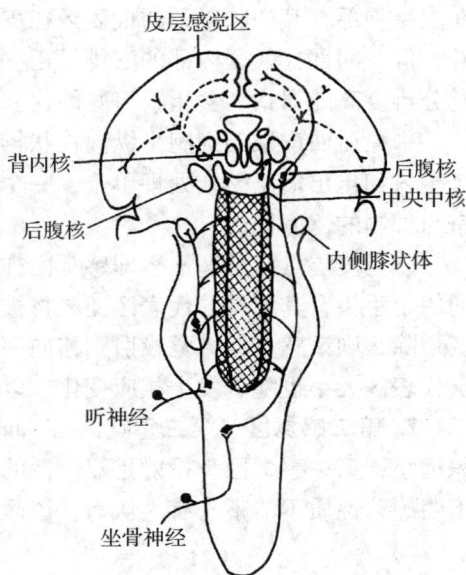

图 4 - 15 感觉投射系统示意图
网线区代表脑干网状结构，实线代表特异投射系统，虚线代表非特异投射系统

如巴比妥类催眠药的作用，可能是阻断 ARAS 的传导，从而使大脑皮层进入抑制状态。特异投射系统与非特异投射系统区别如表 4－3。

表 4－3　　　　　　　　　　特异投射系统与非特异投射系统区别

区 别 项 目	特异投射系统	非特异投射系统
神经纤维起源	特异接替核、联络核	非特异投射核
传入换元次数	多为三级换元	多次反复换元
投射皮层部位	大脑皮层特定区域	大脑皮层广泛区域
感受器与皮层	呈点对点联式	无明确对应关系
主 要 功 能	产生特定感觉，激发皮层冲动	维持皮层觉醒状态

三、大脑皮层的感觉分析功能

各种感觉传入冲动经特异投射系统最后投射到大脑皮层的躯体感觉代表区，主要分为体表感觉区和本体感觉区。

（一）体表感觉

体表感觉代表区分为第一和第二两个感觉区，前者更为重要。

1. 第一感觉区　第一感觉区（somatic sensory area I）位于中央后回，相当于 Brodmann 分区的 3－2－1 区。该皮层感觉区产生的感觉定位明确，性质清晰，其感觉投射有如下规律：①躯体、四肢部分投射纤维左右交叉，即一侧的体表感觉投射到对侧大脑皮层的相应区域，但头面部感觉的投射是双侧性的；②感觉区域的空间总体安排呈倒置型，即下肢代表区在皮层顶部，其中膝以下的代表区在皮层内侧面，上肢代表区在中间部，头面部代表区在底部，但头面部代表区内部的安排是正立的；③感觉区的大小与体表感觉的灵敏度有关，如感觉分辨度高的拇指、食指、口唇的代表区大，相反躯干部代表区小（图 4－16）。

中央后回皮层的细胞呈纵向柱状排列，以构成皮层感觉功能单位即感觉柱。感觉柱是一个传入和传出信息整合处理单位，一个感觉柱兴奋时，其邻近感觉柱细胞则受抑制，形成兴奋与抑制的镶嵌模式。

感觉皮层具有可塑性，即感觉区神经元之间的广泛联系可发生较快的改变。例如截去猴的一个手指，其原有的代表区随之将被相邻手指的代表区取代；反之，将皮层某感受器代表区切除，则该感受器感觉投射则移向邻近皮层区域。另外，某外周器官感觉功能改变，其皮层代表区大小也随着发生相应变化，以提高皮层的适应能力。

2. 第二感觉区　第二感觉区（somatic sensory area II）位于中央前回与脑岛之间，面积远小于第一感觉区。投射是双侧性的，空间安排呈正立位。它对感觉分析功能粗糙，定位不明确，性质不清晰。有人认为，该区与痛觉的关系密切。

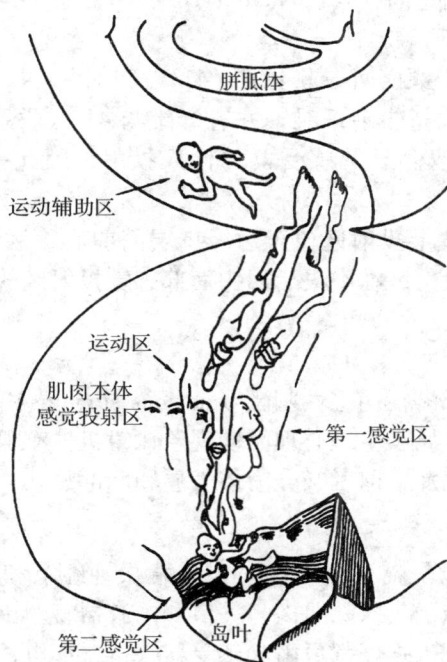

图 4 - 16 大脑皮层皮肤感觉与躯体运动功能代表区示意图

（二）本体感觉

本体感觉是指肌肉、关节等的运动觉与位置觉。中央前回（4 区）既是运动区，也是肌肉本体感觉投射区，即感觉区与运动区相互重叠，因此称此区为感觉运动。刺激人脑的中央前回，可引起受试者试图发动肢体运动的主观感觉；切除动物的运动区，由本体感受器刺激作为条件刺激建立起来的条件反射则发生障碍。

（三）内脏感觉

内脏感觉投射的范围较弥散，与体表感觉区有一定的重叠。第一感觉区的躯干与下肢部位有内脏感觉代表区；人脑的第二感觉区和运动辅助区都与内脏感觉有关；边缘系统的皮层部位也是内脏感觉的投射区。

（四）特殊感觉

1. 视觉 视觉皮层代表区位于枕叶内侧的距状裂上、下缘（17 区）。由视网膜神经节细胞发出的纤维形成视觉传导通路，其中来自两眼鼻侧的视神经纤维交叉形成视交叉，而来自颞侧神经纤维则不交叉。来自左眼颞侧和右眼鼻侧的传入纤维投射到左侧枕叶皮层；右眼颞侧和左眼鼻侧的传入纤维投射到右侧枕叶皮层。因此，一侧枕叶皮层受损可造成对侧偏盲，而双侧枕叶损伤时可导致全盲。视网膜的上半部投射到距状裂的上缘，下半部投射到下缘，视网膜中央的黄斑区投射到距状裂的后部，周边区投射到距状裂的前部。

视网膜神经节细胞与皮层代表区间具有点对点的投射联系，其皮层感觉细胞呈柱状排列，形成类似躯体感觉柱样的定向柱（orientation column）。每个定向柱对某一特定方向的光带作出最佳反应。

2. 听觉　听觉代表区位于颞横回与颞上回（41 与 42 区），41 区接受来自内侧膝状体的放射纤维投射，42 区也接受少量投射纤维，并有纤维与 41 区联系。听觉投射是双侧性的，即一侧皮层代表区接受来自双侧耳蜗感受器的传入投射，因此一侧代表区受损不会引起全聋。

3. 嗅觉与味觉　嗅觉的皮层投射区位于边缘皮层的前底部区域，包括梨状区皮层的前部、杏仁核的一部分。味觉投射区在中央后回头面部感觉投射区的下侧和脑岛后部皮层。

四、痛觉

疼痛是机体受到伤害性或潜在伤害性刺激（noxious stimulus）时引起的感觉，常伴有不愉快的情绪和自主神经反应，属于生理心理活动现象，对机体有保护作用。根据伤害性刺激发生的部位分为躯体痛和内脏痛，前者又分为体表痛和深部痛。

（一）躯体痛

1. 疼痛的产生　伤害性感受器（nociceptor）是背根神经节和三叉神经节中初级感觉神经元的游离末梢，广泛地分布于皮肤、肌肉、关节和内脏器官。因为伤害性感受器特异性不强，所以任何刺激只要达到一定强度都可引起感受器兴奋，如电、机械与化学刺激均能够发生疼痛反应。温热性刺激也可以引起痛觉，但其感受器阈值比伤害感受器兴奋阈值高约 100 倍以上，所以敏感性较差。

目前认为，伤害性感受器是化学感受器，能够引起其兴奋的物质称为致痛物质。在外伤、炎症、缺血、缺氧等伤害性刺激的作用下，由损伤组织局部释放、合成一些致痛物质，如 H^+、K^+、5-羟色胺、组胺、缓激肽、P 物质、前列腺素、白三烯、血栓素与血小板激活因子等，当致痛物质达到一定浓度时，使伤害性感受器致敏、兴奋，产生痛觉传入冲动，到达皮层产生痛觉。

2. 体表痛　发生在体表的疼痛感觉称为体表痛。伤害性刺激作用于皮肤时，可先后出现快痛（fast pain）和慢痛（slow pain）两种性质的痛觉。快痛又称第一痛或急性痛，其特点是：①产生、消失迅速；②定位清楚；③多为尖锐的刺痛；④常伴有屈肌收缩；⑤吗啡类止痛作用不明显。慢痛也称第二痛，特点是：①产生、消失缓慢，有长时间的后作用；②定位不清楚；③多为烧灼样痛；④常伴有情绪反应和内脏功能的改变；⑤吗啡类止痛作用明显。外伤时上述两种痛觉相继出现，不易明确区分；皮肤有炎症时，常以慢痛为主。此外，深部组织（如骨膜、韧带和肌肉等）和内脏的痛觉，一般也表现为慢痛。

痛觉的二重性表明，在痛觉传导上存在着不同传导速度的两类神经纤维。通常快痛由较粗的、传导速度较快的 A_δ 纤维传导，其兴奋阈较低；慢痛由无髓鞘、传导速度较慢的 C 纤维传导，其兴奋阈较高。快痛主要经特异投射系统到达大脑皮层的第一和第二感觉区，引起特定痛觉；慢痛主要经非特异投射系统到达脑皮层第二感觉区和边缘系统（limbic system），引起不明确痛觉。

在上述痛觉传导通路中，脊髓背角与丘脑髓板内核群是两个关键部位。脊髓背角是痛觉信号传递的第一级中枢，也是最重要的整合中枢之一。丘脑作为痛觉信息传向大脑皮层的主要中继站，是痛觉最重要的整合中枢，其整合作用主要发生于髓板内核群，如髓板内核群的束旁核是痛觉感受的中枢。

3. 深部痛 发生在躯体深部组织，如关节、骨膜、韧带和肌肉等部位的痛觉称为深部痛。深部痛多表现为慢痛，定位不清，伴有恶心、出汗、心跳和血压变化等自主神经反应。深部痛觉通常由于局部炎症、痉挛、缺血等引起致痛物质释放，继而兴奋痛觉感受器而引起。

（二）内脏痛与牵涉痛

1. 内脏痛 内脏痛是伤害性刺激作用于内脏器官所引起的疼痛。内脏无本体感受器，温度觉与触觉感受器也很少，因此内脏感觉主要是痛觉。但是分布于内脏的痛觉感受器数量明显少于躯体，导致了内脏痛的定位不准确。内脏痛的传入神经位于自主神经内，沿着躯体感觉的同一通路上行，经脊髓丘脑束和感觉投射系统到达大脑皮层第一感觉区，第二感觉区和运动辅助区、边缘系统皮层等也与内脏感觉有关。

内脏痛与体表痛相比有两个明显的特征：一是疼痛发生缓慢、持续、定位不精确和对刺激的分辨能力差，常伴有明显的自主神经活动变化，情绪反应强烈，有时甚于疾病本身；二是切割、烧灼等刺激一般不引起内脏痛，但对机械性牵拉、缺血、痉挛、炎症与化学刺激则非常敏感，往往引起剧烈疼痛，甚至危及生命。

内脏疾病除了引起患病器官本身的疼痛外，还经常引起邻近体腔壁疼痛。体腔壁层浆膜（胸膜、腹膜、心包膜）受到炎症、压力、摩擦或牵拉等刺激产生的疼痛称为体腔壁痛（parietal pain）。这种疼痛与躯体痛类似，由躯体神经传入，定位清楚、准确。

2. 牵涉痛 某些内脏疾病往往引起体表某一特定部位发生疼痛或痛觉过敏，这种现象称为牵涉痛（referred pain）。每一内脏器官均有特定的牵涉痛区域，如心肌缺血可引起左肩、左臂内侧、左侧颈部和心前区疼痛；胆囊炎、胆结石可出现右肩胛部疼痛；阑尾炎初期常有上腹部或脐区疼痛。牵涉痛并非内脏痛所独有，深部躯体痛、牙痛也可发生牵涉痛。目前牵涉痛的发生通常用会聚学说（convergence theory）与易化学说（facilitation theory）来解释（图4-17）。会聚学说认为，来自于躯体痛和内脏痛的传入纤维会聚到同一水平的脊髓后角神经元，并由同一个二级神经纤维上传入脑。由于大脑皮层习惯于识别来自皮肤的刺激，因此内脏痛被误认为是体表痛，从而产生牵涉痛。易化学说认为，内脏痛觉的传入冲动可以提高内脏-躯体会聚神经元的兴奋性，易化了相应皮肤区域的传入，导致牵涉性痛觉过敏。

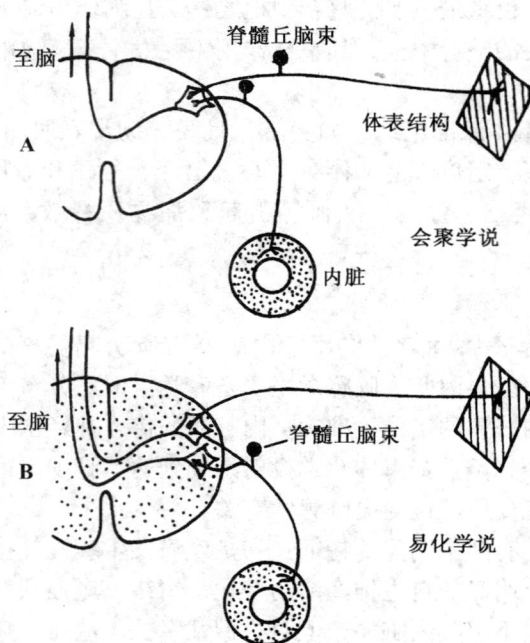

图 4-17　牵涉痛的会聚学说和易化学说示意图

第六节　神经系统对姿势和运动的调节

机体的各种姿势和运动是以骨骼肌活动为基础和背景的，而骨骼肌的舒缩活动受神经系统的调节，其调节主要分为脊髓、脑干下行系统和大脑皮层运动区三个水平，同时接受小脑和基底神经节的调节。

一、脊髓对躯体运动的调节

脊髓是调节躯体运动的最基本反射中枢，它能够完成一些简单的躯体运动反射，如牵张反射、屈反射和交叉伸肌反射等。在脊髓前角和脑干绝大多数脑神经核内存在大量的运动神经元，是直接调控骨骼肌完成各种反射活动的最终神经元，因此称其为躯体反射的最后公路（final common path）。

（一）脊髓前角运动神经元

脊髓前角内存在 α、β 与 γ 三种神经元，其轴突直接支配到相应的骨骼肌，但 β 运动神经元的功能尚不清楚。

1. α 运动神经元与运动单位　α 运动神经元数量较多，胞体大小不一，其所发出的 Aα 传出纤维末梢在肌肉内分成许多小支，每一小支支配一根骨骼肌纤维。当一个 α 运动神经元兴奋时，其所支配的肌纤维均会收缩。将一个 α 运动神经元及其所支配的全部肌纤维所组成的功能单位，称为运动单位（motor unit）。脑干运动神经元及所支配的骨骼肌纤维也视为运动单位。根据 α 运动神经元对运动单位内肌纤维反应特性的不同，可将运动单位大致分为两类：一类是动态性运动单位，由轴突传导速度快的 α 运动神经元支配快肌纤维；另一类是静态性运动单位，由传导速度慢的 α 运动神经元支配慢肌纤维。

2. γ运动神经元　　γ 运动神经元的胞体散在于 α 运动神经元之间，胞体较小，其所发出的 Aγ 纤维较细，分布于肌梭两端的梭内肌。γ 运动神经元主要接受高位中枢的调控，当其兴奋时会引起梭内肌收缩，从而增加肌梭感受器的敏感性。正常情况下，一些 γ 运动神经元可持续放电，维持肌梭的紧张性。

（二）脊髓反射

1. 肌牵张反射（stretch reflex）　　是指有神经支配的骨骼肌被牵拉伸长时出现的收缩现象。根据牵拉与肌肉收缩形式不同，牵张反射可分为腱反射（tendon refex）与肌紧张（muscle tonus）两种类型。

（1）腱反射：又称位相性牵张反射，是指快速牵拉肌腱时被牵拉肌肉发生快速而明显的缩短。例如膝反射就是快速叩击股四头肌肌腱后所引起股四头肌发生的一次快速收缩。腱反射的传入纤维较粗，传导速度较快，反射的潜伏期很短，中枢延搁只相当于一个突触的传递时间，故认为腱反射是单突触反射。

腱反射的传出纤维主要是支配快肌纤维成分 α 运动神经元，这类运动单位的收缩力量大、速度快。临床上常通过检查腱反射来了解神经系统的功能状态。如果腱反射减弱或消失，常提示反射弧的传入、传出通道或者脊髓反射中枢受损；而腱反射亢进，则说明控制脊髓的高级中枢作用减弱，提示高位中枢的病变，如大脑皮层运动区、锥体束受损等。

（2）肌紧张：又称紧张性牵张反射，是指缓慢持续牵拉肌腱时，所引起的受牵拉肌肉发生持续而缓慢的收缩状态。其意义是防止肌肉过度被拉长，以维持直立姿势反射以及肌肉收缩。肌紧张中枢的突触接替属于多突触型，其传出纤维是支配慢肌纤维成分 α 运动神经元，多表现为同一肌肉内的不同运动单位进行轮换收缩，所以不表现出明显的动作，只是维持持久而不易疲劳的紧张状态。不论是伸肌和屈肌均有肌紧张反射，尤以伸肌明显。当身体直立时，由于重力的影响，支持体重的关节趋向于被重力所弯曲，弯曲的关节势必使伸肌肌腱受到牵拉，从而产生牵张反射使伸肌的肌紧张增强，以对抗关节的屈曲来维持站立姿势。如果破坏肌紧张反射弧的任何部分，即可出现肌紧张的减弱或消失，表现为肌肉松弛，以致不能维持躯体的正常姿势。

（3）牵张反射的感受装置与反射途径：肌梭

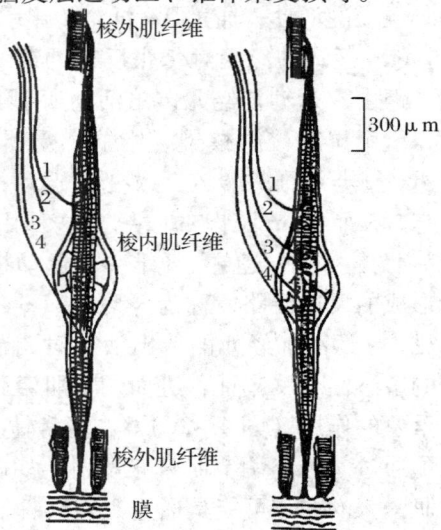

图 4-18　A：显示传出神经支配；
B：显示传出和传入神经支配；
1，4：传出纤维；2：Ⅰ类传入纤维；
3：Ⅱ类传入纤维

(muscle spindle) 是腱反射与肌紧张的感受器 (图4-18)。其外层是一梭形结缔组织囊，囊内含有多条特殊肌纤维，称为梭内肌纤维；而囊外一般骨骼肌纤维，称为梭外肌纤维。梭内肌纤维与梭外肌纤维平行排列，呈并联关系。梭内肌纤维的收缩成分位于纤维的两端。中间部是肌梭的感受装置，两者呈串联关系。因此当梭外肌收缩时，梭内肌感受装置所受牵拉刺激减少；当梭外肌被拉长或梭内肌收缩时，均可使肌梭感受器因牵拉刺激而兴奋。

梭内肌纤维根据其形态可分为核袋纤维 (nuclear bag fiber) 与核链纤维 (nuclear chain fiber) 两种类型。肌梭的传入神经有Ⅰa和Ⅱ类纤维两类，Ⅰa类纤维直径较粗，末梢呈螺旋形环绕于核袋和核链纤维的感受器部位；Ⅱ纤维直径较细，其末梢呈花枝状，通常分布于核链纤维的感受器上 (图4-19)。两类传

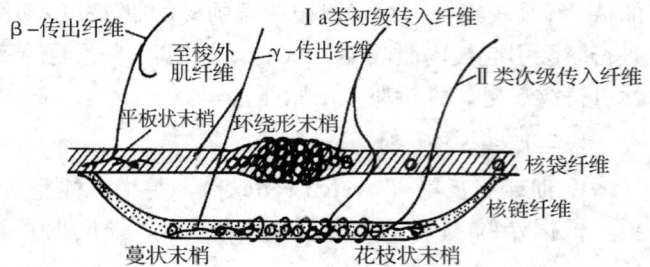

图4-19　哺乳类动物肌梭主要组成部分示意图

入纤维均与脊髓前角α运动神经元形成突触关系。核袋纤维上的感受器可能与快速牵拉的感受有关，其表现为动态性反应 (dynamic response)，在位相性牵张反射中具有重要意义；核链纤维上的感受器与缓慢、持续性牵拉感受有关，其表现为静态性反应 (static response)，对肌紧张性牵张反射具有重要意义。Ⅰa和Ⅱ类纤维的传入冲动进入脊髓后，除产生牵张反射外，还通过侧支和中间神经元接替上传到小脑与大脑皮层感觉区。当肌肉受到外力牵拉时，梭内肌感受装置被拉长而变形，导致Ⅰa纤维传入冲动增加，引起支配同一肌肉的α运动神经元的活动，通过Aα纤维传出引起梭外肌收缩，从而完成一次牵张反射。

①γ运动神经元对牵张反射的调节：γ运动神经元兴奋时，并不能直接引起肌肉的收缩，但由γ运动神经元传出活动所引起的梭内肌收缩，能牵拉肌梭内核袋纤维上感受器并引起兴奋，通过Ⅰa类纤维的传入，改变α运动神经元的兴奋状态，从而调节肌肉的收缩。这种由γ运动神经元→肌梭→Ⅰa类传入纤维→α运动神经元→肌肉所形成的反馈环路，称为γ环路 (γ-loop)。由此可见，γ运动神经元的传出活动对调节肌梭感受装置的敏感性与反应性，进而调节肌牵张反射具有十分重要的作用 (图4-20)。在正常情况下，高级中枢可通过γ环路调节肌牵张反射，如脑干网状结构对肌紧张的调节可能是通过兴奋或抑制γ环路而实现的。

②腱器官与反牵张反射：腱器官 (tendon organ) 是分布于肌腱胶原纤维之间的牵张感受装置，与梭外肌呈串联关系。其传入纤维是直径较细的Ⅰ

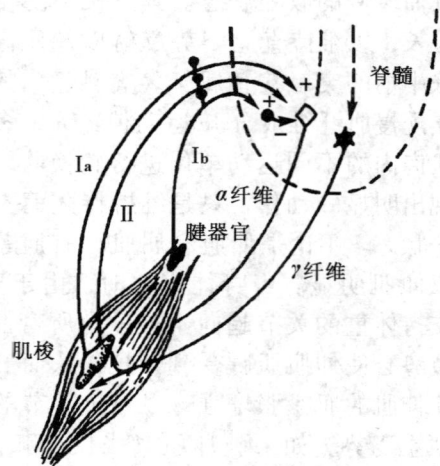

图4-20　γ-环路示意图
+：兴奋；-：抑制

b 类纤维，传入冲动通过抑制性中间神经元，抑制同一肌肉 α 运动神经元的活动。腱器官是一种感受肌肉张力变化的感受器。腱器官对肌肉的被动牵拉刺激不太敏感，但对肌肉主动收缩所产生的牵拉却异常敏感。在牵张反射活动中，随着肌肉被牵拉延长，肌梭兴奋传入冲动增多而反射性使肌收缩进一步增加，当肌肉收缩达到一定强度时，腱器官则发生兴奋，通过 Ⅰb 类传入纤维抑制同一肌肉收缩，防止过分收缩引起对肌肉的损伤。这种肌肉受到强烈牵拉时所产生的舒张反应，称为反牵张反射（inverse stretch reflex）。

2. 屈反射与交叉伸肌反射 肢体皮肤受到伤害刺激时，通常引起受刺激侧肢体的屈肌收缩，伸肌舒张，使肢体屈曲，称为屈反射（flexor reflex）。如火烫、针刺皮肤时，该侧肢体立即缩回，以避开有害刺激，对机体有保护意义。屈反射是一种多突触反射，其反射弧的传出部分可支配多个关节的肌肉活动。该反射的强弱与刺激强度有关，如足趾受到较弱的刺激时，只引起踝关节屈曲；随着刺激的增强，膝关节和髋关节也可以发生屈曲。当刺激达到一定强度时，则对侧肢体出现伸直的反射活动，称为交叉伸肌反射（crossed extensor reflex）。该反射是一种姿势反射，其意义是维持身体的姿势平衡。

（三）脊休克

哺乳类动物和人类在第 5 颈段水平将脊髓与脑完全断离后，呼吸功能仍得以维持，而脊髓暂时丧失一切反射活动的能力或无反应状态的现象，称为脊休克（spinal shock）。

脊休克的主要表现有：在横断面以下脊髓所整合的屈反射、交叉伸肌反射、腱反射与肌紧张均丧失；外周血管扩张，动脉血压下降，发汗、排便和排尿等自主神经反射消失等。经过一段时间后，已经丧失的脊髓功能可以逐渐恢复。一般说，恢复的快慢与动物进化程度有关。低等动物恢复较快，如蛙，在数秒或数分钟内即恢复；在狗、猫可持续数小时至数日；猴需要数日或数周；人类因外伤引起的脊髓休克，可长达数周乃至数月以上。一些比较原始、简单的反射，如屈反射、腱反射等先恢复；而比较复杂，如交叉伸肌反射、搔爬反射等后恢复。在脊髓躯体反射恢复后，部分内脏反射活动也随之恢复，如血压逐渐恢复上升达一定水平，并出现一定的排便、排尿反射。由此可见，脊髓本身可完成一些简单的反射，脊髓内存在着低级的躯体反射与内脏反射中枢。但脊髓横断后，由于脊髓内上行与下行的神经束均被中断，因此断面以下的各种感觉和随意运动很难恢复，甚至永远丧失，临床上称为截瘫。

脊休克产生的原因并非由于切断损伤的刺激性影响引起的，因为当反射恢复后，在原切面之下进行第二次脊髓切断并不能使脊休克重新出现。目前认为，脊休克产生的原因是由于离断的脊髓突然失去了高位中枢的调节，特别是失去了大脑皮层、脑干网状结构和前庭核的下行性易化作用。实验证明，切断猫的网状脊髓束、前庭束和猴的皮层脊髓束，均可产生类似脊休克的现象。说明正常情况下，中枢的下行传导束对脊髓施以易化作用，维持脊髓的正常功能。

二、脑干对肌紧张和姿势的调节

高级中枢系统对于肌紧张和姿势的调节主要是通过脊髓前角 α 和 γ 神经元完成的。前者是直接影响梭外肌；后者则改变梭内肌的敏感性间接影响梭外肌。而脑干则以调控 γ 神经元为主，发挥对肌紧张和姿势的调节作用。

（一）脑干对肌紧张的调节

1. 脑干网状结构易化区与抑制区 将脑干网状结构中具有加强肌紧张和肌肉运动的区域，称为易化区（facilitatory area）；具有抑制肌紧张和肌肉运动的区域，称为抑制区（inhibitor area）。易化区分布范围较抑制区广大，包括延髓网状结构的背外侧部分、脑桥被盖、中脑及脑干中央区域、下丘脑和丘脑中线核群等部位，与延髓前庭核、小脑前叶两侧部等部位共同构成易化系统。此外，易化区还接受各种上行纤维的传入冲动。抑制区主要位于延髓网状结构的腹内侧部分（图4-21）。但是大脑皮层运动区、纹状体与小脑前叶蚓部等神经结构对肌紧张抑制作用也是通过网状结构抑制区，由此构成抑制系统。易化系统与抑制系统均通过网状脊髓束的下行与脊髓γ运动神经元建立突触联系，分别通过兴奋或抑制γ运动神经元调节着肌紧张。易化区和抑制区在功能上，两者活动相互拮抗而取得相对平衡，以维持正常肌紧张。从活动的强度来看，易化区的活动较抑制区强，具有持续的自发放电活动；而抑制区本身无自发电活动，只有在接受高位中枢传入冲动时，才能发挥下行抑制的作用。因此在肌紧张平衡调节中，易化区略占优势。

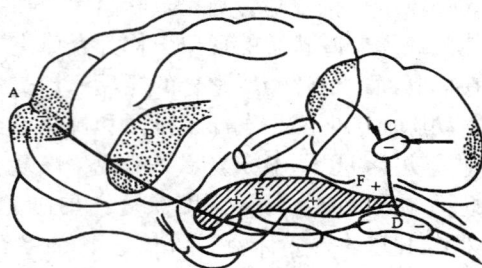

图4-21　猫脑干网状结构下行易化和抑制系统示意图
A：运动皮层；B：基底神经节；C：小脑；D：网状结构抑制区；
E：网状结构易化区；F：前庭神经核

2. 去大脑僵直 在中脑上、下丘之间横断脑干后，动物立即出现全身抗重力肌即伸肌紧张亢进，表现为四肢伸直、头尾昂起、脊柱挺硬的角弓反张现象，称此为去大脑僵直（decerebrate rigidity）（图4-22）。

去大脑僵直是因为切断了大脑皮层运动区和纹状体等结构与脑干网状结构的功能联系，主要是由于抑制区失去了高位中枢的始动作用所致。虽然与易化区联系的神经结构同时也有部分被切断，但易化区本身具有自发活动，又与前庭核保持着联系，所以易化区的活动较抑制区占有明显优势，故导致以伸肌紧张加强为主的去大脑僵直现象。临床上，当脑损伤、脑出血等病变发生时，皮层与皮层下失

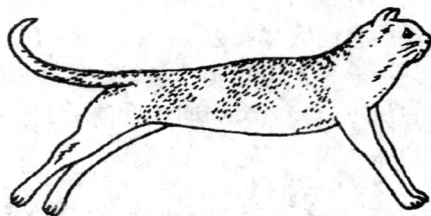

图4-22　猫去大脑僵直

掉联系，有时也可出现类似去大脑僵直的表现，称为去皮层僵直（decorticate rigidity）。往往是病变已侵犯脑干，预后不良的征兆。

根据牵张反射的产生机制，可以将去大脑僵直分为 α 僵直与 γ 僵直两种类型。α 僵直主要是前庭核等高位中枢的下行作用，直接或间接通过脊髓中间神经元增强 α 运动神经元的活动所致；γ 僵直是由于网状结构易化区的下行作用，首先使 γ 运动神经元的活动增强，通过 γ 环路以增强 α 运动神经元的活动，而出现肌紧张增强。

实验表明，上述的去大脑僵直属于 γ 僵直。因为切断已经出现去大脑僵直动物的背根，破坏 γ 环路的传入，僵直现象则基本消失。进一步的研究发现，若在已经切断背根的去大脑僵直动物身上，再切除小脑前叶以消除前叶蚓部对前庭核的抑制作用，僵直又可重新出现。由于这种动物已不能产生 γ 僵直，显然只能是 α 运动神经元的活动增强所致，因此该僵直属于 α 僵直。

如果在此基础上，进一步破坏前庭核或切除第八对脑神经以消除内耳前庭传入冲动对前庭核的兴奋作用，则 α 僵直也消失。说明 α 僵直是通过前庭核系统作用于 α 运动神经元所致。

（二）脑干对姿势的调节

由中枢神经系统整合各种感受器的传入冲动，反射性地调节肌紧张或引起相应的运动，称为姿势反射。不同的姿势反射与不同的中枢水平相关联，由脑干整合而完成的姿势反射有状态反射、翻正反射以及直线与旋转加速度反射（见十三章）等。

1. 状态反射 状态反射（attitudinal reflex）是指头部与躯干的相对位置改变以及头部在空间的位置改变，引起躯体肌肉紧张性改变的反射活动。前者称为颈紧张反射（tonic neck reflex），后者称为迷走紧张反射（tonic labyrinthine reflex）。状态反射是在低位脑干整合下完成的，但在完整动物中处于高位中枢的控制下，状态反射不易表现出来，只在去大脑动物才明显可见。

（1）颈紧张反射：是指由于颈部扭曲刺激了颈部脊髓关节或韧带以及肌肉本体感受器后，对四肢肌肉紧张性的反射性调节，其反射中枢位于颈部脊髓。例如：将去大脑动物的头向一侧扭转时，下颏所指侧的伸肌紧张性增强；头后仰时，则前肢伸肌紧张性增强，后肢伸肌紧张性减弱；相反，若头前俯时，后肢伸肌紧张性增强，前肢伸肌紧张性减弱。其反射意义是维持一定的姿势状态。

（2）迷路紧张反射：是指内耳迷路椭圆囊、球囊的传入冲动对躯体伸肌紧张性的反射性调节。该反射是由于头在空间位置改变时，耳石膜因重力影响，使囊斑上各毛细胞顶部不同方向排列的纤毛所受的刺激不同引起的，其反射中枢主要是前庭核。如动物仰卧时，耳石膜受到的刺激最大，四肢伸肌紧张性最高；俯卧时，受到的刺激最弱，则伸肌紧张性最低。

2. 翻正反射 能保持直立姿势的正常动物，被推倒后可翻正过来，称为翻正反射（righting reflex）。当动物从空中四足朝天降落时，可以观察到在整个坠落过程中首先是头颈位置扭转翻正，进而是前肢和躯干，最后是后肢扭转翻正安稳着地。各类翻正反射是迷路感受器以及体轴（主要是颈项）深浅感受器传入，在中脑水平整合作用下完成的。最初是由于头在空间的位置不正常，使迷路耳石膜受刺激，从而引起头部翻正；头部翻正后引起头和躯干的相对位置不正常，刺激颈部的本体感受器，导致躯干的位置也翻正。在完整活体动物，由于视觉可以感知身体位置的不正常，因此翻正反射主要是由于视觉传入信息引起的。在人类由视觉引起的翻正反射尤为重要。

三、小脑对躯体运动的调节

根据小脑的传入、传出纤维联系可将其分为前庭小脑、脊髓小脑与皮层小脑三个功能部分（图4-23）。它们分别接受前庭系统、脊髓和大脑皮层的传入信息，其传出纤维联系也主要到达相应前庭核、脊髓和大脑皮层，形成三个闭合的神经回路。小脑是中枢神经系统中最大的运动结构，对于维持身体平衡，调节肌紧张，协调与形成随意运动均有重要作用。

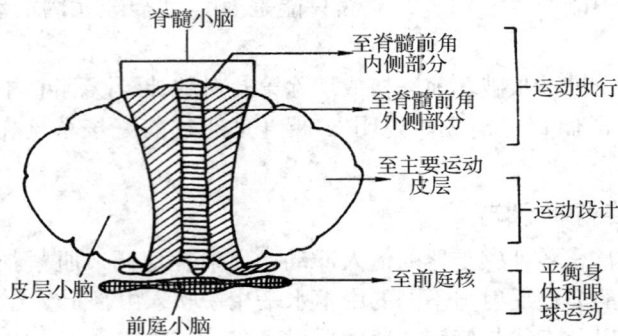

图4-23 小脑的功能分区示意图

（一）维持身体平衡

维持身体平衡是前庭小脑的主要功能。前庭小脑主要由绒球小结叶构成，绒球小结叶直接与前庭神经核发生连接，构成的反射途径为：前庭器官→前庭核→绒球小结叶→前庭核→脊髓运动神经元→骨骼肌。它通过脊髓运动神经元调节着肌肉的舒缩活动，以维持躯体运动的平衡。切除猴的绒球小结叶，猴不能保持身体的平衡，躯干、头摇晃不稳，步履蹒跚，但随意运动仍能协调；如肿瘤压迫绒球小结叶时，病人则出现站立不稳，但肌肉运动协调仍良好。表明绒球小结叶对前庭核的活动有重要调节作用。

（二）协调随意运动与调节肌紧张

脊髓小脑的主要功能是协调随意运动与调节肌紧张。该部是由蚓部和半球中间部构成的。脊髓小脑接受多种外周感觉传入信息，其传出冲动分别通过网状脊髓束、前庭脊髓束等下行系统，经脊髓γ运动神经元调节肌紧张；同时也经丘脑外侧腹核上行到运动皮层代表区，协助大脑皮层对随意运动进行适时性调节。当脊髓小脑损伤时，由于不能够有效地利用来自大脑皮层和外周感觉的反馈信息以协调运动，故可出现随意运动笨拙、准确性下降，并可出现动作摇摆不定，指物不准，不能进行快速的交替运动，特别在精细动作终末出现震颤，称为小脑性共济失调；或行走时出现跨步过大而躯干落后、摇晃以致倾倒；沿直线行走更加飘浮不稳，特别在动作迅速时协调性障碍更明显，静止时则无明显运动异常，称此现象为意向性震颤（intention tremor）。

脊髓小脑束对肌紧张的调节具有易化和抑制双相作用。小脑前叶蚓部具有抑制肌紧张的功能，中间部具有加强肌紧张的功能。在生物进化过程中，前叶对肌紧张的抑制作用逐渐减弱，而易化肌紧张的作用逐渐占优势。

（三）参与随意运动设计

皮层小脑是指小脑半球的外侧部，其主要功能是参与随意运动设计和程序的编制。该部不接受外周的传入信息，但与大脑皮层感觉区、运动区和联络区等构成回路联系。虽然小脑内部没有类似于大脑皮层之间具有的紧密的相互联系，但是皮层小脑与大脑皮层运动区、感觉区、联络区之间存在着联合活动。通常一个随意运动的完成包括运动的设计和执行两部分，在此过程中皮层小脑和基底神经节参与随意运动的设计，而脊髓小脑则参与运动的执行。例如：在体操、跳水、杂技等学习的初始阶段，往往动作是不协调的，在学习过程中大脑与小脑之间不断地进行联合活动，同时根据传入的信息不断地进行偏差的纠正，使运动逐渐地协调起来。在这些活动过程中，皮质小脑参与了运动计划的形成和运动程序的编制，并将最终程序储存于其中。当大脑皮层发动精细运动时首先通过大脑－小脑回路将皮质小脑的程序提出到皮层，再通过皮层脊髓束发动完成。当半球外侧部损伤时，已经形成的快速、熟练、精巧运动则出现延缓和缺失，甚至不能完成诸如打字、乐器演奏等精细运动。

四、基底神经节对躯体运动的调节

（一）基底神经节的组成与神经联系

基底神经节指皮层下具有调节运动功能的神经核群。主要包括纹状体、丘脑底核、黑质与红核等部分。其中纹状体又分为尾核、壳核和苍白球三个部分。尾核与壳核进化较新，称新纹状体；而苍白球则称旧纹状体。黑质又分为网状部和致密部。基底神经节各个核之间以及与大脑皮层之间存在着广泛的纤维联系（图4－24），共同调节着躯体运动功能。

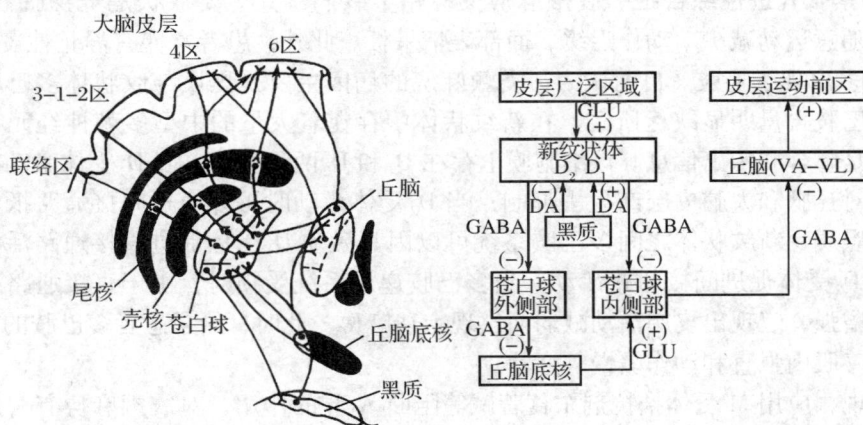

图4－24　基底神经节与大脑皮层之间回路联系的模式图

基底神经节是鸟类动物调节躯体运动的最高级中枢，但是在人类基底神经节已经退居为皮层下中枢，其主要功能是控制肌紧张，调节和稳定随意运动等。基底神经节对躯体运动功能的控制可以分为直接和间接两条环路。直接通路是：大脑皮层（新皮层）→新纹状体→苍白球内侧部→丘脑前腹核、腹外侧核→大脑皮层运动区与运动前区。该环路属反馈抑制性系统。大脑皮层发出的纤维对新纹状体是兴奋性的，但新纹状体到苍白球，以及由苍白球到丘脑则为抑制性纤维，所以当新纹状体兴奋时由于加强了对苍白球的抑制，可使丘脑和大脑皮层活动加强，此现象称为去抑制。在新纹状体与苍白球间的神经递质为 γ - 氨基丁酸（GABA），并有 P 物质与强啡肽（dynorphin）共存。间接通路：新纹状体→苍白球外侧部→丘脑底核→苍白球内侧核→丘脑前腹核、腹外侧核→大脑皮层。其功能也是抑制性的。由此可见从新纹状体发出到苍白球的纤维均为抑制性的，不同的是间接通路中由丘脑底核投向苍白球内侧部的纤维为兴奋性的。因此，当新纹状体活动增强时由于苍白球活动受抑制而丘脑底核活动则增强，进而通过促进苍白球内侧抑制功能使丘脑前腹核、腹外侧核以及大脑皮层活动减少，以消除由直接通路对丘脑及大脑皮层的兴奋性影响。

在这些环路中，基底神经节起着中间连结性作用。其中可将新纹状体看做是基底神经节的传入部，它可接受来源于大脑皮层、黑质、丘脑髓板内核群和中缝核等结构的传入信息。而苍白球则可看做是传出部分，即输出核，其传出纤维可投射至丘脑与脑干，经丘脑的纤维抵达大脑皮层，然后再经锥体系与锥体外系到达脊髓；而下行到脑干的则可经网状脊髓束抵达脊髓；苍白球发出的信息，还可经底丘脑核或黑质，最后进入网状结构，通过网状脊髓束抵达脊髓，以控制躯体运动。

（二）基底神经节的功能与病变

基底神经节主要功能是调节随意运动，特别与运动的产生和稳定、肌紧张的控制以及本体感觉传入冲动的处理等均有密切关系。因此在基底神经节损伤时主要临床表现也是以肌紧张功能异常为主，根据症状可分为两大类：一类是肌紧张亢进而运动过少的综合征，如震颤麻痹等；另一类是肌紧张低下而运动过多的综合征，如舞蹈病和手足徐动症等。

1. 肌肉紧张亢进性综合征　震颤麻痹又称帕金森病，其主要症状是全身肌紧张增强、肌肉强直、随意运动减少、动作迟缓、面部表情呆板。此外，患者常伴有静止性震颤（static tremor），多出现于上肢。目前认为，震颤麻痹的病因主要是黑质与纹状体多巴胺能神经元受损，多巴胺含量明显缺乏所致。在新纹状体中存在着大量的中型多棘神经元（MSN），其主要功能是整合和传出信息。该细胞膜上存在 D_1 和 D_2 两种受体，当 D_1 受体激动时通过直接通路可以对丘脑和大脑皮层产生去抑制；当 D_2 受体激动时可以通过间接通路抵消这种去抑制作用。黑质 - 新纹状体之间多巴胺系统可以因其激动 D_1 受体促进直接通路活动，也可以通过激动 D_2 受体促进间接通路活动。当多巴胺递质系统受损时，由于直接通路减弱而间接通路活动增强，表现出皮层活动减弱而出现上述麻痹。此时，给予患者多巴胺的前体左旋多巴能够改善肌肉强直和动作缓慢等症状。

另外发现，应用 M 受体拮抗剂东莨菪碱等阻断 ACh 的作用，对震颤麻痹有一定的治疗作用。这可能由于阻断了新纹状体内中间神经元对 MSN 的抑制作用。

同时临床发现，应用左旋多巴治疗震颤麻痹虽能明显改善肌肉强直与动作迟缓的症状，但对静止性震颤却无明显疗效，说明静止性震颤的发生与多巴胺递质系统功能的减退关系不大。有人认为，静止性震颤的产生可能是黑质 - 新纹状体纤维变性后，对新纹状体具有抑制性作用减弱，导致苍白球和丘脑腹外侧核兴奋性增高，以致腹外侧核与运动皮层之间的反馈环路发生振荡，从而引起静止性震颤。

2. 肌紧张松弛性综合征　舞蹈病又称亨廷顿病，患者的主要临床表现为不自主的上肢和头部的舞蹈样动作，并伴有肌张力降低等。病理变化主要在新纹状体。目前认为，新纹状体 γ−氨基丁酸能神经元功能减退，从而减弱了对黑质多巴胺能神经元的抑制，引起间接通路活动减弱而直接通路活动相对增强，导致皮层运动功能增强而出现运动过多。应用多巴胺抑制剂可以改善其症状。

目前认为，基底神经节除了上述功能外，可能还参与了小脑、大脑的运动设计和程序的编制；与自主神经活动的调节、感觉的传入、学习和记忆等活动均有着密切的关系。

五、大脑皮层对躯体运动的调节

（一）大脑皮层的运动区

哺乳类动物，特别是人类的躯体运动受大脑皮层的控制；与躯体运动有密切关系的大脑皮层区域，称为皮层运动区。随意运动的产生通常由事先运动设计编序和运动执行两部分构成。设计编序是在皮层运动区的控制下，由皮层小脑和基底神经节启动，设计完成后送向大脑皮层运动区，由运动皮层发出指令通过锥体系和锥体外系传出。在此过程中，初始的设计需要在大脑皮层与皮层下中枢之间进行反复信息交流调整，并且接受外周的感觉传入反馈与中枢传出的信息进行比较，不断地修正完善原有的设计。当设计编序全部完成之后，再由脊髓小脑将最终程序信息传出。而运动执行则由锥体系和锥体外系所支配的肌肉群完成。

1. 主要运动区　皮层运动区包括中央前回、运动前区、运动辅助区和后部顶叶皮层等区域。而主要运动区是指中央前回和运动前区，相当于 Brodmann 分区的 4 区与 6 区，是控制躯体运动的最重要区域，4 区主要与肢体远端运动有关，6 区主要与肢体近端运动相关。主要运动区接受本体感觉投射，能够感受躯体各部空间位置、姿势及运动状态变化信息，并且根据各种状态调整全身的活动。

主要运动区具有下列功能特征：①具有交叉支配的性质，即一侧皮层主要支配对侧躯体的运动。但头面部肌肉的运动，如咀嚼、喉及脸上部运动是双侧支配。②具有精细的功能定位，即皮层的特定区域支配躯体某一特定部位的肌肉。其定位安排与感觉区类似，呈倒置分布；即下肢代表区在皮层顶部，上肢代表区在中间部，头面部肌肉代表区在底部。但是头面部内部的安排仍为正立位。③皮层功能代表区的面积大小与运动精细、复杂程度有关，即运动越精细、复杂，皮层相应运动区面积越大。如支配大拇指运动的皮层面积几乎是支配大腿运动所占面积的 10 倍。

2. 辅助运动区　位于大脑皮层的内侧面（两半球纵裂内侧壁）、运动区之前。一般为双侧性支配，刺激该区可引起肢体运动与发声。

此外，第一、第二感觉区等都与运动有关，位于中央前回与脑岛之间，即第二感觉区的位置，用较强的电刺激能引起双侧的运动反应，其运动代表区的分布与第二感觉区一致。资料表明，皮层脊髓束和皮质脑干束中的 40% 左右纤维来自于后部顶叶感觉区皮层，约 30% 来自于 6 区，仅 30% 左右来自于 4 区。

大脑皮层运动区类似于感觉区的纵向柱状排列，从而组成运动皮层的基本功能单位，即运动柱，一个运动柱可控制同一关节几块肌肉的活动，而一块肌肉又可接受几个运动柱的控制。

（二）运动传导通路

大脑皮层运动区主要通过皮层脊髓束与皮层脑干束对躯体运动进行调节。皮层脊髓束由皮层发出后经过内囊、脑干一直下行至脊髓前角；皮层脑干束是经皮层、内囊后到达脑干内各脑运动神经元的传导束。通常将皮层脊髓束和皮层脑干束合称为锥体系。

锥体系纤维大部分来自中央前回，部分纤维来自中央后回及其他区域。皮层脊髓束下行过程中75%~90%的纤维于延髓锥体处交叉到对侧，沿着脊髓外侧索下行，构成皮层脊髓侧束。余下的纤维只在脊髓同侧前索下行，构成皮质脊髓前束。皮质脊髓前束多经过中间神经元接替后与前角运动神经元形成突触联系。主要功能是控制躯干与四肢近端肌群，与姿势的维持、粗糙运动有关。皮质脊髓侧束大多直接与前角神经元形成突触联系，主要控制四肢远端肌群，与精细运动关系密切。由运动皮层4区第5层的大锥体细胞发出的粗大纤维是发动随意运动的主要下行通路。皮层脊髓束的下行纤维分别与脊髓前角 α 和 γ 运动神经元建立突触联系，在随意运动时，皮层脊髓束通过单突触联系激活 α 运动神经元，以发动肌肉运动；同时，通过引起 γ 运动神经元的兴奋，经 γ 环路调整肌梭的敏感性，以配合肌肉运动。研究表明，运动愈精细的肌肉，大脑皮层对其直接支配的单突触联系也愈多，如人类的上肢多于下肢，肢体远端多于近端，所以上肢，特别是手的精细运动功能远胜过下肢。

起源于大脑皮层广泛区域的中、小锥体细胞，并通过皮层下神经核团接替转而控制脊髓运动神经元的下行传导系统，称为锥体外系。锥体外系与锥体系的皮层起源有许多是相互重叠的，其下行通路复杂，与红核、黑质、脑干网状结构、小脑等形成广泛联系。下行期间多次换神经元，不经过锥体交叉而到达脊髓前角，控制着 α 和 γ 神经元的活动。锥体外系对躯体运动调节是双侧性的，主要是调节肌紧张，维持身体姿势以及肌群的协调性运动。锥体系与锥体外系对于肌紧张有相互拮抗的作用，前者易化脊髓运动神经元，倾向于使肌紧张增强；后者则通过基底神经节和脑干网状结构等神经结构传递抑制性信息，使肌紧张倾向于减弱，二者保持相对平衡。此外，锥体系下行的过程中，有一些侧支进入基底神经节，

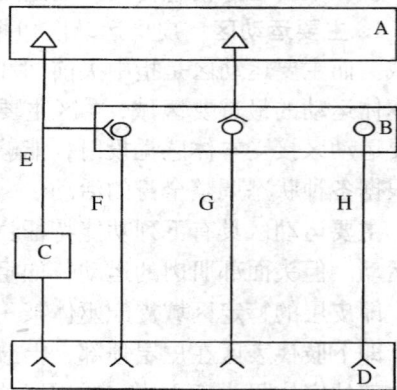

图4-25 锥体系和锥体外系示意图
A：大脑皮层；B：皮层下核团；C：延髓锥体；D：脊髓；E：锥体束；F：锥体旁系；G：皮层起源的锥体外系；H：锥体外系

转而发出纤维控制脊髓，这一下行系统称为锥体旁系，其功能与锥体外系基本相同（图4-25）。

（三）运动传导功能损伤

传统上常将锥体系发自皮层的神经元称为上运动神经元。而将脊髓前角的运动神经元称为下运动神经元。上运动神经元损伤表现为肌紧张增强、腱反射亢进等硬瘫或痉挛性瘫痪；而下运动神经元损伤表现为肢体瘫软、牵张反射消失等软瘫。现已明确，人类运动 4 区损伤时呈现出肢体远端肌肉麻痹性瘫痪，并不产生痉挛性硬瘫；单纯锥体系的损伤，只能引起不完全性麻痹，而不是完全瘫痪。然而，由于锥体系与锥体外系在皮层起源上的互相重叠，以及两者在脑内下行途径中不断发生联系，因此，中枢神经系统的损伤常合并有两个系统的损伤。当锥体系损伤累及锥体外系时则出现硬瘫。由此可以认为锥体系与锥体外系对脊髓运动神经元的调节具有相互拮抗性作用，一旦损伤则往往是锥体系与锥体外系合并损伤的结果。由此，区分上、下神经元在临床上已经失去了实际意义。

第七节　神经系统对内脏活动的调节

通常内脏活动的调节不受意识控制，因此称之为自主神经系统，也称内脏神经系统。自主神经系统由中枢和外周两部分构成，中枢部分包括从脊髓到大脑的相关神经结构，外周部分包括传入神经和传出神经。习惯上自主神经仅指外周部分的传出神经，并将其再分为交感神经和副交感神经。

一、自主神经系统的结构特征

自主神经由节前神经元和节后神经元组成，前者的胞体位于中枢内，其所发出的纤维称为节前纤维，为有髓鞘的 B 类纤维，传导速度较快；节前纤维到达自主神经节后换元，发出的纤维称为节后纤维，属于无髓鞘的 C 类纤维，传导速度较慢。交感神经节离效应器较远，其节前纤维短而节后纤维长；副交感神经节位于效应器内，其节前纤维长而节后纤维短。

交感神经的节前纤维起源于胸、腰段脊髓（$T_1 \sim L_3$）灰质侧角细胞，节后纤维广泛分布于几乎所有内脏器官、血管、汗腺等（图 4-26），但肾上腺髓质直接接受节前纤维的支配，相当于一个交感神经节。交感神经的一根节前纤维和许多节后纤维发生突触联系，因此交感神经兴奋时的影响范围比较广泛。

副交感神经源于脑干的第 III、VII、IX、X 对脑神经核和骶段脊髓（$S_2 \sim S_4$）灰质相当于侧角的部位。迷走神经中约有 75% 的副交感神经纤维下行，主要支配胸腔和腹腔内的内脏器官，其功能与副交感神经一致。副交感神经的分布较为局限，如皮肤和肌肉的血管、汗腺、竖毛肌、肾上腺髓质和肾脏等没有副交感神经分布。副交感神经的一根节前纤维只与几条节后纤维形成突触，因此副交感神经的影响范围较为局限。

二、自主神经系统的功能

自主神经系统的功能主要是调节心肌、平滑肌和腺体（消化腺、汗腺和部分内分泌腺）

的活动，是通过不同的递质和受体系统实现的（表4-4）。

除胆碱能和肾上腺素能系统外，外周自主神经系统内还存在肽类等递质和相应的受体。

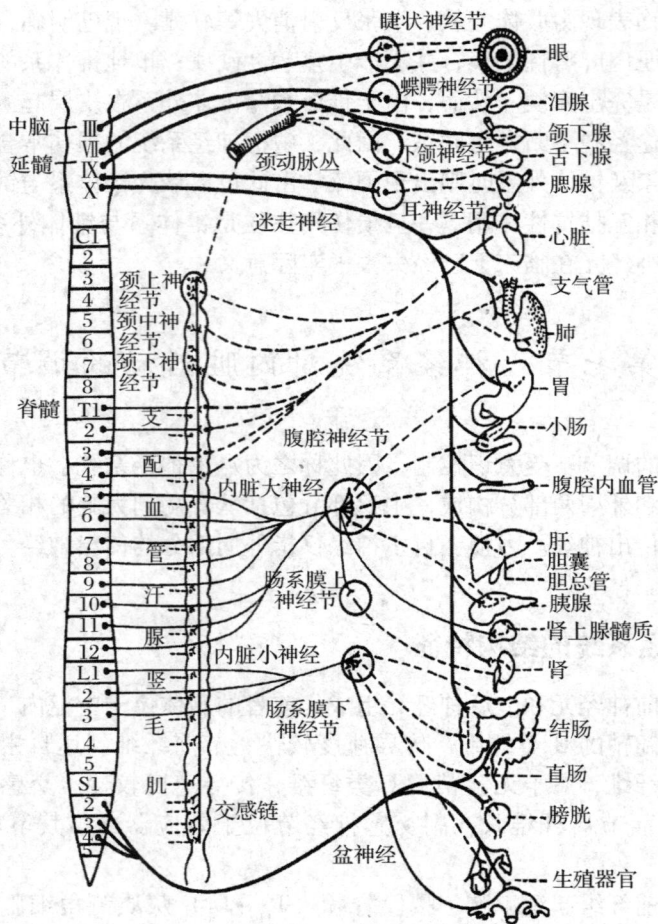

图4-26　自主神经分布示意图

细线：交感神经；粗线：副交感神经；实线：节前纤维；虚线：节后纤维

表 4 - 4　　　　　　　　　　　　胆碱能和肾上腺素能受体的分布及作用

效应器	胆碱能系统		肾上腺素能系统	
	受体	效应	受体	效应
自主神经节	N_1	节前 - 节后兴奋传递	-	-
眼				
虹膜环行肌	M	收缩（缩瞳）	-	-
虹膜辐射状肌			α_1	收缩（扩瞳）
睫状体肌	M	收缩（视近物）	β_2	舒张（视远物）
心				
窦房结	M	心率减慢	β_1	心率加快
房室传导系统	M	传导减慢	β_1	传导加快
心肌	M	收缩力减弱	β_1	收缩力增强
血管				
冠状血管	M	舒张	α_1	收缩
	-	-	β_2	舒张（为主）
皮肤黏膜血管	M	舒张	α_1	收缩
骨骼肌血管	M	舒张[1]	α_1	收缩
			β_2	舒张（为主）
脑血管	M	舒张	α_1	收缩
腹腔内脏血管			α_1	收缩（为主）
			β_2	舒张
唾液腺血管	M	舒张	α_1	收缩
支气管				
平滑肌	M	收缩	β_2	舒张
腺体	M	促进分泌	α_1	抑制分泌
			β_2	促进分泌
胃肠				
胃平滑肌	M	收缩	β_2	舒张
小肠平滑肌	M	收缩	α_2	舒张[2]
			β_2	舒张
括约肌	M	舒张	α_1	收缩
腺体	M	促进分泌	α_2	抑制分泌
胆囊和胆道	M	收缩	β_2	舒张
膀胱				
逼尿肌	M	收缩	β_2	舒张
三角区和括约肌	M	舒张	α_1	收缩
输尿管平滑肌	M	收缩	α_1	收缩
子宫平滑肌	M	可变[3]	α_1	收缩（有孕）
			β_2	舒张（无孕）
皮肤				
汗腺	M	促进温热性发汗[1]	α_1	促进精神性发汗
竖毛肌			α_1	收缩
唾液腺	M	分泌大量稀薄唾液	α_1	分泌少量黏稠唾液
代谢				
糖酵解			β_2	加强
脂肪分解			β_3	加强

注：（1）为交感节后胆碱能纤维支配；（2）可能是胆碱能纤维的突触前受体调制乙酰胆碱的释放所致；
（3）因月经周期、循环血中雌激素和孕激素水平、妊娠以及其他因素而发生变动。

自主神经系统的功能特征：

1. 双重支配　体内大多数组织器官都同时接受交感和副交感神经的双重支配，而且二者对内脏活动的调节作用多数是相互拮抗的。例如，交感神经对心脏具有促进作用，而迷走神经则相反；迷走神经能够促进消化功能，而交感神经却起抑制效应。但在某些效应器上，交感和副交感神经也表现为协同作用，如交感和副交感神经对唾液分泌均有促进作用，只是前者促进黏稠唾液分泌，而后者促进稀薄唾液分泌。

2. 紧张性作用　自主神经对其所支配的效应器官具有较为持久的紧张性作用，即在安静状态下自主神经中枢不断地通过交感神经和副交感神经向效应器发放低频率的神经冲动，维持效应器官的正常活动。例如：正常状态下，交感神经的紧张性作用几乎使全身血管收缩到接近最大直径的一半，当交感神经的紧张性活动增强时可使血管进一步收缩，而当其紧张性降低时，血管则扩张。与交感神经相似，副交感神经也存在紧张性活动，尤以迷走神经最为明显，形成所谓迷走紧张性。例如，切断心迷走神经后，心率则加快，说明正常情况下迷走神经对心脏产生抑制性效应。

3. 效应器所处功能状态对自主神经作用的影响　自主神经的外周性作用与效应器本身所处的功能状态关系密切。例如：刺激交感神经可抑制动物无孕子宫的平滑肌运动，而对有孕子宫则加强其运动；又如副交感神经兴奋时能够促进小肠运动，但如果小肠平滑肌已处于收缩状态，再刺激副交感神经则可使之舒张。

4. 对整体生理功能调节的意义　紧急情况下，交感神经系统可以调动机体许多器官的潜在功能以适应环境急剧的变化。例如剧烈运动、失血、紧张、窒息、恐惧、寒冷时，交感神经系统的活动明显增强，同时增强肾上腺髓质的内分泌功能，呈现出一系列交感－肾上腺髓质系统活动亢进的现象，如心率增快、皮肤与腹腔内脏血管收缩、红细胞增加、瞳孔扩大、支气管扩张、胃肠道活动抑制、肝糖原分解加速、血糖浓度升高等反应。

安静状态下，副交感神经系统的活动较强，作用比较局限，常伴有胰岛素的分泌，故称之为迷走－胰岛素系统。该系统的主要作用是保护机体、促进消化、积聚能量以及加强排泄和生殖等。例如：机体在安静时副交感神经活动往往加强，此时机体出现心脏功能减弱、瞳孔缩小、消化吸收功能增强等表现。尽管交感神经和副交感神经在不同状态下发挥作用，但对于整体来说，副交感神经的活动是促进合成以及能量贮存，而交感神经的活动是分解、耗能的过程。

三、内脏的各级中枢及其调节功能

（一）脊髓对内脏活动的调节

脊髓内存在调节内脏活动的初级中枢，能够完成血管张力反射、发汗反射、排尿反射、排便反射以及勃起反射等，但平时这些活动受高位中枢控制。脊髓的内脏调节能力差，不能很好地适应正常生理功能的需要。例如，脊髓高位横断的病人虽然能够出现排尿、排便反射，但往往不能排空，也不能有意识控制。

（二）低位脑干对内脏活动的调节

低位脑干内存在许多内脏活动的基本中枢。延髓网状结构中存在大量与心血管、呼吸和消化系统等内脏活动有关的神经元，其下行纤维调节脊髓的自主神经功能。因为许多基本生命活动的反射性调节能够在延髓初步完成，而且延髓受损可立即致死，所以延髓可称为"生命中枢"。此外，脑桥内有角膜反射中枢、呼吸调整中枢，中脑存在瞳孔对光反射中枢等。

（三）下丘脑对内脏活动的调节

下丘脑可分为前区、内侧区、外侧区与后区四个区：前区包括视前核、视上核、视交叉上核、室旁核和下丘脑前核等；内侧区又称结节区，包括腹内侧核、背内侧核、结节核、灰白结节、弓状核与结节乳头核；外侧区有分散的下丘脑外侧核；后区主要有下丘脑后核和乳头体核群。下丘脑与边缘系统及脑干网状结构之间存在传入和传出神经纤维联系，还可以通过垂体门脉系统与下丘脑 - 垂体束调节腺垂体和神经垂体的活动。

下丘脑是较高级的内脏活动调节中枢，受刺激后能够产生许多自主神经反应，但多是较为复杂的生理活动，如体温调节、摄食行为、水平衡、内分泌、情绪反应和生物节律等。以下简介下丘脑的一些主要功能。

1. 对体温的调节　视前区 - 下丘脑前部存在温度敏感神经元，既能够感受所在部位的温度变化，也能对传入的温度信息进行整合。当该处温度偏移了体温调定点时，则可以经过调节散热和产热活动保持体温，详见第七章。

2. 对摄食行为的调节　刺激下丘脑外侧区可引发动物多食，破坏该部位则出现拒食，表明该区内存在摄食中枢。刺激下丘脑腹内侧核引起动物拒食，破坏此核则导致食欲增加，说明该区内存在饱中枢。摄食中枢与饱中枢之间存在交互抑制，但二者对摄食活动的调节机制尚不十分清楚。

通常认为饥饿时，血糖水平降低，摄食中枢兴奋而发动摄食活动；反之，饱食后血糖升高，则饱中枢兴奋而停止摄食。但这还不能解释糖尿病患者血糖较高时摄食量却明显增加的现象，因此提出单纯血糖水平变化还不足以决定摄食中枢状态，更加重要的因素是摄食中枢对血糖的利用率。糖尿病患者由于缺乏胰岛素，细胞对血糖的利用率降低，导致摄食行为增强。此外，饱中枢的活动还与体内脂肪贮存量和环境等也有关。

3. 对水平衡的调节　毁损下丘脑可引起动物烦渴与多尿，表明下丘脑能够调节水的摄入与排出，从而维持机体水的平衡。饮水是一种本能行为，机体由于渴感而饮水，依赖肾脏而排水。下丘脑对肾排水的调节是通过控制视上核和室旁核合成和释放血管升压素实现的，具体机制见第十二章。目前认为，下丘脑存在的渗透压感受器，既可以调节血管升压素的分泌，又能控制渴感和饮水行为。

4. 调节内脏的活动　实验发现刺激清醒动物的下丘脑可引起广泛的自主性功能反应，如下丘脑存在心血管的重要整合中枢，可以通过脑干的心血管中枢间接影响心血管活动，其中下丘脑前区 - 视前区参与压力感受性反射，是该反射的整合中枢；下丘脑的内侧区分别参与心血管的压力与化学感受性反射；下丘脑背内核还接受容量感受器的传入信息，通过调节血管升压素的合成与释放来调节血量与血压。

5. 对垂体分泌功能的调节　下丘脑内存在大量的神经内分泌细胞，能够合成、分泌多种调节腺垂体激素分泌的肽类物质，并经垂体门脉系统运送到腺垂体；下丘脑的视上核、室旁核能够合成血管升压素和催产素，经丘脑–垂体束储存在神经垂体内，其分泌由下丘脑控制。此外，下丘脑还存在着能够感受血中激素水平的细胞，监控各种激素浓度，反馈性调节肽类物质的分泌。

6. 调节情绪变化和行为　情绪是人类对客观环境刺激所表达的一种特殊的心理体验和某种固定形式的身体行为表现活动，如恐惧、焦虑、发怒、平静、悲哀和惊讶等。动物实验表明，若在间脑以上水平切除大脑，仅保留下丘脑以下结构的动物，给予轻微刺激即可引起"假怒"，表现出甩尾、竖毛、扩瞳、张牙舞爪、呼吸加快和血压升高等现象。若损毁整个下丘脑，则"假怒"反应不再出现。这些现象说明在正常情况下，下丘脑的情绪活动受大脑皮层的抑制而不易表现出来。下丘脑近中线两旁的腹内侧区存在着防御反应区（defense zone），电刺激清醒动物的防御反应区可出现防御性行为，而电刺激下丘脑外侧区可引发动物出现攻击行为，电刺激下丘脑背侧区则出现逃避行为。慢性刺激防御反应区可引起血压持续升高，因此有人认为该区的持久兴奋与原发性高血压发生有关。这些事实均可说明下丘脑参与情绪行为活动的调节。

人类情绪变化最明显的表现之一是愉快与痛苦，其变化与下丘脑有着密切的关系。愉快是能够满足机体需要的刺激所引发的一种积极的情绪；而痛苦则是由伤害性刺激所引起的一种消极的情绪。电刺激大鼠下丘脑至中脑被盖近中线部，则表现出异常的驯服和温顺的状态，故将此部位称为奖赏系统（reward system）。该区域多属于多巴胺神经元通路，所以给予动物多巴胺能受体激动剂可以增强动物的快感状态，而给予受体拮抗剂则相反；电刺激下丘脑后外侧部，动物则表现出焦躁、攻击、逃避等行为，故称为惩罚系统（punishment system）。在大鼠脑区内奖赏系统区域明显大于惩罚系统区域。

情绪与行为是紧密相关的，行为通常是在一定的欲望驱使下的具体反应，如饮水、饮食、性行为均由渴觉、食欲觉和性欲觉所引发。而脑内的奖赏、惩罚系统在激发和抑制行为与动机方面具有重要的意义。一定的行为常常是因为通过抑制不愉快情绪而激励奖赏系统活动激发的。例如，通过奖赏形式以刺激动物学习走迷宫的积极性等。

7. 控制生物节律　机体的多种生命现象常按一定时间顺序发生变化，称为生物节律（biorhythm）。按周期可将生物节律分昼夜节律、月节律、年节律以及更长时间周期的节律，其中尤以昼夜节律最为多见，如体温和促肾上腺皮质激素分泌等在一天内均有一个波动周期。生物节律的形成是机体在进化过程中形成的适应时间变化的内部调节功能。目前认为下丘脑视交叉上核是机体昼夜节律活动的重要中枢结构和控制中心，它可通过视网膜–视交叉上核束与视觉感受装置发生联系，来感受外界环境昼夜暗明信号的变化，使机体的昼夜节律与外环境的昼夜节律同步起来。

（四）大脑皮层对内脏活动的调节

人类的大脑皮层分为新皮层、旧皮层和古皮层。新皮层指大脑半球外侧面结构，分化程度高、进化较新；旧皮层和古皮层是指大脑内侧面结构，其中围绕着脑干最内侧的海马、穹隆等环形结构为古皮层，较外圈的环形结构包括扣带回、海马回等为旧皮层。古皮层和旧皮层又称为边缘叶，其在结构和功能上与大脑皮层的岛叶、颞极、眶回，以及皮层下杏仁核、隔区、下丘脑、丘脑前核等关系密切，故将边缘叶连同上述结构称为边缘系统。此外，中脑的中央灰质、被盖等也与边缘系统有着密切的纤维联系，因此将该部分结构也归入边缘系统之中（图4-27）。

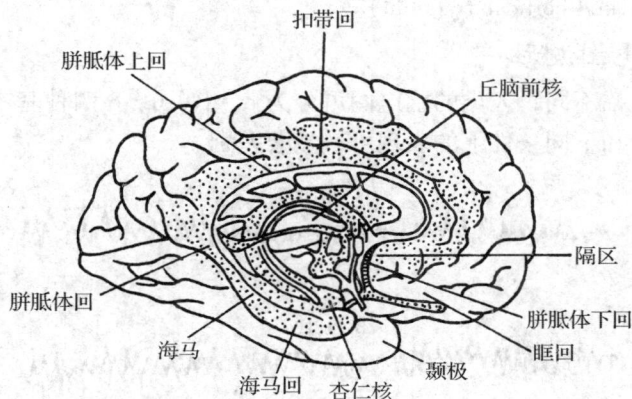

图4-27　大脑内侧面的边缘系统解剖定位

1. 新皮层　新皮层是自主性功能的高级中枢与高级整合部位。电刺激新皮层，除了引起躯体运动反应外，常伴有内脏活动。例如，刺激皮层4区内侧可引起直肠与膀胱运动的变化，刺激4区外侧产生呼吸与血管运动的变化，刺激4区底部出现消化道运动和唾液分泌的变化。如果切除动物新皮层，除有感觉运动丧失外，很多自主性功能如血压、排尿、体温等调节均发生异常。这些现象表明，新皮层与内脏活动密切相关，而且有区域分布特征。

2. 边缘系统　边缘系统则是许多初级中枢活动的调节者，它能通过促进或抑制各初级中枢的活动，来调节机体的复杂生理活动，故有"内脏脑"之称。电刺激扣带回前部，可引起呼吸、心跳变慢或加快、血压上升或下降、瞳孔扩大或缩小等变化；刺激杏仁核可出现心率加快或减慢、血压上升或下降、胃蠕动加强等；刺激隔区引起呼吸暂停或加强、血压升高或降低等。边缘系统可能参与调控进食、饮水与性行为等与个体生存和种族延续有关的功能，还可能通过杏仁核→下丘脑→隔区→额前叶腹内侧部等回路影响情绪反应。

第八节　脑的高级功能

大脑皮层是人类各种生理功能活动的最高级调节中枢，除了调节感觉、躯体和内脏活动外，还有更为复杂的整合功能，如觉醒与睡眠、学习与记忆、语言与思维等高级功能活动。大脑皮层的生物电现象是脑高级功能活动的重要客观指标之一。

一、大脑皮层的生物电活动

大脑皮层电活动有两种形式，一种是在无明显刺激情况下，大脑皮层能经常自发地产生节律性的电位变化，称为自发脑电活动（spontaneous electric activity of the brain，EEG），或脑电波；另一种是刺激特定感受器或感觉传入系统时，在大脑皮层相应区域引出的电位，称为皮层诱发电位（evoked cortical potential）。

（一）正常脑电图波形

根据其频率和振幅不同，人类的脑电图可分为 α、β、θ、δ 四种基本波形（图 4-28）。各种波形在不同脑区和不同条件下的表现可有显著差别。

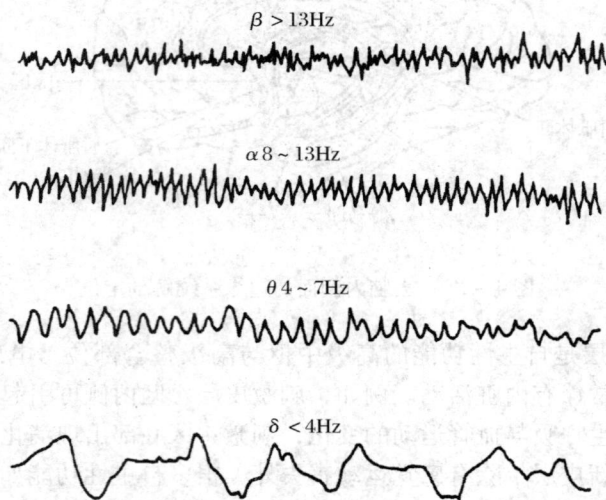

图 4-28　脑电图四种基本波形

1. α 波　频率为 8~13Hz，振幅为 20~100μV。α 波的波幅常出现自小而大、再自大而小反复变化的梭形波，称为 α 节律。正常人在清醒、闭目、安静时出现，以枕叶最明显。当受试者睁开眼睛或接受其他刺激时，α 波立即消失出现快波，此现象称为 α 阻断（α-block）。因此 α 波是成人安静时的主要脑电波。

2. β 波　频率为 14~30Hz，振幅为 5~20μV。在睁眼视物、思考问题或接受其他刺激时出现，在额叶区与顶叶区较显著。一般认为，β 波是新皮层处于紧张状态时的主要脑电波。

3. θ 波　频率为 4~7Hz，振幅为 20~150μV。该波在枕叶和顶叶较明显，在成人困倦时出现。

4. δ 波　频率为 0.5~3Hz，振幅为 20~200μV。正常成人在清醒时几乎没有 δ 波，只有在睡眠时才出现，但在深度麻醉、智力发育不成熟的人也可记录到 δ 波。

幼儿的脑电波频率较成人慢，常见 θ 波，青春期开始时才出现成人型的 α 波。在婴儿时期，脑电频率较幼儿期更慢，常可见到 δ 波。一般认为 δ 波或 θ 波可能是大脑皮层处于抑制状态时脑电活动的主要波形。

脑电图的波形随大脑皮层活动状态的不同而变化，当大脑皮层许多神经元的电活动趋于步调一致时，就出现高幅慢波（如 α 波），此现象称为同步化；相反，当皮层神经元的电活动不一致时，则出现低幅快波（如 β 波），称为去同步化。一般认为，脑电活动由同步化转变为去同步化时，表示皮层的兴奋活动增强；反之，由去同步化转变为同步化时，则表示皮层抑制过程的加强。

脑电图对癫痫和颅内占位性病变具有一定诊断价值。

（二）脑电波形成的机制

脑电波的形成与皮层大量神经元同步发生的突触后电位总和有关。大脑皮层的锥体细胞在结构上排列整齐，顶部树突相互平行并垂直于皮层表面，其电活动容易同步化和总和。大量皮层神经元的同步电活动依赖于皮层与丘脑之间的交互作用，源于非特异性投射系统的同步节律活动，可促进皮层电活动的同步化。

（三）皮层诱发电位

刺激感觉器、传入神经或感觉传导途径的任何一点均可在大脑皮层相应区域引出电位变化，称为皮层诱发电位，包括主反应、次反应和后放电三部分。主反应是先正后负的电位变化，次反应是广泛而持续的电位变化，后放电是一系列正向电位波动。主反应是特异性刺激引起皮层大锥体细胞电活动的总和反应；次反应与后发放可能是由于皮层与丘脑感觉接替间环路重复激活的结果（图 4 - 29）。

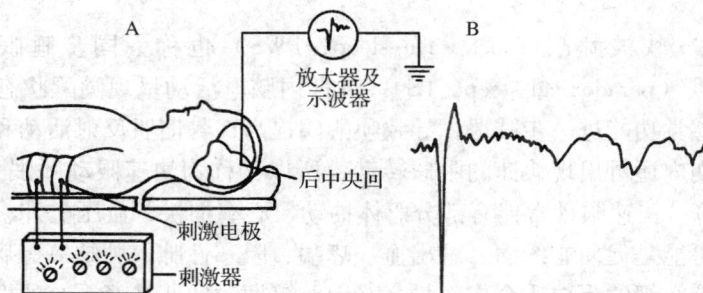

图 4 - 29　皮层诱发电位的记录及波形
A：描记方法示意图；　　B：波形，向下为正，向上为负

二、觉醒和睡眠

觉醒（wakefulness）与睡眠（sleep）是昼夜节律性生理活动。觉醒时，机体以适当的行动来应答环境的各种变化，以从事各种活动；睡眠时，机体对环境刺激的反应明显下降，代谢率减低，以促进精神和体力的恢复。正常成年人一般每天需睡眠 7 ~ 9 小时，儿童较成年人长，新生儿约 18 ~ 20 小时，老年人则较短。

（一）觉醒状态的维持

觉醒状态主要依赖脑干网状结构上行激动系统的活动，通过非特异性投射系统到达大脑皮层而激发和维持。巴比妥类药物可以阻断上行激动系统的作用，因此具有催眠的作用。此外，前脑也与觉醒状态有关。

觉醒状态有脑电觉醒和行为觉醒两种状态。脑电觉醒指脑电波形由睡眠的同步化慢波转变为去同步化快波，但不一定觉醒；行为觉醒是指觉醒时的各种行为表现。这两种状态的维持机制不同。脑电觉醒的维持可能与网状结构上行激活系统的乙酰胆碱递质系统功能和蓝斑上部去甲肾上腺素递质系统功能有关，前者起短暂的时相性作用，调节去甲肾上腺递质系统的脑电觉醒功能；后者起持续的紧张性作用。行为觉醒的维持可能与中脑多巴胺递质系统功能有关。

（二）睡眠的时相

根据睡眠过程中机体生理功能的表现，特别是脑电图的变化特点，可将睡眠分为慢波睡眠与快波睡眠两个时相。

1. 慢波睡眠 慢波睡眠（slow wave sleep，SWS）又称同步化睡眠（synchronized sleep），脑电图呈现同步化慢波。此期还可以进一步分 4 个期，即入睡期（Ⅰ期）、浅睡期（Ⅱ期）、中度睡眠期（Ⅲ期）和深度睡眠期（Ⅳ期），其脑电波的变化特点是 α 波逐渐减少，θ、δ 波大量出现，特别是在深度睡眠期 δ 波数量超过 50% 以上。在慢波睡眠期，人的意识暂时丧失，各种躯体感觉功能减退，骨骼肌反射活动和肌紧张减弱，伴有血压下降、心率减慢、瞳孔缩小、体温降低、呼吸减慢、胃液分泌增多等自主神经功能的变化。因为慢波睡眠期内生长激素的分泌较觉醒状态明显增多，所以慢波睡眠能够促进生长，消除疲劳，促进体力恢复。

2. 快波睡眠 快波睡眠（fast wave sleep，FWS）也称去同步睡眠（desynchronized sleep）或异相睡眠（paradoxical sleep，PS）。此期内脑电活动呈现觉醒状态时脑电波，但实际上机体的各种感觉功能进一步减退，导致唤醒阈提高，骨骼肌反射活动和肌紧张进一步减弱等。此外，该期内还可出现快速的眼球转动，所以又称为快速眼动睡眠（rapid eye movement sleep，REM）。快速眼动常伴有部分躯体抽动、心率加快、血压上升、呼吸加快等功能不规则变化，这可能是促使心绞痛、脑出血、哮喘、阻塞性肺气肿缺氧等病症突然发作的原因。快波睡眠时脑组织的蛋白质合成率最高，因此该期对幼儿神经系统的发育、成熟及成人建立新的突触联系，促进学习记忆和恢复精力具有重要意义。做梦也是此期睡眠的特征之一。

慢波与快波睡眠是两个相互转化的过程。成年人睡眠开始首先进入慢波睡眠，持续约 90~120min，便转入快波睡眠，20~30min 后又转入慢波睡眠，一夜中可以如此反复 4~5 次。慢波睡眠与快波睡眠均可直接转入觉醒状态，但觉醒状态不能直接进入快波睡眠，而只能转入慢波睡眠。从行为上来看，快波睡眠比慢波睡眠更深入。长时间的觉醒状态称为睡眠剥夺。睡眠剥夺后往往出现睡眠补偿现象，即睡眠时间延长。

（三）睡眠发生机制

睡眠是一个主动的过程，在中枢内具有特定的神经结构和神经递质。脑干尾端的网状组织内存在着能引起睡眠的中枢，其上行冲动对抗脑干网状结构上行激动系统，诱导皮层转向睡眠，此系统称为上行抑制系统。脑干的睡眠诱导区主要位于脑桥中央水平与延髓尾侧之间的若干脑区，包括中缝核、孤束核、蓝斑以及网状结构背内侧的一些神经元。下丘脑后部、丘脑髓板内核区域等与睡眠关系也比较密切。慢波睡眠主要与脑干 5 - 羟色胺递质系统活动有关，快波睡眠主要与脑干内去甲肾上腺素、5 - 羟色胺以及乙酰胆碱递质系统的功能有关。某些内源性睡眠因子也与睡眠的发生有关。

三、学习与记忆

学习和记忆属于神经系统的高级功能活动，学习是获得或发展新的行为和经验的过程；记忆则是指习得行为的储存与读出，即经验在大脑中的再现过程。

（一）学习的形式

学习主要分为非联合型学习（nonassociative learning）和联合型学习（associative learning）两种形式。前者是简单学习方式，刺激与反应之间没有明确关系；后者是刺激和反应之间存在明确的关系，两个事件在时间上靠近且重复发生，并在脑内逐渐形成关联。

（二）反射活动的基本规律

1. 条件反射的建立　经典式条件反射建立实验是铃声对唾液分泌的刺激。进餐引起狗的唾液分泌是非条件反射，食物是唾液分泌的非条件刺激；单纯给狗以铃声刺激没有唾液分泌，说明铃声与食物无关，故称铃声为无关刺激。若在铃声之后马上给予食物，并结合多次，则狗听到铃声时就会分泌唾液，表明铃声已变成了进食信号，由无关刺激变为了条件刺激。由条件刺激（铃声）引起的反射（唾液分泌），称为条件反射。这是在非条件刺激基础上，无关刺激与非条件刺激在时间上结合形成的，此过程称为强化（reinforcement）。

2. 条件反射的泛化、分化和消退　当某种条件反射建立后，如给予近似的条件刺激，也可引起同样的条件反射，这称为条件反射的泛化。它是由于条件刺激引起大脑皮层兴奋向周围扩散所致。如果这种近似刺激得不到非条件刺激的强化，则该刺激就不再引起条件反射，这称为条件反射的分化。如果上述经典条件反射建立后，只给予条件刺激而不给食物刺激，则条件反射将减弱或完全消失，这种现象称为条件反射消退。条件反射的分化和消退是大脑皮层发生抑制过程的表现。

3. 两种信号系统　引起条件反射的刺激称为信号，具体分为第一信号、第二信号两种。第一信号是指类似于食物的性状、灯光与铃声等物体本身的理化性质所构成的具体信号，对第一信号刺激建立条件反射的大脑皮层功能系统，称为第一信号系统（first signal system）。第二信号是指语言、文字等具有代表某种含义的抽象信号，对第二信号刺激所形成条件反射的大脑皮层功能系统，称为第二信号系统（second signal system）。动物仅有第一信号系统，而人类同时具有这两个系统，因此人类能借助于语言和文字对一切事物进行抽象概括，形成概念，进行推理，从而提高人类的认识能力。

（三）记忆的过程

根据大脑对外界信息保留的时间，可将记忆分为短时记忆（short term memory）和长时记忆（long term memory）。短时记忆又分为感觉性记忆、第一级记忆；长时记忆分为第二级记忆和第三级记忆。

感觉性记忆在大脑感觉区贮存时间不超过 1 秒钟则消失，若经过分析处理，则可将性质粗糙、先后到达且不连续的信息整合成新的连续印象，即转入第一级记忆。信息在第一级记忆中贮存的时间也只有几秒钟，如果反复学习运用，则信息可在第一级记忆中循环以延长停留的时间，从而转入第二级记忆之中，持续时间可从数分钟至数年。第二级记忆是一个持久而庞大的储存系统，其中的某些记忆痕迹，如自己的姓名和每天都在进行的手艺操作等，由于长期应用，难以遗忘，从而进入第三级记忆中。第三级记忆是牢固记忆，常可保持终生。

（四）遗忘

遗忘属于正常的生理活动，是部分或完全丧失回忆和再认知能力的现象。遗忘出现在学习后，是一个循序渐进的过程。临床上将疾病情况下发生的遗忘称为记忆缺失或遗忘症，分为顺行性与逆行性两种。前者多见于慢性酒精中毒等患者，其近期记忆发生障碍，而远期记忆依然存在；后者多见于脑震荡等患者，出现远期记忆障碍，即不能回忆起发病以前事件。多由于第二级记忆发生紊乱，但第三级记忆不受影响。

（五）学习和记忆的机制

学习和记忆在脑内有一定的功能定位，可能与大脑皮层联络区、海马环路（海马→穹隆→下丘脑乳头体→丘脑前核→扣带回→海马）、丘脑和杏仁核等区域关系密切，主要通过神经突触部位的一系列生理、生化乃至组织学可塑性改变而实现。

1. 神经生理学机制　神经系统中广泛存在的环路联系是神经元后作用的结构基础，而神经元的后作用对后继刺激能产生易化效应，从而产生感觉性记忆与第一级记忆，如海马环路任何环节受损时，均导致近期记忆能力的丧失。实验观察到海马受到高频电脉冲的短暂刺激时，其突触活动增强，可持续 10 小时以上，由此认为长时程突触增强效应（long term potentiation，LTP）可能是学习记忆的神经生理学基础。实验表明，记忆能力强的动物，其 LTP 大；而记忆能力差的动物则 LTP 小。

2. 神经生物化学机制　长时记忆与脑内 RNA 和新蛋白质合成有关。中枢递质和神经肽也参与了学习记忆活动过程，认为乙酰胆碱与短期记忆有关，能够促进第一级记忆保持并向第二级记忆转移；去甲肾上腺素能够促进环境信息传入和信息的贮存，增强学习记忆保持过程；兴奋性氨基酸可加强学习与记忆的保持；血管升压素等可增强短时记忆的保持；催产素、脑啡肽与 β-内啡肽则损害记忆的保持，使记忆能力减退等。

3. 神经解剖机制　持久性记忆可能与新突触的建立有关。实验观察到，生活在复杂环境中的大鼠，其大脑皮层发达，突触联系多；而生活在简单环境里的大鼠的皮层比较薄。人类的第三级记忆机制很可能与此有关。目前认为短期记忆的形成与前额皮层的参与关系密切，中期记忆是由海马及其相关间脑结构实现的，长期记忆则是大脑联络区的功能。

四、大脑皮层的一侧优势与语言中枢

（一）两侧大脑皮层功能的相关性

人类两侧大脑之间通过联合纤维相互关联，胼胝体是最大的联合纤维。联合纤维在完成双侧半球的运动、一般感觉和视觉的协调活动中具有重要作用。当一侧手学会某种技巧后，另一侧即使没有训练，在一定程度上也可以完成该项技巧。

（二）大脑皮层的语言中枢

大脑皮层存在着语言中枢（图4-30）。中央前回底部前方的44区处的语言运动区（说话中枢）损伤引起运动失语症，颞上回后部的语言听觉区（听话中枢）损伤出现感觉失语症（sensory aphasia），角回部位的语言视觉区（阅读中枢）受损会导致失读症，额中回后部的语言视觉区（书写中枢）损伤则出现失写症。

上述四个有关语言功能区之间的功能活动是密切相关的，语言功能的完整性依赖于广大皮层区域的共同活动。因此当大脑皮层的语言中枢受损时，常出现几种失语症并存的现象，甚至四种语言功能同时障碍，如角回损伤时，失读症和失写症可同时出现。

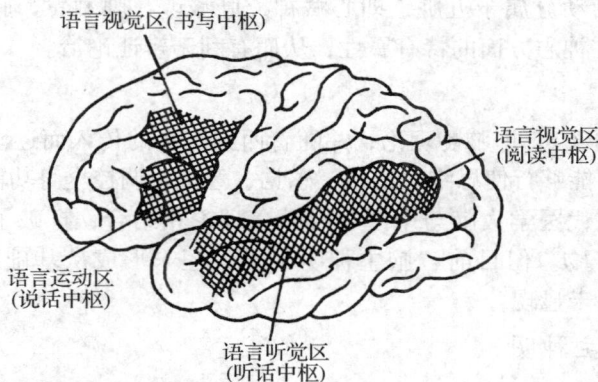

图4-30　大脑皮层与语言功能有关的主要区域

（三）大脑皮层功能的一侧优势

两侧大脑的功能并不均等，多表现为一侧皮层优势。习惯用右手的成年人，其语言功能主要位于左侧，与右侧无明显关系。如左侧大脑皮层损伤往往伴随失语症，而右侧损伤则很少出现。说明语言活动功能在左侧大脑半球占优势，称为优势半球。语言功能的左侧优势主要是在后天生活实践中形成的，这与人类习惯用右手劳动有密切关系。小儿至10～12岁，左侧优势正处于建立之中，此时若损伤左侧半球，尚可能在右侧大脑皮层再建立语言活动中枢。成年后左侧优势已经形成，此时若发生左侧大脑皮层损害，就很难再建立起语言活动中枢。在主要使用左手的人中，则左右两侧的皮层有关区域都可能成为语言活动中枢。

第九节　脏腑与神经系统功能的现代医学研究

神明是中医学理论中抽象的概念之一，长期以来在临床实践中起到了不可替代的指导作用。由于现代医学神经系统结构与功能的科学阐明，对"心主神明"的传统理论提出了挑战，由此产生的争议迄今仍在继续。现代医学研究结果还远不能阐明神明的实质，但是为今后的研究提供了重要的思路和线索。

一、心主神明与脑主神明

"心主神明"与"脑主神明"之争由来已久，目前有三种观点，即心主神明、脑主神明、心脑共主神明。

（一）心主神明

此观点源于《内经》，认为心是藏神之所，神明所居之处，是人体生命活动的主宰和调控中心，即心是"君主之官"、"五脏六腑之大主"。心所藏之神还主管人的意识、思维活动，机体的各种心理活动均是心藏神的具体体现，如"所以任物者谓之心，心有所忆谓之意，意之所存谓之志，因志而存变谓之思，因思而远慕谓之虑，因虑而处物谓之智"。《内经》又进一步将神的活动分属于五脏，即心藏神，肝藏魂，脾藏意，肺藏魄，肾藏志，即"五神脏"，指出五脏在神志方面的特有属性，从而有利于辨证论治。

（二）脑主神明

该观点亦源于《内经》，即脑髓理论，并随着西方医学的传入而逐渐受到重视。该观点认为，脑是独立之脏，能够行使思维、记忆、感觉、意识、调控全身功能活动等功能，是生命的根本。该观点将现代医学大脑与中医学肾精髓理论相结合，打破了心主神明的一统局面，是中西医结合的产物。但目前"脑主神明"学说还未形成从基础到临床的系统理论，其对临床的指导意义还未显现。

（三）心与脑共主神明

这是"心主神明"与"脑主神明"的折中观点，认为脑是神明产生的结构基础，但受心控制。心脑共主神明，脑生神，心调神，其体在脑，其用在心。该学说在一定程度上调和了相互对立的"心主神明"与"脑主神明"两种学说的矛盾，既承认了精神意识思维活动是大脑的功能，又没有违背传统的"心主神明"的观点，但将物质与功能对立、割裂是其不足之处。

二、情志的现代医学研究

内外环境诸因素的变化，产生对机体突然、强烈或持久的情志刺激，会导致内脏阴阳气血等功能紊乱，诱发疾病，中医理论称为"内伤七情"。有关七情的现代医学研究多是以七情内伤为切入点，进行临床观察和实验室的研究工作，并且取得了一些结果。

（一）心主神明的现代研究

临床观察发现，影响精神或神志的病变，如由于心脏原因所致的心源性休克、肺性脑病、高血压脑病等发病时，常引发精神症状；而精神刺激或神志改变也可导致心悸、怔忡、胸痛等心经病证，诱发心律失常、心力衰竭、心绞痛发作，甚则心搏骤停或猝死。说明心主血脉与心主神明间存在密切联系，即神明由血脉以充养，血脉由神明以调控。

随着神经心脏病学和内分泌心脏病学的发展，大量工作证实，大脑与心脏之间存在着某种未被认识的神经通路，如蛛网膜下腔和脑内注射血液可诱发实验动物产生心肌梗死；直接或间接刺激脑内某些中枢核团时，可产生心功能障碍。心还可能通过分泌某些生物活性物质影响机体功能，如心房肌细胞内分泌的心房钠尿肽（ANP），可能具有强化大脑功能活动，将心脏各种信息扩散全身的作用，而缺乏 ANP 则会出现反应迟钝，精神萎靡等现象。

细胞分子水平的研究也取得了一些进展，如有研究提示环核苷酸系统对脂肪代谢紊乱、血小板凝集、心肌损害、心律失常、侧支循环开放等具有重要作用，cAMP 可能是心主神志的物质基础之一。

尽管目前已有许多有关心主神明的研究工作，但现有的实验证据还缺乏说服力。不过现代医学中有许多换心人出现明显精神、行为和心理变化的例子，提示心与精神、意识、思维和行为存在密切关系，这可能是证明心主神明的有效途径之一。

（二）五志与神经－内分泌

五志是神明功能的具体体现，所以神明功能研究是以怒伤肝、喜伤心、恐伤肾、思伤脾、悲伤肺等为切入点的。临床研究发现，许多患者会因为突然或持续的情志变化引发机体出现循环系统、呼吸系统、消化系统、内分泌系统等异常，也可产生视觉、听觉和嗅觉方面的症状。从应激理论来说，引发这些临床表现的刺激属于应激刺激，其中突然性情志变化为急性应激刺激，如暴怒、惊恐、大喜、大悲等；而持续性情志变化为慢性应激刺激，如长期的忧、思、悲、恐等。由于急性、慢性应激时机体的反应不尽相同，这可能是不同情志刺激引发机体不同反应的原因。

1. 急性应激与情志反应　急性应激刺激是指突然、强烈的能够使精神神经功能发生剧烈变化的应激性刺激。怒伤肝方面的研究表明，机体在暴怒时出现了下丘脑－腺垂体－肾上腺皮质轴和交感－肾上腺髓质系统的功能亢进，血中 ACTH、糖皮质激素和儿茶酚胺含量增多，而 β－内啡肽、生长素、催乳素、胰高血糖素、血管升压素及醛固酮等分泌也出现增加。这些神经内分泌方面的变化导致机体出现血压升高、呼吸急促、血小板聚集率和血黏度增加、血沉加快、血糖升高、头痛、眩晕、溃疡甚至吐血或昏厥、免疫功能下降等一系列症状，而肝组织也出现了缺血、缺氧、糖原分解甚至细胞坏死等病理变化。

有关恐伤肾的研究还观察到，实验动物的下丘脑－垂体－性腺轴功能异常，性激素分泌紊乱，睾丸组织损伤，精子成熟过程受阻，下丘脑、腺垂体等处神经元的细胞器变性、坏死，细胞核固缩、溶解、坏死等。

上述研究表明，这种突然的情志变化可作为一种急性应激刺激，引起机体神经－内分泌方面的改变，其病变部位至少涉及大脑皮层的边缘系统和以下丘脑－垂体为中心的内分泌系统。这些部位结构及功能的改变，是机体出现多种症状的关键环节。尽管有关大喜伤心、大悲伤肺的研究较少，但也可以推测大喜与大悲也可能存在类似的作用机制。

2. 慢性应激与情志反应　慢性应激刺激是指长期、持续性小强度的能够使精神神经功能发生进行性改变的应激性刺激。与急性应激刺激不同，慢性应激刺激可以持续兴奋下丘脑－腺垂体－肾上腺皮质轴，导致糖皮质激素水平一直维持较高水平，进而损伤海马神经元，使海马丧失其抑制下丘脑－腺垂体－肾上腺皮质轴过度兴奋的作用，导致持续高水平的糖皮质激素对机体产生广泛损伤。因此慢性应激对机体的损伤更大，更持久，且不易短期内恢复。

　　思虑过度伤脾是研究最多的慢性情志病变。临床观察发现，思虑过度可诱发明显消化道症状，如食欲减退、腹胀、消化不良、溃疡、腹泻等，其病机是思虑过度引起肝气郁结，肝气横逆犯脾。如果思虑过度同时伴有饮食不节或劳倦过度，则上述消化系统症状更易出现。由于肝主疏泄功能与下丘脑和自主神经系统有关，因此思虑过度伤脾涉及现代医学中的消化吸收与内脏调节功能。现代医学认为，边缘系统是情绪形成的重要中枢，同时也能够调节内脏的功能活动。当思虑过度成为慢性应激刺激时，海马结构为高水平的糖皮质激素损伤，导致其调节内脏活动的功能受损，从而引起包括消化吸收活动在内的内脏功能紊乱。

　　由于肝主疏泄功能与下丘脑和自主神经系统有关，肝疏泄功能异常最常见的是自主神经功能紊乱，交感神经－肾上腺髓质功能活动增强等。所以肝气不舒、肝脏疏泄失职时常见临床症状有，情绪不稳定、易激动或忧郁；特别是消化道功能变化明显。由于消化道神经－内分泌调节功能紊乱，则消化吸收功能出现一系列异常改变。因此思虑过度伤脾，涉及现代医学中的内脏调节功能。现代医学认为，边缘系统是情绪形成的重要中枢，同时也能够调节内脏的功能活动。当思虑过度成为慢性应激刺激时，海马结构为高水平的糖皮质激素损伤，导致其调节内脏活动的功能受损。

　　综上所述，尽管现代对七情理论的现代医学认识还远远不够，但大致可以看出，中医理论中的七情与现代的情绪、学习记忆及思维等神经系统高级功能活动相似，其结构基础主要是中枢神经系统，包括大脑皮层、边缘叶、下丘脑－垂体系统等。只是中医理论将情绪、学习记忆及思维等与相应的内脏功能整合成独特的功能系统，归属于五脏，这对临床治疗相关疾病具有巨大的指导价值，特别是对相关身心疾病的诊断治疗具有无可比拟的作用。

（单德红）

第五章

经　络

　　经络学说，是研究人体经络系统的概念、构成、循行分布、生理功能、病理变化及其与脏腑形体官窍、气血津液之间相互联系的一门学说，是中医学理论体系的重要组成部分。

　　经络学说是古人在长期的生活和医疗实践中，根据针灸、导引、推拿按摩、气功等各方面积累的经验，并结合当时的解剖知识，逐步形成的理论。它与藏象、气血津液等理论共同深刻阐释了人体的生理活动和病理变化，对临床各科，尤其是针灸、推拿、按摩、气功等，都起到了重要的指导作用。

第一节　经络的概念和经络系统的组成

一、经络概念

　　经络，是运行全身气血，联络脏腑肢节，沟通上下内外，感应传导信息的通路系统。

　　经络，是经脉和络脉的总称。经，有路径、途径之意。经脉是经络系统中的主干，多循行于深部。络，有联络、网络之意。络脉是经脉的分支，多循行于浅部。经脉较粗大，络脉较细小；经脉有一定的循行路径，而络脉则纵横交错，网络全身，无处不到。经脉和络脉相互沟通联系，将人体内五脏六腑、四肢百骸、五官九窍、皮肉筋脉等联结成一个统一的有机整体。

二、经络系统的组成

　　人体的经络系统由经脉、络脉及其连属部分所组成（表5-1）。

（一）经脉

　　经脉是经络系统的主干，包括十二正经、奇经八脉和十二经别三大类。

　　十二正经又称"十二经脉"，包括手三阴经、足三阴经、手三阳经、足三阳经，共十二条经脉。十二正经有一定的起止、循行部位和交接顺序，在肢体的分布、走向有一定的规律，同体内的脏腑有直接的络属关系，相互之间也有表里关系。十二正经是气血运行的主要通道。

表 5－1　　　　　　　　　　　　　　经络系统简表

经络系统

经脉
- 十二正经（十二经脉）
  - 手三阴经
    - 手太阴肺经
    - 手厥阴心包经
    - 手少阴心经
  - 手三阳经
    - 手阳明大肠经
    - 手少阳三焦经
    - 手太阳小肠经
  - 足三阴经
    - 足太阴脾经
    - 足厥阴肝经
    - 足少阴肾经
  - 足三阳经
    - 足阳明胃经
    - 足少阳胆经
    - 足太阳膀胱经

  气血运行的主要通道；同内在脏腑有直接的络属关系

- 奇经八脉——任脉、督脉、冲脉、带脉、阴跷脉、阳跷脉、阴维脉、阳维脉的总称。具有统率、联络和调节十二经脉的作用。
- 十二经别——从十二经脉别出的经脉。有加强十二经脉中相为表里的两经之间联系的作用。

络脉
- 十五别络——从十二经脉及任脉、督脉各分出一支别络，再加上脾之大络。有加强表里两经在体表联系和渗灌气血的作用。
- 孙络——细小的络脉。
- 浮络——浮现于体表的络脉。

连属部分
- 十二经筋——十二经脉之气结、聚、散、络于筋肉、关节的体系。有连缀四肢百骸，主司关节运动的作用。
- 十二皮部——十二经脉的功能活动反映于体表的部位。

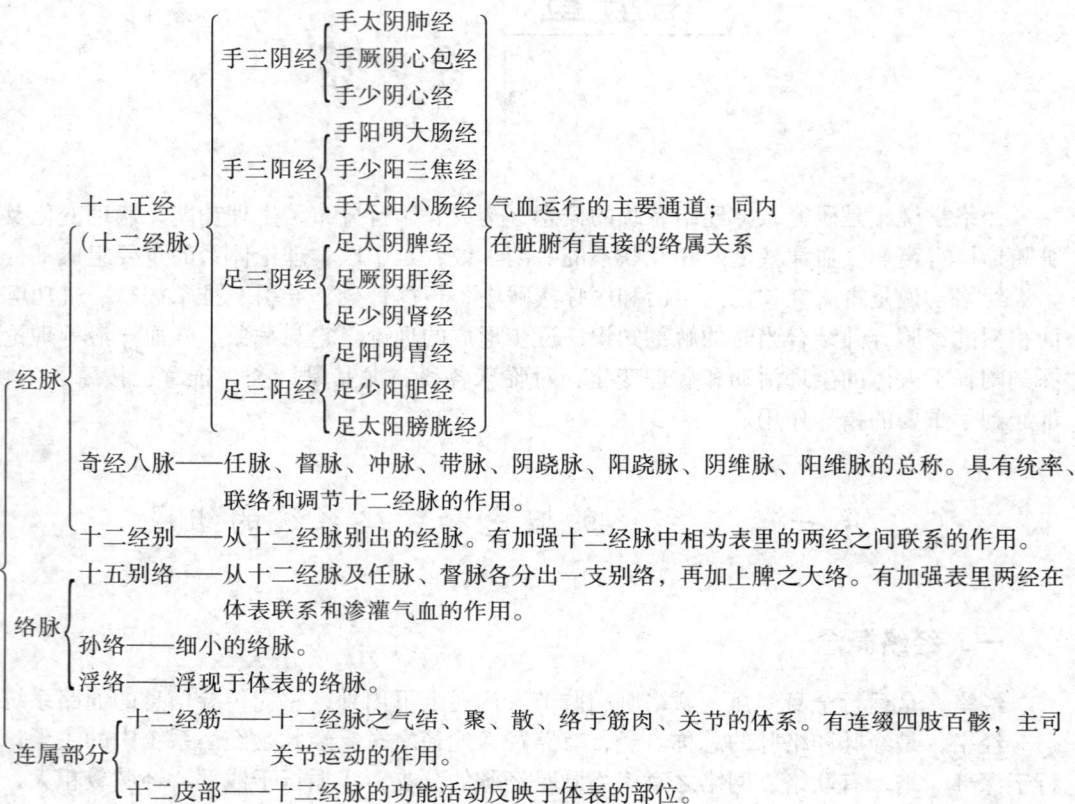

奇经八脉，即督脉、任脉、冲脉、带脉、阴跷脉、阳跷脉、阴维脉、阳维脉的总称。奇经具有统率、联络和调节十二经脉中气血的作用。

十二经别，是从十二经脉分出的较大分支，也属于经脉的范畴。具有加强十二经脉中相为表里的两条经脉的联系和补充十二正经不足的作用。

（二）络脉

络脉，是经脉的细小分支，有别络、浮络、孙络之分。

别络是络脉中较大和主要的络脉。十二经脉与任、督二脉各有一支别络，加上脾之大络，合称"十五别络"（若加胃之大络，又称十六别络）。别络具有加强十二经脉相为表里的两经之间在体表的联系，补充正经之不足，还有统领一身阴阳诸络的作用。

孙络，从别络分出的细小络脉，遍及全身，难以计数。

浮络，浮现于肌肤表面的络脉。

（三）连属部分

包括经筋和皮部，与经脉和络脉有着密切的联系。

第二节　十二经脉

十二经脉是经络系统的核心组成部分。经络系统中的十二经别和络脉等都是从十二经脉分出,彼此联系,相互配合而协同发挥作用的。

一、名称

十二经脉的循行有规律,它对称地分布于人体的两侧,分别循行于人体上肢或下肢的内侧或外侧,每一经脉又分别隶属于某一脏或某一腑,因此十二经脉的名称包括手足、阴阳、脏腑三部分。手经循行于人体的上肢,足经循行于人体的下肢;阴经循行于四肢的内侧,属脏,阳经循行于四肢的外侧,属腑。阴经分为三阴,即:太阴、少阴、厥阴;阳经分为三阳,即:阳明、太阳、少阳。手、足各三条阴经、三条阳经,共十二条经脉,腑有六,而脏为五,因此,将心包归入脏。如手厥阴心包经、手阳明大肠经、足厥阴肝经、足少阳胆经等(表5－2)。

表5－2　　　　　　　　　　　　　十二经脉名称分类

	阴　经 （属脏）	阳　经 （属腑）	循 行 部 位 （阴经行于内侧,阳经行于外侧）	
手	太阴肺经	阳明大肠经	上肢	前　缘
	厥阴心包经	少阳三焦经		中　线
	少阴心经	太阳小肠经		后　缘
足	太阴脾经*	阳明胃经	下肢	前　缘
	厥阴肝经*	少阳胆经		中　线
	少阴肾经	太阳膀胱经		后　缘

注:*在小腿下半部和足背部,肝经在前缘、脾经在中线。至内踝上八寸处交叉之后,脾经在前缘、肝经在中线

二、走向和交接规律

十二经脉的循行方向和相互交接呈现出一定的规律性。十二经脉的走向,《灵枢·逆顺肥瘦》说:"手之三阴,从脏走手;手之三阳,从手走头;足之三阳,从头走足;足之三阴,从足走腹。"说明手的三条阴经,从胸腔内脏走向手指末端,与手的三条阳经交会;手的三条阳经,从手指末端走向头面部,与足的三条阳经相交会;足的三条阳经,从头面部走向足趾末端,与足的三条阴经交会;足的三条阴经,从足趾末端走向腹部和胸部,在胸部与手的三条阴经交会。如此,十二经脉就构成了"阴阳相贯,如环无端"的循环路径(图

5-1）。手三阳经止于头部，足三阳经起于头部，手三阳和足三阳在头面部交接，因此称作"头为诸阳之会"。

三、分布规律

十二经脉在体表的分布有规律，具体分布如下：

（一）头面部的分布

"头为诸阳之会"，诸阳经在头面部的分布特点：阳明经主要行于面部、额部；少阳经行于耳颞部；太阳经行于面颊、头顶和头后部。另外，足厥阴肝经循行至巅顶部。其分布规律：阳明经主要行于前额部；少阳经行于头侧部；太阳经行于后项部；足厥阴经行于巅顶部。

（二）四肢部的分布

十二经脉在四肢的分布特点是：阴经行于四肢的内侧面，阳经行于四肢的外侧面。内侧的阴经又分为三阴，即太阴、厥阴、少阴；外侧的阳经又分为三阳，即阳明、少阳、太阳。内侧三条阴经的分布为：太阴在前（上缘），厥阴在中（中缘），少阴在后（下缘）；外侧三条阳经的分布为：阳明在前（上缘），少阳在中（中缘），太阳在后（下缘）。但在下肢内侧，内踝上八寸以下，足三阴的分布为：厥阴在前，太阴在中，少阴在后。

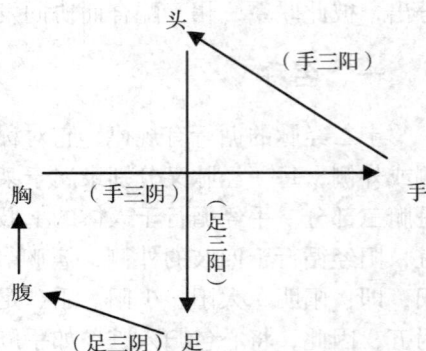

图5-1　十二经脉走向交接规律示意图

（三）躯干部的分布

十二经脉在躯干部的分布特点：手三阴经均从腋下走出，手三阳经行于肩部和肩胛部。足三阳经中的阳明经行于前（胸腹面），太阳经行于后（背面），少阳经行于侧面。足三阴经均行于胸腹部。这样，循行于胸腹部的十二经脉，自内向外的次序为足少阴肾经、足阳明胃经、足太阴脾经和足厥阴肝经。

四、表里关系

手足三阴与三阳经，通过各自的经别和别络相互沟通，组成六对表里相合关系。如《素问·血气形志》说，"手太阳与少阴为表里，少阳与心为表里，阳明与太阴为表里，是为手之阴阳也"；"足太阳与少阴为表里，少阳与厥阴为表里，阳明与太阴为表里，是为足阴阳也"（表5-3）。

表5-3　　　　　十二经脉表里关系表

手	阴经	太阴肺经	厥阴心包经	少阴心经	表里相对
	阳经	阳明大肠经	少阳三焦经	太阳小肠经	
足	阳经	阳明胃经	少阳胆经	太阳膀胱经	表里相对
	阴经	太阴脾经	厥阴肝经	少阴肾经	

相为表里的两条经脉均在四肢末端交接，分别循行于四肢内外相对应的位置上，并各自络属于相为表里的脏或腑，即阴经属脏络腑，阳经属腑络脏。如此既加强了表里两经的联系，又促进了相为表里的脏与腑在生理功能上的相互协调和配合。

五、流注次序

十二经脉是气血运行的主要通道，它们首尾相贯，依次衔接，因而脉中气血也是循经脉依次流注的。十二经脉气血的流注起于中焦的手太阴肺经，依次流注各经，最后传至足厥阴肝经，再传到手太阴肺经，从而首尾相贯，如环无端（表5－4）。

表5－4　　　　　　　　　　十二经脉流注次序表

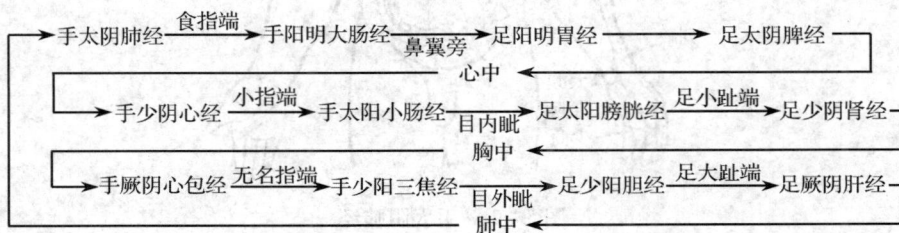

六、循行部位

（一）手太阴肺经

起于中焦，下络大肠，还循胃口（下口幽门，上口贲门），通过膈肌，属肺，至喉咙部，横行到胸部外上方（中府穴），出腋下，沿上肢内侧前缘下行，过肘窝入寸口经鱼际部，直出拇指之端（少商穴）（图5－2）。

分支：从手腕的后方（列缺穴）分出，沿掌背侧走向食指桡侧端（商阳穴），交于手阳明大肠经。

（二）手阳明大肠经

起于食指桡侧端（商阳穴），经过手背行于上肢伸侧前缘，上肩，至肩关节前缘，向后到第七颈椎棘突下（大椎穴），再折向前行进入锁骨上窝（缺盆穴），深入胸腔，络于肺，向下通过横膈，属大肠（图5－3）。

分支：从锁骨上窝（缺盆穴）上行，经颈部至面颊，入下齿中，复返出来挟口两旁，左右交会于人中（水沟穴），至对侧鼻翼旁（迎香穴），交于足阳明胃经。

（三）足阳明胃经

起于鼻翼旁（迎香穴），挟鼻上行，左右侧交会于鼻根部，旁行入目内眦（睛明穴），与足太阳经相交，向下沿鼻柱外侧，入上齿龈中，还出，挟口两旁，环绕口唇，在颏唇沟（承浆穴）左右相交，退回沿下颌骨后下缘到大迎穴处，沿下颌角上行过耳前，经过上关穴，沿发际，到额前（头维穴）（图5－4）。

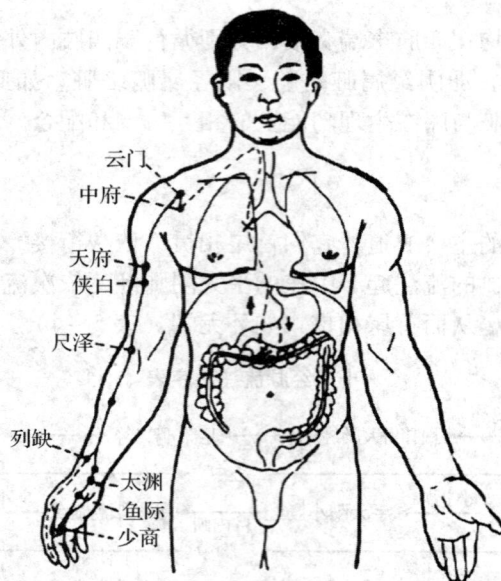

图 5-2　手太阴肺经

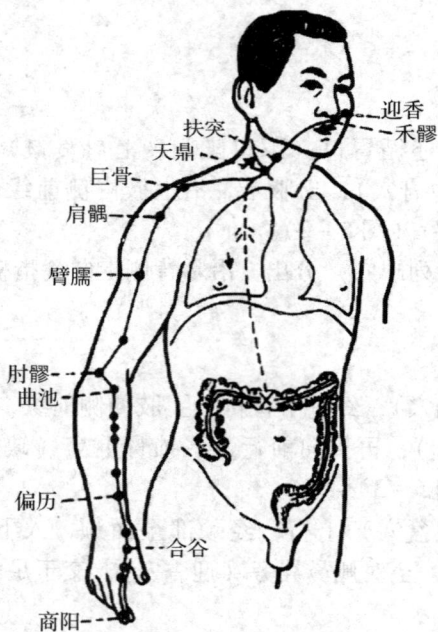

图 5-3　手阳明大肠经

　　分支：从大迎穴前方下行到人迎穴，沿喉咙向下后行至大椎穴，折向前行，进入缺盆，深入体腔，下行穿过膈肌，属胃，络脾。

直行者：从缺盆出体表，沿乳中线下行，挟脐两旁（旁开两寸），下行至腹股沟处的气街穴。

分支：从胃下口幽门处分出，沿腹腔内下行到气街穴，与直行之脉会合，而后下行大腿前侧，过膝膑，沿下肢胫骨前缘下行到足背，进入足第二趾外侧端（厉兑穴）。

分支：从膝下三寸处（足三里穴）分出，下行至第三足趾外侧端。

分支：从足背上冲阳穴分出，前行进入足大趾内侧端（隐白穴），交于足太阴脾经。

（四）足太阴脾经

起于足大趾内侧端（隐白穴），沿内侧赤白肉际，上行过内踝的前缘，沿小腿内侧正中线上行，在内踝上八寸处，交出足厥阴肝经之前，上行沿大腿内侧前缘，进入腹部，属脾，络胃。向上穿过横膈，沿食道两旁，连舌本，散舌下（图5-5）。

分支：从胃部分出，上行通过横膈，注入心中，交手少阴心经。

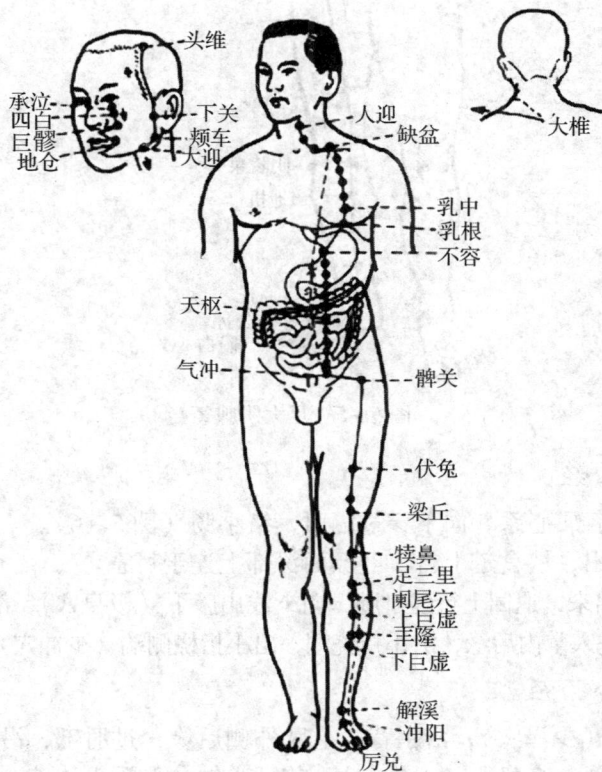

图5-4 足阳明胃经

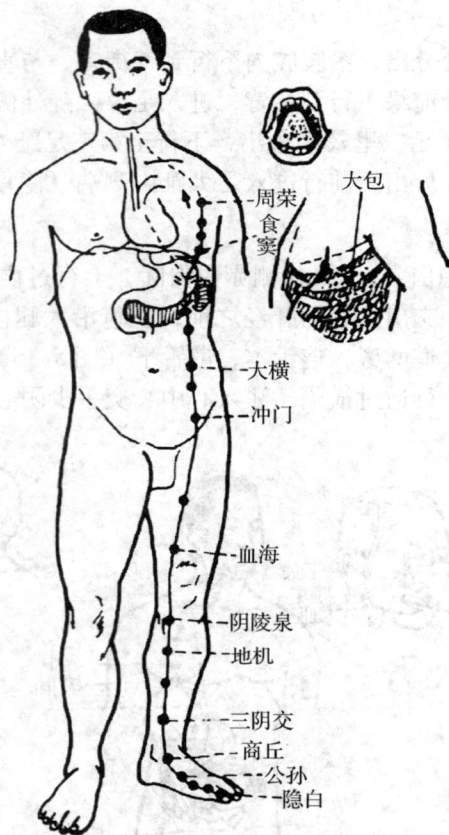

图 5 - 5　足太阴脾经

（五）手少阴心经

起于心中，走出后属心系，向下穿过膈肌，络小肠（图 5 - 6）。

分支：从心系分出，挟食道上行，经颜面深部上连于目系。

直行者：从心系出来，退回上行经过肺，向下浅出腋下（极泉穴），沿上肢内侧后缘，过肘中，经掌后锐骨端，进入掌内后缘，沿小指桡侧，出小指桡侧端（少冲穴），交于手太阳小肠经。

（六）手太阳小肠经

起于小指外侧端（少泽穴），沿手背、上肢外侧后缘，过肘部，沿上臂外侧后缘，出于肩关节后面，绕肩胛部，交肩上（大椎穴），前行入缺盆，深入体腔，络于心，沿食道，穿过膈肌，到达胃部，下行，属小肠（图 5 - 7）。

分支：从缺盆出来，沿颈部上行到面颊，到目外眦后，退行进入耳中。

分支：从面颊部分出，向上行于目眶下，至目内眦（睛明穴），交于足太阳膀胱经。

（七）足太阳膀胱经

起于目内眦（睛明穴），向上到达额部，左右交会于巅顶部的百会穴（图 5 - 8）。

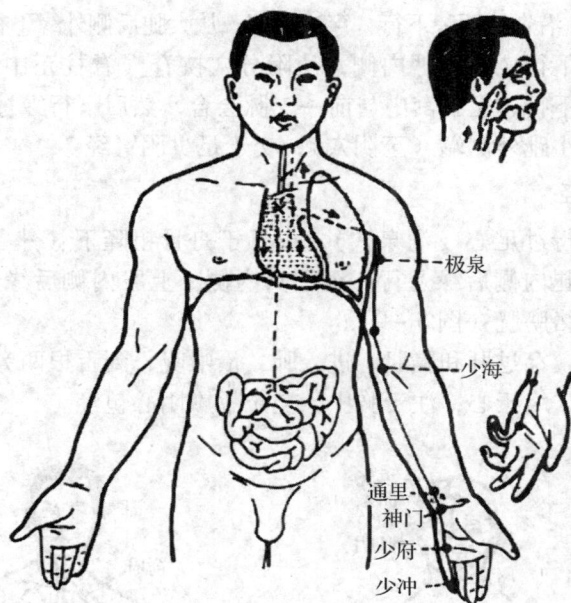

图 5 - 6　手少阴心经

极泉
少海
通里
神门
少府
少冲

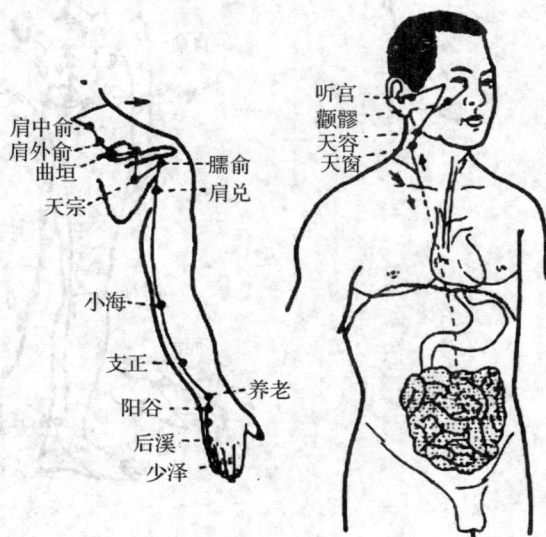

图 5 - 7　手太阳小肠经

肩中俞
肩外俞
曲垣
天宗
臑俞
肩兑
听宫
颧髎
天容
天窗
小海
支正
阳谷
养老
后溪
少泽

　　分支：从头顶部（百会穴）分出，到耳上角部。

　　直行者：从头顶部别向后行至枕骨处，进入颅腔，络脑，回出分别下行到项后（天柱穴），再下行交会于大椎穴，然后分左右沿肩胛内侧、脊柱两旁（脊柱正中线旁开一寸五分）下行，到达腰部（肾俞穴），进入脊柱两旁的肌肉，深入体腔，络肾，属膀胱。

分支：从腰部分出，沿脊柱两旁下行，穿过臀部，从大腿后侧外缘下行到腘窝中（委中穴）。

分支：从项部分出下行，经肩胛内侧，从附分穴挟脊（脊柱正中线旁开三寸）下行至髀枢，经大腿外侧后缘下行，至腘窝中与前一支脉会合，然后下行穿过腓肠肌，出走于足外踝后，沿足背外侧缘至小趾外侧端（至阴穴），交于足少阴肾经。

（八）足少阴肾经

起于足小趾下，斜行过足心（涌泉穴），出行于舟骨粗隆下（然谷穴），沿内踝后，分出进入足跟，向上沿小腿内侧后缘上行，至腘窝内侧，上股内侧后缘，入脊内（长强穴），穿过脊柱至腰，属肾，络膀胱（图5-9）。

直行者：从肾上行，穿过肝和膈肌，进入肺，沿喉咙，到舌根两旁。

分支：从肺中分出，络于心，注于胸中，交于手厥阴心包经。

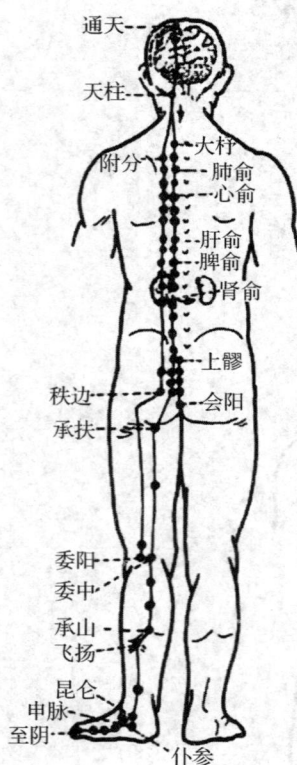

图5-8　足太阳膀胱经

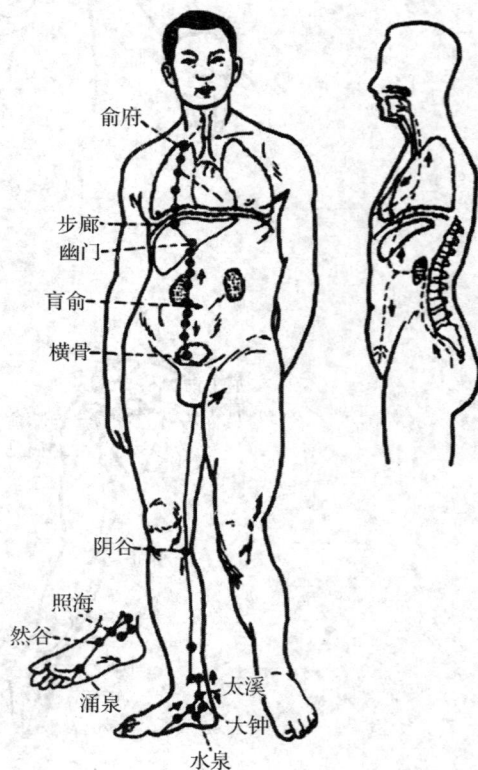

图5-9　足少阴肾经

（九）手厥阴心包经

起于胸中，出属心包络，向下穿过膈肌，依次络于上、中、下三焦（图5-10）。

分支：从胸中分出，沿胸浅出胁部当腋下3寸处（天池穴），向上至腋窝下，沿上肢内侧中线入肘，过腕部，入掌中（劳宫穴），沿中指桡侧，出中指桡侧端（中冲穴）。

分支：从掌中分出，沿无名指出其尺侧端（关冲穴），交于手少阳三焦经。

（十）手少阳三焦经

起于无名指尺侧端（关冲穴），向上沿无名指尺侧至手腕背面，上行尺骨、桡骨之间，通过肘尖，沿上臂外侧，上行至肩部，前行入缺盆，分布于膻中，散络于心包，穿过膈肌，依次属上、中、下三焦（图5-11）。

分支：从膻中分出，上行出缺盆，至肩部，左右交会于大椎，上行到项，沿耳后（翳风穴），直上出耳上角，然后屈曲向下经面颊部，至目眶下。

分支：从耳后分出，进入耳中，出走耳前，经上关穴前，在面颊部与前一分支相交，至目外眦（瞳子髎），交于足少阳胆经。

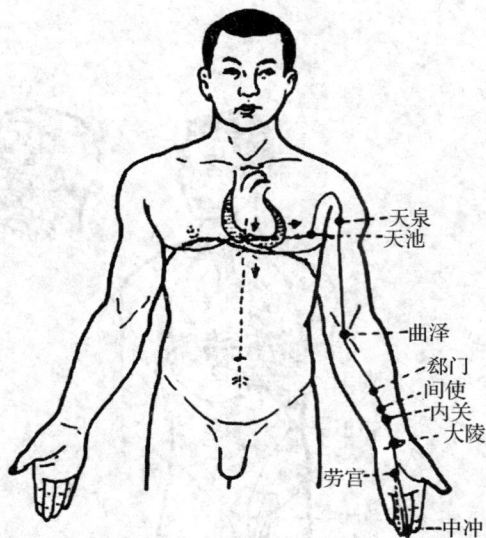

图5-10 手厥阴心包经

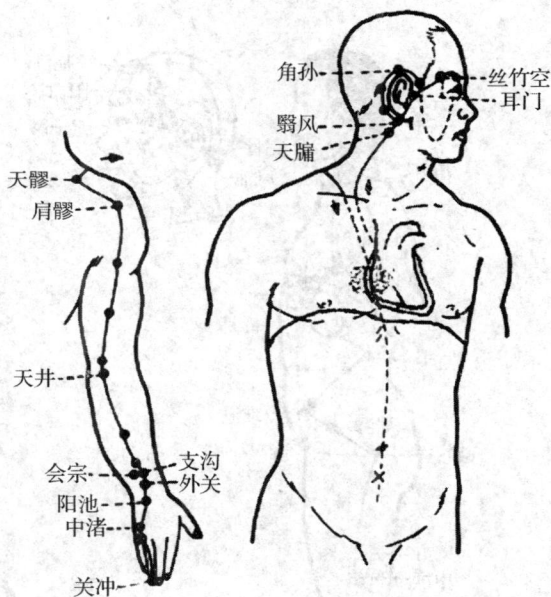

图5-11 手少阳三焦经

（十一）足少阳胆经

起于目外眦，上至额角部（颔厌穴），再向下到耳后（完骨穴），再折向上行，经额部至眉上（阳白穴），又向后折至风池穴，沿颈侧下行至肩上，左右交会于大椎穴，前行入缺盆（图5-12）。

分支：从耳后进入耳中，出走于耳前，至目外眦后方。

分支：从目外眦分出，下行至下颌部大迎穴，与手少阳经分布于面颊部的支脉相合，向上行至目眶下，再向下经过下颌角部（颊车穴），下行至颈部，与前脉会合于缺盆后，进入体腔，穿过膈肌，络肝，属胆，沿胁里浅出气街，绕阴部毛际，横向至髋部环跳穴。

直行者：从缺盆下行至腋，沿胸侧，过季肋，下行至环跳穴处与前脉会合，再向下沿大腿外侧、膝关节外缘，行于腓骨前面，直下至腓骨下端，浅出外踝之前，沿足背行于足第四趾外侧端（足窍阴穴）。

分支：从足背（临泣穴）分出，前行出足大趾外侧端，折回穿过爪甲，分布于足大趾爪甲后丛毛处，交于足厥阴肝经。

（十二）足厥阴肝经

起于足大趾爪甲后丛毛处，向上沿足背至内踝前一寸处（中封穴），向上沿胫骨内缘，在内踝上八寸处交出足太阴脾经之后，上行过膝内侧，沿大腿内侧中线进入阴毛中，绕阴器，至小腹，挟胃两旁，属肝，络胆，向上穿过膈肌，分布于胁肋部，沿喉咙的后边，向上进入鼻咽部，上行连接目系，出于额，上行与督脉交会于头顶部（图5－13）。

分支：从目系分出，下行颊里，环绕在口唇的里边。

分支：从肝分出，穿过膈肌，向上注入肺，交于手太阴肺经。

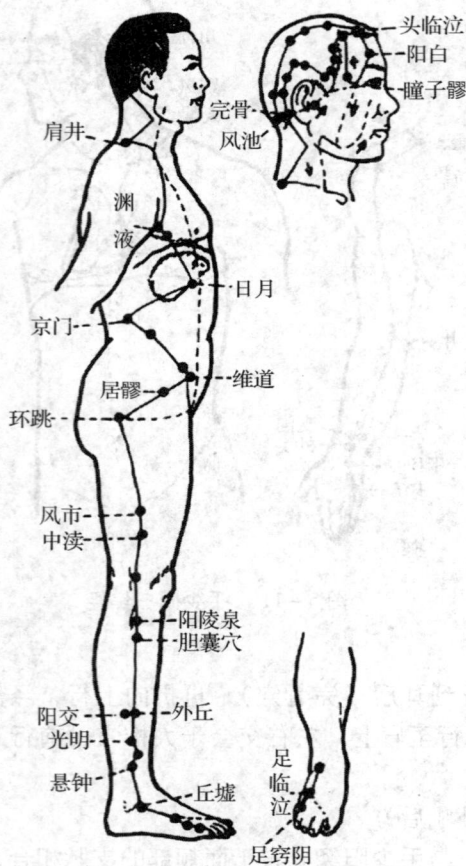

图5－12　足少阳胆经　　　　　图5－13　足厥阴肝经

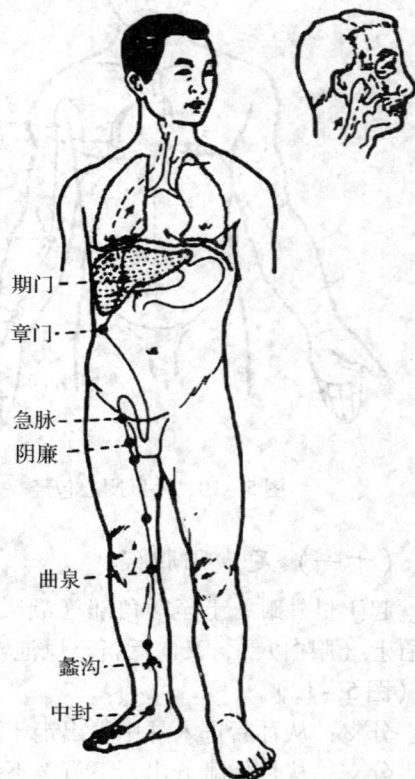

第三节 奇经八脉

一、奇经八脉的基本概念

奇经八脉，是督脉、任脉、冲脉、带脉、阴跷脉、阳跷脉、阴维脉、阳维脉的总称。奇经与正经相对而言，由于其分布不如十二经脉那样有规律，与五脏六腑没有直接的络属联系，相互之间也没有表里关系，有别于十二正经，故称"奇经"。又因其数有八，故称"奇经八脉"。

奇经八脉纵横交叉于十二经脉之间，具有三个方面的作用：

1. 密切十二经脉的联系 奇经八脉在循行过程中，与其他各经交叉相接，加强了各条经脉之间的联系。如督脉"总督诸阳"；任脉称为"阴脉之海"；冲脉通行上下前后，渗灌三阴三阳，有"十二经脉之海"之称；带脉约束纵行诸经；阳维脉维络诸阳，联络所有阳经；阴维脉维络诸阴，联络所有阴经；阳跷、阴跷脉左右成对，有"分主一身左右阴阳"之说。

2. 调节十二经脉气血 当十二经脉气血旺盛而有余时，就会流入奇经八脉，蓄以备用；当十二经脉气血不足时，由奇经溢出给予补充，以保持十二经脉气血的相对稳定，维持人体正常的生理功能。

3. 与某些脏腑关系 奇经八脉与肝、肾等脏及脑、髓、女子胞等奇恒之腑的关系密切。如女子胞、脑、髓直接与奇经联系，督脉"入颅络脑"、"行脊中"以及"属肾"；任、督、冲三脉，同起于胞中，带脉环腰一周，共同构成一个完整的系统，且与肝经相通，与疝气及女子的经、带、胎、产等关系密切。

二、奇经八脉的循行部位和基本功能

奇经八脉中，各条经脉因循行分布的特点不同，而表现出各自不同的基本功能。奇经八脉的循行部位和基本功能如下：

（一）督脉

1. 循行部位 起于胞中，下出会阴，沿脊柱里面上行，至项后风府穴处进入颅内，络脑，并由项沿头部正中线，经头顶、额部、鼻部、上唇，到上唇系带处（图5-14）。

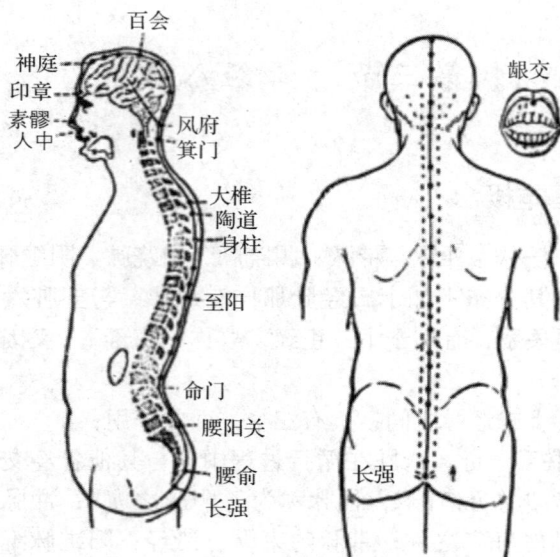

图 5 - 14　督脉

分支：从脊柱里面分出，络肾。

2. 基本功能　"督"，有总督、督管、统率之意。督脉的主要功能为：

（1）调节阳经气血，为"阳脉之海"：督脉行于背部正中，与手足三阳经会于大椎；与足太阳会于百会、脑户等；与阳维脉会于风府、哑门。所以督脉与各阳经都有联系，称为"阳脉之海"，对全身阳经气血起调节作用。

（2）反映脑、髓和肾的功能：督脉行脊里，入络于脑，与脑、髓有密切关系。督脉又络肾，故与肾也有密切关系。因此，督脉与脑、髓、肾的关系密切。

（二）任脉

1. 循行部位　起于胞中，下出会阴，经阴阜，沿腹部和胸部正中线上行，至咽喉，上行至下颌部，环绕口唇，沿面颊，分行至目眶下（图 5 - 15）。

2. 基本功能　"任"，有担任、妊养之意。任脉的主要功能为：

（1）调节阴经气血，为"阴脉之海"：任脉循行于腹面正中线，其脉多次与足三阴经及阴维脉交会。能总任一身的阴经，故称"阴脉之海"。

（2）任主胞胎：任脉起于胞中，与女子月经来潮及妊养、生殖功能有关。

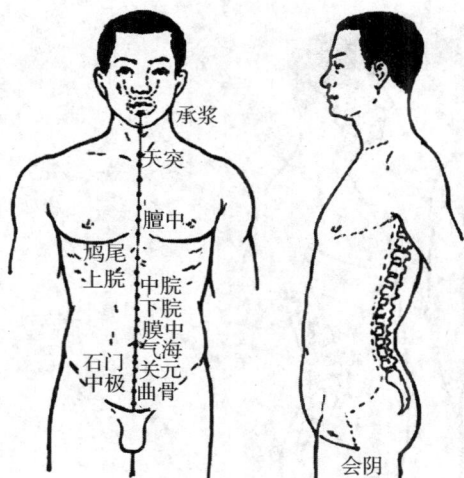

图 5-15　任脉

分支：由胞中别出，与冲脉相并，行于脊柱前。

（三）冲脉

1. 循行部位　冲脉起于胞中，下出会阴，从气街部起与足少阴经相并，挟脐上行。散布于胸中，再向上行，经喉，环绕口唇，到目眶下（图 5-16）。

分支：从少腹输注于肾下，浅出气街，沿大腿内侧进入腘窝，再沿胫骨内缘，下行到足底。

分支：从内踝后分出，向前斜入足背，进入大趾。

分支：从胞中分出，向后与督脉相通，前行于脊柱内。

2. 基本功能　"冲"，有要冲之意。冲脉的主要功能为：

（1）调节十二经气血：冲脉循经上至头，下至足，后行于背，前布于胸腹，可谓贯穿全身，分布广泛，为一身气血之要冲，故能调节十二经脉气血，为"十二经脉之海"，又称"血海"。

（2）与女子月经及孕育功能有关：女子月经来潮及孕育功能，皆以血为基础，冲脉起于胞中，分布广泛，因此女子月经来潮及妊娠与冲脉盛衰密切相关。

（四）带脉

1. 循行部位　带脉起于季胁，斜向下行到带脉穴绕身一周，环行于腰腹部。并于带脉穴处再向前下方沿髂骨上缘斜行到少腹（图 5-17）。

2. 基本功能　"带"，有束带之意，带脉的功能为：带脉绕身一周，状如束带，约束纵行诸经。又主司女子带下。

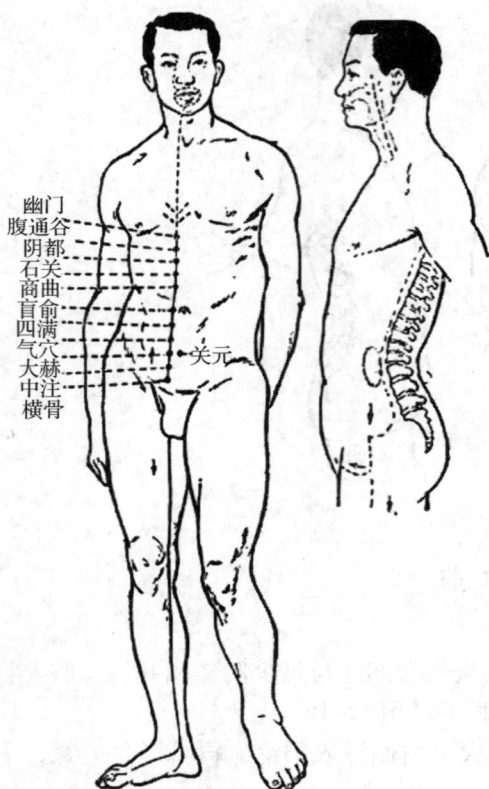

幽门
腹通谷
阴都
石关
商曲
盲俞
四满
气穴
大赫
中注
横骨

关元

图 5 - 16　冲脉

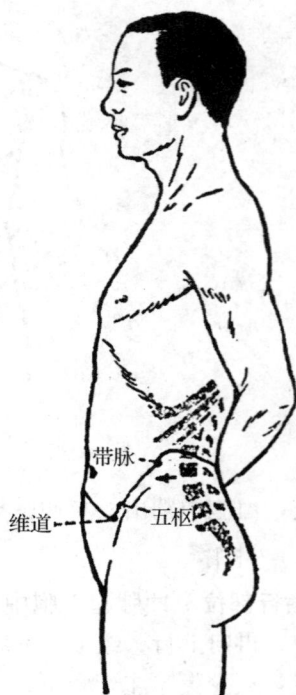

带脉

维道

五枢

图 5 - 17　带脉

（五）阴跷脉和阳跷脉

1. 循行部位　跷脉左右成对，阴跷脉、阳跷脉均起于足踝下。

阴跷脉起于内踝下的照海穴，沿内踝后直上下肢内侧，经前阴，沿腹、胸进入缺盆，出行于人迎穴之前，经鼻旁，到目内眦，与手足太阳经、阳跷脉会合（图 5 - 18）。

阳跷脉起于外踝下的申脉穴，沿外踝后上行，经下肢的外侧，再向上经腹、胸侧面与肩部，由颈外侧上挟口角，到达目内眦，与手足太阳经、阴跷脉会合，再上行进入发际，向下到达耳后，与足少阳胆经会合于项后（图 5 - 19）。

2. 基本功能　"跷"，有轻健跷捷的含义。阴、阳跷脉的生理功能为：司眼睑开合和主司下肢运动。古人还有阴阳跷脉"分主一身左右之阴阳"之说。

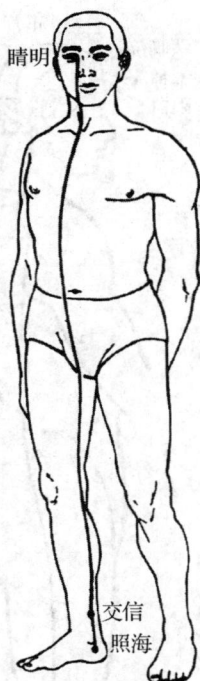

图 5 – 18　阴跷脉

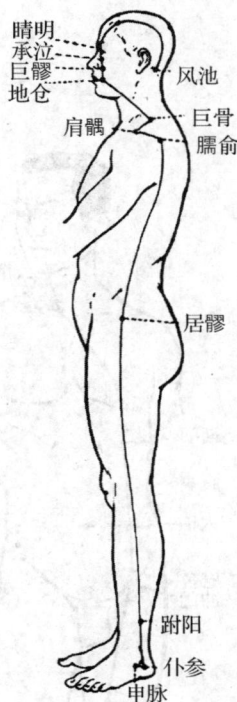

图 5 – 19　阳跷脉

（六）阴维脉和阳维脉

1. 循行部位　阴维脉起于小腿内侧足三阴经交会之处，沿下肢内侧上行，至腹部与足太阴脾经同行，到胁部与足厥阴肝经相合，然后上行至咽喉，与任脉相会（图 5 – 20）。

阳维脉起于外踝下，与足少阳胆经并行，沿下肢外侧向上，经躯干部后外侧，从腋后上肩，经颈部、耳后，前行到额部，分布于头侧及项后，与督脉会合（图 5 – 21）。

2. 基本功能　"维"，有维系、维络之意。维脉的主要功能是维系全身经脉。阳维脉维系联络全身的阳经；阴维脉维系联络全身的阴经。

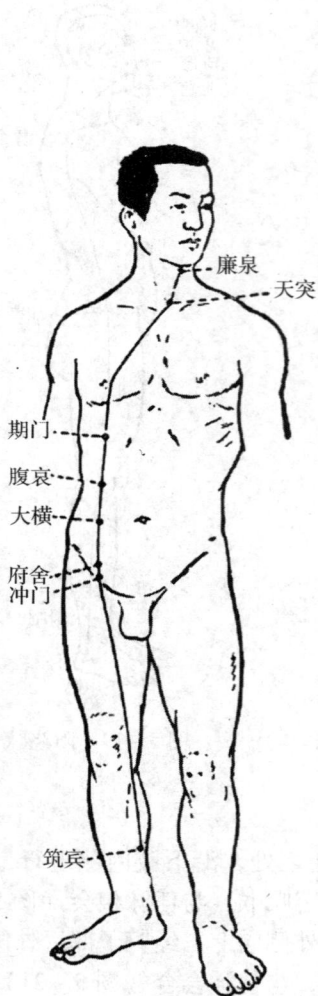

图 5 - 20　阴维脉

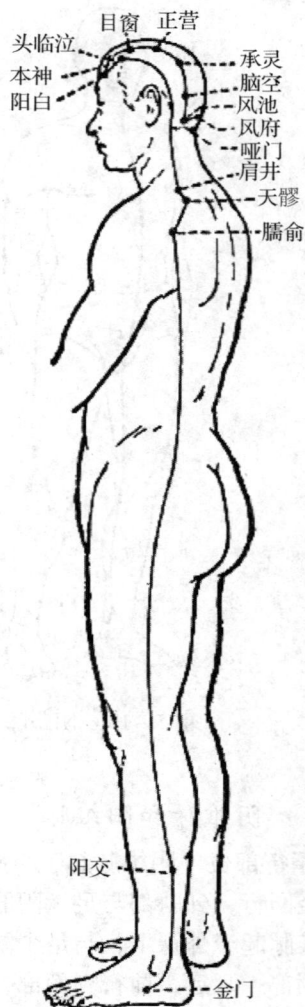

图 5 - 21　阳维脉

第四节　经别、别络、经筋、皮部

一、经别

经别，即别行的正经。十二经别，是从十二正经别行分出，深入躯体深部，循行于胸腹及头部的重要支脉。

十二经别，多分布于肘膝、脏腑、躯干、颈项及头部。十二经别的循行，多从四肢肘膝以上部位别出，称为"离"；走入体腔脏腑深部，称为"入"；然后浅出体表，而上头面，称为"出";阴经的经别合于相表里的阳经经别,然后一并注入六条阳经,称为"合"。每一对相表里的经别组成一"合",这样十二经别分手足三阴、三阳,共组成六对,称为"六合"。所以,其循行分布特点,可用"离、合、出、入"来加以概括。

十二经别的生理功能:经别,是从经脉分出的另一类重要支脉,它的循行部位有些是十二经脉所不及之处,所以在生理、病理及治疗等方面都有一定作用。主要有:

1. 加强十二经脉表里两经在体内的联系 十二经别进入体腔后,表里两经的经别是相并而行的;浅出体表时,阴经的经别又都合入阳经经别,一起注入体表的阳经,加强了十二经脉分布于躯体的表里经之间的关系。

2. 加强体表与体内、四肢与躯干的向心性联系 十二经别一般都是从十二经脉的四肢部分分出,进入体内后又都呈向心性运行,这对扩大经络的联系以及加强由外向内的信息传递,起到重要作用。

3. 加强十二经脉和头面部的联系 十二经脉主要是六条阳经分布于头面部,而十二经别中不仅六条阳经的经别循行于头面部,六条阴经的经别亦上达头部。如足三阴经经别在合入阳经后上达头部。这样加强了十二经脉对头部的联系,也为近代发展的耳针、面针、鼻针等提供了一定的理论依据。

4. 扩大十二经脉的主治范围 十二经别的循行,使十二经脉分布和联系的部位更加周密,从而也扩大了十二经脉的主治范围。如足太阳膀胱经并不到达肛门,而足太阳膀胱经的某些穴位,如承山、承筋等,可治肛门疾病。

5. 加强足三阴、足三阳经脉与心脏的联系 足三阴、足三阳的经别上行经过腹、胸,除加强了腹腔内脏腑的表里联系外,又都与胸腔内的心脏相联系。因此,十二经别对于分析腹腔内脏腑与心的生理、病理联系,有重要的意义。

二、别络

别络,也是从经脉分出的支脉,大多分布于体表。别络有十五条,即十二经脉各有一条,加之任脉、督脉的别络和脾之大络。另外,若再加胃之大络,也可称为十六别络。

别络是络脉中较为重要的部分,对全身无数细小的络脉起着主导作用。从别络分出的细小络脉称为孙络。分布在皮肤表面的络脉称为浮络。

生理功能:

1. 加强十二经脉表里两经在体表的联系 它主要是通过阴经别络走向阳经,阳经别络走向阴经,沟通和加强了相为表里的两条经脉之间在肢体的联系。

2. 加强人体前、后、侧面统一联系,统率其他络脉 督脉的别络散布于背部,任脉的别络散布于腹部,脾之大络散布于胸胁部。故别络可加强十二经脉及任、督二脉与躯体组织的联系,尤其是加强人体前、后、侧面的联系。

3. 渗灌气血以濡养全身 孙络、浮络等小络脉从别络等大的络脉分出后,愈分愈细,呈网状扩散,密布全身,同全身各组织发生紧密联系。循行于经脉中的气血,通过别络的渗灌作用注入孙络、浮络,并逐渐扩散到全身而起濡养作用。

三、经筋

经筋，是十二经脉之气结、聚、散、络于筋肉、关节的体系，又称"十二经筋"，受十二经脉气血的濡养和调节。

四、皮部

皮部，是十二经脉之气在体表皮肤一定部位的反应区，故称"十二皮部"。十二经脉及其所属络脉，在体表有一定分布范围，十二皮部就是十二经脉及其所属络脉在体表的分区。

第五节　经络的生理功能和应用

一、经络的生理功能

以十二经脉为主体的经络系统，具有沟通联系、感应传导及运输、调节等基本功能。

（一）沟通表里上下，联系脏腑器官

人体由五脏六腑、四肢百骸、五官九窍、皮肉筋骨组成，它们虽然各有不同的功能，但又共同进行着有机的整体活动，人体全身内外、上下、前后、左右之间的相互联系，脏腑、形体、官窍各种功能的协调统一，主要是依赖经络的沟通联系作用实现的。经络在人体内所发挥的沟通联系作用是多方位、多层次的，主要表现为以下几个方面：

1. 脏腑与体表的联系　内在脏腑与外周体表肢节的联系，主要是通过十二经脉的沟通作用来实现的。十二经脉中，手之三阴三阳经脉，循行于上肢内外侧，足之三阴三阳经脉，循行于下肢内外侧。每条经脉在内与脏腑发生特定的属络关系，对外联络筋肉、关节和皮肤，即十二经筋与十二皮部。外周体表的筋肉、皮肤、组织及肢节等，通过十二经脉的内属外连而与内在脏腑相互沟通。

2. 脏腑与官窍之间的联系　脏腑与官窍之间的联系，也是通过经络的沟通作用而实现的。十二经脉内属于脏腑，在循行分布过程中，又经过口、眼、耳、鼻、舌及二阴等官窍。如手阳明"挟口"，足阳明"挟口环唇"，足厥阴"环唇内"，手阳明"挟鼻孔"，足阳明"起于鼻"，手太阳"抵鼻"，足少阳"绕毛际"，足厥阴"入毛中，过阴器"，冲、任、督三脉均"下出会阴"等，使得内在脏腑通过经络与官窍相互沟通而成为一个整体。

3. 脏腑之间的联系　脏腑之间的联系，也与经络的沟通联系密切相关。十二经脉中，每一经都分别属络一脏和一腑，这是脏腑相合理论的主要结构基础。如手太阴经属肺络大肠，手阳明经属大肠络肺等。足厥阴肝经，除属肝络胆外，还挟胃，注肺中等。这样，就构成了脏腑之间的多种联系。

4. 经脉之间的联系　十二经脉有一定的衔接和流注规律，除了依次首尾相接如环无端外，还有许多交叉和交会。如手足六条阳经与督脉会于大椎，手少阴经与足厥阴经皆连目系，手足少阳经与手太阳经在目外眦和耳中交会，足少阳胆经和手少阳经的支脉在面部相合

等。十二经脉之中，无论表里经、同名经和异名经之间，都存在着经脉相互贯通，内部气血相互交流的关系，尤以表里经更为突出。再如阳维脉与督脉会于风府穴，冲、任、督三脉同起于胞中，"一源而三歧"等，其联系也是十分密切的。

（二）通行气血，濡养脏腑组织

经络运输渗灌气血的作用，体现为经脉作为运行气血的主要通道而具有运输气血的作用，以及络脉作为经脉的分支而具有布散和渗灌经脉气血到脏腑形体官窍及经络自身的作用。各脏腑形体官窍及经络自身得到气血的充分濡养，则能发挥其各自的功能。正是由于经脉的运输渗灌作用，才能使气血内溉脏腑，外濡腠理，而脏腑腠理在气血的不断循环灌注濡养下，生理机能得以正常发挥，则机体强健，自能抵御外邪的侵袭。

（三）感应传导作用

感应传导，是指经络系统对于针刺或其他刺激的感觉传递和通导作用。如针刺中的"得气"现象和"行气"现象就是经络传导感应作用表现之一。

（四）调节机能平衡

经络系统通过其沟通联系、运输气血作用及其经气的感受和负载信息的作用，对各脏腑形体官窍的功能活动进行调节，使人体复杂的生理功能相互协调，维持阴阳动态平衡状态。经络的调节作用，可促使人体机能活动恢复平衡协调。如针刺足阳明胃经的足三里穴，可调节胃的蠕动与分泌机能。当胃的机能低下时给予轻刺激，可使胃的收缩加强，胃液分泌增加；当胃处于亢奋状态时给予重刺激，则可引起抑制性效应。这是一种良性的双向调节作用，在针灸、推拿等疗法中具有重要意义。

二、经络学说的应用

经络学说不仅可以说明人体的生理功能，而且在阐释疾病病理变化，指导疾病诊断与治疗方面，也具有极为重要的价值。

（一）阐释病理变化

经络的功能正常时其联系、调节、感应、传导等功能正常，则气血运行自如，脏腑组织得以濡养，其抗御外邪，保卫机体的作用得以加强。但在病理状态下，经络又是病邪传入的途径。

由于内在脏腑与外在形体、官窍之间，通过经络密切相连，故脏腑病变可通过经络的传导反映于外。临床上可用经络学说阐释五脏六腑病变所出现的体表特定部位或相应官窍的症状和体征，并可用"以表知里"的思维方法诊察疾病。如足厥阴肝经绕阴器，抵小腹，布胁肋，上连目系，故肝气郁结可见两胁及少腹痛，肝火上炎易见两目红赤，肝经湿热多见阴部湿疹瘙痒等。

（二）指导疾病的诊断

经络循行起止有一定的部位，并属络相应脏腑，内脏的疾病可通过经络反映于相应的形体部位。根据经脉的循行部位和所络属脏腑的生理病理特点来分析各种临床表现，可推断疾病发生在何经、何脏、何腑，并且可根据症状的性质和先后次序来判断病情的轻重及发展趋势。例如两胁疼痛，多为肝胆疾病；缺盆中痛，常为肺病表现；在胸前"虚里"处疼痛，痛连左手臂及小指，则应考虑真心痛等心脏疾病。经络对于临床诊断疾病具有重要的指导意义。

（三）指导疾病的治疗

经络学说被广泛用于指导临床各科疾病的治疗，是针灸、推拿及药物疗法的理论基础。

1. 指导针灸推拿治疗 针灸、推拿疗法，是以经络学说作为理论基础的常用治疗及保健方法。经络能够通行气血，沟通上下内外，联络脏腑形体官窍，感应传导信息，协调阴阳，同时又是病邪入侵和疾病传变的通道。利用经络的这些特性，用针灸、推拿等多种方式刺激腧穴，以达到调理经络气血及脏腑功能，扶正祛邪的治疗目的。腧穴是经络气血转输交会之处，又是病邪侵入脏腑经络的门户，所以刺激特定腧穴，通过经气的传导作用和脏腑的反应来调整人体气血和脏腑机能，可恢复体内阴阳的相对协调平衡。

2. 指导药物治疗 中药口服和外用治疗，是以经络为通道，以气血为载体，通过经络的传输，到达病所而发挥治疗作用的。药物的四气五味理论，与经络学说的关系十分密切。经络的十二经脉病候，按经脉、脏腑对病证的寒热虚实做了提示性的归纳，对后世按脏腑经络辨证论治，应用药物的四气五味理论，辨证遣药有很大启发作用。

在临床中，不同的脏腑经络病证，对药物有特殊的要求和选择，这就产生了药物归经理论。有了归经理论，就能把药物的特殊功效更加细微地反映出来，从而更准确地指导临床上对复杂多变病证的治疗。如同是泻火药，可以将其再细分，如黄连泻心火，黄芩泻肺火、大肠火、柴胡泻肝胆火、三焦火，白芍泻脾火，知母泻肾火，木通泻小肠火，石膏泻胃火。归经理论的产生又进一步促使引经药的出现。归经理论使得药物运用更为灵活多变，反映了临床用药的一些特殊规律。

第六节　经络的现代研究

经络学说是中医学理论体系的重要组成部分，它贯穿于中医生理、病理、诊断、治疗等各个方面，几千年来一直指导着我国针灸及其他各科临床实践，对于经络实质研究国内外学者主要从循经感传现象、针刺作用传导途径、经络的形态学基础等不同角度进行了研究，积累了大量的资料和经验，为进一步深入研究并阐明经络实质打下了基础。

一、循经感传与规律的研究

"循经感传"是指用毫针或其他方法刺激穴位时，从被刺穴位出现沿经络路线而扩散的感觉传导现象。这种现象一直被认为是古人创立经络学说的主要依据。以前对此曾有不同称谓，如"经络现象"、"经络敏感现象"、"针刺感传现象"等。1979年5月全国针灸针麻学术讨论会议规定，统一称为"循经感传现象"，简称循经感传。

（一）循经感传的主要特征

1. 循经感传的路线 循经感传的路线大多数与《内经》所载的经脉循行路线基本一致，但也存在着不同程度的变化和差异。如超过、不及或另出旁支，也有《内经》没有的路线。四肢较一致；躯干部常有偏离；头面部变异较大；也有感传到表里经或其他脉，亦有"串经"现象。

2. 循经感传的性质 循经感传的性质是多种多样的，常与个体、刺激方式和强度有关。针刺和指压时多产生酸、麻、胀、抽动、冷、热等感觉传导；电脉冲刺激时除上述感觉外，尚有水流感、蚁行感、虫样蠕动感等；艾灸多产生热感或麻感；穴位注射后以酸、胀、沉重感居多，偶有热感、冷感等。感觉的性质，还和针刺的部位、深浅、手法等有关。

3. 循经感传的速度 循经感传速度有快、慢两种。快的如触电样放散，可立即走完全经；但多数为慢性传导，其速度比神经传导速度明显为慢。但个体差异很大，似与刺激强度、频率、受试者的情绪及环境、温度等有关。且不同个体，不同经脉或同一经脉的不同部位感传速度也有差别：四肢部较躯干部快，而且有"间歇"现象和通过关节时的停顿现象，或越过某一部位的"跨越式"传导。

4. 循经感传的宽度和深度 多数的感传宽度为线状、绳索状，感传的宽度与刺激的方法、强度、个体、经脉、部位差异有关。其中电脉冲刺激多呈一定宽度的带状，针刺或穴位注射呈线状、绳索状。一般四肢远端较窄，近端和躯干部较宽。所以对古代不同针具和不同针灸方法，以及针刺方法和手法的多样性仍有深入挖掘和探讨的必要。感传深浅也有一定规律性：一般四肢末端及头面部肌肉浅薄处感传似在皮下；肌肉丰厚处感传较深似在肌肉中。

5. 循经感传的方向和回流 刺激四肢末端的井穴，感传向躯干、头面部方向单向传导；而刺激躯体部任何一个经穴则出现从该穴向两个相反方向的感传，即双向性传导。更有部分受试者引发的感传至终点后，尚可沿原路线返回传导至原刺激点，大多数受试者在停止刺激后，感传又能由原传导路线向刺激穴位回流，直至消失，即感传的回流特性。

6. 循经感传的趋病性 所谓感传的趋病性，是指循经感传在传导过程中有"趋向病灶"的特性。即感传沿该经脉路线循行到接近"病灶"的部位时，即偏离本经而趋向病所。

7. 循经感传的可阻滞性 在循经感传线上附加一个阻滞刺激，可使正在传导的感传不再向前传导。当阻滞因素撤除后，感传又可恢复并继续向前传导，即感传的可阻滞性。

8. 循经感传的接力性 循经感传的接力是指对于某些短程感传，若在其终止部位施针刺、电针、电脉冲等刺激，常能使感传继续前进，这是提高感传率，延长感传距离的有效方法。

（二）伴随感传出现的功能反应

伴随感传出现的一些功能反应，亦称可见的经络现象。循经感传作为一种主观感觉，虽不能直接加以记录或显示，但某些循经感传显著者针刺时常可伴随感传而出现一些反应，如红线、白线、红疹、皮丘带等；有的偶尔出现一次，有的重复出现，持续时间为几十分钟至十几小时不等。

（三）经络的隐性感传

"气至病所"能提高疗效，这已为针灸临床医家所公认。但事实上很多病人针刺时"得气"后，并未循经感传，也获得良好疗效。这种"传而未感"的情况可能存在一种"隐性感传"现象。正常人较患者的隐性循经感传线更为显著，经络感传现象在正常人群中普遍存在，是一种正常的生理现象。

（四）循经感传与脏腑器官关系

《灵枢·海论》篇说："夫十二经脉者，内属于腑藏，外络于肢节。"当经络功能发生变化时，可在相应脏器有反应。

1. 感传至五官　当感传循着经络至面颊部时，受试者觉下齿发酸；至迎香时，觉鼻内发酸；至唇部时，觉嘴唇"变厚"；至眼部时觉眼花或视觉明亮；至耳部时觉耳鸣；至咽喉部时觉得咽干、言语困难；至面部时，面肌抽跳，同时可记录到肌电发放等等。

2. 感传至脏腑　当感传到肺时，受试者每分钟肺通气量增加；刺激脾经腧穴感传到达腹部时，受试者腹内觉灼热感；当刺激心包经有关穴位时，感传沿心包经至心区时，感到心区舒畅；感传到达肾区时则腰部感觉酸胀；感传到达外阴部时，受试者自觉有尿意等。

（五）循经感传与临床疗效的关系

循经感传与针灸临床之间关系十分密切。循经感传所到部位不但出现痛阈、触觉阈以及脏腑、五官功能发生相应变化，而且还表现在针灸疗效和针刺镇痛及针麻效果等方面，均与循经感传的有无、强弱和是否到达"病所"等有着直接关系。感传越显著，疗效越好。因此，循经感传与临床疗效息息相关。

（六）其他循经感传的经络现象

1. 循经皮肤病　循经皮肤病是一种沿着经络走行而发生皮肤病变的现象。由于它走行清楚，肉眼可见，直观地显示了经络的特殊循行路线，又称可见的经络现象。循经皮肤病以其直观的形态学变化，证实了经络循行路线是客观存在的。

2. 循经性疼痛与循经性感觉异常　循经性疼痛与循经性感觉异常是在病理情况下，机体自发出现的一种经络现象，其分布路线既不同于神经血管的走行路线，也不同于某些神经痛、感觉障碍或内脏病变所致的皮肤过敏带，而与经脉循行路线相吻合。

（七）影响循经感传现象的因素

循经感传现象受多种因素的影响，除前述部分因素外，尚有以下因素与感传出现率有关：

1. 时间因素　夏秋季感传出现率较冬季高，但上、下午差别不大；望日感传出现率较朔日为高。

2. 温度　皮温、室温升高时感传出现率也相应提高。反之，当皮肤温度低于20℃时感传即不再出现。天热时感传高，天冷时则降低；甚至同一受试者在室温低时其感传速度减慢，感觉传导距离短；若提高室温后，感传速度迅速加快，传导距离也延长。

3. 刺激方式　不同的刺激方法出现的感传率有显著差异，通常以针刺或电刺激的感传率较高，而按压法较低，穴位药物注射的感传率高于电刺激法。艾灸也能引出循经感传，但感传率更低。

4. 刺激强度 同一刺激方法刺激强度大，感传反应大。但刺激过大引起疼痛时则感传反而减弱。

5. 穴位 在刺激非穴位时其感传率均低于穴位刺激。测循经感传以井穴、原穴为好。

6. 受试者心理状态 心情愉快、较平静状态下感传出现率较高；反之情绪不佳，波动起伏状态下感传出现率显著降低。

二、循经感传机制的现代医学研究

对于循经感传现象的形成机制，可概括为两种观点。

（一）中枢兴奋扩散

循经感传形成的根本环节在中枢神经系统内部。由于针刺穴位时产生的兴奋在中枢神经系统，特别是大脑皮层内的定向扩散所致。即感传循行于外周，实质则在中枢。其主要依据是，循经感传现象是以皮层感觉功能为基础，一旦大脑皮层感觉功能或高级中枢神经系统损伤，循经感传现象就不再发生。但"中枢兴奋扩散"说难以对足三阳经、任脉、督脉等跨越身体多个部位的循经感传路线作出合理的解释。

（二）外周动因激发

循经感传现象形成的根本环节在体表，它可能是由于体表的神经感受装置被针刺时沿经传导的某种"动因"依次兴奋，冲动相继传入中枢神经系统，从而产生了主观感受到的感传。其主要依据是：①循经感传的路线与已知的神经、血管、淋巴管分布不一致，感传的速度较周围神经的传导速度慢；②感传不仅是一种主观感觉上的变化，一部分人可继发产生循经的红线、白线、丘疹、水疱和皮下出血等，还可发生循经皮肤病；③循经线上的低阻抗、高发光等其他生物物理学特性的发现和实际运用，以及在感传线上施加压迫、局部冷冻或注射液体能直接阻断感传，而对周围神经动作电位和皮层体感诱发电位则无明显影响；④感传在肌肉、肌腱手术后改道行走，遇到创伤、关节或瘢痕时也会受阻或绕道。还有截瘫患者身上出现"跨越式"传导等，恰能说明在体表某些失去感觉的区域内，仍依照某固定路线而进行的传递过程继续通过，当传导跨出感觉障碍区后，又再度被高级中枢感知。

但是，"外周动因激发"的理论又无法解释幻肢感传、自发感传、气功入静提高感传率，以及情绪变化能影响感传等事实，同时在形态结构、物质基础方面至今仍未发现循经线与其他部位的差别。

根据近二十多年我国循经感传现象研究的大量资料，在考察了外部结构与中枢神经系统的功能和结构的一般关系后，有人于20世纪80年代中期提出了"以外周循经过程为主导的外周中枢统一论"假说。此假说认为，在循经感传的形成过程中，外周和中枢是不可分割的整体。外周有循经的实质过程，中枢则有循经的功能联系，为探讨循经感传的机制指明了方向。

三、经络实质的几种主要观点与假说

目前对经络实质的看法大体上有以下三种观点：①"经络"是以神经系统为基础，包括血管、淋巴系统等已知结构的人体功能调节系统；②"经络"是独立于神经、血管、淋巴系统等已知结构之外（但又与之密切相关）的另一个功能调节系统；③"经络"是既包括已知结构，也包括未知结构的综合功能调节系统。

（一）经络的形态学研究

1. 经络与神经系统的关系 根据刺激体表经穴能引起循经感传，并迅速引起相应的脏腑器官功能的变化，只有在神经系统的参与下才可能完成。因此，经络与神经系统的功能是分不开的。

2. 经络与血管的关系 通过对309个穴进行的观察，正当动脉干者为24穴（占7.26%），旁有动脉的262穴（占84.36%）。从腧穴部位来看，经络与血管是密切相关的。

3. 经络与淋巴管的关系 《灵枢·寒热》所说瘰疬、鼠瘘，是颈及腋下淋巴结肿大，乃寒热之毒气留于脉所致。明确地指出了经脉与淋巴管的关系。组织学研究发现，人体的经脉与淋巴管收集丛或淋巴管和淋巴结有关；督脉、任脉和带脉与淋巴收集丛有关；手太阴肺经、足阳明胃经、手少阴心经，下肢的足太阴脾经和足太阳膀胱经几乎与分布在该处深部或浅部淋巴管完全一致。

4. 经络与皮肤电阻的关系 皮肤电阻测定证明：在经络穴位上呈现有电阻低和通电量高的特点，故又称"良导点"。并在测定中发现：经穴导电量高，非经穴导电量低；气血旺盛者导电量高，气血虚弱者导电量低。

（二）针刺作用传导途径的研究

研究针刺作用的传导途径，也是研究经络的一个方面。

1. 针刺的传入途径 切断动物眶下神经，针刺人中穴不再引起升高血压效应；封闭正中神经及阻断臂丛神经，或切断颈6、7、8脊髓后根，都能直接影响针刺内关效应的发生。因此，认为针刺人中发生的作用是眶下神经传入的，针刺内关的作用是正中神经传入的。进一步记录动物腧穴部位神经细胞的生物电变化，人体针刺得气时的肌电变化以及定位损毁或切割脊髓的实验证明，针刺信号经外周神经传入脊髓，并在脊髓的腹外侧部传至高级中枢与痛、温觉的传导通路有密切关系，"得气"感觉的持续与深感觉传导通路关系较大，深部感受器是产生针感的主要感受装置。实验证明："足三里"穴的主要传入途径有躯体神经和血管壁神经，单独切断坐骨神经的隐神经，或单独阻断股动、静脉管壁的传导，均不能使电针"足三里"对内脏神经引起的皮层诱发电位 A1、A2 波的抑制作用消失。如果两种措施合并，则多数动物这种抑制作用消失，少数动物还存在轻微的抑制作用。如果再切断大腿上部全部躯体神经（除上述神经外，又切断股背侧皮神经、股外侧皮神经、股神经、闭孔神经）并高位（鼠蹊部）阻断股动脉、股静脉和闭孔动脉血管壁的神经传导，电针"足三里"对皮层诱发电位的抑制作用完全消失，这表明穴位电针传入冲动，最后是通过躯体神经和血管壁神经丛两条道路传入的。

2. 针刺的传出途径 针刺引起的某些效应是通过自主神经起作用的。如切断动物颈交感神经和内脏大神经，或用药物阻滞自主神经的传递，针刺人中、足三里、公孙等穴的效应不再出现。当切断动物迷走神经或注射药物阻断副交感神经后，原先针刺不同穴位产生的各种效应，如足三里使心率加快，内庭增加小肠运动，素髎、人中升高血压等，都大为减弱或消失。因此认为，自主神经可能是针刺效应的传出环节。

3. 针刺与中枢部位关系 通过微电极技术观察单个神经元的电活动发现，强烈的痛刺激能使脑细胞产生放电现象，而电针或者直接刺激神经干，可以减弱上述这种反应，说明针刺能明显地降低机体对痛刺激的反应。在丘脑、脑干和脊髓水平上都可看到痛觉冲动和针刺传入冲动相互作用，针刺冲动对痛觉冲动产生抑制作用。

4. 针刺与神经－体液关系 通过狗的肢体灌流和猫的交叉循环实验，结果发现电针刺激狗的肢体"足三里"等穴，可使另一侧肢体的血管对缓激肽和组织胺等舒血管作用受到抑制；通过甲乙两只猫的交叉循环实验，电针甲猫能使乙猫内脏大神经诱发皮层电位被抑制。说明被针刺猫的体液因素通过血液循环作用于未针刺的猫。

5. 针刺与神经介质的关系 5－羟色胺和乙酰胆碱作为中枢神经介质在针刺镇痛中具有重要的作用。当针刺镇痛时，动物脑中内啡呔含量明显增加，而且与镇痛效应相关。延缓脑啡呔的降解可以大大延长针刺镇痛效应。在临床观察到，利用针刺镇痛时，人脑脊液中内啡呔的含量显著增加。

6. 针刺与内分泌的关系

（1）对脑垂体－肾上腺皮质系统的影响：针刺能加强肾上腺皮质系统的功能，表现在针刺可使血液中的糖皮质激素和组织胺的含量升高，还可使肾上腺的类脂质、胆固醇和抗坏血酸的含量明显减少；核糖核酸、碱性磷酸酶含量增多，以及使血中嗜酸性粒细胞的数量显著降低。针刺效应可能是激活了下丘脑－腺垂体－肾上腺皮质轴功能，从而影响肾上腺皮质的机能。

（2）对交感神经－肾上腺髓质系统的影响：针刺能使肾上腺髓质细胞中的肾上腺素和去甲肾上腺素增多，胞体增大，胞质反应加深等。针刺促进肾上腺素分泌、释放可能是通过神经反射。

（3）对下丘脑－腺垂体－甲状腺轴的影响：临床上观察到针刺合谷、天突等穴可促进甲状腺激素的分泌，故针刺治疗对单纯性甲状腺肿有效。

（4）对下丘脑－腺垂体－性腺轴的影响：机体内性腺激素的分泌受下丘脑－腺垂体－性腺轴所调控，并且受中枢神经系统影响。临床观察到针刺可以治疗不孕症及继发性闭经，使患者排卵过程与月经周期恢复正常；针刺后家兔卵巢的间质细胞普遍出现黄体化，性器官形态也发生改变。

（三）经络实质的其他研究

1. 机体发生学与经络 人体结构的基本形式是以体节为基础，人和高等动物在胚胎早期，体节均呈纵轴横向排列，很有规则，每个体节由三部分组成：躯体部，形成未来的四肢、躯体的皮肤、肌肉和骨骼；内脏部，形成未来的空腔和实质的内脏；神经节段，形成未来的神经系统。再逐渐变成超分节的高级中枢及保持节段或有节段痕迹的脊髓和脑干，每个体节内的神经节段分别发出躯体神经和内脏神经，通过这些神经的联系，从而构成一个功能性的单位，以后不论机体如何变形、分化，其神经分布仍保持原节段所支配。由此认为：躯体－神经节段－内脏的联系，是体表－穴位、经络－内脏联系的基础。因此，内脏的病变，往往能反应于相关的体表，而体表功能的变化也能影响相同节段的内脏。从经穴分布形式来看，很大程度上同节段支配的关系是一致的，尤其在躯干腹背侧更为典型。针灸腧穴所以能治疗相应内脏的疾病，正是机体在发生学上和结构上有其内在联系的缘故。腧穴可能是内脏病理、生理状态在体表上的功能感应点，而躯体、内脏神经的节段性联系，可能是经络传导的物质基础。但是临床还有不少现象，不是神经节段所能解释的，如针灸"光明"、"太冲"可治眼病，针灸"内庭"可治鼻部疼痛等。因此以发生学解释经络，也存在局限性。

2. 生物控制论与经络　生物控制论，把人体看成是一个自动控制的系统。在生物进化的过程中，人体已逐渐成为一个自行协调、自动平衡的多级控制系统。研究认为，经络是人体的控制系统，人体内部各种调节与控制过程，比如对体温、血压、血糖等生理参数的调节与稳定，都有一个自动调节的过程，而测定经络的平衡状态可以帮助疾病的诊断；调节经络的平衡状态，则有助于疾病的治疗，经络学说与控制论有许多类同之处。而针麻与针灸治病都是在特定条件下的生物控制过程。但是，控制论只能从总体上解释人体的某些生理功能，具体细节问题还缺乏实验的依据。因此，用控制论来阐明经络的本质还处于假说的阶段。

3. 第三平衡系统与经络　现代生理学认为调节人体平衡的系统有三个：躯体神经系统、自主神经系统、内分泌系统。前两者的反应较快，是以秒计的，后一种反应较慢，是以分计的。按反应速度计，似乎自主神经系统和内分泌系统之间还存在一个中间系统，它比神经慢，比内分泌快。因此人体有四种平衡系统，其速度与作用是：第一平衡系统为骨骼肌神经，速度100m/s，作用为调节快速姿势平衡；第二平衡系统为自主神经，速度1m/s，作用为调节内脏活动平衡；第三平衡系统为经络，速度0.1m/s，作用为调节体表内脏间平衡；第四平衡系统为内分泌，速度以分计，作用为调节机体慢平衡。通常认为经络的活动更像自主神经。但由于经络速度远比已知自主神经慢，因此考虑第三种结构，这种结构也许是神经系统的一部分。即使是分支，也可自成系统。并认为第三平衡系统将是未来神经生理学者开拓的新领域。

4. 二重反射与经络　针刺穴位，一方面可以通过中枢神经系统引起通常的反射效应（即长反射）；另一方面，由于局部组织损伤而产生一些酶、化学物质作用于游离神经末梢，引起一系列的局部短反射，通过神经丛（网）相互作用，一个局部短反射的效应成为另外一个局部反射的原因，依次相继激发，从而引起循经出现的各种经络现象。

5. 轴索反射接力联动与经络　认为针刺穴位时，一个感觉神经元的轴索反射可以引起下一个神经元的轴索反射并传到远方，从而引起循经感传等经络现象，并推断接力联动的物质基础可能是相邻近皮节在皮肤中的轴突样连接。

除此之外，尚有"经络电通路假说"和"经络波动假说"等，旨在从生物物理学的角度去探索和揭示经络实质。

四、针刺镇痛（针刺麻醉）及其机制

（一）针刺镇痛（针刺麻醉）概述

针刺麻醉（针麻）是在经络、脏腑学说基本理论和针刺镇痛临床经验的基础上形成的，是以针刺穴位为主来防止手术伤害所引起的疼痛，使患者能在神志基本清醒状况下接受手术的一种麻醉方法。针麻是我国医务人员在 20 世纪 50 年代首倡并发展起来的重大成果，60 年代中期被确认为是一种有效的麻醉方法。

针麻的作用具有六个基本方面，即镇痛、抗内脏牵拉痛反应、抗创伤性休克、抗感染、抗手术创伤反应、促进损伤组织修复。针刺镇痛机制可能使机体发生一系列适应性的功能调整，从而提高痛阈和耐痛阈，增强神经、循环、消化、内分泌、微循环和免疫系统等调节功能。

（二）针刺镇痛的机制

目前，医学界将镇痛方法分为三大类，即药物镇痛、脑内刺激镇痛和针刺镇痛。三类镇痛方法均可激活内源性镇痛物质。针刺镇痛则以其安全简便，不会破坏机体的组织，也不致引起机体其他功能的紊乱而受到医学界的重视。针刺麻醉就是在针刺具有良好镇痛作用的基础上发展起来的。

痛包括痛觉和痛反应两种，无论是痛觉还是痛反应的产生，均与神经和神经递质密切相关。现代对针刺镇痛机制的研究，主要集中在神经和神经递质作用等方面。

1. 外周神经的作用 在具有明确针刺镇痛效应的家兔身上，用交叉灌流、血管架桥、神经切断等多种处理方法证明，足三里穴的针刺信号主要经腓神经传入，而合谷、内关等穴的镇痛效应分别以桡神经和正中神经的完整性为先决条件。研究发现，针刺信号主要是沿着深部躯体神经中的 Ⅱ、Ⅲ 类纤维传导的，Ⅳ 类纤维也可能参与针刺信号传入。电针直接刺激痛觉传导神经，一方面可以使这类神经中痛觉纤维的传导发生阻滞，同时又可使脊髓背角细胞对伤害性刺激的反应受到抑制。在作用机制上，针刺镇痛与外周神经电刺激有相似之处。

2. 脊髓的作用 脊髓背角对于来自皮肤和肌肉的各种感觉传入具有强大的整合作用。研究证明，针刺刺激可以使脊髓背角内发生突触后抑制。针刺信号由脊髓外侧索向上到延髓，激活内侧网状结构，再经脊髓外侧索下行，引起脊髓较细传入纤维末梢去极化而发生突触前抑制，部分地阻断细纤维的传入冲动。

3. 脑干的作用 中脑网状结构痛敏神经元的活动可被电针抑制；电刺激中缝核不但提高动物的痛反应阈，还可增强针刺的镇痛效应；损毁蓝斑可以明显增强针刺的镇痛作用，而刺激蓝斑则可使电针的抑制效应减弱；电针穴位或直接刺激中脑导水管周围灰质（PAG）均能使痛阈显著提高，同时给予电针和 PAG 刺激呈协调作用，所导致的痛阈增值大于分别刺激时痛阈值之和，相反损毁 PAG 使针刺镇痛效应明显减弱。

4. 丘脑的作用 研究表明，丘脑束旁核是痛觉信号传递的一个重要驿站。利用微电极技术，在丘脑束旁核和中央外侧核中找到对一些伤害性刺激敏感的神经元，它们表现为长潜伏期，具有后发放，对重复刺激缺乏适应性和有能被吗啡等镇痛剂所抑制的长串放电，针刺

足三里、上巨虚穴，可以抑制这种放电。丘脑腹侧基底核群（包括腹后外侧核和腹后内侧核）神经元对痛刺激的反应，也可被针刺所抑制。

5. 大脑皮层的作用 大脑皮层在痛觉发生过程中的定位虽不明确，但研究表明，针刺镇痛作用与大脑皮层功能有关。例如，分析皮层对 C 纤维传入的反应和电针效应，发现外周 C 纤维传入引起的皮层诱发电位（因痛信号引起）可明显地被电针 A 类纤维所抑制，从而证明针刺可在皮层水平抑制慢痛。用浸有阿托品溶液的滤纸置于皮层合谷穴代表区，可使刺激合谷引起的诱发电位明显增高，电针的镇痛效应也相应增强。

6. 中枢神经递质的作用 研究者认为，中枢神经递质在针刺镇痛中有重要作用。与针刺镇痛有关的中枢神经递质很多，如单胺类递质（包括 5 - 羟色胺、去甲肾上腺素和多巴胺）、内源性阿片样肽、乙酰胆碱和氨基酸类递质等。研究表明：脑内 5 - 羟色胺含量增加或减少，可相应增强或减弱针刺的镇痛效果。可以认为，5 - 羟色胺是实现针刺镇痛的重要环节。用药物阻断儿茶酚胺递质的受体，能增强针刺镇痛作用，而受体激动剂则使针刺镇痛作用减弱。针刺可促使脑内吗啡样物质释放并作用于阿片受体而产生镇痛作用，脑啡肽、强啡肽、β - 内啡肽均参与了电针镇痛。在针刺镇痛过程中，乙酰胆碱起了加强针刺镇痛效果的作用。阻断乙酰胆碱的降解或直接注射外源性乙酰胆碱，可提高痛阈，协助针刺镇痛；阻断脑内乙酰胆碱的合成或阻断胆碱能受体，都能降低针刺镇痛效果。

（王四平）

第六章

内　分　泌

　　内分泌（endocrine）是指体内某些细胞分泌的活性物质不需要通过管道而直接进入体液的分泌活动。内分泌系统（endocrine system）是由内分泌细胞分布相对集中的内分泌腺和散在于各组织器官的内分泌细胞所组成的信息传递系统。主要的内分泌腺有垂体、甲状腺、甲状旁腺、肾上腺、胰岛、性腺和胸腺等；而内分泌细胞主要分布在下丘脑、胃肠道黏膜、心脏、血管、肾、肺、皮肤、胎盘等部位。由内分泌腺或细胞分泌的具有高效生物活性的化学性物质称为激素（hormone）。内分泌系统与神经系统紧密联系，相互配合，共同维持和调控着机体内环境稳态。

　　中医理论中没有内分泌的提法，但是，就其脏腑器官的功能而言，已经将内分泌系统的功能涵盖于五脏六腑功能之中，特别是与肾、肝关系最为密切。内分泌功能与其他脏腑关系均在相关章节进行了论述，在此仅就肾与肝在促进与调节机体生长、发育、代谢、生殖等方面加以叙述。

第一节　脏腑与内分泌

一、肾精与肾气的概念

　　精，又称精气，具有广义和狭义之分。广义之精是指构成人体，维持和促进人体生长、发育、生殖以及脏腑功能活动有形物质的统称，包括先天之精和后天之精；狭义之精贮藏于肾，是具有生殖、繁衍作用的物质，又称生殖之精。根据阴阳属性，精为物质属阴，气为功能属阳，所以也称肾精为"肾阴"，又称元阴、真阴、真水，为人体阴液的根本；肾气为"肾阳"，又称元阳、真阳、真水，为人体阳气的根本。

　　肾精，是肾功能活动的物质基础，因肾精能够化生肾气，肾的功能活动则以肾气形式表达。由于肾气在进行功能活动时也表现出两种不同的阴阳属性，所以将滋养、濡润机体各脏腑、器官功能部分称为肾阴；而将推动、温煦机体各脏腑、器官功能部分称为肾阳。通常所说的肾阴和肾阳多为肾气的功能属性，肾阴与肾阳二者之间，相互制约、相互依存、相互为用，共同维持和调节着人体生理功能平衡。

二、肾精与肾气的生理作用

（一）肾藏精与生长发育

机体的生长、发育不但需要以物质为基础，同时还需要激发和促进的动力。肾藏精，其精是构成人体和维持人体生命活动，促进人体生长发育最基本的物质；由肾精化生而来的肾气即是激发和促进生长发育以及生命活动的动力。精与气之间的关系即是物质与功能的关系，互相为用，相互转化。精化气，肾精生化之气为肾气，肾精足则肾气充，肾精亏则肾气衰；气生精，肾气能够激发与促进、推动和调控机体各脏腑、器官功能正常运行，使机体所需要的物质源源不断地摄入、生成、转化为本体之精并补充先天之精。因而人体的生、长、壮、老、已的生命过程取决于肾精及肾气的盛衰。肾精及肾气的盛衰，是机体生长壮老已生命过程发展变化的内在机制。

机体的生长、发育不同阶段的客观标志，不仅仅以年龄进行划分，更重要的是从骨骼、器官、牙齿、毛发以及生殖能力等客观变化体现出来。依据年龄将男人以 8 年、将女人以 7 年为一个生长发育阶段进行计算，同时根据年龄增长与生长的各阶段性客观指标进行比较、衡量生长发育是否正常。通过生理年龄与生长发育阶段性的客观指标相结合的方法，将人体生命活动的全过程分为幼年、青年、壮年和老年等几个时期。即：自出生到前两个生长发育阶段为幼年、少年时期，此阶段因先天之精在后天水谷之精的滋养下，肾精和肾气日渐充盛，呈现骨骼不断生长而身体逐渐增高，乳齿被恒齿所替代，毛发生长茂盛而稠密等一些快速生长发育的征象；进入第三、四生长阶段则为青年时期，此时由于肾精及肾气更加充盛而进入生长发育成熟期。表现出骨骼生长粗壮，身高、脏腑器官的形态已经达到了成人水平，智齿已开始出现，毛发茂盛光亮而且颇具生殖的能力；到了第五、六生长阶段为壮年时期，肾精及肾气充盛至极，表现出筋骨坚强，肌肉丰满，身体健壮，脏腑器官成熟，齿坚发亮，精力强盛而充沛，为人生全盛时期；进入生长的第七、八阶段以后则为老年时期，进入这一时期的人群因年代、环境等影响个体差异较大，但是总的趋势是由于肾精及肾气的逐渐衰减，表现出骨骼疏松无力，腰弓背弯，牙齿枯槁，面色憔悴，头发脱落以及生育能力逐渐丧失等老化现象。根据生命过程中生理现象的变化不难看出，人体生长发育过程中完全是围绕着肾精及肾气的有无和盛衰而进行的。所以，如果婴幼年时期肾精及肾气过度充盛而转为异常，则生长发育会超出常人，表现出身材高大、四肢粗壮呈畸形，各脏腑器官功能亢进，甚至发生各种病变；若肾精及肾气不足时，则表现为小儿生长发育不良，或表现为整体发育迟缓，个体异常矮小；或出现四肢萎软，齿迟发疏，精神呆痴等；而在成人则出现未老早衰等症状。

（二）肾藏精与物质代谢

肾的功能实施主要以肾气形式来实现。肾气分为肾阴和肾阳，对全身脏腑器官经脉而言，肾阴起到滋养与濡润等作用；而肾阳则是推动与温煦功能。先天之精与生俱来而依赖于后天之精不断地补充，起到后天之精养先天之精的作用。而后天的精微物质来源则是全身脏腑器官、气血经络等功能活动通过新陈代谢而获得的。包括脾胃的腐熟、运化，肺气的宣降，心气的推动，肝气的疏泄，气血的灌注，经脉的畅通等。诸多的脏腑器官功能活动的协调、统一均依赖于肾气的温煦、激发、推动和调控。在肾气的气化作用驱动、调节下各个脏腑器官的气化功能方能正常运行，从而促进人体的物质代谢和能量代谢以及各种物质之间的转化；并促进代谢进程中精血津液的化生以及精血津液化气生精的过程。从而保证机体各种功能活动的相对平稳，产热与散热功能平衡，精气血津液代谢有序而适度，达到机体气血阴阳的稳态。若肾阳虚衰，温煦、推动、化气功能减退，则人体的新陈代谢过程减缓，产热不足，精神不振，畏寒肢冷，发为虚寒病证。若肾阴不济，则水不济火，滋养、濡润功能下降，虚热内生，出现五心烦热、心悸失眠、口渴不饮、消瘦乏力、疲惫盗汗等新陈代谢失衡的现象。

（三）肾藏精与生殖

机体生殖功能与肾相关，主要是因为肾具有藏精和开窍于二阴的功能。肾精及肾气盛衰决定了机体的主性、附性生殖器官和第二副性征的生长发育以及性功能的成熟与维持；而二阴，特别是前阴是人体的外生殖器，在男子，前阴精窍与溺窍合二为一，为生殖之精储藏和排出的通路；女子有阴户、阴道，以主房事和生殖。肾开窍于此表明生殖系统的功能与肾精、肾气关系密切，故前阴性器官又有"外肾"之称。

人出生后随着肾精及肾气的不断充盈而产生出"天癸"。天癸，是机体生长发育到青年时期，肾精及肾气充盈到一定程度产生的具有促进机体生殖器官发育成熟和维持生殖功能的一种精微物质。天癸促进人体的生殖器官发育成熟主要表现在：不但内、外性器官形态发育完整、成熟，而且女子出现月经来潮，男子具备排精等生殖能力。在青年与壮年时期由于肾精及肾气不断充盈，所以天癸不断地产生，以维持人体旺盛的精力和生殖能力。人到中年以后，由于肾精及肾气逐渐衰少，天癸产生的质与量亦随之衰减以至停止，因此其生殖功能也日趋衰退，生殖器官日趋萎缩直至功能完全丧失。因此，肾精及肾气关系到人的生殖功能，是人类生育繁衍的基础。若肾精及肾气虚弱，天癸不足，可见生殖器官发育不良，性功能迟缓、低下或出现不孕症；或出现男子阳痿、早泄、滑精、遗精等肾精固摄和调控失常的现象，以及精少不育等；在女子则见梦交、月经异常及生育能力下降或不孕等各种病证。故防治此类病证都应从肾入手，选择补肾填精的药物或食物组方、配膳，以达到增强体质或治疗疾病的目的。

（四）肾藏精与骨、髓、齿、发

骨，是躯体、四肢百骸的支撑部分，是筋与肌肉附着点，因此是机体完成各种功能运动的核心组织。而骨头的生长发育在人之初就已经形成，是由先天之精所激发和启动的，后天在肾气的推动和调控作用下，由五脏六腑新陈代谢所摄取的水谷之精不断地补充、滋养，所以肾主骨包含了先天与后天之骨。肾藏精，精生髓，髓封藏于骨中而称为骨髓，骨髓是维持骨质生长发育、坚固骨骼最直接相关的物质。所以骨质的各种变化是肾主骨生髓，特别是肾精及肾气的盛衰与否的客观指标。肾精充足，骨髓则充，肾气强盛，则骨髓生化有源。骨质得到髓的滋养，才能坚固有力、行动自如；若肾精不足，肾气虚衰，骨髓生化乏源，骨失髓养；在小儿则会出现囟门迟闭，骨软无力甚则肢体畸形等；在老年人则出现骨质脆弱，易于骨折等现象。

由于肾位居腰部左右各一，故称腰为肾之府。腰为脊髓所过之部位，脊髓中藏有的骨髓由肾精所化生，有充养腰府的作用，故肾与腰的关系极为密切。肾精充足则脊髓强健、腰府得养，表现为腰府屈伸转侧灵活、富有弹性而有力；若肾精不足，则腰府失养，故出现腰酸软无力、腰痛，甚则腰背屈曲、不能转侧等症状。

牙齿是机体摄取外界饮食物过程中必须的器官，齿与骨同出一源，并与口腔上下颌骨连接，所以认为"齿为骨之余"。肾既主骨，则牙齿的生长发育、坚疏与否均和肾精盛衰相关。发的生长发育赖以血养，故称"发为血之余"。但发的生机根源于肾，因肾藏精，精化血，精血旺盛，则毛发粗壮而润泽。牙齿与毛发的生长、滋生均赖于肾精，所以可以作为肾精与肾气变化的外候。青壮年时期，由于精气旺盛充盈，则齿长而坚固、发长而润泽；到了老年由于肾精肾气衰少，则齿摇发落。在临床上如果肾精不足或肾气虚衰，常可以见到未老先衰，年少而出现齿落发枯等现象，因此在防治上应首先考虑从肾论治的原则。

三、肝主疏泄的生理作用

（一）肝主疏泄与新陈代谢

肝为刚脏，具有主动、主升的生理特点。肝主疏泄的作用之一，是肝对于全身的气机、血液、津液等运行过程具有疏通、宣泄、畅达作用。人体生长发育需要的各种营养物质从摄取、消化、吸收，到体内化生为精血津液以及其各种物质之间的转化、能量的产生，需要机体内多个脏腑、器官和经络组织的参与，在此过程中不但有赖于肾气的推动、温煦，而且需要肝主疏泄功能的正常，肝的疏泄作用能够调畅气机，使脏腑器官之间功能协调统一，经络之气运行通利、畅通无阻；气机上下升降有序，气血和调，从而维持和促进机体新陈代谢的顺利进行。

如果肝的疏泄功能失常导致气机紊乱，一方面出现肝气疏泄不畅，其表现为悲忧欲哭、闷闷不乐、情志呆滞、形寒肢冷、胸胁少腹冷痛不舒等新陈代谢功能低下的症状；另一方面是肝的疏泄功能太过，气血阴阳不和而出现肝气郁结、肝经实火等证。表现为急躁易怒、善太息；两胁窜痛、失眠多梦、心悸多汗；甚者消谷善饥、口渴饮引等新陈代谢亢进的症状。所以在防治机体新陈代谢异常出现的疾病时，在注重肾精与肾气治疗的同时，必须对肝气疏泄功能予以重视。

（二）肝主疏泄与生殖

机体生殖功能源于先天之本由肾所主宰。伴随着机体的发育及成熟，其肾精及肾气的逐渐充盈而产生"天癸"，即具备生育能力。但是，男子精子的储藏和排精活动，女子的排卵与月经来潮等，均受肝脏疏泄功能的调控。男子的精液正常储藏、排泄是肝肾两脏协调、配合的结果，肝气疏泄功能正常则精液排泄通畅有度，若肝失疏泄则排泄失常无度；女子排卵，也是肝气疏泄和肾藏精功能相互协调的体现。特别是气机调畅与否，直接影响女子经血的排泄能否通畅有度。肝主疏泄功能正常则月经有度，经行通畅；若肝气疏泄功能失常则出现月经紊乱，经行不畅，甚或痛经，或崩或漏或淋漓不断等现象。

　　肝脏对女性生殖生理的影响不但因为肝主疏泄而且与肝藏血功能关系也非常密切。女子月经的来潮和正常维持取决于天癸和冲任二脉，天癸、冲脉、任脉三者之间协调一致是正常行经的基本条件。冲为血海、任主胞胎，冲任二脉与肝脏关系极为密切。肝藏血，肾藏精，精血同源，精能化血，血能生精。肝血依赖肾精的滋助而充盈，并下及血海滋养胞宫，方能行月事以孕育胎儿。在此过程中诚然肝肾精血是物质基础，但是肝主疏泄功能正常与否是极其重要的条件，只有在肝主疏泄功能作用下调畅全身气机，冲、任脉二脉才能够通畅，以行主胞宫、育胞胎的功能，故有女子"以肝为先天"之说，强调了肝气疏泄与女性经血、胞胎之事的重要关系。若肝气疏泄不畅则可殃及冲任二脉导致天癸发生异常，而出现月经不调，甚则不孕等病证。所以在治疗男女生殖功能方面疾病时，特别重视疏肝理气，调肝养血等法。

第二节　内分泌现代医学概述

一、激素的分类

　　激素按其化学性质可分为两类：

（一）含氮激素

其化学本质属于蛋白质、肽类和胺类激素等。

1. 蛋白质激素　主要是腺垂体、甲状旁腺胰岛等处分泌的激素。

2. 肽类激素　主要是下丘脑、胃肠道、神经垂体等处分泌的激素。

3. 胺类激素　主要是肾上腺素、甲状腺、松果体等处分泌的激素。

（二）类固醇（甾体）激素

主要来自于肾上腺皮质、性腺等处分泌的激素。

此外，还有胆固醇的衍生物——维生素 D_3 等属于固醇类激素。

由于胃液中盐酸对含氮类激素具有一定的破坏作用，所以应用激素类药物时，在给药途径上要加以注意。

二、激素的传递方式

　　内分泌系统以激素为信息传递的媒介，通过多种传递方式对其所作用的器官或组织细胞发挥调节作用。激素所作用的器官、组织或细胞，分别称为靶器官（target organ）、靶组织（target tissue）或靶细胞（target cell）。

　　激素传递信息的方式主要有以下几种（图6-1）：

　　大多数激素经血液运输到远距离的靶组织或靶细胞而发挥作用，这种方式称为远距离分泌（telecrine）。有些激素可不经血液运输，而经组织液扩散作用于邻近细胞，这种方式称为旁分泌（paracrine）。如分布在胃窦部由 D 细胞释放的生长抑素对胃酸分泌有抑制作用，

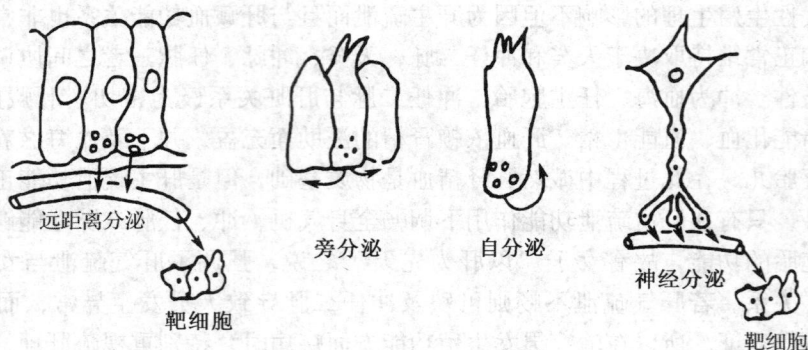

图 6 - 1　激素传递信息的主要方式

主要是通过这一途径进行分泌。如果细胞分泌的激素仅在局部扩散，并返回且作用于该细胞自身而发挥反馈作用，则称为自分泌（autocrine）。如下丘脑生长激素释放激素对其自身释放的反馈调节。此外，分布在下丘脑和消化道等处的神经细胞既能产生和传导神经冲动，又能合成和释放激素，称为神经内分泌细胞。其产生的激素称为神经激素，后者可沿轴突借轴浆流动运送至末梢而释放入血液，这种方式称神经分泌（neurocrine）。

三、激素的作用与特征

（一）激素的作用

激素的作用广泛而复杂，主要作用归纳如下：

1. 调节新陈代谢　对蛋白质、糖、脂肪等物质代谢，水、电解质平衡，能量代谢和体温等进行调节，以维持内环境的稳定。如肾上腺皮质激素、甲状腺激素、胰岛素以及某些垂体激素都是以调节代谢为主的激素。

2. 促进细胞的增殖与分化　确保各组织、器官的正常生长和发育，并影响衰老过程。如生长素、甲状腺激素、性激素等都是以促进生长发育为主的激素。

3. 影响神经系统的发育和活动　并与学习，记忆和行为有关。

4. 增强机体的适应能力　调节人体的免疫功能，保持人体对不良环境的抵抗力。如生长素、胸腺激素、甲状腺激素、肾上腺皮质激素和性激素都有这些方面的作用。

5. 调节生殖活动，维持正常的性功能　如生殖细胞的发育、成熟、排卵、受精以及受精卵的运行、着床等，都受有关激素的调节。

此外，激素还能调节心血管活动、肾脏排泄等功能。

（二）激素的作用特征

1. 激素的信息传递作用　激素对机体各器官的功能虽有广泛的影响，但其作用只是将"生物信息"传递给组织细胞，对细胞内原有的生理生化过程起着增强或减弱的作用，即起着信使的作用，而不作为成分添加，也不提供能量，更不产生新的生理生化反应。

2. 激素作用的相对特异性　激素作用的特异性与靶细胞是否存在与该激素发生特异性结合的受体有关，即激素释放入血后，虽然与各种组织细胞广泛接触，但只能被具有该种激素受体的细胞所识别、结合，并产生生物效应。如促甲状腺激素被甲状腺腺泡细胞识别、结合；促肾上腺皮质激素被肾上腺皮质束状带、网状带细胞识别、结合。有些激素的受体分布广泛，几乎遍布于全身各部位细胞，如生长激素、甲状腺激素等，因此，这些激素的作用也相当广泛。

3. 激素的高效能生物放大作用　血中激素的浓度一般在 nmol/L，甚至在 pmol/L 数量级，但其作用显著。微量的激素能够产生极大的生物效应称为激素的高效生物放大作用。例如，1 分子的胰高血糖素与受体结合，可激活 1 分子的腺苷酸环化酶（AC），在经 cAMP – PKA 途径后，可激活 1 万个磷酸化酶。激素的高效生物放大作用主要在于细胞内发生一系列酶促反应过程中所形成的生物放大系统。

4. 激素间的相互作用　当多种激素共同参与某一生理功能调节时往往表现出相互协同、相互拮抗或允许作用等。例如，肾上腺素、生长激素、糖皮质激素及胰高血糖素均能升高血糖，在升糖效应上有协同作用；相反，胰岛素降低血糖，与上述激素的升糖效应起拮抗作用。又如甲状旁腺激素和 $1，25（OH）_2D_3$ 对血钙浓度的升高有协同作用，而降钙素则产生拮抗作用。

有些激素本身并不能直接对某些组织细胞产生生物效应，但它的存在却可使另一种激素的作用明显增强，即起支持效应，这种现象称为允许作用（permissive action）。如糖皮质激素本身对心肌和血管平滑肌并无收缩作用，但是，必须有糖皮质激素的存在，儿茶酚胺才能很好地发挥对心血管的调节作用，称为糖皮质激素对儿茶酚胺的允许作用。

激素之间相互作用的机制可以发生在多个水平或途径，如影响受体数量、信号转导过程的效应器酶、第二信使生成等环节。

四、激素的作用机制

激素作为化学信使物质与靶细胞膜受体或细胞内受体结合后，引起跨膜和细胞内信号转导过程并最终产生生物效应，这一调节过程至少包括三个环节：①激素与受体的相互识别与结合；②激素受体复合物的信号传导；③转导信号进一步引起生物效应。

（一）激素的受体

受体（recepter）是存在于细胞膜或细胞内能特异性识别生物活性分子（配体）并与之结合进而诱发生物效应的特殊蛋白质。

激素的受体依其结构和功能不同可分为 G 蛋白耦联受体和酶耦联受体，而后者又分为酪氨酸激酶和鸟苷酸环化酶（GC）受体。G 蛋白耦联受体作用缓慢而复杂，主要通过改变细胞内第二信使的信号分子浓度而引起这种复杂的生物学效应；酶耦联受体在结构上仅有一个跨膜 α 螺旋，相对于 G 蛋白耦联受体介导的信号转导过程简单。具有酪氨酸激酶的受体作用主要是发动细胞内级联化反应，影响发育过程中细胞信号传递。而具有鸟苷酸环化酶的受体不需要 G 蛋白介导，其他与 G 蛋白耦联受体介导的信号转导过程近似。

（二）含氮激素的作用机制——第二信使学说

1965 年 Sutherland 等人提出第二信使（secondary messenger）学说，认为含氮激素作为

第一信使，与靶细胞膜上的相应受体结合，激活膜内的腺苷酸环化酶（AC），在 Mg^{2+} 存在的条件下，AC 催化细胞内的 ATP 转化为 cAMP，后者作为第二信使，激活依赖 cAMP 的蛋白激酶 A（PKA），进而催化细胞内各种底物蛋白的磷酸化反应，引起细胞各种生物效应，实现细胞内的信号转导。如腺细胞分泌，肌细胞收缩，细胞膜通透性改变以及细胞内各种酶促反应等。

近年来的研究丰富了第二信使学说的内容，提出了几种主要跨膜信号转导方式。第二信使除了 cAMP 外，还有 cGMP、IP_3、DG 或 Ca^{2+} 等。蛋白激酶除 PKA 外，相续又发现了 PKC、PKG 等。

含氮激素主要通过 G 蛋白耦联受体和酶耦联受体介导的跨膜信号转导方式发挥作用。

1. G 蛋白耦联受体途径　根据 G 蛋白、G 蛋白激活的效应器酶、第二信使和蛋白激酶不同，含氮激素又可分为以下几个途径进行信号转导。

（1）受体 – G 蛋白 – AC – cAMP – PKA 途径：体内多种含氮激素如胰高血糖素、肾上腺素、CRH、GHRH、TSH、LH 及 VP 等可通过这一途径完成信号的转导（图 6 – 2）。PKA 使底物蛋白磷酸化，引起肝糖原分解、心肌收缩能力增强、胃酸分泌增多及内分泌腺生长发育等效应。

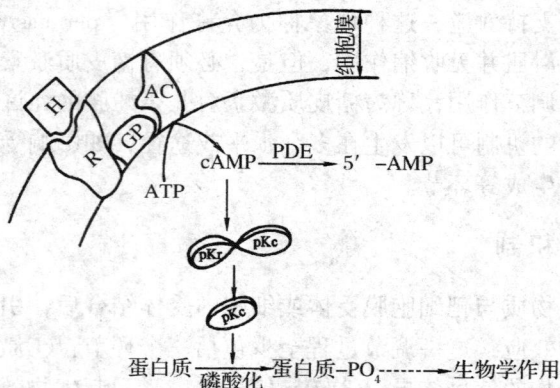

图 6 – 2　受体 – G 蛋白 – AC – cAMP – PKA 信号转导途径示意图

（2）受体 – G 蛋白 – PLC – IP_3/DG – CaM/PKC 途径：某些含氮激素如催乳素、催产素及下丘脑调节肽等可通过这一途径完成信号转导（图 6 – 3）。第二信使分别为 IP_3 和 DG，IP_3 使胞质 Ca^{2+} 浓度升高。Ca^{2+} 与钙调蛋白（CaM）的结合，通过激活依赖 Ca/CaM 的蛋白激酶，调节细胞的功能。由 DG 激活的 PKC 与 PKA 相似，同属于丝氨酸/苏氨酸激酶，可使多种底物蛋白磷酸化，调节细胞活动。

2. 酶耦联受体途径　有些含氮激素（如胰岛素、生长激素、促红细胞生成素及大多数生长因子等）可通过酪氨酸激酶受体，或将膜内侧端的酪氨酸激酶的结构域激活，或激活胞质内其他酪氨酸激酶，进一步导致细胞内靶蛋白的磷酸化而产生各种生物效应。

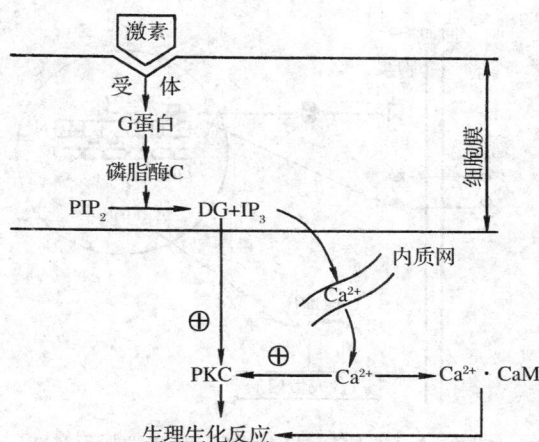

图 6-3 受体 - G 蛋白 - PLC - IP_3/DG - CaM/PKC 信号转导途径示意图

PIP_2: 磷脂酰二磷酸肌醇；DG: 二酰甘油；IP_3: 三磷酸肌醇；

PKC: 蛋白激酶 C；CaM: 钙调蛋白

(三) 类固醇激素的作用机制——基因表达学说

类固醇激素的作用机制十分复杂，既可通过核受体影响靶细胞 DNA 的转录过程，又可通过细胞膜受体和离子通道影响细胞的兴奋性。

1. 基因调节机制 类固醇激素分子小，为脂溶性，可透过细胞膜进入细胞，与胞质受体结合，形成激素 - 胞质受体复合物。受体蛋白发生构型改变，使激素 - 胞质受体复合物获得通过核膜的能力，进入核内与核受体结合，激发 DNA 的转录过程，生成新的 mRNA，诱导新的蛋白质合成，产生生物效应。有些类固醇激素可直接穿越细胞膜和核膜，与核受体结合，调节基因表达（图 6-4）。一般认为糖皮质激素和盐皮质激素受体为胞质受体，而性激素、1，25 $(OH)_2VitD_3$ 受体为核受体。类固醇激素通过基因调节需要数小时或数天时间。

2. 非基因调节机制 类固醇激素通过基因调节一般需要数小时或数天时间才能发挥作用。近年来的研究发现，有些类固醇激素的效应经数秒或数分钟就可出现，而且不被基因转录和翻译抑制剂抑制，称为类固醇激素的快速非基因效应。实验表明，类固醇激素引起脑神经元放电频率改变；孕激素促进下丘脑释放 GnRH；糖皮质激素抑制离体下丘脑薄片释放血管升压素等都是通过类固醇激素的非基因作用机制实现的。推测类固醇激素的非基因作用机制是通过细胞膜上的受体介导的，但具体过程不很清楚。

综上所述，含氮激素的作用是通过 G 蛋白耦联受体 - 第二信使途径和酶耦联受体途径进行信号转导的，类固醇激素则是通过基因调节机制及非基因调节机制发挥作用的。但激素的信号转导机制非常复杂，甲状腺激素虽属含氮激素，但其作用机制却与类固醇激素相似，它进入细胞内，直接与核受体结合调节基因表达。

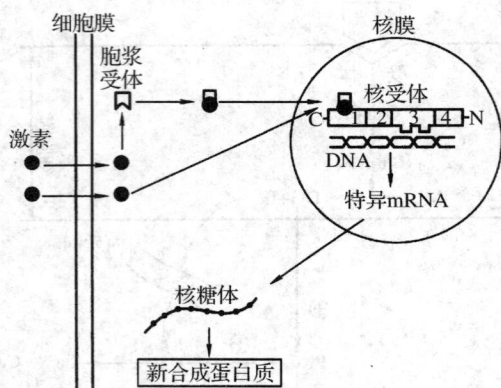

图 6-4　类固醇激素的基因调节机制示意图
1. 激素结合结构域；2. 核定位信号结构域；
3. DNA 结合结构域；4. 转录激活结构域

第三节　下丘脑与垂体

在中枢神经系统内，某些神经细胞本身既能产生和传导神经冲动，又能合成和释放激素，将此类细胞称为神经内分泌细胞（neuroendocrine cell）。现已证明，神经内分泌细胞主要集中在下丘脑。从结构和功能上看，下丘脑与垂体的关系非常密切，组成一个下丘脑－垂体功能单位（hypothalamus－hypophysis unit）（图 6-5）。下丘脑－垂体功能单位包括下丘脑－神经垂体系统和下丘脑－腺垂体系统两部分。由于下丘脑神经内分泌细胞本身具有神经元的功能，接受大脑皮层或中枢神经系统其他部位传来的神经信息，从而实现神经信息和激素信息之间的转换，共同调节机体的生理功能。

一、下丘脑的内分泌功能

（一）下丘脑－腺垂体系统

位于下丘脑内侧基底部促垂体区的小细胞肽能神经元主要合成下丘脑调节肽，这些部位的神经元轴突末梢到达正中隆起，与垂体门脉系统的第一级毛细血管网接触，其释放的下丘脑调节肽经垂体门脉系统运输到腺垂体，调节腺垂体激素的合成与释放，构成下丘脑－腺垂体系统。

（二）下丘脑－神经垂体系统

位于下丘脑视上核、室旁核的大细胞肽能神经元主要合成血管升压素（vasopressin，VP）和催产素（oxytocin，OXT），经下丘脑－垂体束的轴浆运输到神经垂体并贮存，构成下丘脑－神经垂体系统。

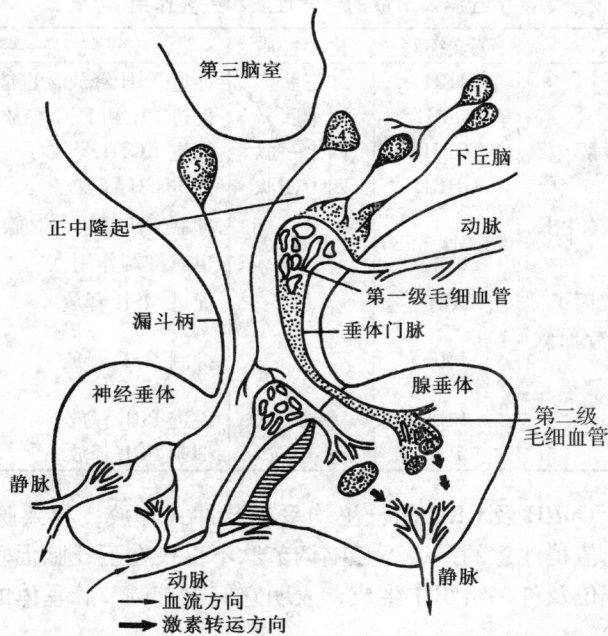

图 6 - 5　下丘脑－垂体功能单位示意图

（三）下丘脑肽能神经元活动的调节

下丘脑内侧基底部促垂体区的神经内分泌细胞主要分布于下丘脑的正中隆起、弓状核、腹内侧核、视交叉上核及室周核等部位，这些细胞的胞体比较小，属于小细胞肽能神经元，主要分泌调节腺垂体激素释放的肽类激素，将这些肽类激素称为下丘脑调节肽（hypothalamic regulatory peptides，HRP）。迄今为止，已发现的下丘脑调节肽共有九种，自 1968 年以来，化学结构已被确定的有促甲状腺激素释放激素（thyrotropin - releasing hormone，TRH）、促性腺激素释放激素（gonadotropin - releasing homone，GnRH）、生长抑素（growth homone release - inhibiting hormone，GHRIH 或 somatostatin，SS）、生长激素释放激素（growth hormone releasing hormone，GHRH）及促肾上腺皮质激素释放激素（corticotropin - releasing hormone，CRH）。还有四种对腺垂体催乳素和促黑激素的分泌起促进或抑制作用的物质，因其化学结构尚未确定，暂称为因子。下丘脑调节肽的化学性质及主要作用见表 6 - 1。

表 6 – 1　　　　　　　　下丘脑调节肽的化学性质和主要作用

下丘脑调节肽	英文缩写	化学性质	主要作用
促甲状腺激素释放激素	TRH	三肽	促进 TSH 释放，也能刺激 PRL 释放
促性腺激素释放激素	GnRH	十肽	促进 LH 和 FSH 释放（以 LH 为主）
促肾上腺皮质激素释放激素	CRH	四十一肽	促进 ACTH 释放
生长激素释放激素	GHRH	四十四肽	促进 GH 释放
生长激素释放抑制激素（生长抑素）	GHRIH（SS）	十四肽	抑制 GH 释放，对腺垂体其他激素的分泌也有抑制作用
促黑（素细胞）激素释放因子	MRF	肽	促进 MSH 释放
促黑（素细胞）激素释放抑制因子	MIF	肽	抑制 MSH 释放
催乳素释放因子	PRF	肽	促进 PRL 释放
催乳素释放抑制因子	PIF	多巴胺	抑制 PRL 释放

　　由于下丘脑 TRH、GnRH 及 CRH 的分泌均呈现脉冲式释放，导致腺垂体相应的激素分泌也出现脉冲式波动。值得注意的是，下丘脑调节肽不仅仅在下丘脑促垂体区产生，还可以在中枢神经系统其他部位及许多组织中生成，表明它们除有调节腺垂体的功能外，还有许多其他调节功能。

　　高位中枢和外周传入信息对下丘脑肽能神经元有调节作用，它们释放的递质可分为肽类和单胺类。肽类递质主要有脑啡肽、β - 内啡肽、神经降压素、P 物质、血管活性肠肽及缩胆囊素等。如脑啡肽、β - 内啡肽可抑制 CRH 和 GnRH 释放，但可促进 TRH 和 GHRH 的释放。单胺类递质主要有多巴胺（DA）、去甲肾上腺素（NE）与 5 - 羟色胺（5 - HT），其影响见表 6 - 2。

表 6 – 2　　　　　　　单胺类递质对下丘脑调节肽分泌的影响

单胺类递质	TRH（TSH）	GnRH（LH、FSH）	GHRH（GH）	CRH（ACTH）	PRF（PRL）
NE	↑	↑	↑	↓	↓
DA	↓	↓（ – ）	↑	↓	↓
5 – HT	↓	↓	↑	↑	↑

注：↑表示加强；↓表示减弱；（ – ）表示不变

二、腺垂体激素

　　腺垂体是体内最重要的内分泌腺，由远侧、中间和结节三部分构成，远侧部约占腺垂体重量的 75%。其细胞大致分为两大类：一类是有内分泌功能的颗粒型细胞，主要有分泌生长激素、催乳素、促甲状腺激素、促肾上腺皮质激素和促性腺激素的五种细胞；一类是无内分泌功能的无颗粒型细胞，主要是滤泡星形细胞和未分化的细胞。

　　腺垂体主要分泌七种激素，其中促甲状腺激素（throid stimulating hormone，TSH）、促肾上腺皮质激素（adrencorticotropic hormone，ACTH）、促卵泡激素（follicle stimulating hormone，FSH）与黄体生成素（luteinizing hormone，LH）均有各自的靶腺，称为促激素，通过靶腺激素发挥作用。另三种即生长激素（growth hormone，GH）、催乳素（prolactin，PRL）与促黑（素细胞）激素（melanophore stimulating hormone，MSH）无相应作用的靶腺，直接作用于靶组织或靶细胞。

（一）生长素

生长激素（GH）是腺垂体中含量较多的一种激素。人生长激素（hGH）含 191 个氨基酸，分子量为 22000，化学结构与人催乳素近似，故二者之间有微弱的交叉作用，生长素有弱的催乳素作用，催乳素有弱的生长素作用。

在静息状态时，成年男子血清中 hGH 浓度为 1 ~ 5μg/L，女子略高于男子，不超过 10μg/L。GH 在血中的半衰期为 6 ~ 20min。GH 的基础分泌呈节律性脉冲式释放，每隔 1 ~ 4h 出现一次脉冲。入睡后 GH 的分泌明显增加，入睡后 60min 左右达到高峰，以后又逐渐减少。50 岁以后，睡眠时的 GH 峰逐渐消失。

1. 生长激素的生物学作用　GH 的主要生理作用是促进机体生长发育和物质代谢，对各个器官组织均有影响，对骨骼、肌肉及内脏器官的作用尤为显著，故 GH 也称为躯体刺激素。

（1）促生长发育：GH 的促生长发育作用在于它能促进骨、软骨、肌肉以及其他组织细胞分裂增殖，蛋白质合成增加，从而加快机体的生长发育。实验证明，幼年动物摘除垂体后，生长立即停止，如给摘除垂体的动物及时补充 GH，仍可正常生长。临床观察也说明，GH 有促生长作用，幼年时期 GH 分泌不足，则患儿生长发育停滞，身材矮小，称为侏儒症（dwarfism）；如果幼年时期 GH 分泌过多，则患巨人症。成年后 GH 分泌过多，由于骨骺已经闭合，长骨不再生长，而肢端的短骨、面骨及其软组织仍可出现异常的生长，以致出现手足粗大、下颌突出、鼻大唇厚及内脏器官如肝、肾等增大现象，称为肢端肥大症。

（2）促代谢作用：GH 具有促进蛋白质合成，加速脂肪分解和升高血糖的作用。同时，使机体的能量来源由糖代谢向脂肪代谢转移，有利于机体的生长发育和组织修复。①蛋白质代谢：GH 促进氨基酸进入细胞，加强 DNA、RNA 的合成，加速蛋白质合成，而分解减少，呈正氮平衡；②脂肪代谢：GH 可激活脂肪酶的活性，促进脂肪分解，使组织尤其是肢体的脂肪量减少，脂肪酸进入组织氧化，为机体提供能量；③糖代谢：GH 还可抑制外周组织对葡萄糖的利用，减少葡萄糖的消耗，升高血糖。GH 分泌过多的患者，由于血糖过高出现糖尿，称为垂体性糖尿。

2. 生长激素的作用机制　GH 是通过靶细胞膜上的 GH 受体（GHR）完成信号转导的。机体许多组织细胞都存在 GH 受体，如肝、脑、骨骼肌、心、肾、肺、胃、肠、软骨、胰腺、睾丸、前列腺、卵巢、子宫、骨骼等组织以及脂肪细胞、成纤维细胞、淋巴细胞等。GH 与 GHR 结合，通过多条跨膜信号转导途径介导，引起靶细胞的生物效应，如加速 DNA 的转录过程，蛋白合成增多，直接促进生长发育；也可诱导靶细胞产生生长素介质，间接促进生长发育。在胎儿期或新生儿期，各类细胞上的 GHR 数量最多，所以对 GH 的反应十分敏感。

生长素介质（somatomedin，SM）是一种具有促生长作用的肽类物质，因其化学结构和功能与胰岛素近似，故又称为胰岛素样生长因子（insulin – like growth factor，IGF）。目前已分离出两种生长素介质，即 IGF – I 和 IGF – II。GH 的促生长作用主要是通过 IGF – I 介导的。在胚胎期主要生成 IGF – II，对胎儿的生长起重要作用。肢端肥大症患者血中 IGF – I 明显增高，而侏儒症患者血中 IGF – I 明显降低。在青春期，随着生长素分泌增多，血中 IGF – I 浓度明显增高，给幼年动物注射生长素介质能明显刺激动物生长，身长和体重都增加。年幼动物比年老动物对生长素介质更敏感。生长素介质主要作用是促进软骨生长，它除了促进钙、磷、钠、钾、硫等元素进入软骨组织外，还能促进氨基酸进入软骨细胞，增强 DNA、RNA 和蛋白质的合成，促进软骨组织增殖和骨化，使长骨加长。另外，生长素介质还能刺激多种组织细胞有丝分裂，加强细胞增殖。如成纤维细胞、肌细胞、肝细胞、脂肪细胞以及肿瘤细胞等。肝脏和机体大多数组织中都可生成生长素介质，经血液运送到机体各处组织发挥作用，也可经旁分泌或自分泌的方式在局部起调节作用（图 6 – 6）。

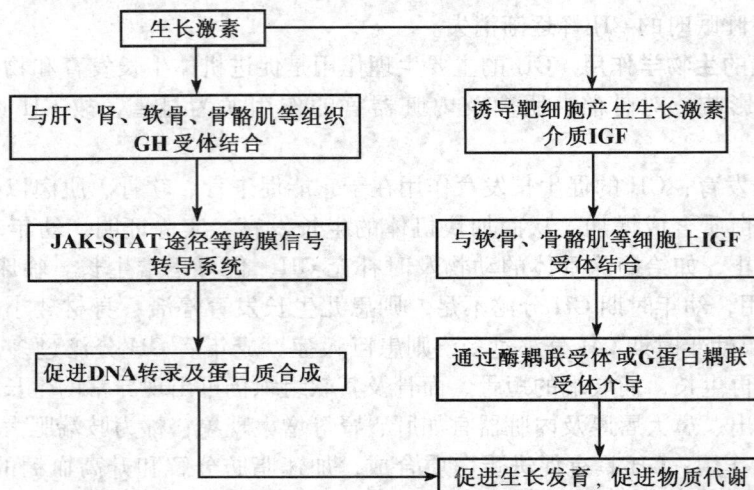

图 6 – 6　生长激素作用机制示意图

3. 生长激素分泌的调节

（1）下丘脑对 GH 分泌的调节：腺垂体 GH 的分泌受下丘脑 GHRH 与 GHRIH 的双重调控。GHRH 促进 GH 分泌，而 GHRIH 则抑制其分泌。分泌 GHRH 的神经元主要分布在下丘脑弓状核及腹内侧核，电刺激这些核团引起 GH 释放。产生 GHRIH 的神经元位于下丘脑室周核及弓状核等处，损毁室周核可使下丘脑 GHRIH 含量降低。这些核团之间通过神经环路联系，相互促进与制约，共同调节 GH 的分泌。在整体条件下，以 GHRH 促进 GH 分泌为主，是 GH 分泌的经常性调节者，而 GHRIH 则是在应激刺激 GH 分泌过多时才对 GH 分泌起抑制作用（图 6 – 7）。

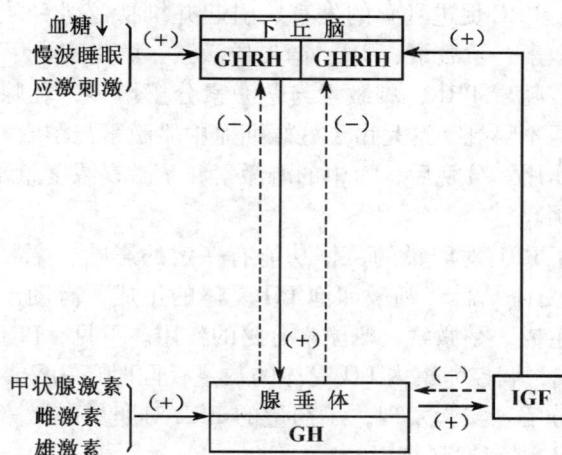

图 6-7　生长激素分泌的调节

实线表示促进或刺激；虚线表示抑制

（2）反馈调节：GH 和其他垂体激素一样，可对下丘脑和腺垂体产生负反馈调节作用。将 GH 颗粒埋植于大鼠正中隆起，导致下丘脑 GHRH 释放减少，垂体 GH 含量降低。反之，摘除大鼠垂体后，血中 GH 含量降低，而下丘脑 GHRH 含量却增加。给大鼠侧脑室注射 GH-RH，可使下丘脑 GHRH 含量减少，并引起 GH 分泌减少和抑制 GH 的脉冲释放，提示 GH 不仅对下丘脑 GHRH 释放有反馈抑制作用，而且 GHRH 对其自身释放也有负反馈调节作用。

此外，IGF-I 对 GH 的分泌有负反馈调节作用。IGF-I 能刺激下丘脑释放 GHRIH，从而抑制 GH 的分泌。IGF-I 还能直接抑制体外培养的垂体细胞 GH 的基础分泌和 GHRH 刺激的 GH 分泌，说明 IGF-I 可通过下丘脑和垂体两个水平对 GH 分泌进行负反馈调节。

（3）影响 GH 分泌的其他因素

①睡眠：人在觉醒状态下，GH 分泌较少；进入慢波睡眠后，GH 分泌明显增加；转入异相睡眠后，GH 分泌减少。GH 分泌增多有利于机体的生长发育和体力的恢复。

②代谢因素：在耗能增加或能量供应缺乏时，如运动、应激刺激、饥饿、低血糖等可引起 GH 分泌增多，其中以低血糖对 GH 分泌的刺激作用最强。有人认为，血糖降低时，下丘脑 GHRH 神经元的兴奋性提高，GHRH 分泌增多，进而引起腺垂体 GH 的分泌增多。血中氨基酸增多，可引起 GH 分泌增加，而脂肪酸增多则抑制 GH 分泌。

③激素的作用：甲状腺激素、雌激素与睾酮均能促进 GH 分泌。青春期，由于血中雌激素或睾酮浓度增高，GH 分泌明显增多而机体生长速度增快。

（二）催乳素

催乳素（PRL）是由 199 个氨基酸残基和三个二硫键构成的蛋白质，分子量为 22000。成人血浆中 PRL 浓度 <20μg/L。

1. 催乳素的生物学作用　PRL 的作用主要是促进乳腺、性腺的发育及乳汁分泌，并参与应激反应和免疫调节。

（1）对乳腺的作用：PRL 促进乳腺的发育，引起并维持泌乳，故名催乳素。在女性青春期乳腺的发育中，雌激素、孕激素、GH、糖皮质激素、胰岛素、甲状腺激素及 PRL 都起着重要作用。到妊娠期，随着 PRL、雌激素与孕激素分泌增多，乳腺组织进一步发育至成熟，使其具备泌乳能力但不泌乳。这是由于妊娠期血中雌激素与孕激素浓度非常高，抑制了 PRL 对成熟乳腺的泌乳作用。分娩后，血中的雌激素和孕激素浓度急剧降低，PRL 才能发挥其始动和维持泌乳的作用。

（2）对性腺的作用：PRL 对卵巢的黄体功能有一定的影响，主要是与卵泡发育过程中颗粒细胞上表达的 PRL 受体结合，刺激卵泡 LH 受体的生成，有助于 LH 与 LH 受体结合，发挥其促进排卵，黄体生成，孕激素、雌激素分泌的作用。可见，PRL 对卵巢黄体功能的影响是刺激 LH 受体的生成，调控卵巢内 LH 受体的数量，同时还为孕酮的生成提供底物，促进孕酮生成，减少孕酮分解。实验发现，小剂量的 PRL 对卵巢雌激素与孕激素的合成有促进作用，而大剂量的 PRL 则有抑制作用。

在男性，PRL 促进前列腺及精囊的生长，还可增强 LH 对间质细胞的作用，使睾酮合成增加。

（3）对免疫的调节作用：PRL 可协同一些细胞因子共同促进淋巴细胞的增殖，促进淋巴细胞分泌 IgM 和 IgG。同时 T 淋巴细胞和胸腺淋巴细胞可以产生 PRL，以自分泌或旁分泌的方式发挥作用。

2. 催乳素分泌的调节　腺垂体 PRL 的分泌受下丘脑 PRF 与 PIF 的双重控制，前者促进 PRL 分泌，而后者则抑制其分泌，平时以 PIF 的抑制作用为主。TRH 对 PRL 分泌也有促进作用。由于多巴胺可直接抑制腺垂体 PRL 分泌，因此有人认为 PIF 就是多巴胺。

血中 PRL 浓度升高可引起下丘脑多巴胺能神经元分泌，多巴胺负反馈地抑制腺垂体 PRL 的分泌，使血中 PRL 浓度恢复正常。此外，母亲授乳时，婴儿吸吮乳头的刺激能反射性引起下丘脑 PRF 神经元兴奋，引起腺垂体分泌 PRL 增多，促进乳腺泌乳。

（三）促黑（素细胞）激素

人的促黑激素是由腺垂体远侧部的细胞内阿黑皮素原（proopiomelanocortin，POMC）水解生成的一些肽类激素，包括 α-MSH（十三肽）、β-MSH（十八肽）、γ-MSH（十二肽）等。

体内黑色素细胞分布于皮肤、毛发、眼球、虹膜及视网膜色素层等处。MSH 主要作用于黑色素细胞，使细胞内酪氨酸转变为黑色素，同时使黑素颗粒在细胞内散开，使肤色、毛发等颜色加深。但在因病切除垂体的黑人，其皮肤颜色并不发生改变，表明 MSH 对正常人皮肤色素的沉着不是必需的。此外，MSH 还参与 GH、醛固酮、CRH、胰岛素及 LH 等激素分泌的调节，并有抑制摄食的作用。

MSH 的分泌主要受下丘脑 MIF 和 MRF 的双重调节，前者抑制其分泌，后者则促进其分泌，平时以 MIF 的抑制作用占优势。MSH 也可通过负反馈调节腺垂体 MSH 的分泌。

三、神经垂体激素

神经垂体无内分泌细胞，不能合成激素。神经垂体激素是由下丘脑视上核、室旁核的大细胞肽能神经元胞体合成，以神经分泌的方式沿下丘脑－垂体束下行到神经垂体贮存。神经垂体激素包含血管升压素和催产素。当视上核、室旁核的大细胞肽能神经元受到刺激兴奋时，神经冲动传到位于神经垂体的神经末梢，引起神经垂体激素释放入血。血管升压素和催产素的化学结构均为九肽，二者的区别只是第3位与第8位氨基酸残基有所不同。人血管升压素的第8位氨基酸为精氨酸，故称为精氨酸血管升压素（arginine vasopressin，AVP）。

一些实验证实，下丘脑正中隆起与第三脑室附近的神经元轴突中和垂体门脉血液中发现大量的血管升压素，而且注射大量的血管升压素能引起ACTH分泌增加。这些结果提示，神经垂体激素也可能影响腺垂体的分泌活动。

（一）血管升压素

血管升压素也称抗利尿激素（antidiuretic hormone，ADH）。在正常饮水情况下，血浆中的VP浓度很低（1.0~4.0ng/L），其主要生理作用是促进肾远曲小管和集合管对水的重吸收，即抗利尿作用。在机体脱水或失血情况下，VP释放量明显增多，起升高和维持血压以及保持体液的作用。血管升压素的受体有两型，即V_1和V_2受体。V_2受体主要分布在肾远曲小管和集合管上皮细胞，其被激活后，使细胞内含有水孔蛋白的囊泡镶嵌在上皮细胞的管腔膜上，形成水通道，使水通透性增加，促进水的重吸收。V_1受体主要分布在血管平滑肌的细胞膜上，其被激活后，使血管平滑肌收缩，血压升高。其分泌调节机制详见第十二章。

（二）催产素

催产素的生理作用主要是在哺乳期促进乳汁排出，在分娩时刺激子宫收缩。

1. 对乳腺的作用 哺乳期妇女的乳腺不断分泌乳汁，贮存于腺泡中。催产素使乳腺腺泡周围的肌上皮细胞收缩，腺泡内压力增高，乳汁经输乳管从乳头射出，引起射乳。当婴儿吸吮乳头时，可引起射乳反射。射乳反射为一典型的神经内分泌反射。婴儿吸吮乳头的感觉信息沿传入神经到下丘脑，使分泌催产素的神经元兴奋，神经冲动经下丘脑－垂体束到神经垂体，使催产素释放入血，乳腺中的肌上皮细胞收缩，乳汁排出。在射乳反射的基础上，很容易建立条件反射，如母亲见到婴儿或听到其哭叫声，甚至抚摸婴儿，均可引起条件反射性射乳。催产素除引起射乳外，还有营养乳腺的作用，可维持哺乳期乳腺丰满（图6-8）。

婴儿吸吮乳头的刺激除引起射乳反射外，还可引起下丘脑多巴胺能神经元兴奋，多巴胺和内啡肽释放增多，二者抑制下丘脑GnRH释放，使腺垂体FSH和LH分泌减少，导致哺乳期月经周期暂停。

2. 对子宫的作用 催产素促进子宫平滑肌收缩，但此种作用与子宫的功能状态有关。催产素对非孕子宫的作用较弱，而对妊娠子宫的作用比较强。当临近分娩时，子宫平滑肌细胞表面催产素受体数量明显增多，所以，催产素的作用在分娩时显著增强。催产素促进子宫收缩的机制是使细胞外Ca^{2+}内流，提高子宫平滑肌细胞内的Ca^{2+}浓度，引起肌细胞收缩。催产素虽然能刺激子宫收缩，但它并不是分娩时发动子宫收缩的决定因素。在分娩过程中，胎儿刺激子宫颈可引起催产素的释放，形成正反馈调节，使子宫收缩进一步加强，有助于催产（图6-8）。

在性交过程中，阴道和子宫颈受到刺激也可引起催产素分泌和子宫平滑肌收缩，有利于精子在女性生殖道内的运行。此外，催产素对机体的神经内分泌、学习与记忆、痛觉调制、体温调节等生理功能也有一定的影响。

第四节 甲 状 腺

甲状腺是人体内最大的内分泌腺，重 20~25g。腺体内含有大量的腺泡，腺泡上皮细胞是甲状腺激素合成与释放的部位。腺泡腔内充满含有甲状腺激素的甲状腺球蛋白（thyroglobulin，TG）的胶质物质，是甲状腺激素的贮存库。腺泡上皮细胞的形态及腺泡腔内的胶质量随甲状腺功能状态的不同而有所变化。在甲状腺腺泡之间和腺泡上皮细胞之间有滤泡旁细胞（parafollicular cell），又称 C 细胞（clear cell），分泌降钙素。

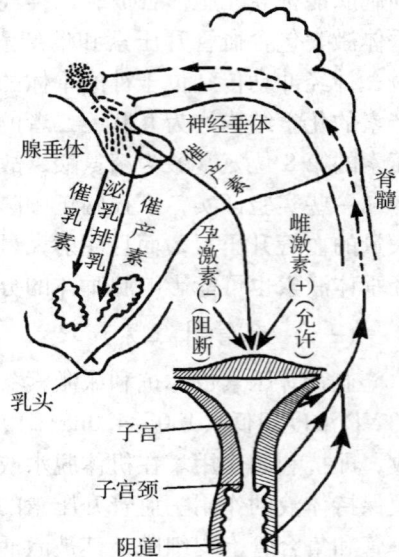

图 6-8　催产素和催乳素的
神经内分泌调节示意图

一、甲状腺激素的合成与代谢

（一）甲状腺激素的合成

甲状腺激素属于酪氨酸的碘化物，主要包含四碘甲腺原氨酸（thyroxin，3，5，3′，5′-tetraiodothyronine，T_4）和三碘甲腺原氨酸（3，5，3′-triiodothyronine，T_3）。

碘和 TG 是合成甲状腺激素的主要原料。碘由食物提供，人每天从食物中摄取碘 100~200μg，约有 1/3 进入甲状腺，甲状腺含碘量为 8000μg 左右，占全身总碘量的 90%。各种原因引起的碘缺乏，都会导致甲状腺激素合成减少。TG 由腺泡上皮细胞合成，然后转运至腺泡腔内贮存。甲状腺激素的合成包括以下三个步骤：

1. 聚碘　聚碘是合成甲状腺激素的第一步，即将细胞外液中的碘转运至甲状腺腺泡上皮细胞内。正常甲状腺腺泡上皮细胞内碘的浓度比血浆高 25~50 倍，故聚碘是一种主动转运。在腺泡上皮细胞基底膜侧有钠-碘转运体，与膜上的 Na^+-K^+ 泵协同转运可实现 I^- 的继发性主动转运。聚碘能力是判断甲状腺功能的一个指标。临床上常用放射性^{131}I 示踪法来检查和判断甲状腺聚碘能力。甲状腺功能亢进时，聚碘能力增强；反之减弱。

2. I^- 的活化　摄入腺泡上皮细胞内的 I^- 在过氧化酶（thyroperoxidase，TPO）的催化下转变为活化的碘。活化的部位是在腺泡上皮细胞顶端质膜微绒毛与腺泡腔交界处。活化后的碘可能是 I^0（碘原子）、I_2，或过氧化酶的结合物，只有活化后的碘才能取代酪氨酸残基上的氢原子。

3. 酪氨酸碘化与甲状腺激素的合成　酪氨酸碘化是由活化的碘在 TPO 的作用下取代 TG 结构中酪氨酸残基苯环 3，5 位上的氢，生成一碘酪氨酸残基（MIT）和二碘酪氨酸残基

（DIT）。然后两个分子的 DIT 耦联生成 T_4，或一个分子的 MIT 与一个分子的 DIT 发生耦联生成 T_3（图 6-9），此外还能合成极少量的 rT_3。

甲状腺 TPO 是由腺泡上皮细胞合成的一种含铁卟啉的蛋白质，其作用是促进碘的活化、酪氨酸碘化以及碘化的酪氨酸耦联。TPO 的活性受 TSH 的调控，大鼠摘除垂体 48h 后，TPO 的活性消失，注射 TSH 后此酶活性再现。临床硫氧嘧啶与硫脲类药物可抑制 TPO 活性，从而抑制甲状腺激素的合成，用于治疗甲状腺功能亢进。

（二）甲状腺激素的贮存、释放、运输与代谢

甲状腺激素合成之后与甲状腺球蛋白一起贮存在腺泡腔的胶质内，其贮存量之大足可供机体利用 50~120 天。在 TSH 作用下腺泡上皮细胞顶端膜将含有 T_3、T_4 的 TG 胶质小滴吞饮到细胞内（图 6-9），在溶酶体水解酶的作用下，TG 被水解，T_3、T_4 迅速释放入血，MIT 和 DIT 可被重新利用。正常人血清 T_4 浓度为 51~142nmol/L，T_3 浓度为 1.2~3.4nmol/L。甲状腺分泌主要是 T_4，约占甲状腺激素总量的 90% 以上，但是 T_3 生物活性比 T_4 大 5 倍左右。由于 T_4 与 T_3 都具有生理作用，T_4 在外周组织可转变为 T_3，因此 T_4 也可看做是 T_3 的激素原。

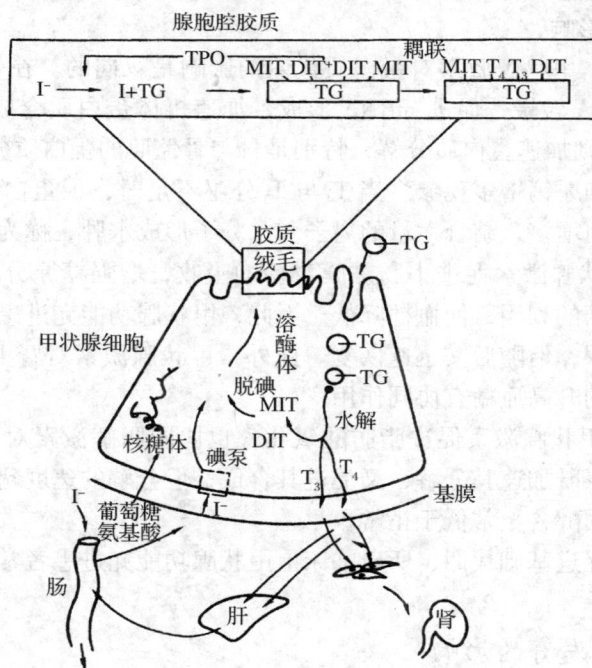

图 6-9　甲状腺激素合成和代谢示意图

T_4 和 T_3 入血后以结合和游离型两种形式运输。结合型 T_4、T_3 与血浆蛋白结合，占 99% 以上，由于不能进入细胞没有生物活性；游离型的 T_4、T_3 进入靶细胞与胞质受体结合，发挥生物学效应。但两型间可相互转变以维持二者的动态平衡。血浆 T_4、T_3 半衰期分别约为 7 天和 1.5 天。脱碘是游离型 T_4 与 T_3 降解的主要方式，80% 左右的 T_4 在肾、垂体、骨骼肌等组织，约 20% 的 T_4、T_3 在肝脏降解，降解产物一部分可再作为合成甲状腺激素的材料，大

部分随胆汁进入小肠被排出。

二、甲状腺激素的生物学作用

甲状腺激素的主要作用是促进物质与能量代谢，促进生长和发育过程。甲状腺激素的作用机制十分复杂，可与核受体结合影响转录过程，也可与核糖体、线粒体以及细胞膜上受体结合影响转录后的过程，以及线粒体的生物氧化、膜的转运功能等。

（一）对代谢的影响

1. 产热效应　甲状腺激素能促进体内绝大多数组织的物质氧化，尤以心、肝、骨骼肌和肾等组织最为显著，从而提高耗氧量，增加产热量，使基础代谢率增高。研究表明，$1mgT_4$可增加4200kJ热量，提高基础代谢率。正因为甲状腺激素具有产热效应，故临床上甲状腺功能亢进患者出现怕热多汗、食欲增加、体温偏高等症状；而甲状腺功能低下患者则相反，出现基础代谢率降低、体温偏低、喜热怕冷等现象。由于甲状腺激素的产热效应能被哇巴因消除，所以认为这种产热与$Na^+ - K^+$ATP酶活性升高有关。

2. 对物质代谢的影响

（1）蛋白质代谢：甲状腺激素对蛋白质代谢的影响是双向的。在生理情况下T_4、T_3作用于核受体，激活DNA转录，促进mRNA形成，加速机体蛋白质合成，表现为正氮平衡。但T_4与T_3分泌过多时则加速蛋白质分解，特别是骨与骨骼肌的蛋白质分解，出现肌肉无力、骨质疏松、血钙升高和尿钙增多现象。当T_4与T_3分泌不足时，因蛋白质合成减少，肌肉无力，但组织间的黏蛋白增多，结合大量的离子和水分子形成水肿，称为黏液性水肿。

（2）糖代谢：甲状腺激素促进小肠黏膜对糖的吸收，增强糖原分解，使血糖升高；同时又增强外周组织对糖的利用，使血糖降低。因此，甲状腺功能亢进患者常常表现为餐后血糖升高，甚至出现糖尿，但随后又迅速恢复。此外，甲状腺激素对肾上腺素、胰高血糖素、糖皮质激素和生长素的升高血糖有协同作用。

（3）脂肪代谢：甲状腺激素促进脂肪酸氧化，也协同脂解激素对脂肪的分解。对于胆固醇代谢，甲状腺激素既加速其分解，又促进其合成，但分解的速度超过合成，所以甲状腺功能亢进患者血中胆固醇含量常低于正常。

由于甲状腺激素促进基础代谢，所以临床上甲状腺功能亢进患者常表现为多食善饥，明显消瘦。

（二）对生长与发育的影响

甲状腺激素具有促进组织分化、生长发育与成熟的作用。切除甲状腺的蝌蚪，生长与发育停滞，不能变为成蛙；若及时给予甲状腺激素，即又可恢复生长发育而变为成蛙。

在人类，甲状腺激素对脑和骨骼的发育尤为重要。甲状腺激素能促进未分化或正在分化的神经系统发育成熟。在胚胎期，甲状腺激素有促进神经细胞生长和突起的形成、某些酶的合成、神经髓鞘和胶质细胞生长的作用，是脑正常生长与发育的主要条件，特别是对出生后4个月内婴幼儿的中枢神经系统发育成熟极为重要。甲状腺激素刺激骨的骨化中心发育，软骨骨化，骨骺愈合等过程，促进长骨和牙齿的生长。通常胚胎期缺碘造成甲状腺激素合成不足或出生后甲状腺功能低下的婴幼儿，因其脑和骨的发育明显障碍，以致智力低下，身材矮小而称为呆小症，又称克汀病（cretinism）。需要指出的是，在胚胎期，甲状腺激素不是骨的生长所必需的，所以胎儿出生时身高可以基本正常，但脑的发育已经受到不同程度的影响。因此，在出生后数周至 3~4 个月，就会出现明显的智力迟钝和长骨生长停滞。所以，预防缺碘地区呆小症的发生，应在妊娠期注意补碘。治疗呆小症也必须抓紧时机，应在生后三个月内补充甲状腺激素，过迟难以奏效。

在儿童生长发育的过程中，甲状腺激素与生长激素有协同作用，若甲状腺激素缺乏，生长激素的作用就会受到影响。这可能与甲状腺激素能增强生长激素介质的活性和骨更新率有关。

（三）对神经系统的影响

甲状腺激素不但影响中枢神经系统的发育，对已分化成熟的神经系统活动具有提高其兴奋性的作用。甲状腺激素可易化儿茶酚胺的效应，使交感神经系统兴奋。甲状腺功能亢进时，患者中枢神经系统的兴奋性提高，表现为注意力不易集中、过敏疑虑、多愁善感、喜怒失常、烦躁不安、失眠多梦、肌肉震颤等。甲状腺功能低下时，中枢神经系统兴奋性降低，出现记忆力减退、说话和行动迟缓、表情淡漠与终日嗜睡等症状。

（四）对心血管活动的影响

另外，甲状腺激素对心血管系统的活动有明显的影响。T_3 能增加心肌细胞膜上 β 受体的数量和对儿茶酚胺的敏感性，促进肌质网释放 Ca^{2+}，使心率增快，心肌收缩能力增强，心输出量与心脏做功增加，故甲状腺功能亢进患者常出现心动过速，心肌可因过度疲劳而致心力衰竭。甲状腺激素可增加产热量、耗氧量，同时由于 CO_2、乳酸等产出量增多，而间接地使外周血管舒张，外周阻力降低。所以，甲状腺功能亢进患者的脉压常增大。

三、甲状腺功能的调节

甲状腺功能主要受下丘脑 - 腺垂体 - 甲状腺轴的调节，也接受自主神经的调节，并对碘的供应进行一定程度的自身调节。

（一）下丘脑 - 腺垂体对甲状腺的调节

下丘脑促垂体区内的 TRH 神经元能合成和释放 TRH，通过垂体门脉系统运输到腺垂体，促进腺垂体合成促甲状腺激素（TSH）并释放入血，TSH 通过血液循环作用于甲状腺。TSH 是调节甲状腺功能的主要激素，一方面促进甲状腺激素的合成（可作用于甲状腺激素合成的每个环节）与释放；另一方面促进甲状腺腺泡上皮细胞内的核酸和蛋白质合成，使腺细胞增生，腺体肥大。

下丘脑 TRH 神经元还接受神经系统其他部位传来的信息，如寒冷刺激的信息传到下丘脑体温调节中枢的同时，可通过神经递质去甲肾上腺素来促进 TRH 释放，增强下丘脑 - 腺垂体 - 甲状腺轴的活动。当机体受到应激刺激时，下丘脑可释放较多的生长抑素，抑制腺垂体 TSH 的释放。另外，情绪反应也可影响 TRH 和 TSH 的分泌。

（二）甲状腺激素的反馈调节

腺垂体促甲状腺激素细胞对血中游离的 T_4 与 T_3 浓度的变化十分敏感。血中 T_4 或 T_3 浓度升高可刺激腺垂体促甲状腺激素细胞产生一种抑制蛋白，该蛋白可直接抑制 TSH 合成与释放，同时减少细胞膜上的 TRH 受体数量，降低其对 TRH 的反应性，使 TSH 合成和分泌减少；反之，血中 T_4 与 T_3 浓度过低，对腺垂体的负反馈作用减弱，TSH 分泌增多。这种负反馈式的调节经常而持续地作用，甚至血液 T_3 和 T_4 在正常范围内波动时，也会引起 TSH 的分泌发生相应的波动。关于 T_3 和 T_4 对下丘脑是否有负反馈调节，尚无定论（图 6 - 10）。

（三）甲状腺的自身调节

甲状腺的自身调节（autoregulation）是一个有限度的缓慢调节机制。当血碘含量不足时，甲状腺聚碘和 T_3 和 T_4 的合成能力加强；当血碘浓度升高时，甲状腺聚碘和 T_3、T_4 的合成速度则下降。当血碘浓度达到 10mmol/L 时，甲状腺聚碘作用完全消失，将此现象称为 Wolff - Chaikoff 效应。但是，如果持续加大碘的供应量，T_3 和 T_4 合成再次增加，Wolff - Chaikoff 效应消失，出现对高碘的适应。临床上可以利用这一机制处理甲状腺危象和甲状腺的术前准备等。

另外，自主神经活动对甲状腺激素分泌也有影响，如交感神经兴奋，T_3 和 T_4 合成和分泌增加，副交感神经兴奋表现为抑制。

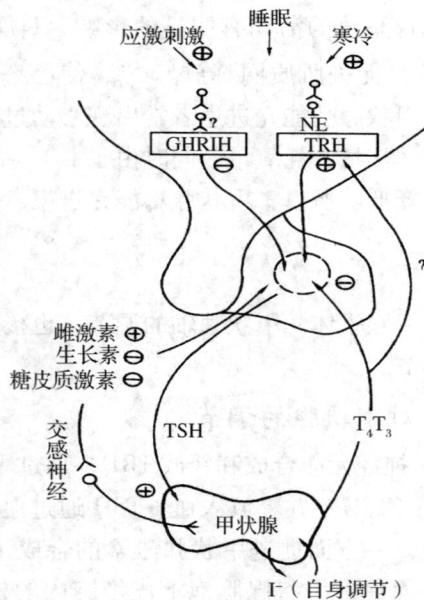

图 6 - 10　甲状腺激素分泌调节示意图
⊕表示促进或刺激；⊖表示抑制

第五节　甲状旁腺激素、降钙素和维生素 D_3

血浆中钙、磷浓度的稳定主要是由甲状旁腺激素（parathyroid hormone，PTH）、降钙素（calcitonin，CT）以及 1，25 – 二羟维生素 D_3 三者共同调节与维持的。

一、甲状旁腺激素

PTH 是由甲状旁腺主细胞合成的，含 84 个氨基酸残基的直链多肽，分子量为 9500。正常人血浆 PTH 浓度呈昼夜节律波动，清晨 6 时最高，下午 4 时达最低，波动范围为 10～50ng/L。血浆半衰期为 20～30min，主要在肝内水解灭活，产生的 PTH 片段经肾排出体外。

（一）甲状旁腺激素的生物学作用

PTH 的主要作用是升高血钙、降低血磷。PTH 作用的靶器官是骨组织和肾脏。

1. 对骨的作用　骨组织是人体最大的钙贮存库。PTH 动员骨钙入血，其作用包括快速效应与延迟效应两个时相。快速效应在 PTH 作用后数分钟即可发生，是通过骨细胞膜系统实现的。骨细胞膜系统是由骨膜细胞组成的，是介于骨质间骨液与细胞外液之间的一层屏障。PTH 能迅速提高骨细胞骨液侧膜对 Ca^{2+} 的通透性，使骨液中的 Ca^{2+} 进入骨膜系统的细胞内，进而增强骨细胞外液侧膜上的钙泵活性，将细胞内的钙转运至细胞外液中，引起血钙升高。延缓效应在 PTH 作用后 12～14h 出现，通常要几天甚至几周后达高峰。在这一时相中，PTH 能刺激破骨细胞增殖并加强其活动。破骨细胞向周围骨组织伸出绒毛样突起，释放蛋白水解酶和乳酸，加速骨组织溶解，使钙、磷进入血液。PTH 还能抑制成骨细胞活动，减少钙盐在骨中沉积，使血钙浓度进一步提高。

2. 对肾脏的作用　PTH 通过受体 – G 蛋白 – AC – cAMP – PKA 途径，促进肾远端小管和集合管对钙的重吸收，使尿钙排泄减少，血钙升高，并抑制近端小管对磷的重吸收，促进磷的排出，使血磷降低。

此外，PTH 还能激活肾脏的 1α – 羟化酶，使来自肝脏的 25 – 羟维生素 D_3 转化成有高度活性的 1，25 – 二羟维生素 D_3，后者可促进小肠黏膜上皮细胞对钙和磷的吸收，升高血钙和血磷。

（二）甲状旁腺激素分泌的调节

1. 血钙水平对 PTH 分泌的调节　调节 PTH 分泌的主要因素是血钙浓度变化，血钙浓度下降在 1min 内即可引起 PTH 分泌增加，通过骨钙释放和肾小管对钙的重吸收，使血钙回升。相反，血浆钙浓度升高，PTH 分泌减少，血钙浓度回降。若长时间的高血钙状态，可使甲状旁腺发生萎缩；而长时间的低血钙则可使甲状旁腺增生。

在甲状旁腺主细胞的膜上存在钙受体，当血 Ca^{2+} 水平升高时，可通过 Ca^{2+} – Ca^{2+} 受体 – G 蛋白 – PLC – IP_3/DG 信号转导途径，抑制 PTH 的分泌。

2. 其他因素对 PTH 分泌的调节　甲状旁腺主细胞的膜上有 β 受体，儿茶酚胺可通过 β

受体 – G 蛋白 – AC – cAMP – PKA 信号转导途径，促进 PTH 的分泌。PGE_2 促进 PTH 分泌，而 $PGE_{2\alpha}$ 则使 PTH 分泌减少。血磷升高可使血钙降低，刺激 PTH 的分泌。血镁浓度降至较低时，可使 PTH 分泌减少（图 6 – 11）。

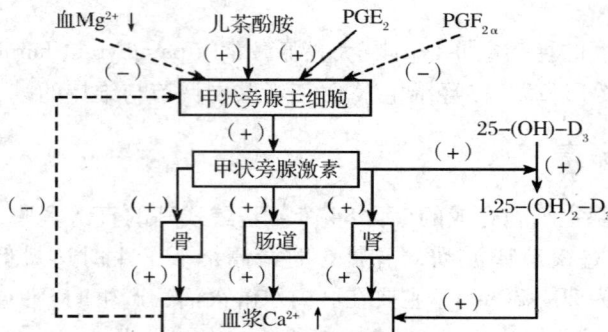

图 6 – 11　甲状旁腺激素分泌的调节

二、降钙素

CT 是由甲状腺 C 细胞分泌的，含有一个二硫键的三十二肽，分子量为 3400。正常人血清中 CT 浓度为 10 ~ 20ng/L，血浆半衰期小于 1h，主要在肾脏降解后排出。

（一）降钙素的生物学作用

CT 的主要作用是降低血钙和血磷，其主要靶器官也是骨组织和肾脏。

1. 对骨的作用　CT 抑制破骨细胞活动，减弱溶骨过程，同时加强成骨细胞活动，促进成骨过程，以致骨组织钙、磷释放减少、沉积增加，血钙与血磷水平下降。CT 抑制破骨细胞活动发生很快，15min 内破骨细胞活动减弱 70%。CT 加强成骨细胞活动发生在 1h 左右，可持续数天之久。现已证明，在破骨细胞膜上存在 CT 受体，CT 与 CT 受体结合可通过 cAMP – PKA 信号转导途径和 IP_3/DG – PKC 信号转导途径抑制破骨细胞的活动。

2. 对肾的作用　CT 能抑制肾小管对钙、磷、钠及氯等离子的重吸收，增加这些离子在尿中的排出量。由于成人与儿童骨的更新速度不同，成人破骨细胞活动释放的钙量十分有限（0.8g/d），而儿童钙释放量比较大（5g/d），因此 CT 对成人血钙浓度的调节作用较小，对儿童血钙浓度的调节作用较重要。

（二）降钙素分泌的调节

CT 的分泌主要受血钙浓度的直接负反馈调节。正常成年人的血钙浓度为 2.1 ~ 2.55mmol/L。甲状腺 C 细胞对血钙浓度的变化很敏感。当血钙浓度升高时，CT 的分泌增加。反之，血钙浓度降低时，CT 的分泌减少。CT 与 PTH 对血钙的作用相反，共同调节血钙浓度的相对稳定。

与 PTH 相比，血钙对 CT 的调节特点是快速而短暂的。CT 的分泌启动较快，在 1h 内即可达到高峰；调节时间短，很快被 PTH 升高血钙的作用所克服。因此，CT 对高钙饮食引起的血钙升高的恢复起重要作用。进食可刺激 CT 的分泌，这可能与几种胃肠激素如促胃液素、促胰液素、缩胆囊素及胰高血糖素的分泌有关，它们均可促进 CT 的分泌，其中以促胃液素的作用最强。

三、1，25 - 二羟维生素 D_3

维生素 D_3（Vit D_3）是胆固醇的衍生物，也称胆钙化醇（cholecalciferol），其活性形式有 25 - 羟维生素 D_3，1，25 - 二羟维生素 D_3，其中以 1，25 - 二羟维生素 D_3，为主要活性形式。

（一）1，25 - 二羟维生素 D_3 的来源

体内的 $VitD_3$ 主要由皮肤中 7 - 脱氢胆固醇经日光中的紫外线照射转化而来，也可由动物肝脏、鱼肝油等食物中获取。$VitD_3$ 无生物活性，它首先在肝脏被 25 - 羟化酶催化为具有一定生物活性的 25 - 羟维生素 D_3，然后在肾近端小管 1α - 羟化酶的催化下生成活性更高的 1，25 - 二羟维生素 D_3。

$VitD_3$ 在血液中是以结合型 $VitD_3$ 运输，血浆中 25 - 羟维生素 D_3 的浓度为 40 ~ 90nmol/L，而 1，25 - 二羟维生素 D_3 的含量为 100pmol/L，半衰期为 12 ~ 15h，其灭活主要在靶细胞内形成钙化酸等代谢产物，并在肝脏与葡萄糖醛酸结合后随胆汁排出，在小肠内一部分被吸收入血，从而形成 $VitD_3$ 的肝 - 肠循环。

（二）1，25 - 二羟维生素 D_3 的作用

1. 对小肠的作用　1，25 - 二羟维生素 D_3 进入小肠黏膜细胞内，与核受体结合，通过基因调节机制，生成一种与钙有高亲和力的钙结合蛋白（calcium - binding Protein，CaBP）。1 个分子 CaBP 可结合 4 个 Ca^{2+}，参与小肠吸收钙的转运过程。1，25 - 二羟维生素 D_3 也促进小肠黏膜细胞对磷的吸收，所以也能增加血磷浓度。

2. 对骨的作用　1，25 - 二羟维生素 D_3 调节骨钙的沉积和释放。一方面，能刺激成骨细胞的活动，促进骨钙沉积和骨的形成，降低血钙；另一方面，又能提高破骨细胞的活动，增强骨的溶解，使骨钙、骨磷释放入血，升高血钙和血磷。总的效应是血钙浓度升高。此外，1，25 - 二羟维生素 D_3 能增强 PTH 对骨的作用，其缺乏时 PTH 对骨的作用明显减弱。

另外，1，25 - 二羟维生素 D_3 能够促进肾小管对钙、磷的重吸收，减少排出量。

第六节　肾上腺

肾上腺由皮质和髓质两个在结构和功能上均不相同的内分泌腺组成，皮质分泌类固醇激素，髓质分泌儿茶酚胺类激素。皮质与髓质之间有特殊门脉系统，血流相通，故两者在功能上有联系。

一、肾上腺皮质

肾上腺皮质由外向内可分为球状带、束状带和网状带。肾上腺皮质分泌的激素属类固醇激素，其合成的基本原料是胆固醇，由于肾上腺皮质各带内分泌细胞存在的酶系不同，各带

合成的皮质激素亦不相同，按其生理功能不同可分为三类。第一类以调节水盐代谢为主的激素，称为盐皮质激素（mineralocorticoids），以醛固酮（aldosterone）为代表，由球状带细胞所分泌；第二类以调节碳水化合物代谢为主的激素，称为糖皮质激素（glucocorticoids），以皮质醇（cortisol）为代表，主要由束状带细胞分泌，网状带细胞也分泌少量的糖皮质激素；第三类是性激素（sex hormone），包括脱氢表雄酮（dehydroepiandrosterone）、雌二醇（estradiol），由网状带细胞分泌。

血中的皮质激素以游离型和结合型两种形式存在。结合型占90%，但只有游离型的皮质激素才能发挥生物作用。正常成人清晨血清皮质醇浓度为110～520nmol/L，醛固酮浓度为220～430pmol/L。皮质醇的半衰期为70min，醛固酮的半衰期为20min。皮质激素主要在肝脏降解，产生的代谢产物与葡萄糖醛酸或硫酸结合，随尿排出体外。因此，尿中的17-羟类固醇含量可反映肾上腺皮质激素的分泌水平。

（一）糖皮质激素

1. 糖皮质激素的生物学作用

（1）对物质代谢的影响：糖皮质激素可升高血糖，是调节机体糖代谢的重要激素之一。它主要通过促进糖异生以增加糖的来源和对抗胰岛素作用，降低肌肉与脂肪等组织对糖的利用以减少糖的去路。促进糖异生是将蛋白分解的氨基酸转入肝脏，同时增强肝脏内与糖异生有关酶的活性；如果糖皮质激素分泌过多（或服用此类激素药物过多），会出现血糖升高，甚至糖尿，称为类固醇性糖尿病；相反，肾上腺皮质功能低下患者（如阿狄森病），则可发生低血糖，使外周组织对葡萄糖的利用减少。

糖皮质激素可促进蛋白质代谢，尤其是加快肌肉组织的蛋白质分解，加速氨基酸转移至肝，生成肝糖原。糖皮质激素分泌过多时，由于蛋白质分解增强，合成减少，可出现肌肉消瘦，皮肤变薄，骨质疏松，淋巴组织萎缩等现象。

糖皮质激素促进脂肪代谢，使脂肪重新分布。主要促进脂肪分解，增强脂肪酸在肝内的氧化过程，有利于糖异生作用。糖皮质激素对身体不同部位的脂肪作用不同，四肢脂肪组织分解增强，而躯干、头面部的脂肪合成有所增加，以致体内脂肪发生重新分布。当肾上腺皮质功能亢进时，出现面圆、背厚、躯干部发胖而四肢消瘦的特殊体形，称为向心性肥胖。

（2）对水盐代谢的影响：糖皮质激素具有微弱的盐皮质激素作用，即促进肾脏远端小管和集合管保钠、排钾和水潴留的作用。糖皮质激素还可降低肾小球入球小动脉的阻力，增加肾血浆流量，使肾小球滤过率增加，有利于水的排出。肾上腺皮质功能不全患者，由于肾脏排水能力降低，可出现"水中毒"，若补充适量的糖皮质激素即可得到缓解，而补充盐皮质激素则无效。

（3）对血细胞的影响：糖皮质激素可刺激骨髓造血，使血中红细胞、血小板的数量增加；可抑制胸腺与淋巴组织细胞的DNA合成和有丝分裂，使淋巴细胞减少；动员附着在小血管壁的中性粒细胞进入血流，使中性粒细胞数量增多；可促进肺和脾脏收留嗜酸性粒细胞，使外周血嗜酸性粒细胞数减少；糖皮质激素还能抑制T淋巴细胞产生白细胞介素2（IL-2）等。

（4）对循环系统的影响：糖皮质激素能增强血管平滑肌对儿茶酚胺的敏感性，维持一定的血管紧张性，称为糖皮质激素对儿茶酚胺的允许作用，有利于提高血管的张力和维持一定血压。另外，糖皮质激素可降低毛细血管壁的通透性，减少血浆的滤出，有利于维持血容量。离体实验表明，糖皮质激素可增强心肌的收缩力，但在整体条件下对心脏的作用并不明显。

（5）在应激反应中的作用　应激反应（stress）是指当机体受到应激刺激时，产生的一种以 ACTH 和糖皮质激素分泌增加为主，多种激素共同参与的使机体抵抗力增强的非特异性反应。应激刺激包括缺氧、感染、创伤、手术、饥饿、疼痛、寒冷以及精神紧张和焦虑不安等有害刺激。在应激刺激下，下丘脑－腺垂体－肾上腺皮质轴的功能大大增强，ACTH 和糖皮质激素分泌明显增加，以提高机体对应激刺激的耐受和生存能力；与此同时，交感－肾上腺髓质系统的活动也加强，血中儿茶酚胺含量也相应增加；其他激素如 β－内啡肽、生长素、催乳素、胰高血糖素、血管升压素及醛固酮等分泌也增加。实验研究表明，切除肾上腺髓质的动物，可以抵抗应激刺激而不产生严重后果；而当去掉肾上腺皮质时，机体应激反应减弱，对有害刺激的抵抗力大大降低，若不适当处理，一两周内即可死亡，如及时补给糖皮质激素，则可生存较长时间。

（6）其他作用：除上述的主要作用外，糖皮质激素还有促进胎儿肺泡表面活性物质的生成；提高胃腺细胞对迷走神经与促胃液素的反应性，增加胃酸及胃蛋白酶原的分泌，抑制蛋白质合成和结缔组织增生，使黏液分泌量和胃黏膜上皮细胞转换率降低，胃黏膜的保护和修复能力减弱；增强骨骼肌的收缩力；提高大脑皮层兴奋性，维持中枢神经系统的正常功能；使骨基质型胶原和小肠对钙的吸收减少，抑制骨的生成等作用。

此外，药理剂量的糖皮质激素还具有抗炎、抗休克、抗过敏、抗中毒和抑制免疫功能的作用。

2. 糖皮质激素分泌的调节　糖皮质激素的分泌可分为正常生理状态下的基础分泌和应激反应状态下的应激分泌，这两种形式的分泌均与下丘脑－腺垂体－肾上腺皮质轴的活动状态有关。

（1）下丘脑－腺垂体对肾上腺皮质功能的调节：下丘脑促垂体区合成和释放的 CRH，经垂体门脉系统促进腺垂体合成促肾上腺皮质激素（ACTH）并释放入血，ACTH 是调节肾上腺皮质束状带和网状带细胞活动的主要激素。在束状带与网状带细胞的膜上存在 ACTH 受体，ACTH 通过 G 蛋白－AC－cAMP－PKA 信号转导途径，加速胆固醇进入线粒体，激活合成糖皮质激素的各种酶系，增强糖皮质激素的合成与分泌。ACTH 不但促进糖皮质激素的合成与释放，同时也促进束状带及网状带细胞内的核酸和蛋白质合成，使腺细胞增生、肥大。当切除动物的腺垂体时，肾上腺皮质束状带和网状带萎缩，糖皮质激素分泌显著减少。

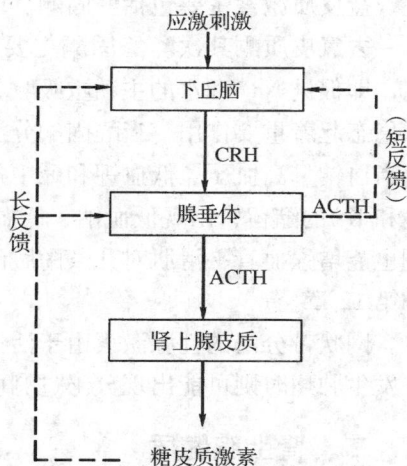

图 6－12　下丘脑－腺垂体－肾上腺皮质轴功能调节示意图
实线表示促进；虚线表示抑制

如及时补充 ACTH 可使已萎缩的束状带和网状带基本恢复，糖皮质激素分泌水平回升。

（2）糖皮质激素对下丘脑和腺垂体的负反馈调节：下丘脑 CRH 神经元和腺垂体分泌 ACTH 的细胞对糖皮质激素很敏感。当血中糖皮质激素浓度升高时，可通过长反馈的途径抑制下丘脑释放 CRH 和腺垂体合成与分泌 ACTH，同时，腺垂体对 CRH 的反应性也减弱。此外，腺垂体分泌的 ACTH 浓度升高，也可通过短反馈的途径，抑制下丘脑 CRH 神经元的活动，使 CRH 分泌减少。至于是否存在 CRH 对 CRH 神经元的超短反馈，尚不能肯定（图 6-12）。

在非应激状态下，通过糖皮质激素和 ACTH 的负反馈调节，使下丘脑－腺垂体－肾上腺皮质轴的活动处于基础分泌。基础分泌的下丘脑－腺垂体－肾上腺皮质轴的活动呈现昼夜节律波动，表现为清晨 6~8 时分泌最高，白天维持在相对恒定水平，入睡后分泌再逐渐减少，午夜分泌最低，随后又逐渐增多。在应激状态下，各种有害刺激的信息传入使下丘脑－腺垂体－肾上腺皮质轴的活动增强，同时下丘脑和腺垂体对 ACTH、糖皮质激素的负反馈调节的敏感性暂时减弱或不敏感，以致血中 ACTH、糖皮质激素的浓度维持在高水平状态。ACTH、糖皮质激素浓度的升高程度与应激刺激强度成正比，并维持高水平的状态以适应应激环境的需要。

临床上，由于治疗需要，病人常常长期使用大量的外源性糖皮质激素，后者可通过负反馈抑制下丘脑－腺垂体－肾上腺皮质轴的活动，造成肾上腺皮质萎缩。如果病人突然停药，由于肾上腺皮质自身分泌糖皮质激素不足或缺乏，可引起肾上腺皮质功能危象，危及生命。因此必须采取逐渐减量的撤药方法或间断给予 ACTH，以防止肾上腺皮质功能衰竭。

综上所述，下丘脑、腺垂体和肾上腺皮质组成一个联系密切、协调统一的功能活动轴，从而维持血中糖皮质激素浓度的相对稳定和在不同应激状态下的适应性变化。

（二）盐皮质激素

盐皮质激素主要包括醛固酮、11-去氧皮质酮和 11-去氧皮质醇。以醛固酮作用最强，11-去氧皮质酮其次。醛固酮主要促进肾脏的远曲小管和集合管保 Na^+、保水和排 K^+ 作用，即促进 Na^+ 和水的主动重吸收，同时引起 K^+ 的排出，这对于维持细胞外液和循环血量的稳态起着重要作用。当醛固酮分泌过多时，可导致机体 Na^+ 和水的潴留和 K^+ 的排泄，引起高血钠、高血压、低血钾和碱中毒；相反，如醛固酮缺乏，则导致机体 Na^+ 和水的排出过多和 K^+ 的潴留，出现低血钠、低血压、高血钾和酸中毒。此外，与糖皮质激素一样，醛固酮也能增强血管平滑肌对儿茶酚胺的敏感性。关于醛固酮对肾脏的作用机制及其分泌调节详见第 12 章。

网状带分泌的性腺激素由于活性较低，所以对正常人体功能影响不明显。但是，当该部位发生肿瘤时则可能出现分泌过剩而出现异性化现象。

二、肾上腺髓质

肾上腺髓质分泌的激素主要是肾上腺素和去甲肾上腺素。近年来发现，肾上腺髓质嗜铬细胞能分泌一种由 52 个氨基酸组成的单链多肽，称为肾上腺髓质素（adrenomedulin），它具有扩张血管，降低血压，抑制内皮素和血管紧张素 II 释放等作用。外源性肾上腺髓质素可使

肾小管重吸收 Na^+ 减少，有利钠、利尿作用。

（一）肾上腺髓质激素的合成与代谢

肾上腺髓质的内分泌细胞为嗜铬细胞，直接受交感神经胆碱能节前纤维支配，在功能上相当于交感神经节后神经元。嗜铬细胞分泌肾上腺素（epinepherine，E 或 adrenaline，A）和去甲肾上腺素（norepinepherine，NE 或 noradrenaline，NA），属于儿茶酚胺类激素。肾上腺髓质激素的合成与交感神经节后纤维合成去甲肾上腺素的过程基本一致，不同的是嗜铬细胞的胞质内有大量苯乙醇胺氮位甲基移位酶（phenylethanolaxnine – N – methyltransferase，PNMT），可使去甲肾上腺素甲基化而生成肾上腺素。因此，肾上腺髓质分泌的激素中，以肾上腺素为主，约占80%，去甲肾上腺素约占20%。血液中的去甲肾上腺素主要来自交感神经纤维末梢，而肾上腺素主要来自肾上腺髓质。体内的肾上腺髓质激素主要被单胺氧化酶（monoamine oxidase，MAO）及儿茶酚 – O – 位甲基转换酶降解灭活（图 6 – 13）。

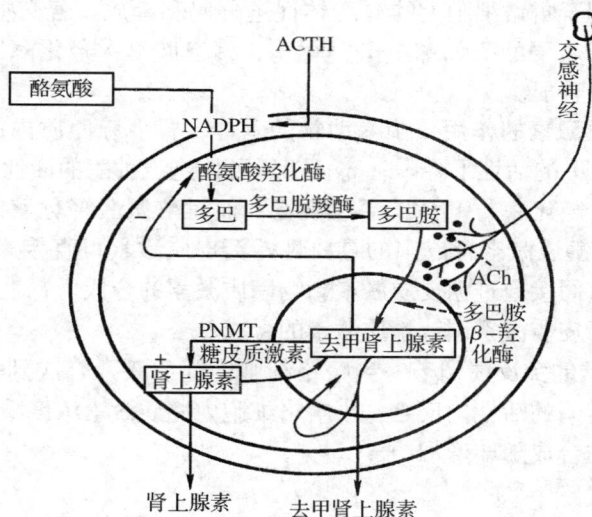

图 6 – 13　肾上腺髓质激素生物合成示意图

（二）肾上腺髓质激素的生物学作用

肾上腺素与去甲肾上腺素是通过细胞膜上受体发挥作用的。由于肾上腺素能受体的分型较多，在体内分布广泛，肾上腺素与去甲肾上腺素对各器官、组织的作用也十分复杂，其具体作用在相关章节已讨论过。这里主要介绍其对代谢的影响和在应急反应中的作用。

1. 对代谢的影响　肾上腺素与去甲肾上腺素可通过 β 受体使糖原分解（$β_2$），脂肪分解（$β_1$），产热（$β_1$），葡萄糖利用减少（$β_2$）；可通过 α 受体使糖原异生（$α_1$），胰岛素分泌减少（$α_2$），从而提高血糖和血中游离脂肪酸含量，增加机体耗氧量，产热量增加，基础代谢率增加。

2. 在应急反应中的作用　肾上腺髓质受交感神经节前纤维支配，两者组成交感 – 肾上腺髓质系统。当机体遭遇紧急情况时，如畏惧、焦虑、剧痛、失血、脱水、缺氧、暴冷暴热以及剧烈运动等，这一系统立即被动员起来。肾上腺素与去甲肾上腺素的分泌大大增加，它们作用于中枢神经系统，提高其兴奋性，使机体处于警觉状态，反应灵敏；使呼吸加深加快，肺通气量增加；使心肌收缩力增强、心率加快，心输出量增加，血压升高；使内脏血管收缩，而心、脑、骨骼肌血管舒张，全身血液发生重新分配，有利于保证重要器官的血液供应；使机体分解代谢增强，肝糖原分解，血糖升高，脂肪分解加速，血中游离脂肪酸增多，同时葡萄糖与脂肪酸氧化过程增强，提供更多的能量。这一系统的活动有利于增强机体主动适应环境紧急变化的能力。通常，将紧急情况下通过交感 – 肾上腺髓质系统发生的适应性反应，称为应急反应（emergency reaction）。应急与应激是两个不同但又相关的概念。实际上，引起应急反应的各种刺激，也是引起应激反应的刺激，两者反应相辅相成，使机体的适应能力更加完善。

（三）肾上腺髓质激素分泌的调节

1. 交感神经的作用　肾上腺髓质受交感神经胆碱能节前纤维支配。交感神经兴奋时，其末梢释放 ACh，作用于嗜铬细胞上的 N 受体促进分泌和释放。若交感神经兴奋时间较长，还可使合成髓质激素所需要的酶如酪氨酸羟化酶、多巴胺 β – 羟化酶以及 PNMT 的活性增强，以促进髓质激素的合成。

2. ACTH 与糖皮质激素的作用　摘除动物的垂体，肾上腺髓质内的酪氨酸羟化酶、多巴胺 β – 羟化酶与 PNMT 的活性下降。补充 ACTH 可使这三种酶的活性恢复；如给予糖皮质激素，可使多巴胺 β – 羟化酶与 PNMT 活性恢复，而对酪氨酸羟化酶则无明显影响，提示 ACTH 与糖皮质激素在髓质激素合成中的重要性。糖皮质激素可直接影响髓质激素的合成，而 ACTH 可直接、也可间接通过糖皮质激素影响髓质激素的合成。肾上腺皮质的血液流经髓质的解剖特点有利于糖皮质激素调节髓质激素的合成。

3. 肾上腺髓质激素的负反馈调节　当嗜铬细胞内髓质激素合成到一定浓度时，可反馈抑制合成髓质激素所需酶的活性。反之，当嗜铬细胞内髓质激素浓度减少时，上述的负反馈抑制解除，髓质激素的合成随即增加。

第七节　胰　岛

胰岛是散布于胰腺腺泡组织之间的内分泌细胞群，含有 5 种功能不同的细胞，其中 B 细胞数量最多，分泌胰岛素（insulin）；A 细胞其次，分泌胰高血糖素（glucagon）；D 细胞分泌生长抑素；PP 细胞数量很少，分泌胰多肽。本节主要介绍胰岛素和胰高血糖素。

一、胰岛素

胰岛素是由 51 个氨基酸组成的蛋白质激素，分子量为 5808，含有 A、B 两条肽链。A 链含 21 个氨基酸残基，B 链含 30 个氨基酸残基，A、B 链之间借两个半胱氨酸的二硫键连接。在 B 细胞内最先合成一个含 110 个氨基酸残基的前胰岛素原，在粗面内质网被水解为 86 肽的胰岛素原，在囊泡内再水解为分子数量相等的胰岛素与连接肽，同时释放入血。

正常人空腹状态下血清胰岛素浓度为 35 ~ 145pmol/L，以结合型和游离型两种形式存在，二者保持动态平衡。只有游离型的胰岛素才有生物活性。胰岛素在血中的半衰期平均6min，主要在肝脏失活，肾脏和肌肉也有灭活作用。

（一）胰岛素的生物学作用

胰岛素是促进机体合成代谢，调节血糖浓度稳态的主要激素。

1. 对糖代谢的作用 胰岛素促进全身组织细胞，尤其是肝脏、肌肉和脂肪组织对葡萄糖的摄取和利用，促进糖原合成，抑制糖原异生，促进葡萄糖转变为脂肪酸，贮存于脂肪组织中，结果使体内糖的去路增加，来源减少，血糖降低。胰岛素缺乏时，血糖浓度升高，如超过肾糖阈，尿中将出现葡萄糖，引起糖尿病。

2. 对脂肪代谢的作用 胰岛素促进肝脏合成脂肪酸，然后转运到脂肪细胞贮存。胰岛素促进葡萄糖进入脂肪细胞，除了合成脂肪酸外，还可促进甘油三酯合成。胰岛素还抑制脂肪酶的活性，减少脂肪的分解。胰岛素缺乏时，糖的利用减少，脂肪分解增强，脂肪酸大量增加，后者在肝内氧化生成大量酮体，可引起酮血症与酸中毒。由于大量脂肪酸氧化，产生乙酰辅酶 A，为胆固醇合成提供了原料，加之肝脏利用胆固醇能力降低，故糖尿病患者常伴有胆固醇血症，易发生动脉硬化及心血管系统疾病。

3. 对蛋白质代谢的调节 胰岛素促进蛋白质的合成，抑制蛋白质分解。胰岛素可促进蛋白质合成的各个环节，如促进氨基酸跨膜转运进入细胞；加快细胞核的复制和转录，增加DNA 和 RNA 的生成；加速核糖体的翻译过程，使蛋白质合成增多。此外，胰岛素还抑制肝糖异生，使血中的氨基酸不用于糖的异生而促进蛋白质合成。

虽然胰岛素能增强蛋白质的合成，对机体的生长有促进作用，但胰岛素单独作用时，对生长的促进作用并不强，只有与生长激素共同作用时，才能发挥明显的促生长效应。

（二）胰岛素的作用机制

胰岛素对物质代谢的调节主要通过与各种组织细胞上的胰岛素受体结合而发挥作用。目前，对胰岛素作用机制的研究主要集中在胰岛素受体和受体后水平上。

1. 胰岛素受体 胰岛素受体是一种跨膜糖蛋白，是由两个 α 亚单位和两个 β 亚单位构成的四聚体。两个含有 719 个氨基酸残基的 α 亚单位完全暴露在细胞膜外，是受体与胰岛素结合的部位。在 α 与 α 亚单位、α 与 β 亚单位之间均有二硫键相连。β 亚单位由 620 个氨基酸残基组成，分为三个结构：N－端 196 个氨基酸残基伸出膜外；中间为含 23 个氨基酸残基的跨膜结构域；C－端伸向膜内，为蛋白激酶结构域，含有多个酪氨酸残基，具有酪氨酸蛋白激酶的活性。在哺乳类动物，胰岛素受体几乎存在于所有的组织中，但各类细胞上受体数目的差异很大，如每个红细胞上仅有 40 余个，而在每个肝细胞和脂肪细胞膜上达 20 万个以上。

胰岛素与受体 α 亚单位结合后，β 亚单位细胞内的酪氨酸残基发生自身磷酸化，激活酪氨酸激酶，进而催化底物蛋白上的酪氨酸残基磷酸化。在这一过程中，胰岛素受体的结构完整性是实现胰岛素生物活性的关键之一，受体如有缺陷，将影响胰岛素的作用。

2. 受体后机制 胰岛素受体后的信号转导机制目前尚不十分清楚。研究发现，在胰岛素敏感组织细胞的胞质中存在胰岛素受体底物（insulin receptor substrate，IRS），可能是胰岛素各种生物作用的信号蛋白。IRS 分为 IRS－1 和 IRS－2 两种。β 亚单位的酪氨酸蛋白激酶被激活后，使 β 亚单位活化并与 IRS－1 结合，引起 IRS－1 多个酪氨酸残基磷酸化，并与细胞内某些靶蛋白结合，激活多种与糖、脂肪和蛋白质代谢有关的酶系，从而调节细胞的代谢和生长。此外，IRS－1 也是胰岛素样生长因子受体的底物。临床研究证明，Ⅱ型糖尿病患者的脂肪细胞中 IRS－1mRNA 的含量降低，IRS－2 成为主要的信号蛋白，但 IRS－2 的磷酸化与激活所需的胰岛素量远较 IRS－1 为多，因此对胰岛素不敏感。

（三）胰岛素分泌的调节

1. 血糖浓度的调节　在刺激或影响胰岛素分泌的因素中，血糖浓度是调节胰岛素分泌的最重要因素，它可直接刺激胰岛 B 细胞分泌胰岛素。胰岛 B 细胞对血糖浓度的变化非常敏感，当血糖浓度升高时，胰岛素分泌随之增多，使血糖浓度下降至正常。相反，当血糖浓度降低时，胰岛素分泌则迅速减少，几分钟内血糖可升高至正常水平。在持续高血糖刺激下，胰岛素的分泌可分为三个阶段。第一阶段：血糖升高 5min 内，胰岛素分泌量增加 10 倍，这是由于 B 细胞内贮存的胰岛素释放所致，但持续时间不长，5～10min 后便下降 50%。第二阶段：血糖升高 15min 后，胰岛素分泌出现第二次增多，在 2～3h 达高峰，持续时间较久。这主要是激活了 B 细胞内的胰岛素合成酶系，合成大量新的胰岛素所致。第三阶段：若血糖升高持续一周左右，胰岛素的分泌可进一步增加，这是由于长时间的高血糖刺激 B 细胞增殖所致。

2. 氨基酸和脂肪酸的调节　血中氨基酸、脂肪酸和酮体大量增加时，可刺激 B 细胞分泌胰岛素，尤以精氨酸和赖氨酸的作用较强。如果血糖升高，同时伴有氨基酸升高时，则可增强氨基酸促胰岛素分泌的作用。脂肪酸也能刺激胰岛素分泌，但作用较弱。

3. 激素对胰岛素分泌的调节

（1）胃肠激素：某些胃肠激素如促胃液素、促胰液素、缩胆囊素和抑胃肽（GIP）能刺激胰岛素分泌，以 GIP 作用最为明显。实验表明，小肠黏膜分泌的 GIP 是一种重要的肠促胰岛素分泌因子，而促胃液素、促胰液素、缩胆囊素则可能是通过升高血糖刺激胰岛素分泌的。除了葡萄糖外，小肠吸收氨基酸、脂肪酸及盐酸等也能刺激 GIP 的释放。可见，进食后小肠分泌的 GIP 促进胰岛素分泌作用，为即将从食糜中吸收的糖、脂肪和氨基酸的利用做好准备。

（2）生长素、皮质醇及甲状腺激素：生长素、皮质醇及甲状腺激素有升高血糖作用，后者刺激胰岛素分泌。如长期大剂量应用这些激素，有可能使 B 细胞衰竭而导致糖尿病。

（3）胰高血糖素和生长抑素：胰岛 A 细胞分泌的胰高血糖素可通过旁分泌直接作用于 B 细胞或通过升高血糖间接促进胰岛素分泌。胰岛 D 细胞分泌的生长抑素可通过旁分泌抑制 B 细胞分泌胰岛素。

除上述激素外，促进胰岛素分泌的激素尚有 TRH、GHRH、CRH、VIP 和胰高血糖样肽（GLP）等，抑制胰岛素分泌的激素有肾上腺素、胰腺细胞释放抑制因子等。

4. 神经调节　胰岛受迷走神经和交感神经双重支配。迷走神经兴奋可通过释放 Ach，作用于 B 细胞上的 M 受体促进胰岛素分泌，阿托品可阻断此反应。交感神经兴奋可通过释放去甲肾上腺素，作用于 B 细胞上的 α_2 受体抑制胰岛素分泌。

二、胰高血糖素

胰高血糖素是由 29 个氨基酸残基组成的直链多肽，分子量 3485。胰高血糖素在血清中浓度为 50～100ng/L，血浆中的半衰期为 5～10min，主要在肝脏失活，肾脏也有降解作用。

（一）胰高血糖素的生物学作用

与胰岛素的作用相反，胰高血糖素是一种促进分解代谢的激素。胰高血糖素作用的靶器官是肝脏，具有很强的促进肝糖原分解和氨基酸转化为葡萄糖的糖异生的作用，使血糖明显升高。胰高血糖素还可激活脂肪酶，促进脂肪分解，同时又可加强脂肪酸氧化，使酮体生成增多。此外，胰高血糖素还抑制蛋白质的合成。

另外，胰高血糖素可通过旁分泌促进胰岛素和生长抑素的分泌。药理剂量的胰高血糖素可使心肌细胞内 cAMP 增加，增强心肌的收缩力。

（二）胰高血糖素的分泌调节

影响胰高血糖素分泌的因素很多，血糖浓度是重要的因素。血糖降低时，胰高血糖素分泌增加，血糖升高时，胰高血糖素分泌减少。氨基酸的作用与葡萄糖相反，能促进胰高血糖素的分泌。蛋白餐或静脉注射氨基酸可刺激胰高血糖素分泌增多。血中氨基酸增多，一方面可促进胰岛素释放，使血糖降低，另一方面又刺激胰高血糖素分泌使血糖升高，这对防止低血糖有一定的生理意义。

胰岛素可以通过降低血糖间接刺激胰高血糖素的分泌，但 B 细胞分泌的胰岛素和 D 细胞分泌的生长抑素可直接作用于邻近的 A 细胞，抑制胰高血糖素的分泌。缩胆囊素、促胃液素可促进胰高血糖素的分泌，而促胰液素抑制胰高血糖素的分泌。

交感神经兴奋可通过释放去甲肾上腺素，作用于 B 细胞上的 β 受体促进胰高血糖素分泌。迷走神经兴奋可通过释放 Ach，作用于 B 细胞上的 M 受体抑制胰高血糖素分泌。

第八节　其他内分泌激素

体内其他内分泌腺、器官和散在于各组织中的内分泌细胞也能分泌一些激素，参与机体某些功能调节，以下主要叙述松果体、胸腺和前列腺素的分泌。

一、褪黑素

褪黑素（melatonin，MT）是松果体以色氨酸为原料合成并分泌的激素。1959 年从牛松果体提取物中分离出一种能使蛙皮肤褪色的物质，命名为褪黑素。褪黑素的分泌表现出明显的昼夜节律变化，白天分泌减少，黑夜分泌增加，又称为"黑暗激素"。

（一）褪黑素的生物学作用

褪黑素具有广泛的生物学作用，对生殖系统、内分泌系统、免疫系统、生物节律等功能都有调节作用。

1. 抑制下丘脑 - 腺垂体的功能活动 实验表明，褪黑素抑制下丘脑 GnRH 的释放和腺垂体 FSH 与 LH 的分泌，同时抑制性腺的发育和活动。切除幼年动物的松果体，性腺的重量增加，功能活动增强，并出现明显的性早熟，临床上患松果体非实质性肿瘤的男孩，伴有性早熟，因此认为褪黑素在青春期有抗性腺作用。

大鼠切除松果体后，甲状腺和肾上腺明显增大，甲状腺的摄碘作用增强；血浆皮质酮和醛固酮含量升高，并诱发实验性高血压。注射褪黑素可使血浆 TSH、T_4 水平和游离甲状腺激素指数下降。

2. 调节生物节律和促进睡眠 下丘脑视交叉上核是控制昼夜节律的部位，其神经元上有褪黑素受体。褪黑素可作为一个内源性因子作用于视交叉上核调控昼夜节律，使褪黑素的昼夜分泌节律与睡眠的昼夜时相一致。实验表明，给予生理剂量的褪黑素有促进人和哺乳动物睡眠的作用。认为褪黑素是促发睡眠的因子，能够调整入睡发生时间前移，参与觉醒 - 睡眠周期的控制。因此，褪黑素有改善各种生物节律性失眠的效应。另外，褪黑素能够抗自由基和调节机体免疫等功能。

（二）褪黑素分泌的调节

褪黑素分泌的昼夜节律虽有其内源性的因素，但主要是光刺激调节。从视网膜到视交叉上核有一条视网膜 - 下丘脑束。在黑暗条件下，视网膜的视杆细胞发出冲动沿视神经到视交叉上核，换元后至颈上交感神经节，节后纤维末梢释放去甲肾上腺素，作用于松果体细胞膜上的 β_1 受体，通过受体 - G 蛋白 - AC - cAMP - PKA 信号转导途径，增强褪黑素合成酶系的活性，使褪黑素合成增多。反之，在光照刺激下，褪黑素合成减少。

人类褪黑素分泌量与年龄有关，出生后 3 个月开始分泌，3~5 岁分泌最多，6~8 岁降至 70%，12 岁降至成人水平，以后随年龄增长分泌逐渐减少，老年后分泌水平更低，尤其以夜间最低。

二、胸腺素

胸腺是机体的中枢免疫器官，分泌的生物活性物质称为胸腺素，又称胸腺素组分 3（TF_3），是由动物胸腺上皮细胞分泌的一类多肽和蛋白质激素的总称。胸腺素具有促进前 T 淋巴细胞和外周 T 淋巴细胞分化成具有免疫活性的 T 淋巴细胞作用，参与机体的细胞免疫调节。

三、前列腺素

前列腺素（prostaglandin，PG）是广泛存在于人和动物体内的一组重要的组织激素，因其首先在精液中被发现而得名。PG 的化学结构为一个五碳环和两条 20 个碳原子构成的不饱和脂肪酸侧链组成。根据其分子结构的不同，可把 PG 分为 A、B、D、E、F、G、H、I 等类型，每种类型又有多种亚型。除了 PGA_2 和 PGI_2 以循环激素的形式发挥作用外，其他类型的 PG 代谢极快，半衰期为 1~2min，只能在组织局部发挥调节作用。

细胞膜的磷脂在磷脂酶 A_2 的作用下，生成 PG 的前体——花生四烯酸，后者在环氧化酶的催化下，形成不稳定的环过氧化物——PGG_2，随后经前列腺合成酶催化转变为 PGH_2。PGH_2 在异构酶或还原酶的作用下，分别形成 PGE_2 或 PGF_2。PGH_2 又可在前列环素合成酶的作用下，转变为前列环素（PGI_2），在血栓素合成酶的作用下转变为血栓素 A_2（TXA_2）（图 6-14）。阿司匹林类药物可抑制环氧化酶而抑制 PG 的合成。

PG 的生物学作用极为广泛而复杂，几乎对机体各个系统的功能活动均有影响。例如血小板产生的 TXA_2 能使血小板聚集，使血管收缩。相反，PGI_2 抑制血小板聚集，使血管舒张。PGE_2 使支气管平滑肌舒张，相反，PGF_2 使支气管平滑肌收缩。PGE_2 抑制胃酸分泌，增加肾血流量，促进肾脏排水和排钠等。

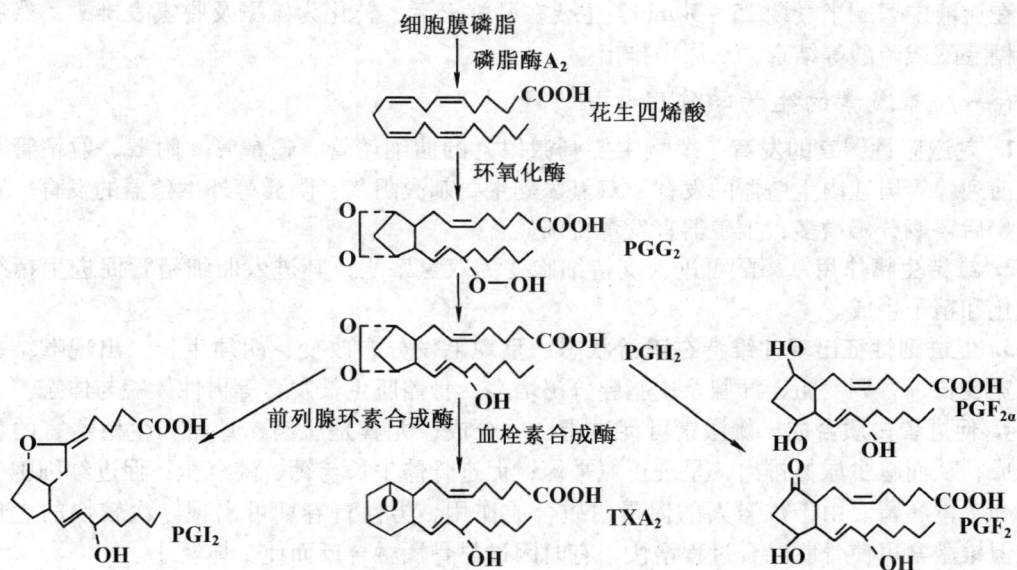

图 6-14 体内主要前列腺素的合成途径

第九节 性腺与胎盘

雄性睾丸与雌性卵巢是两性的主性器官，亦称性腺，具有产生两性生殖细胞（卵子和精子）和分泌性激素的功能。是附性器官生长、发育、成熟以及副性征出现、维持的决定性因素。附性器官是指雄雌两性的内、外生殖器官；副性征又称为第二性征，是青春期后两性在躯体形态上出现的一系列标志性特征。主性器官分泌的性激素除了刺激和维持附性器官、副性征生长、成熟外，对性行为、功能以及全身代谢过程均有着调控作用。

胎盘是胎儿期间与母体进行物质交换的部位，并且分泌多种激素等物质以维持妊娠过程。

一、睾丸

睾丸由曲细精管和间质细胞组成，前者生成精子，其支持细胞可分泌抑制素（inhibin），后者分泌雄激素（androgen）。

雄激素是一种以胆固醇或乙酸盐为原料合成的，含有 19 个碳原子的类固醇激素，包括睾酮、双氢睾酮、脱氢异雄酮和雄烯二酮几种，但以睾酮分泌量最多，双氢睾酮的生物活性最高。正常成年男子每日分泌 4~9mg 睾酮，具有年、日节律性分泌现象。血中的睾酮 68% 与血浆白蛋白、30% 与性激素结合球蛋白结合，游离性的只有 2%，与靶细胞结合后发挥作用。在血液中睾酮半衰期 15~30min，主要在肝脏灭活，转化为雄酮及脱氢表雄酮，然后与葡萄糖醛酸或硫酸等结合，从尿中排出。

（一）雄激素的生物学作用

1. 刺激附性器官的发育　睾酮主要刺激睾丸的曲细精管、输精管、附睾、射精管、精囊、前列腺等男性内生殖器的发育，双氢睾酮主要刺激阴茎、阴囊等外生殖器的发育。青春期开始后睾酮分泌增多，生殖器官发育特别显著。

2. 维持生精作用　睾酮可进入支持细胞变为双氢睾酮，其进入曲细精管促进生精细胞的分化和精子生成。

3. 促进副性征出现并维持在正常状态　呈现毛发分布改变，胡须生长，出现喉结，声带变宽变长，音调变粗，汗腺及皮脂腺分泌增多，骨骼肌生长发育等男性体貌与体态。

4. 促进蛋白质合成　雄激素可促进蛋白质合成，尤其是肌肉、骨骼和生殖器官的蛋白质合成，从而减少尿氮排出，呈现正氮平衡；促进骨骼生长与钙、磷沉积；促进红细胞生成增多和水钠潴留。由于雄激素的促蛋白质合成作用，男性青春期可出现一次较快的生长过程。但雄激素可使骨骺融合过程增快，有时因过早骨骺融合反而使个体矮小。

5. 维持性欲　雄激素能作用于大脑和下丘脑引起促性腺激素的分泌和性行为的改变，从而提高性感，维持正常性欲。如成年后切除睾丸，其附性器官和副性征会逐渐退化，性欲显著降低，生育能力丧失等。

（二）抑制素的生物学作用

抑制素是由睾丸支持细胞分泌的糖蛋白激素，由 α 和 β 两个亚单位组成，分子量为 31000~32000。抑制素对腺垂体 FSH 的分泌有很强的抑制作用，而生理剂量的抑制素对 LH 的分泌却无明显的影响。

此外，在性腺还存在着与抑制素结构近似的物质，是由抑制素的两个 β 亚单位组成的二聚体，称为激活素（actvin），其作用与抑制素相反，可促进腺垂体分泌 FSH。

（三）睾丸功能的调节

睾丸内分泌功能受下丘脑－腺垂体的调节，而睾丸分泌的激素又可反馈地作用于下丘脑－腺垂体，从而形成一个下丘脑－腺垂体－睾丸轴（hypothalamu s – adrenohypophysis – testes axis）的调节系统。

下丘脑分泌的 GnRH 经垂体门脉系统运送至腺垂体，引起促卵泡激素（FSH）与黄体生成素（LH）的释放。LH 与间质细胞上 LH 受体结合刺激间质细胞的发育并分泌睾酮。当血中睾酮升高时又反馈作用于下丘脑、腺垂体，抑制 GnRH、LH 分泌，通过负反馈调节使血中睾酮浓度保持稳态（图 6-15）。

FSH 主要作用于生精细胞与支持细胞，启动生精过程，并有增强 LH 对睾酮分泌的刺激作用。此外，FSH 还可激活支持细胞内的芳香化酶，促使睾酮转变成雌二醇。雌二醇可降低腺垂体对 GnRH 的反应性，同时抑制间质细胞睾酮的分泌。

睾丸支持细胞分泌的抑制素主要作用是抑制腺垂体分泌 FSH。

二、卵巢

卵巢具有产生和排出卵子作用，同时分泌女性激素，主要是雌激素、孕激素和少量的雄激素。雌激素主要是指雌二醇（estradiol，E_2），由卵泡的内膜细胞、粒膜细胞和内膜黄体细胞在 FSH 和 LH 作用下，

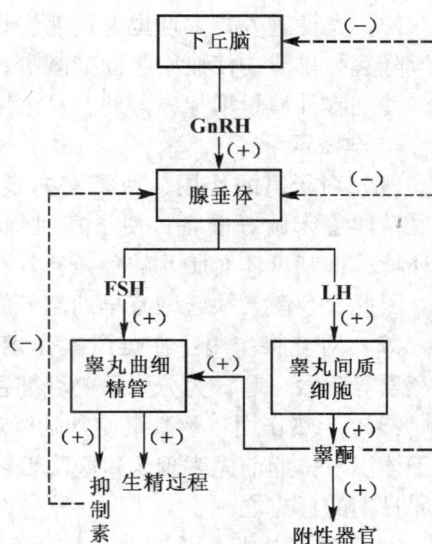

图 6-15 下丘脑-腺垂体-睾丸
轴功能调节示意图
（+）表示促进；（-）表示抑制

以雄激素为前体，经芳香化酶催化而来。E_2 在肝脏降解后产生雌三醇（estriol，E_3）和雌酮（estrone），最终以葡萄糖醛酸盐或硫酸盐的形式随尿排出。孕激素以孕酮（progesterone，P）为主，由黄体细胞分泌。排卵前期卵泡也有少量孕酮分泌，但是大量分泌主要是在排卵后期，妊娠 2 个月左右的胎盘也分泌孕激素。雌激素和孕酮主要在肝脏降解，因此，肝功能障碍可导致体内女性激素过多。

（一）卵巢激素的生物学作用

1. 雌激素

（1）促进附性器官生长与发育：雌激素促进青春期女性附性器官如子宫、阴道、输卵管、大小阴唇、阴蒂等生长发育，并维持其正常功能；促进子宫内膜增厚呈增殖期的变化；使子宫颈分泌稀薄黏液以利精子通过子宫颈进入子宫；使阴道黏膜上皮细胞增生、角化，糖原含量增加；糖原分解使阴道分泌物呈酸性，有利于阴道乳酸菌的生长，而排斥其他微生物的繁殖，增强阴道抵抗致病菌的能力；促进输卵管上皮增生、分泌和输卵管运动，以利于卵子向子宫腔内运送。

（2）促进副性征的出现：雌激素能刺激乳腺导管和结缔组织增生；使脂肪沉积于乳腺、皮下和臀部等部位；使毛发呈女性分布、音调较高、骨盆宽大等。

（3）促进生殖功能：雌激素协同 FSH 促进卵泡发育；诱导排卵前 LH 高峰的出现，促进排卵。在月经期和妊娠期内，雌激素与孕激素配合，维持正常月经与妊娠的顺利进行。

（4）促进代谢：雌激素对于代谢有广泛的影响，促进蛋白质合成，生殖器官细胞增殖与分化、肌肉生长；增强成骨细胞的活动，使钙、磷沉积，加速骨的成熟及骨骺愈合。同男

性一样，女性进入青春期也有快速生长的过程。雌激素增强脂肪组织中脂肪的合成，促进胆固醇降解与排泄，使血中胆固醇减少；促进肾小管对 Na^+ 的重吸收，增强其对 ADH 的敏感性，使细胞外液量增加。因此，高浓度的雌激素可引起水钠潴留，与经前期水肿有关。

2. 孕激素

（1）对子宫的作用：使子宫内膜在增殖期的基础上进一步增厚，呈现分泌期的变化，为受精卵着床做好准备；使子宫肌细胞兴奋性降低，抑制其收缩，保证胚胎有较"安静"的环境；抑制母体对胎儿的免疫排斥反应，有"安胎"作用；降低子宫肌对催产素的敏感性。因此，孕激素缺乏则有早期流产的可能。

（2）对乳腺作用：在雌激素作用的基础上，孕激素促进乳腺腺泡发育，并与催乳素、催产素等激素一起，为分娩后泌乳准备条件。

（3）产热作用：孕激素使基础体温在排卵后升高 0.5℃ 左右，并维持到下次月经来临。由于体温在排卵前先表现为短暂降低，排卵后升高，故临床上将这一基础体温改变作为判断排卵日期的标志之一。

（4）对平滑肌作用：孕激素能使血管和消化道平滑肌紧张性降低，这可能是孕妇容易发生便秘和痔疮的原因之一。

（5）对腺垂体激素的分泌起调节作用：排卵前，孕酮可协同雌激素诱发 LH 分泌出现高峰；排卵后，孕酮对腺垂体激素的分泌起负反馈调节作用。

（二）卵巢内分泌与月经周期

子宫内膜可分为功能层和基底层。功能层较厚，位于浅层，常呈周期性脱落，基底层较薄，位于深层，此层不脱落，当功能层脱落后，可由基底层增殖来修复。

女性在青春期，其子宫内膜功能层在卵巢激素影响下，发生周期性脱落和流血的现象，称为月经（menstruation）。在成年妇女，月经平均每 28 天发生一次，周而复始，称为月经周期（menstrual cycle），又称子宫周期。关于月经周期的形成机理非常复杂，与下丘脑-腺垂体-卵巢轴内分泌周期性调控活动有关。若以子宫内膜的变化特点分期，月经周期可分为月经期、增生期和分泌期；若以卵巢的变化特点分期，月经周期可分为卵泡期和黄体期，其中卵泡期相当于子宫内膜分期的月经期和增生期，黄体期相当于子宫内膜的分泌期。

1. 卵泡期　在卵泡期早期（月经周期第 1~5 天）即子宫内膜的月经期开始，由于上一个月经周期的黄体期延续，雌激素和孕激素分泌处在高峰，对下丘脑、腺垂体的负反馈抑制作用较强，使 GnRH、FSH 及 LH 分泌减少，导致雌激素和孕激素的水平下降。由于缺乏雌激素和孕激素的支持，子宫内膜中螺旋形小血管发生收缩、痉挛、断裂，子宫内膜缺血、缺氧，其功能层剥落、出血，经阴道流出，形成月经。与此同时，血液中低水平的雌激素和孕激素对下丘脑、腺垂体的负反馈抑制作用解除，血中 GnRH、FSH 和 LH 先后升高。在 FSH 作用下，卵泡颗粒细胞增殖，生成雌激素并分泌入血。

在卵泡期晚期（月经周期第 6~14 天）即子宫内膜增生期，血中雌激素浓度明显升高，达到一定水平时，它与颗粒细胞分泌的抑制素一起，对腺垂体起负反馈调节。由于抑制素的选择性抑制，血中 FSH 减少，而 LH 仍稳步上升。FSH 的减少致使多数卵泡停止发育而退化闭锁，只有优势卵泡可摄取更多的 FSH，继续发育形成成熟卵泡，并分泌雌激素，使子宫内膜细胞增殖和 FSH 受体数量增加，加速雌激素合成和分泌，血中雌激素浓度持续升高，称为雌激素的局部正反馈。到排卵前一天左右，血中雌激素浓度达到高峰，此时高浓度雌激素对下丘脑起正反馈效应，使 GnRH 分泌增多，并刺激腺垂体分泌 FSH 和 LH，其中以 LH 分泌增加最为明显，形成 LH 峰。

在 LH 峰的作用下，卵泡细胞分泌孕酮和前列腺素，激活纤溶酶、胶原酶、蛋白水解酶及透明质酸酶，使卵泡膜溶解破裂，排出卵子。在排卵日，女性的基础体温最低，可根据月经周期中基础体温的变化来判断排卵日。

2. 黄体期 黄体期（月经周期的第 15 ~ 28 天）即子宫内膜的分泌期。卵泡排卵后，排卵孔被纤维蛋白封闭，然后转变为黄体，进入黄体期。在 LH 的作用下，黄体细胞分泌大量的雌激素和孕激素，血中雌激素水平再次升高，出现雌激素的第二次高峰。雌激素能使黄体细胞上的 LH 受体增多，促进黄体分泌孕激素，在排卵后 5 ~ 10 天，孕激素达到高峰后开始下降。在此期，由于高浓度的雌激素和孕激素对下丘脑、腺垂体的负反馈抑制，GnRH、FSH 和 LH 的分泌处于较低水平。而子宫内膜受到孕激素的刺激，在其增生期的基础上，内膜细胞继续增大，腺管和血管由直变弯，分泌含有糖原的黏液，呈现分泌期的变化，为受精卵的植入做好准备。黄体的寿命仅 12 ~ 15 天。若不受孕，黄体由于得不到 FSH 和 LH 的支持而功能退化，孕激素和雌激素的分泌也随之下降，子宫内膜血管痉挛、内膜缺血而剥脱、流血，进入月经期，开始下一个月经周期。如若受孕，则胎盘开始分泌人绒毛膜促性腺激素（hCG），代替 LH 和 FSH 的作用，延长黄体的寿命，转化为妊娠黄体，并刺激黄体继续分泌孕激素和雌激素，维持妊娠直至胎盘分泌孕激素和雌激素。此后卵巢和子宫不再出现周期性变化，直至分娩。

综上所述，月经周期是在下丘脑 – 腺垂体 – 卵巢轴内分泌功能周期性变化的调控下，卵巢和子宫内膜发生相应周期性变化而形成的（图 6 – 16）。

下丘脑 – 腺垂体 – 卵巢轴之间的内分泌调控见图 6 – 17。各种因素如环境变化、情绪波动、疾病、创伤等刺激，可通过中枢神经系统作用于下丘脑而影响腺垂体和卵巢的功能，导致月经周期的紊乱。

三、胎盘人绒毛膜促性腺激素

胎盘是由母体子宫蜕膜和胚胎的合胞体滋养层共同形成的，它既是胎儿与母体进行物质交换的场所，又是维持妊娠的内分泌器官。胎盘能分泌大量的激素如人绒毛膜促性腺激素、人绒毛膜生长素、绒毛膜促甲状腺激素、雌激素和孕激素等。

其中人绒毛膜促性腺激素（human chorionic gonadotropic，hCG）是由妊娠早期胎盘绒毛膜滋养层分泌的，主要起替代妊娠早期 LH 的作用，使母体卵巢中的黄体继续发育转变为妊娠黄体，以刺激孕激素和雌激素的持续分泌。当妊娠第 8 ~ 10 周以后，胎盘本身则能够分泌胎盘雌激素和孕激素，其分泌一直维持到分娩，而 hCG 分泌逐渐停止。

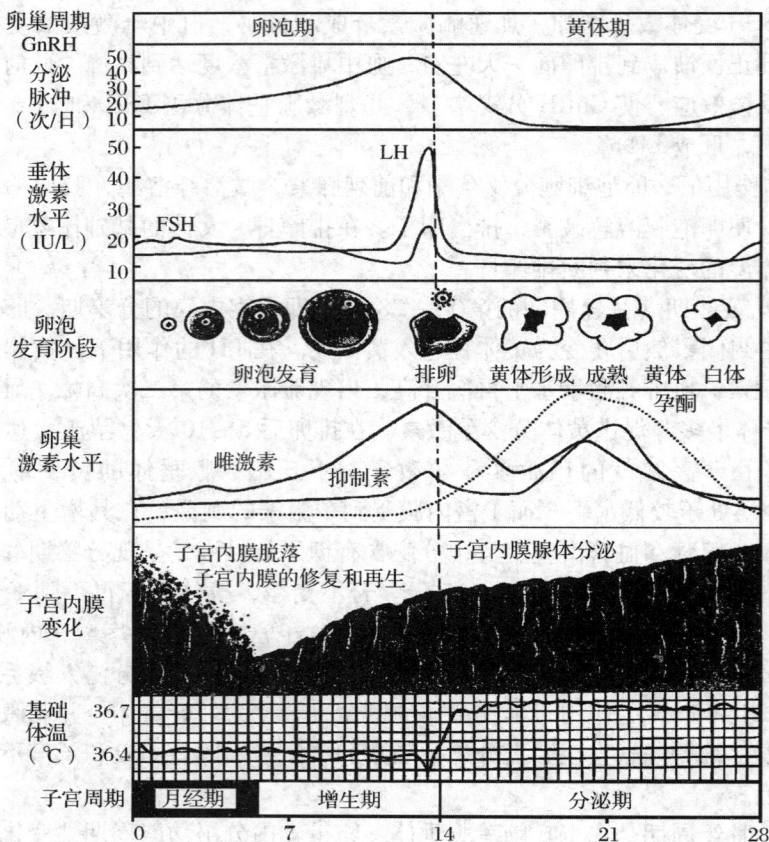

图 6 – 16　月经周期中相关激素的变化

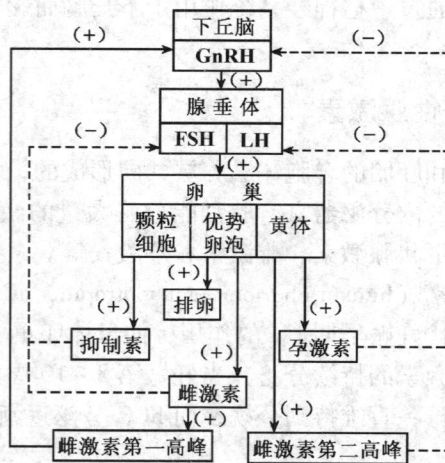

6 – 17　下丘脑 – 腺垂体 – 卵巢轴的活动调节

实线表示促进；虚线表示抑制

hCG 可进入母体血液循环，从尿排出。一般卵子受精后第 8～10 天在母体血液和尿中就可以测出 hCG 的存在。随后 hCG 的分泌迅速增多，在妊娠 8～10 周左右达到高峰。于 20 周左右降至较低水平，一直维持到妊娠末期。hCG 对于维持早期妊娠至为重要。如果妊娠早期 hCG 水平过低，则提示有流产的可能。由于 hCG 在妊娠早期就出现，又经尿排出，临床可利用母体的血液和尿液测量 hCG 水平，判断其是否早孕，先兆流产。患绒毛膜滋养层细胞肿瘤时，血中 hCG 水平进行性增高。

第十节　脏腑与内分泌功能的现代研究

随着医学科学研究的深入，已经确定或正在发现具有内分泌功能的腺体和细胞越来越多，由此所分泌和释放的物质中即有激素、生物活性物质也有免疫物质和细胞因子等，与神经共同形成了庞大的神经 - 体液调节系统，调控着内环境的稳态。中医所论及的五脏六腑功能中有很多属于内分泌生理学范畴，其中有些脏腑与内分泌有关功能的现代医学研究已经分别在相关章节进行了介绍，在此仅就与传统内分泌系统关系比较密切的脏腑功能的现代医学研究情况加以叙述。

一、肾藏精与内分泌功能

中医理论认为，机体的生、长、壮、老、已的生命过程紧紧地围绕着肾精与肾气的盛衰。肾气由肾精所化生，是肾精功能活动的形式，所以肾的一切功能由肾精所主宰，肾藏精是肾功能产生和实现的根基。

（一）肾精对机体生长发育及物质代谢的影响

1. 肾精与生长发育　机体的生长发育、物质代谢与能量代谢正常进行，以及生、长、壮、老、已全过程，主要受生长激素、甲状腺素、肾上腺皮质激素、性腺激素等内分泌系统的调控。特别是早期的生长发育主要是在生长激素和生长素介素的作用下，通过多条跨膜信号转导途径介导，引起靶细胞的生物效应。通过促进氨基酸进入细胞加速 DNA 的转录过程，使其蛋白合成增多；促进软骨组织增殖和骨化，使 Ca^{2+} 向骨质中沉积加速长骨延长及成熟；刺激多种组织细胞有丝分裂和细胞增殖，从而加快机体各个器官的生长发育。在物质代谢与能量代谢方面，在生长激素、甲状腺激素、胰岛素、肾上腺糖皮质激素以及性腺激素等共同作用下，不断地促进蛋白质、脂肪、葡萄糖等营养物质的合成、储存，使机体处在正氮平衡的状态；促进葡萄糖、脂肪酸进入组织细胞进行氧化分解，维持血糖、血脂浓度水平的恒定；通过三羧酸循环使主要的营养物质相互转换、利用，为机体功能活动提供能量；维持正常的新陈代谢、体温、水盐代谢，电解质、酸碱代谢的平衡；维持着全身各个脏腑器官形态结构、功能活动的正常和内环境的稳态。

中医理论认为，上述机体生长发育、强壮与衰老、新陈代谢、体温调节以及体内其他各种代谢的正常、脏腑功能的产生、内环境的阴阳平衡维持等等，均与肾精、肾气的功能作用与调控有关。所以当肾精亏虚，肾阴、肾阳平衡失调时机体则出现各种内分泌功能紊乱性疾病。

生长激素的分泌受下丘脑－腺垂体所调节，而且属于机体内终生分泌相对恒定激素之一。体内生长激素水平的变化能够透视出机体生长、发育以及物质代谢变化的情况。肾精不足，肾阳虚的老年人机体生长素基础分泌水平并没有大的差异，但是在睡眠状态下的分泌水平明显低于青年人；并且腺垂体对生长激素释放激素刺激反应性低下。提示肾精的功能包含了生长激素的生物学作用以及分泌调节过程。

从上述机体生长发育、物质代谢及以此为基础所产生出来的各种功能来分析，都是与肾精、肾气功能活动有着诸多的一致性，所以认为，肾精和肾气基本功能的一部分与机体内促进生长发育，参与物质代谢的各种激素作用是一致的。

2. 肾精与下丘脑－腺垂体－甲状腺轴　甲状腺激素是机体物质代谢过程中最重要的激素之一，具有促进全身各个脏腑器官、组织细胞的能量代谢以及基础代谢率，进而促进机体产热器官和组织产生热量维持体温；促进全身骨骼，特别是婴幼儿时期中枢神经系统生长发育过程中最重要激素。甲状腺激素在体内的分泌主要通过下丘脑－腺垂体－甲状腺轴负反馈性机制调控。在肾阳或肾阴虚患者血中，TSH 以及 T_4、T_3 水平均出现降低，只是肾阴虚者 T_4 下降不显著；但是，对下丘脑 TRH 刺激试验反应延迟。应用助阳药治疗，可使之恢复正常。应用他巴唑造成甲状腺功能减退模型，动物出现畏寒、肢冷、倦怠等类似于肾阳虚表现；在其腺垂体和甲状腺形态学也发生改变的同时，血浆中甲状腺激素总体水平下降。经过一段时间补肾助阳药物的治疗，腺垂体和甲状腺形态学得到某些恢复后，其动物阳虚的症状得到逆转。提示肾虚者下丘脑－腺垂体－甲状腺轴的功能在不同环节、不同程度上均有紊乱，而肾虚实质则属于肾精不足所致，所以下丘脑－腺垂体－甲状腺轴内分泌功能是肾精功能的一部分。

3. 肾精与下丘脑－腺垂体－肾上腺皮质轴　肾上腺皮质激素在维持机体物质代谢、水盐代谢，促进血细胞生成，增强应激反应能力以及调节免疫功能等方面具有十分重要的作用，特别是糖皮质激素在维持机体内环境稳态，抵御各种突发因素对机体影响过程中是不可缺少的激素。糖皮质激素在血中的水平直接地影响着全身诸多器官和组织细胞的功能活动以及物质代谢。而糖皮质激素在血中浓度的维持主要是通过下丘脑－腺垂体－肾上腺皮质轴之间负反馈调节。肾上腺糖皮质激素最终代谢产物为 17－羟皮质类固醇，尿中 17－羟皮质类固醇的排出量可以作为体内糖皮质激素水平变化的一个重要客观指标。

在众多肾气虚或肾阳虚患者的尿中发现，17－羟皮质类固醇的排出量明显降低；与此同时进行的下丘脑－腺垂体－肾上腺皮质轴各个部位相应激素分泌功能均出现不同程度上的紊乱，特别是肾上腺皮质分泌对 ACTH 刺激的反应延迟。表明肾上腺皮质功能在肾虚时有不同程度的减退。应用补肾助阳药治疗后，能够使阳虚症状得到不同程度的改善。由大量外源性皮质激素复制的肾上腺皮质功能衰竭动物模型，表现出类似于临床上所见肾气虚或肾阳虚证的征象，使用助阳药附子、肉桂、肉苁蓉、仙灵脾等可对抗之。在临床上肾上腺皮质功能亢进或功能低下的患者，不同病变阶段，在不同程度上都出现过肾阳虚、肾气虚和肾阴虚等证的症状与体征，从而印证了肾精、肾气与下丘脑－腺垂体－肾上腺皮质轴之间存在着内在联系。

由此可以认为，内分泌系统中凡是具有激发、促进机体生长发育、物质代谢和能量代谢，维持内环境平衡作用的激素均可能涵盖于肾精、肾气的功能作用之中。一些具有补肾填精、大补元气之品应该具有调节上述下丘脑－腺垂体－肾上腺皮质轴（或甲状腺轴）激素分泌等作用。

（二）肾精、肾气与生殖

生殖活动是生物种族以及人类繁衍的主要形式，生殖虽然是由生殖系统功能完成的，但是生殖系统的发生、生长、发育和成熟等均以全身的生长发育、物质和能量代谢的完善为基础，是在机体中枢神经系统和内分泌系统调控下启动的。性行为和功能的产生、维持与调节，完全是由下丘脑－腺垂体－性腺轴周期性分泌、释放的各种激素所调控的。

1. 促进生殖功能启动 人类出生后在生长激素、甲状腺激素、肾上腺皮质激素、胰岛素样生长因子－1（IGF－1）等激素的协调作用下，使机体各个器官组织逐渐生长发育完全，特别是中枢神经系统逐渐发育成熟的同时，在脑内分泌的多种神经肽类递质（NE、DA、5－HT）共同作用下激活了丘脑－腺垂体－性腺轴功能，下丘脑－腺垂体的分泌功能由青春前期对性激素的敏感状态由高变低，从而降低了负反馈调节作用，加速了下丘脑－腺垂体－性腺轴分泌活动，促进体内促性腺－性腺激素大量分泌，男女主性器官、附性器官及副性征进入快速生长发育期，男性精子开始成熟、女性月经来潮等，机体迅速跨入青春期（女性14岁、男性16岁左右）。这与"肾气冲盛"、"天癸至"在年龄上是非常吻合的。由于天癸是在肾精及肾气充盈到一定程度而诞生的产物，因此认为，促进"天癸"产生的肾精与肾气功能应该包括以下丘脑－腺垂体－性腺轴为主体，以及促进和调节性功能生长发育的神经和内分泌功能。

2. 参与生殖功能的调节 青春期以后的生殖功能则基本是在下丘脑－腺垂体－性腺轴的调控下进行的，包括主性器官、附性器官以及第二副性征的出现、功能的维持，男性和女性的正常生育功能，女性月经周期变化等生理现象等。中医理论认为，生殖功能是由肾精转化而来由肾气所主宰。因此肾气虚，肾之阴阳失调，不但使全身物质代谢、各个脏腑功能发生一系列变化，同样也反映在生殖生理的各个时期、各个相关部位。由此可见，下丘脑－腺垂体－性腺轴与肾精、肾气在对机体生殖功能活动的调控上具有明显的一致性。

肾虚证动物模型的腺垂体在生长激素、促甲状腺激素、促肾上腺激素分泌细胞发生形态学改变同时，促性腺激素的分泌细胞出现粗面内质网、高尔基体扩张，线粒体空化，核固缩等超微细结构损伤，在全身代谢功能发生障碍同时性腺功能也受到负面影响，产生性腺的发育障碍或性功能减退。

男性的生殖功能主要受下丘脑－腺垂体－睾丸轴所调控。肾阳虚证男性血浆中 E_2 和 LH 偏高，T 水平偏低，E_2/T 比值明显升高，对 GnRH 兴奋试验、LH 反应延迟；对 LH－RH 兴奋试验多数也呈现低下或延迟反应。经过温补肾阳中药干预后各种分泌紊乱激素水平能够得到一定的恢复。

女性的生殖功能主要接受下丘脑－腺垂体－卵巢轴所调控。在肾虚时与男性性功能变化相似，也存在着下丘脑－腺垂体－卵巢轴在不同环节不同程度上的功能紊乱现象。女性生殖系统各种疾病，不论是月经不调、闭经、不孕症、多囊卵巢综合征，还是更年期综合征、性早熟，甚至在其他全身性疾病中，凡是出现肾虚证症状与体征改变的患者，体内促性腺－性腺激素分泌活动均出现不同程度变化。在肾阳不足者多伴有血浆内 LH、FSH、E_2、P、T 等水平明显降低，同时子宫内膜雌激素受体（E－R）表达量下调。经过温补肾阳中药干预后，对已经偏移的各种激素水平能够得到某种程度纠正；而肾阴不足，有"虚火"时则血浆中显现 FSH、LH 浓度升高；但血中 E_2 水平和子宫内膜 E－R 表达却根据性器官所处状态而表现不一。更年期者血中 E_2 降低、E－R 表达下调，而性早熟者却出现相反变化。但是，应用补肾填精的中药治疗均收到较好的效果。从"以药测证"探讨补肾中药对下丘脑－腺垂体－卵巢轴分泌功能影响的机制，证明了补肾药能够增加垂体、卵巢的重量，使卵泡发育加快，促进排卵，同时外周血液中 E_2、P 水平升高。

综上研究认为，下丘脑－垂体－性腺轴功能也包含在肾精与肾气功能的范围之中；而补肾法或补肾药的主要作用靶点之一是在下丘脑－垂体－卵巢轴，以及生殖系统的更多环节上。

（三）肾精与骨组织

肾精对骨组织的生长发育过程的影响与调控是通过多方面和多途径实现的。包括对全身内分泌系统功能调节、对形成骨组织物质代谢的调节等方面。

1. 促进骨组织的生长发育　机体骨组织的生长发育是在生长激素、甲状腺激素以及相关激素共同作用下进行的。如：生长激素能够促进骨骺和软骨细胞的分裂、细胞内蛋白质的合成；甲状腺激素刺激骨的骨化中心发育、软骨骨化、骨骺愈合等过程，促进长骨和牙齿的生长；性激素具有促进长骨骨干与骨骺愈合作用等。所以参与全身物质代谢的各种内分泌物质与骨的正常生长发育均有着密切关系。而骨的生长发育的调节主要由甲状旁腺素（PTH）、降钙素（CT）、1，25－二羟维生素 D_3 等激素控制。骨组织的形成与代谢主要与血钙、血磷水平等有关。其中，来自于甲状旁腺的 PTH 通过激活破骨细胞活动以加快骨钙分解入血，抑制了骨组织的生长而使骨质变为疏松；CT 则抑制破骨细胞活性，促进成骨细胞活动，加速钙盐向骨组织沉积，促进骨组织生长，增加其密度。

综观骨组织的生长发育与调节过程，可以认为，肾藏精，主骨生髓，不但是对骨组织单一的影响，而且包含了全身性的生长发育、物质代谢功能在内的综合性机制。在肾藏精基础上，肾主骨生髓作用才能够得以实现，即促进和调节机体骨组织生长发育，影响骨组织坚实与疏松等作用。骨组织的生长发育与调节机制属于现代医学中的内分泌系统功能范围，所以，肾藏精、主骨功能应该包括上述与骨组织生长发育、调节相关的激素和相关的机制。

2. 参与微量元素代谢的调节　血钙、血磷以及血中各种矿物质、微量元素是骨组织生长发育、正常代谢的基本物质，其中血钙、血磷对骨组织的生长尤为重要。PTH、CT 除了通过成骨细胞和破骨细胞对血钙和磷进行调节外，PTH 还通过促进肾脏对钙的吸收、磷的排出而升高血钙；CT 则抑制肾脏对钙、磷等重吸收而降低血钙与血磷，由此维持着血钙与血磷的动态平衡；血中 1，25－二羟维生素 D_3 是促进小肠黏膜上皮细胞对钙和磷的吸收，升高血钙和血磷的重要激素。由此可见影响体内钙和磷的吸收、排泄以及代谢的激素或活性物质都与中医学肾相关，尽管解剖学的肾脏与肾精之肾不是同一概念，但是，藏肾精的肾应该包涵解剖学的肾脏某些功能，所以研究发现肾虚患者体内血钙、尿钙均有不同程度的下降。

微量元素铁、锌、铜、镁、锰、钼、铬等在骨、牙齿、发等组织生长发育的不同阶段均有着各种重要作用。不论是生长发育期的骨骺、软骨细胞快速分裂、增殖，还是成人后的骨细胞生长、代谢以及重建过程，均是以 DNA 复制、RNA 转录为基础。体内的聚合酶、胸腺嘧啶核苷酸酶等是 DNA 和 RNA 合成必须的中间酶簇，而锌、锰是上述酶合成的主要微量元素，所以锌、锰与骨组织的生长发育关系密切。并且锌、锰还直接参与了钙、磷代谢和核酸、氨基酸、蛋白质等合成过程。因此，不但对骨组织的生长、代谢具有促进作用，而且对于牙齿与毛发的生长、更新也具有直接的影响作用。肾虚时血浆中的微量元素水平往往发生紊乱，当体内锌、锰等缺乏时往往伴有下丘脑 – 腺垂体 – 肾上腺皮质、甲状腺以及性腺轴分泌功能障碍等类似于肾虚证的变化，同时头发中的微量元素含量下降。在具有补肾或补肾强骨作用的中药中，锌、锰等微量元素含量比较高，应用于肾虚证治疗后显示出具有促进 DNA 和蛋白质合成，促进肾上腺皮质激素分泌，促进性功能和精子成熟等作用。

所以当肾精不足，肾气虚弱出现腰膝酸软同时，常伴有骨软无力，骨质或增生长刺，或疏松易骨折以及脱齿、落发等临床症状，运用温肾、补肾等法治疗可以收到比较好的效果。尽管目前研究结果还存在着不一致的地方，但是肾主骨功能与血钙、血磷以及微量元素代谢、调节机制之间的内在联系是显而易见的。

（四）参与机体色素代谢

"肾"病常可见皮肤色素沉着、变黑，故有"肾"主黑之说。临床上见有皮肤色素沉着变黑等疾病，从肾治疗常有很好疗效。阿狄森氏病为肾上腺皮质功能减退，可见皮肤呈古铜色。已知腺垂体所分泌的促肾上腺皮质激素具有促黑激素的活性，可刺激皮肤色素细胞，导致皮肤的颜色加深。当患肾阳虚证时，由于下丘脑 – 腺垂体 – 肾上腺轴功能下降而常伴有肾上腺皮质激素分泌不足，对腺垂体负反馈抑制作用减弱而使体内 ACTH 分泌增加，导致机体色素代谢发生改变而皮肤颜色出现色素沉着。临床因妇科内分泌功能失调出现的黄褐斑性皮肤病，是发生于面部的色素沉着性皮肤病，根据"肾主黑"理论以补肾为主进行治疗，可以取得比较好的疗效。"肾主黑"与丘脑 – 腺垂体 – 肾上腺轴功能具有内在联系。

二、肝主疏泄与内分泌功能

（一）肝主疏泄与神经 – 内分泌

肝主疏泄、调畅全身气机，不但是机体生长发育、物质代谢顺利进行的基本条件，而且是调控脏腑、器官功能协调一致，调节人的精神活动，情志、情绪变化的关键环节。所以肝主疏泄作用包含了调节全身各脏腑器官、物质代谢以及神经精神活动等多方面的功能。现代医学认为，整体功能的协调一致、神经精神活动的正常是通过神经、体液和自身性调节形式，并且由机体功能自动控制机制的正、负反馈调节系统来完成的。特别是内脏功能活动与神经－内分泌调节机制关系最为密切。

机体对于生长发育、物质代谢、学习记忆、生殖繁衍、精神情绪等内脏功能的调节主要依赖于神经－内分泌系统，特别是通过下丘脑－腺垂体－肾上腺皮质、甲状腺、性腺三个靶腺轴为中心进行的。但是，下丘脑的神经内分泌活动又受着皮层中枢和外周传入信息的影响，高级皮层中枢通过释放 5－HT、NE、DA 以及 SP、脑啡肽等控制和影响着下丘脑－腺垂体的内分泌活动。从而使全身功能完全在中枢神经系统的统一调控下进行。由于高级思维活动、环境中各种刺激信息均可以通过不同途径影响下丘脑神经－内分泌功能，所以各种刺激导致七情六欲的变化，均可以对生长发育、物质代谢、精神情绪、生殖活动等内脏功能产生直接或间接的影响。

通常肝的疏泄功能正常时，气血和调，情志顺畅，精神活动自如；若情志过激导致肝气郁结，气机不调时，出现整体功能失调，抑郁不乐，多忧善疑，甚至急躁易怒，易于激动等神经精神症状。而这些症状的出现一方面与高级皮层中枢的意识思维、情绪活动等功能有关，属于中枢神经系统兴奋性偏亢的结果；另一方面又与下丘脑－腺垂体－甲状腺轴、下丘脑－腺垂体－肾上腺轴等功能失调具有类似之处。

临床甲状腺功能亢进、脑缺血急性期属于肝阳上亢型患者，除了表现为中枢神经系统兴奋性增强外，多数表现为自主神经系统功能紊乱，特别是交感神经系统功能偏于亢进；同时血浆中甲状腺激素、NE 和肾上腺素、皮质醇含量增高，显示出下丘脑－腺垂体－甲状腺和肾上腺轴功能处于偏亢状态。进一步在肝气郁结证患者血浆中发现，来自于下丘脑分泌的脑啡肽、ANP 明显下降，而精氨酸加压素（AVP）水平升高；而且在肝郁证动物下丘脑组织中发现，NE 浓度明显降低，而 5－HT、DA 以及肾上腺素等水平明显升高。

综合从基础到临床研究发现的结果可以认为，肝气疏泄功能不但与下丘脑－腺垂体多个靶腺体轴的功能有联系，而且与高级皮层中枢的活动，以及与自主神经系统功能活动均有着十分重要的内在关系。由此，进一步看出肝主疏泄功能在"生物－心理－社会医学"模式理论中所处的地位。

（二）肝主疏泄与生殖

机体的生殖功能是在一系列神经－内分泌调控系统的启动和促进下逐渐生长发育并成熟的，但是性功能成熟以后则主要由下丘脑－腺垂体－性腺轴分泌系统直接调控。包括刺激主性器官、附属性器官生长、副性征的出现以及月经周期、排卵、受孕、妊娠、生育功能的产生和维持。

男性性功能正常进行和维持，主要以下丘脑－腺垂体－睾丸轴内分泌活动，及血浆中活性最强的雄激素睾酮为基础，女性则通过下丘脑－腺垂体－卵巢轴内分泌活动，及血浆中生物活性最高的雌二醇及孕酮分泌周期为核心，在促进和维持女性各种性功能正常进行同时，调节着月经周期的正常来复。因此整个生殖功能调节过程完全由下丘脑－腺垂体－性腺轴所控制。如果该"轴"功能发生紊乱，在男性将出现生殖生理功能低下、衰退和不能；在女性则出现以月经周期发生异常为主要标志的各种生殖生理功能性疾病。而中医理论认为，男性和女性的生殖生理性疾病属于肾精、肾气所辖范围，是肝主疏泄和藏血功能失调所致。所以各种原因导致肾精、肾气虚弱，或肝气郁滞、肝气上逆等证患者，女性多伴有月经周期紊乱，经行不畅；男子出现阳痿不举，遗精早泄，以及男女不孕等症状和体征，同时患者血浆中雌激素、雄激素水平以及雌激素与雄激素比值均出现明显异常变化，下丘脑－腺垂体的促性腺激素分泌大都出现明显的紊乱等。通过理肝气、补肾精，以肝肾同源为指导对生殖、生育性疾病进行治疗后，在改善生殖生理临床症状的同时，血浆中多种性腺激素和促性腺激素均出现不同程度的恢复。

（三）肝肾同源的功能联系

肝肾同源又称精血同源，是根据肾藏精，肝藏血，精能生血，血可化精，精血之间可以相互滋生和相互转化，体现了二者之间密切的关系，故称肝肾同源。

在机体生长发育、生殖与生育、衰老死亡等新陈代谢过程中，下丘脑－腺垂体－肾上腺、甲状腺、性腺轴，以及下丘脑－神经垂体为中心的神经－内分泌系统起到了主导性的作用，中医理论将这些作用绝大部分归属于肾精、肾气的功能范畴内。精血亏虚、肾气虚少证型疾病患者，在下丘脑－垂体－靶腺轴等不同水平大都存在着不同程度上的功能紊乱，经过针对性的补肾药物干预后，在病证好转的同时，下丘脑－垂体－靶腺轴等不同水平功能也随之出现相应的逆转。据此，肾精与肾气的部分功能应定位于下丘脑，下丘脑－腺垂体及下丘脑－神经垂体功能系统。

临床发现，患有肺气虚、肺阴虚；心气虚、心阳虚；脾气虚、脾阳虚；肝肾阴虚，甚至胃阴虚等多种脏腑疾病的患者，在病情发生发展到某一阶段时均毫无例外地发现血浆中 $cAMP/cGMP$、h_1/h_2、尿 17－羟皮质类固醇与尿 17－酮皮质类固醇、甲状腺激素、性腺激素的雌二醇、睾酮以及雌二醇/睾酮浓度与比值等，出现规律基本相同的变化。究其原因所在，是因为大凡脏腑疾病日久必然都会累及肾阴肾阳、肾精肾气。当肾精肾气不足时下丘脑－腺垂体及下丘脑－神经垂体功能系统发生紊乱，基于同样的病理生理的改变过程，所以机体某些物质出现一致性的变化是有基础的。"异病同因"的机制自然为"异病同治"提供了依据；将纠正下丘脑－腺垂体及下丘脑－神经垂体功能系统紊乱作为主要靶点，可能是运用补肾填精等法干预上述不同疾病，最终达到"异病同治"效果的内在机制之一。

但是，机体内外环境的信息，包括精神、情志变化等刺激信号，经过特异性投射系统和非特异性投射系统传入后，首先作用的靶点是皮层高级中枢。而皮层高级中枢通过控制下丘脑－垂体内分泌系统功能，在机体后天的生长发育、生殖、衰老等代谢过程中具有决定性的影响作用。因此，外界的六淫、七情等活动能够不断地通过高级皮层中枢影响下丘脑－垂体内分泌功能的活动，从而调控或影响机体各种内脏功能。中医理论认为，气机是激发、推动和调控人体各脏腑器官的生理活动的功能物质，而气机的顺畅与否取决于肝主疏泄功能。由于肝气疏泄能够调畅全身气机，只有气机通畅全身功能活动才能得以顺利进行，包括下丘脑－腺垂体－肾上腺、甲状腺、性腺轴和下丘脑－神经垂体系统功能正常。所以，肝主疏泄中"调畅气机"部分的功能定位应该在大脑皮层－下丘脑的某些与意识思维、学习记忆，特别是控制内脏功能的相关部位。

临床患者大凡情志为病多源于肝。有肝气不舒、肝气郁结、肝气上逆等与肝主疏泄失职相关病证的患者，都在不同程度上伴有精神神经、情绪情志方面的症状，同时出现内分泌系统功能紊乱等改变。其重要机制可能是皮层高级中枢受到伤害性刺激后，在皮层与皮层下内脏脑功能发生紊乱同时，对下丘脑－垂体功能系统的调节也发生异常所致。

　　由此可见，肝、肾两脏对机体内脏功能调控，既有功能相联系的形态结构，又有功能之间相互依存、相互影响的分子生物学物质基础。可以推测，肝肾同源，是以中枢神经系统功能和神经－内分泌功能为基础的庞大的综合性功能系统。

（司银楚）

下 篇

第七章

血 液

血液（blood）是充盈于心血管系统内的流体组织，它在心脏活动的驱动下循环流动。由于血液在机体代谢过程中为全身各组织细胞输送氧气、营养物质等的同时，还将代谢产物运送到排泄器官排出体外，并且在体液调节中起到媒介等作用。所以血量不足、血液成分或性质改变、血液循环出现障碍等均可造成各种代谢紊乱、功能失常、组织损伤甚至危及生命。因为很多疾病均可导致血液成分或理化性质发生特征性的变化，所以血液检验在临床医学诊断上具有重要意义。

第一节 脏腑与血液

精、气、血、津液是生命活动的基本物质，其中血即指血液，是循行于脉中，流注于全身，富有营养和滋润周身脏腑器官的红色液态物质。在中医历代文献中，只有"血"而没有"血液"一词，"血"与"液"是人体内两种不同的精微物质，其本源于水谷，其质不同，其用有别。直至民国年间编撰的《中国医学大辞典》中方才将"血"与"血液"统一起来。

脉是血液循行的管道，起着约束血液运行的作用，故又称之为"血府"。血液必须在脉管中运行，才能发挥其生理作用。若由于某些原因血液逸出脉外，则称为"离经之血"。离经之血积于体内，若不能及时排出或消散，即变为"瘀血"。离经之血及瘀血均失去了血液的正常生理功能。

血是中医学基础理论的一个重要概念。研究血的生成、运行、功能及其与脏腑、经络、精、气、津液相互关系的理论。

一、血液的生成

血液，主要由营气和津液组成，其生成途径有两条，即水谷精微化血和精化血。血液的化生主要是在脾胃、心肺、肝肾等多个脏腑器官共同作用下完成的，其中以脾胃的生理功能尤为重要。

（一）脾胃与血液生成

外源性水谷精微是化生血液最基本的物质，而脾胃是化生水谷精微的关键脏腑，所以历来就有"脾胃是气血生化之源"的说法。饮食物入胃之后经过受纳、腐熟，其中精微部分在脾气运化散精作用下，上输于肺，并与吸入的自然界清气相结合，通过心肺的气化作用注于脉中，化赤为血。由此可以认为，血液的生成不但依赖于饮食水谷充足，同时与脾胃的功能正常密切相关。所以，饮食营养的优劣，脾胃的功能是否正常，直接影响着血液的生成。若脾胃受纳和运化功能旺盛，不断消化和吸收水谷精微，为血液的生成提供充足的原料，则血液源源不断生成；若脾胃功能虚弱，受纳、运化能力下降，或长期饮食营养不足等，则水谷精微不能够化生为血液，从而导致各种血虚证的发生。

营气和津液与血液生成关系最为紧密，其中营气来源于水谷精微中的精华部分所化生之气，是血液的重要组成部分，随血液一起运行营养全身。津液与血液同源于饮食水谷，但是津液质地稀薄而量多，多分布于脉外而发挥滋润、濡养作用。津液在心肺作用下，与营气共同渗注于脉中而化生为血液，以循环全身。

此外，津液还有调节血液浓度的作用。当血液浓度偏高时，津液能够通过渗透进入脉中以稀释血液，同时补充血容量；反之，当机体的津液亏少时，血中之津液可以从脉中渗出于脉外以补充津液。由于津液在脉之内外互相渗透，互通有无，所以机体可以根据内环境的变化来调节血液的浓度，保持正常的血量，起到滑利血脉的作用。津液和血液之间这种互相渗透和转化，又称为"津血同源"。

（二）肝肾与血液生成

肝脏主要生理功能之一是藏血，同时肝也是化生新血的重要脏器之一。肝脏参与化生新血的活动主要通过以下两条途径，一是肝之疏泄功能具有疏畅气机作用。脾胃的运化功能体现在脾胃之间气机的升降协调和平衡，肝的疏泄功能正常有助于脾胃之间的气机升降，从而促进脾胃对水谷精微受纳、腐熟、运化、转输功能；二是肝脏疏泄功能发生在对胆汁的分泌和排泄上，水谷精微的消化与吸收必须要胆汁的参与，而胆汁是肝之余气所化生的，其分泌与排出由肝脏之疏泄功能来调节。疏泄功能调畅，胆汁分泌、排出则无阻，利于水谷中"精微"的消化和吸收，从而为血液的化生提供充足的物质基础。如果肝脏疏泄不畅、气机不疏则横犯脾胃、胆汁郁滞不出，导致脾胃消化、吸收功能受到影响，则出现气血化源不足的血虚病证。

肾参与血液生成主要基于肾藏精功能。精，包括先天之精和后天之精，后天之精是由先天之精激发和资助的，而先天之精依赖于后天之精的滋养，二者相互依存，相互为用，蕴藏于肾。肾精是化生血液的基本物质，由于精可生髓，髓可化血，精足则血充。在精血之间又存在着相互滋生和相互转化的关系，精可以化血，血也可以生精，故有"精血同源"之说。肾通过藏精生髓还可以调节血液生成，肾精足则髓充乃能生血，肾精亏则髓空，所以临床上用血肉之品补益精髓可以治疗血虚证；肾为五脏六腑之根本，肾中元气推动全身脏腑气化活动，肾气旺则全身脏腑器官功能强健，特别是脾胃功能正常有助于促进水谷精微化生血液；另外，肾精输于肝，可以化为肝血。

（三）心肺与血液生成

心主血脉功能也包含生成血液作用，对血液生成的影响主要有三：一是主行血。通过心阳、心气推动血液循环将营养物质输送到周身，维持各脏腑足够的营养供应以进行活动，同时也保证各生血器官化生血液功能进行正常；二是直接参与血的生成。经过中焦产生的水谷精微，通过脾的转输、升清作用上输至心肺，在肺与吸入的清气相结合形成宗气后贯注于心脉，在心气的化赤作用下变成红色的血液；三是心阳属火，具有下暖中焦作用，脾胃阳气因此而旺盛则增强化生水谷精微作用，促进血液生成。

肺具有主气，朝百脉，主治节功能，因此能够调节全身的气机和气化活动，所以参与血液的生成。主要体现在：一是水谷精微、营气、津液等能够化生血液的物质均集聚于肺，由肺朝百脉将其灌注于百脉作用之中，特别是经过肺脏吸入的清气与水谷之精微部分结合而构成血液成分；二是经过全身血脉循环的血液，途经肺脏时通过肺的司呼吸活动，将其中浊气呼出体外、清气纳入血液之中。经过弃浊吸清、吐故纳新使暗血变成新鲜血液，复贯心肺以营周身。

二、血液的功能

血液在人体内循行于脉中，流布全身，环周不休，运行不息，所以称脉为血之府。血液的功能不仅能营养和滋润全身脏腑组织器官，而且具有生气、养气和载气的作用，并且是神志活动的物质基础。

（一）营养和滋润作用

血中所含营气和津液，是人体生长、发育必须的营养物质。血液沿脉管循行于全身，不断地将营养物质输送到全身各脏腑器官，内至五脏六腑，外达皮肉筋骨，借以发挥营养和滋润作用，以维持人体正常的生理功能。如血液在心，则滋润心阴，抑制心阳而防止心火上亢，并奉养心神；血液在肺，则滋润肺阴，助其肃降，防止邪火刑金；血液在肝，则肝能藏血，一方面辅助肝阴，防止肝阳上亢，另一方面随肝气疏泄而出入于肝脏以调节血流量；血液在脾，一方面辅助脾阴，腐熟水谷，转输精微而有助运化作用，另一方面受脾气的统摄而不至于逸出脉外；血液在肾，则与精互生互化，决定人的生殖功能的盛衰，在女子能充养胞宫，孕育胎儿或维持月经的正常；血液在六腑，则化生六腑之气，助六腑传化水谷，并能润泽营养六腑，令其厚实健旺。

血液的营养与濡润作用通常取决于血量和血液中营养物质，血脉中充盈的血量是保证脏腑器官获得营养的前提，而血液中的营养成分是营养和濡润作用的关键。因此充足的血容量和丰富的营养成分是血液功能正常的基础。

血液的濡养和滋润作用可以从面色、肌肉、皮肤、毛发等方面反映出来。血的濡养作用正常，则面色红润，肌肉丰满壮实，肌肤和毛发光滑。当血虚濡养作用减弱时，机体除脏腑功能低下外，还可见到面色不华或萎黄，肌肤干燥，肢体或肢端麻木，指甲、毛发干枯，运动不灵活等病理现象。所以说血盛则形盛，血衰则形萎，血败则形坏。

(二) 生气、养气和载气作用

血液除了具有滋养、濡润脏腑器官作用之外，还具有生气、养气和载气的作用。

血能生气与养气，是指气的充盛与功能发挥离不开血液的濡养。气与血液共同循行于脉道之中，气不但能够推动血液的运行而且统摄血液不至于逸出脉外；而血液不断地为气的生成和功能活动提供营养，以维持气的正常生理功能。故血足则气旺，血虚则气衰。在临床上，血虚的病人往往兼有气虚的表现，其道理即在于此。血的载气功能是因为气属阳，主动；而血属阴，主静，气必须依附于血液或津液才能存在。故血能载气是指血中的气依附于血而不致散失，依赖于血液运载而运行全身，故有"血为气之母"之称。因此，血液虚少的病人，多伴有气虚病变；而大失血的病人，气亦往往随之发生大量脱失，称为"气随血脱"。

(三) 神志活动的物质基础

精神活动是脏腑功能活动的最高形式，而血液是人体精神活动赖以产生的物质基础之一。血气充盈，则精力充沛，神志清晰，感觉灵敏，思维敏捷；反之，若血虚或血行异常，均可能出现不同程度的精神情志方面的症状。心血虚、肝血虚常有惊悸、失眠、多梦等不安的表现；失血者甚至还可出现烦躁、恍惚，甚至昏迷等神志失常的改变。可见血液与神智活动有着密切的关系。

(四) 运输作用与自身代谢

机体内循环着的血液不仅能运输营养物质，同时也能够运输体内产生的废物。新鲜血液经过循环到达全身各部并发挥滋养、濡润、生气、养气等作用后，则逐渐丧失血液应具有的功能，即为新血变为"浊血"。浊血主要是在血液经过五脏六腑、四肢百骸时，各个脏腑器官的代谢所产生的浊气、毒物等经渗透进入血液循环所致。浊血中的浊气、毒物一部分经血液运输上行于肺从呼吸排出；一部分则经运输下达肾与膀胱从尿排出，使浊血再转换为新血以完成血液自身代谢。

此外，肝脏在祛除浊血过程中具有弃浊成新的作用，以协助血液进行自身代谢。当肝脏功能正常时体内的浊血和毒物得以及时祛除；反之，其清除浊气、毒物功能下降，则使肝脏负担加重，甚至造成肝脏功能损害。另外，在治疗疾病时，进入体内的药物，主要也是经血液运输以达病所，或经代谢后排出体外，或在肝脏进行除毒成新。

第二节　血液现代医学概述

一、血液的组成

血液是在动物进化过程中形成的。随着生物的不断进化和循环系统的出现，使细胞外液进一步分化为血管内的血浆和血管外的组织液。血浆中主要成分为盐溶液，其中由各种血细胞构成血液。因此，血液是由有形的血细胞（blood cells）和液态的血浆（plasma）两部分组成的。

血细胞在血液中所占的容积百分比称为血细胞比容（hematocrit），正常成年男性约为40%～50%，成年女性约为37%～48%，新生儿约为55%。因血液中白细胞和血小板仅占血细胞总容积的0.15%～1%，故血细胞比容的数值可反映血液中红细胞数量的相对值。

二、血量

血量指人体内血液的总量。正常成年人血量约相当于自身体重的7%～8%，即每千克体重约有70～80ml血液。因此，体重为60kg的人，血量约为4.2～4.8L。全身血液的绝大部分在心血管系统中循环流动，称为循环血量；小部分滞留在肝、肺、腹腔静脉及皮下静脉丛等储血库中的血液称为储存血量。当机体在情绪激动、剧烈运动、大失血以及其他应急状态下，储血库中的血液被动员释放出来，补充循环血量，以维持机体的需要。

正常人体内血液的总量是相对恒定的，以保证器官、组织、细胞能够获得充足的营养物质和能量供应及代谢产物的排出。一般情况下，即成人一次失血量在500ml以下或不超过全身血量的10%时，可通过心脏活动增强，血管收缩和储血库中血液释放等功能来代偿，不出现明显临床症状，水和电解质可由组织液加速回流，在1～2h内即可恢复，血浆蛋白质可由肝脏加速合成，在24h左右得以恢复，红细胞由于骨髓造血功能加强，在一个月内也可得到补充而恢复。故健康成人一次献血200～300ml不会带来损害。若一次失血1000ml达全身血量的20%时，机体功能将难以代偿，会出现血压下降、脉搏加快、四肢冰冷、口渴、恶心、乏力等缺血症状，甚至发生晕厥。若一次失血量达全身血量的30%以上时，将危及生命，必须尽快采取急救措施。

三、血液的生理功能

（一）运输功能

机体通过血液能将机体所需要的营养物质如葡萄糖、氨基酸、脂类、无机盐、维生素及O_2等，运送到全身各部分的组织细胞；并将代谢产物，如尿酸、尿素及CO_2等，运送到排泄器官而排出体外，从而保证组织细胞新陈代谢的正常进行。同时还可将体内各种激素运送到靶器官和靶细胞，发挥体液调节作用。

（二）维持内环境稳态

血液通过血浆和红细胞中的缓冲体系，维持内环境酸碱度的相对稳定；通过血液与内分泌器官和排泄器官的联系，维持内环境中水、电解质、渗透压相对平衡；通过血液及时吸收机体产生的热量，并将机体深部代谢过程中所产生的热量运输至体表散发，以维持体温相对恒定。

（三）防御保护功能

血浆中含有多种免疫物质，如抗毒素、溶菌素等，能抵抗外来的细菌和毒素；血液中的粒细胞和单核细胞，对外来的微生物和体内坏死组织具有吞噬和分解作用；淋巴细胞具有细胞免疫和体液免疫作用；血小板和血浆中的凝血因子在机体损伤出血时，能起凝血和止血作用等。

四、血液的理化特性

（一）血液的颜色

血液的颜色主要取决于红细胞内血红蛋白的颜色。氧合血红蛋白呈鲜红色，去氧血红蛋白呈暗红色。动脉血中红细胞内含氧合血红蛋白较多故呈鲜红色；静脉血中红细胞内含去氧血红蛋白较多故呈暗红色。空腹时血浆清澈透明，进餐后，尤其摄入较多脂肪类食物后，血浆中悬浮着脂蛋白微滴而变得混浊。故临床做某些血液化学成分检测时，要求空腹采血，以避免食物对检测结果产生影响。

（二）血液的比重

正常人全血的比重约为 1.050～1.060，主要取决于红细胞的数量。血浆的比重约为 1.025～1.030，主要取决于血浆蛋白的含量。红细胞的比重约为 1.090～1.092，与红细胞内血红蛋白的含量呈正比关系。测定全血或血浆的比重可间接估算红细胞或血红蛋白的含量。

（三）血液的黏滞性

血液的黏滞性是由于其内部分子或颗粒之间的摩擦而产生的。当血液在血管内流动时，血浆中大分子物质会产生较大的摩擦，称为血液和血浆的黏滞性。如果以水的黏滞性为 1，正常血液的相对黏滞性约为 4～5，当温度不变时，血液黏滞性主要取决于血细胞比容的高低；血浆的相对黏滞性约为 1.6～2.4，主要取决于血浆蛋白的含量。临床上严重贫血的病人红细胞数量减少，血液黏滞性下降；大面积烧伤的病人，由于血液中水分大量渗出血管，血液浓缩，血液黏滞性增高。当血液流动速度小于一定限度时，血液黏滞性与血流速度呈反比关系，红细胞在血管中可发生叠连或（和）聚集，使血液黏滞性增大，血流阻力增大，血流速度减慢，容易引起血管内凝血或血压升高，影响血液的正常循环。

五、血浆的成分与功能

血浆是血液中的液体成分，其中水分约占血浆的 91%～92%，溶质约占 8%～9%。溶质中血浆蛋白约占 6.2%～7.9%。小分子溶质约占 2%，包括多种电解质和小分子有机物。由于这些小分子溶质和水很容易通过毛细血管壁与组织液进行物质交换，因此血浆小分子溶质的浓度与组织液中小分子溶质的浓度基本相同，临床检测外周血浆中各种电解质的浓度，可反映组织液中电解质的浓度。

（一）血浆蛋白

血浆蛋白（plasma proteins）是血浆中多种蛋白质的总称。用盐析法可将血浆蛋白分为白蛋白（albumin）、球蛋白（globulin）和纤维蛋白原（fibrinogen）三类。用电泳法又可将球蛋白区分为 α_1 球蛋白、α_2 球蛋白、β 球蛋白和 γ 球蛋白。正常成年人血浆蛋白含量约为 65～85g/L，其中分子量最小的白蛋白含量最高，约为 50～70g/L，球蛋白约为 15～30g/L，分子量最大的纤维蛋白原含量最低，仅为 2～4g/L。在正常成年人，血浆白蛋白/球蛋白

（A/G）的比值约为 1.5~2.0，由于白蛋白和大多数球蛋白主要由肝脏合成，所以患严重肝脏疾病时，常引起 A/G 比值下降，甚至倒转。血浆蛋白的生理功能主要有：①形成血浆胶体渗透压，维持血浆和组织液之间水分布平衡；②白蛋白、α 球蛋白和 β 球蛋白可作为载体，参与体内激素、脂类物质、离子、维生素代谢产物及药物等低分子物质的转运；③参与血液凝固、抗凝血和纤维蛋白溶解等生理过程；④抵御病原微生物（病毒、细菌、真菌等）的入侵；⑤通常机体细胞可利用血浆中氨基酸合成蛋白质，但在低营养时，血浆蛋白可作为储备蛋白而被机体（主要是单核 – 巨噬细胞）分解利用；⑥血浆蛋白及其钠盐组成缓冲对，参与维持血浆酸碱度的相对恒定。

（二）血浆渗透压

1. 渗透压的概念 渗透压（osmotic pressure）是溶液所具有的一种特性，是渗透现象发生的动力。渗透是指被半透膜隔开的两种不同浓度的同种溶液中的水分子从低浓度向高浓度一侧移动的现象。溶液所具有的吸引和保留水分子透过半透膜的力量称为渗透压。渗透压的单位有毫米汞柱和渗透摩尔浓度两种表示方法。渗透压的大小与单位体积溶液中溶质颗粒数呈正比，而与溶质的种类及颗粒大小无关。溶质颗粒数愈多，渗透压愈高。

2. 血浆渗透压的组成及正常值 血浆渗透压与组织液渗透压基本相等，在 37°C 时，约为 300mmol/L [300mOsm/（kg·H_2O），相当于 770kPa 或 5790mmHg]。血浆渗透压由两部分组成，一部分是分子量较小，但数目较多的晶体物质，主要是 Na^+、Cl^- 所形成的晶体渗透压（crystal osmotic pressure），约占血浆渗透压的 96%（705.8kPa）；另一部分是分子量较大，但数目较少的胶体物质，主要是血浆白蛋白所形成的胶体渗透压（colloid osmotic pressure），其数值很小，仅为 1.3 mmol/L [1.3mOsm/（kg·H_2O），约相当于 3.3kPa 或 25 mmHg]。

通常将与血浆渗透压相等的溶液称为等渗溶液，如 0.9% NaCl 溶液（又称生理盐水）和 5% 葡萄糖溶液等。渗透压高于或低于血浆渗透压的溶液分别称为高渗或低渗溶液。

3. 血浆渗透压的作用 血浆晶体渗透压是由血浆中无机盐，特别是 NaCl 等晶体物质所形成的。由于血浆中晶体物质可以自由地进出血管壁，所以对血管内外体液的分布不发生影响。但是不容易透过各类细胞膜，因此，血浆晶体渗透压主要作用是保持细胞内、外体液分布的平衡，进而保持血细胞的正常形态和功能。若血浆晶体渗透压升高，血细胞因水分外移而皱缩；反之，血浆晶体渗透压降低，则过多水分进入血细胞内使其发生膨胀、破裂、血红蛋白（hemoglobin，Hb）逸出等现象。红细胞破裂释放出血红蛋白的现象称为溶血。

血浆胶体渗透压是由血浆中胶体物质，特别是白蛋白所形成的。由于血浆蛋白质分子量大，难以透过毛细血管壁，使血浆中蛋白质含量远远多于组织液的蛋白质含量，所以血浆胶体渗透压（25mmHg）高于组织液胶体渗透压（15mmHg），胶体渗透压的这种差别成为组织液中水分子进入毛细血管的主要力量。所以，血浆胶体渗透压主要作用是维持毛细血管内外体液分布的平衡。若血浆蛋白质过少引起血浆胶体渗透压降低，则导致组织液回流减少而滞留于组织间隙，形成组织水肿。

（三）血浆酸碱度

正常人血浆的 pH 值为 7.35~7.45。血浆 pH 值相对恒定主要决定于血浆中的缓冲物质以及肺脏和肾脏等器官的功能正常。血浆中的缓冲物质包括 $NaHCO_3/H_2CO_3$，其比值通常约为20。血浆中还有 Na_2HPO_4/NaH_2PO_4 和 Na – 蛋白质/H – 蛋白质。在红细胞内含有血红蛋白钾盐/血红蛋白、氧合血红蛋白钾盐/氧合血红蛋白、$KHCO_3/H_2CO_3$、K_2HPO_4/KH_2PO_4 等，都是很有效的缓冲对。当酸性或碱性物质进入血液时，由于这些缓冲系统的作用，可使血浆 pH 值的变化减至最小。由于肺和肾不断地排出体内过多的酸或碱，故血浆 pH 值的波动范围极小，从而保持血浆酸碱度的相对恒定。

第三节　血　细　胞

一、红细胞

（一）红细胞的形态、数量和功能

人类外周血液中成熟的红细胞（erythrocytes 或 red blood cell，RBC）呈双凹圆盘形，无核，平均直径 $7 \sim 8\mu m$，其表面积与容积比值大，有利于气体交换和变形运动，红细胞内充以大量血红蛋白（hemoglobin，Hb），是红细胞主要的功能部位。

我国正常成年男性的红细胞数量约为 $(4.5 \sim 5.5) \times 10^{12}/L$，平均为 $5.0 \times 10^{12}/L$。成年女性约为 $(3.5 \sim 5.0) \times 10^{12}/L$，平均为 $4.5 \times 10^{12}/L$。新生儿红细胞可高达 $6.0 \times 10^{12}/L$，出生后数周内逐渐下降，在儿童期一直保持在较低水平，且数量无明显性别差异，维持在 $4.2 \times 10^{12}/L$ 左右，直到青春期才逐渐接近成人水平。正常成年男性和女性血红蛋白的含量分别约为 $120 \sim 160g/L$、$110 \sim 150g/L$，新生儿约为 $170 \sim 200g/L$。

生理情况下的红细胞数量和血红蛋白含量，可随年龄、性别、体质、生活环境不同而有一定变化。若单位容积血液中红细胞数量、血红蛋白含量及红细胞比容等其中一项明显低于正常，则称为贫血。

红细胞的功能是运输 O_2 和 CO_2 及缓冲机体产生的酸、碱物质。由于血红蛋白是红细胞的功能部位，所以血红蛋白逸出后，其功能随之丧失。红细胞中也含有许多缓冲对，可对血液中酸性和碱性的物质进行缓冲，调节体内的酸碱平衡。

（二）红细胞的生理特性

1. 红细胞的可塑变形性　正常红细胞在外力作用下具有变形的能力，称为可塑变形性（plastic deformation）。外力撤除后，变形的红细胞又可恢复其正常形态。血液循环中的红细胞在血流的推力作用下经过变形，可通过比它直径小得多的毛细血管和血窦孔隙（图 7 – 1）。红细胞的可塑变形性主要是因其容积大于内容物的体积，且膜和内容物均具有流动性。故红细胞的可塑变形

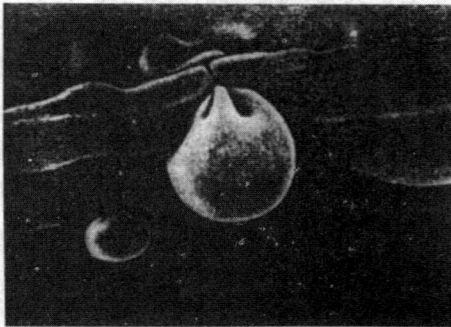

图 7 – 1　红细胞挤过脾窦的内皮细胞裂隙

能力的大小与红细胞的形态、膜的流动性及内容物的性质和数量有关。衰老、球形及细胞内黏度增高的红细胞可塑变形性降低，使血液黏度增加，血液阻力增大。

2. 红细胞的渗透脆性 红细胞在低渗盐溶液中发生膨胀破裂的特性称为红细胞渗透脆性（osmotic fragility），简称脆性。可用来表示红细胞对低渗溶液的抵抗能力。渗透脆性大，表示对低渗溶液的抵抗力小，容易破裂；渗透脆性小，表示对低渗溶液的抵抗力大，不容易破裂。正常人的红细胞在等渗的 0.85% NaCl 溶液中可保持其正常形态和容积，但是在梯度性低渗溶液中伴随着水分向红细胞内渗透则细胞逐渐膨胀，直至破裂而发生溶血。红细胞渗透性的大小与其膜的弹塑性和表面积/容积比值有关。新成熟的红细胞，由于膜的弹塑性好，表面积/容积比值大，故渗透脆性小；衰老的红细胞、先天性溶血性黄疸以及某些药物毒素等作用下的红细胞膜脆性显著增大，容易发生破裂溶血；患巨幼红细胞性贫血时细胞膜的脆性显著降低而不容易发生溶血现象。

3. 红细胞的悬浮稳定性 红细胞能够较稳定地悬浮于血浆中不易下沉的特性，称为红细胞的悬浮稳定性（suspension stability）。临床上将抗凝血置于沉降管中，观察第一小时末血柱上方出现的血浆层高度，以表示红细胞下沉的速率，称为红细胞沉降率（erythrocyte sedimentation rate，ESR），又称血沉。用魏氏法测定，正常成年男性的血沉为 0~15mm1h，成年女性为 0~20mm1h。血沉是衡量红细胞悬浮稳定性的指标。实验证明，血浆成分及其理化特性的改变是血沉变化的决定性因素。当血浆中球蛋白、纤维蛋白原及胆固醇含量增多时，红细胞易发生叠连（rouleaux formation），使其总表面积与总容积比值减小，与血浆的摩擦力减小则血沉加快；而血浆中白蛋白、卵磷脂含量增多时，则红细胞叠连减少，血沉减慢。在月经期、妊娠期或活动性肺结核、风湿热等疾病时，血沉加快可能与血浆中抗体球蛋白增加有关。

4. 红细胞膜的通透性 红细胞膜也是以脂质双分子层为骨架的半透膜。O_2、CO_2 及脂溶性小分子物质可以自由通过。正常情况下，细胞内 K^+ 数量高于细胞外，细胞外 Na^+ 数量高于细胞内，这种膜内外 Na^+ 和 K^+ 的浓度差主要靠 Na^+ 泵维持。低温贮存较久的血液，由于红细胞代谢几乎停止，能量产生减少，Na^+ 泵活性降低，不能将 K^+ 逆浓度差泵入细胞内，会出现血浆中 K^+ 浓度升高的现象。

（三）红细胞的生成与破坏

1. 红细胞的生成 血细胞生成过程又称为造血。在胚胎早期卵黄囊造血部位，从胚胎第二个月开始，由肝和脾造血，约四个月后肝和脾造血功能减弱，主要由骨髓造血。成年人长骨的骨髓被脂肪所充填，只有胸骨、颅骨、髂骨等扁骨以及椎骨和长骨的近端骨骺处才有终身造血的功能。红细胞的生成应具备下列条件：

（1）生成部位：成年人红骨髓中的造血干细胞是一切血细胞的发源地。红细胞的发育和成熟是一个连续而又分阶段的过程。红骨髓中的造血干细胞首先分化为红系定向祖细胞，进而增殖分化成原红母细胞，然后经早幼、中幼、晚幼、网织红细胞逐渐过渡为成熟红细胞。红细胞在发育成熟过程中，细胞体积及细胞核由大变小，直至消失；细胞内血红蛋白从无到有，逐渐增多（图 7-2）。

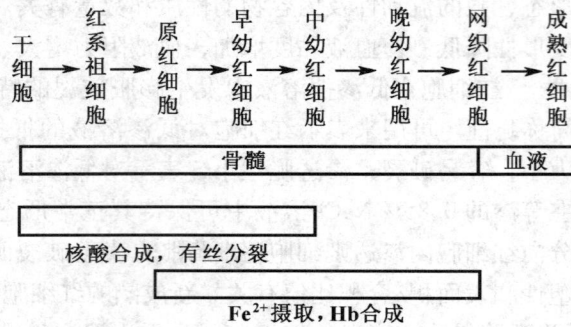

图 7-2 红细胞生成过程示意图

通常，发育成熟的红细胞才能进入周围血流，但也有少量的网织红细胞进入血流，若外周血液中出现大量网织红细胞，则表示造血功能亢进；当骨髓的造血功能受到放射线（如 X 线、放射性同位素）、某些药物（如氯霉素、抗癌药物）等理化因素的抑制时，不仅红细胞和血红蛋白数量减少，而且白细胞和血小板也会明显减少，称为再生障碍性贫血。

（2）生成的原料：在红细胞生成过程中，足够的蛋白质、铁是合成血红蛋白的基本原料，叶酸及维生素 B_{12}，是红细胞成熟必需的物质。此外，还需要氨基酸、维生素 B_6、维生素 B_2、维生素 C、维生素 E 和微量元素铜、锰、钴、锌等。

通常饮食中的蛋白质供应量能满足人体需要，故单纯因缺乏蛋白质而发生贫血较为少见。铁是生成血红蛋白的主要物质，成年人每天需要 20～30mg 铁用于红细胞生成。但每天只需要从食物中吸收 1mg 以补充排泄的铁，其余均来自体内铁的再利用。衰老的红细胞被巨噬细胞吞噬后，血红蛋白被分解而释放出 Fe^{2+} 与铁蛋白结合变为 Fe^{3+}，贮存在巨噬细胞内。血浆中转铁蛋白（transferin）可以来往于巨噬细胞与幼红细胞之间以运送铁。转运时 Fe^{3+} 先还原为 Fe^{2+}，再脱离铁蛋白，然后与铁蛋白结合。如体内铁的吸收量减少或慢性出血以及因造血功能增强等原因导致铁供应不足，均可使血红蛋白合成量不足。其特点是红细胞中血红蛋白不足，红细胞体积变小，引起低色素小细胞性贫血，即缺铁性贫血。

（3）生成的成熟因子：维生素 B_{12} 和叶酸是红细胞发育过程中 DNA 合成重要的辅酶，一旦缺乏，可造成 DNA 合成障碍，使细胞分裂增殖速度减慢，细胞体积大于正常而功能下降，引起大细胞性贫血，又称巨幼红细胞性贫血。维生素 B_{12} 与胃壁细胞分泌的内因子（intrinsic factor）结合形成内因子 - B_{12} 复合物，保护和促进维生素 B_{12} 在回肠被吸收。当胃大部分切除或胃壁细胞损伤时，机体缺乏内因子，均可因维生素 B_{12} 吸收障碍，导致巨幼红细胞性贫血。

2. 红细胞生成的调节

（1）爆式促进激活物：爆式促进激活物（burst promoting activator，BPA）是由白细胞产生的一类糖蛋白，以早期红系祖细胞 BFU - E 为作用的靶细胞，可能具有促进 BFU - E 从细胞周期中的静息期（G_0 期）进入 DNA 合成期（S 期），以及强烈刺激早期红系祖细胞增殖的功能。

（2）促红细胞生成素：促红细胞生成素（erythropoietin，EPO）是由肾皮质管周细胞产生的糖蛋白，肝细胞和巨噬细胞亦可少量合成，主要作用是促进晚期红系祖细胞的增殖。当组织缺氧或耗氧量增加时，肾脏可释放促红细胞生成素，作用于骨髓晚期红系祖细胞膜上的促红细胞生成素受体，加速其增殖分化，使血中成熟红细胞增加，提高血液的运氧能力，满足组织对氧的需要（图7-3）。高原居民、长期从事体力劳动者、肺心病患者等，血液中红细胞数量较多，是由于组织缺氧的刺激，使肾皮质管周细胞合成促红细胞生成素增多所致。发生严重肾疾患时，促红细胞生成素合成减少，是患者贫血的原因之一。再生障碍性贫血可能与红系祖细胞膜上的促红细胞生成素受体缺陷有关。

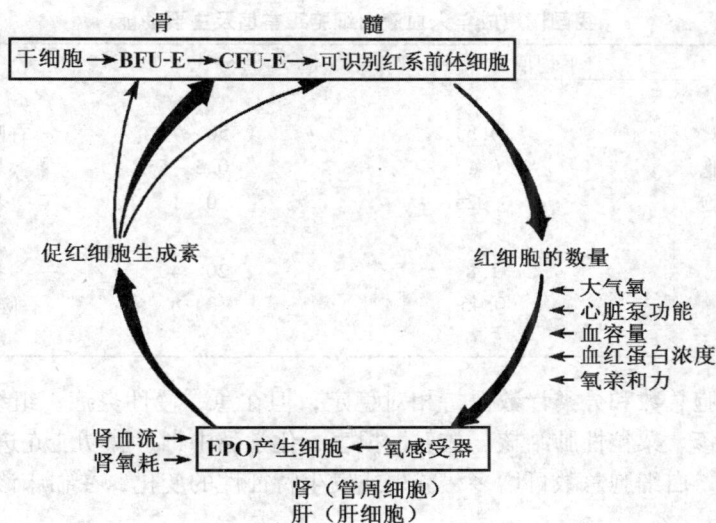

图7-3　EPO调节红细胞生成的反馈环

（3）雄激素：主要作用于肾，一是合成促红细胞生成素增多。二是刺激红骨髓造血，使红细胞生成增多。临床上用人工合成的雄激素衍生物治疗再生障碍性贫血有一定疗效。

3. 红细胞的破坏　红细胞的平均寿命约为120天，血液中每天约有1%左右的红细胞受到破坏。衰老的红细胞脆性增大，易发生破坏。在血流湍急处，脆性较大的红细胞可因受到冲击而破裂；在通过微小的孔隙时，可塑性、变形能力减退的红细胞容易滞留在肝脾等处，而被巨噬细胞吞噬。红细胞破裂后所释放的血红蛋白与血浆中的触珠蛋白结合被肝脏摄取，经脱Fe^{2+}后转变为胆色素。脱下来的Fe^{2+}经肝脏处理后，绝大部分由血浆蛋白转送回骨髓被再利用。

二、白细胞

（一）白细胞的形态、数量和分类

白细胞（leukocyte，或white blood cells，WBC）为无色有核的血细胞，呈球形，直径约$10\sim17\mu m$，一般在组织中则有不同程度的变形。我国正常成年人血液中白细胞总数约为$(4.0\sim10.0)\times10^9/L$，平均约为$7.0\times10^9/L$。

正常人血液中白细胞的数量可因年龄和机体处于不同的功能状态而有较大的变化。新生儿白细胞总数可达（15.0～20.0）×10⁹/L，婴儿期维持在 10.0×10⁹/L 左右。新生儿血液中白细胞主要为中性粒细胞，以后淋巴细胞逐渐增多，可占到白细胞总数的70%，3～4 岁后淋巴细胞逐渐减少，至青春期与成年人基本相同；饭后、运动、女子月经期和分娩期等均可引起白细胞总数增高；每天下午 2 时左右白细胞总数较多，凌晨较低。

各类白细胞数量在白细胞总数中均占一定比例，临床上用分类百分比来计数。白细胞的正常值及主要功能见表 7－1。

表 7－1　　　　　我国健康成年人血液白细胞正常值及主要功能

名　称	平均值（×10⁹/L）	百分比（%）	主要功能
颗粒细胞			
中性粒细胞	4.5	50～70	吞噬细菌与坏死细胞
嗜酸性粒细胞	0.1	0.5～5	抑制组胺释放
嗜碱性粒细胞	0.025	0～1	释放组胺与肝素
无颗粒白细胞			
淋巴细胞	1.8	20～40	参与特异性免疫
单核细胞	0.45	3～8	吞噬细菌与衰老的细胞
总数	7.0		

正常人白细胞总数和分类计数保持相对稳定，但在急、慢性炎症，组织损伤、白血病、伤寒、流感、麻疹、粟粒性肺结核、放射性损害、化学品中毒、脾功能亢进和再生障碍性贫血等病理情况下，白细胞总数可增多、减少或发生特征性的变化，在临床诊断中具有重要参考价值。

（二）白细胞的生理特性和功能

白细胞是机体防御系统的重要组成部分，根据其免疫特点的不同，白细胞可分为吞噬细胞和免疫细胞两大类。吞噬细胞包括粒细胞和单核细胞，它们执行非特异性免疫功能，主要吞噬外来入侵的微生物、异物和体内坏死组织，并参与炎症反应；免疫细胞是指淋巴细胞，它们执行特异性免疫功能，针对某些特异性抗原进行细胞性或体液性免疫。

白细胞所具有的变形、游走、趋化和吞噬等生理特性，是执行防御功能的基础。除淋巴细胞外，所有的白细胞都能伸出伪足进行变形运动，通过变形运动白细胞可以穿过微血管壁进入组织，这一过程称为白细胞渗出（diapedesis）。渗出到血管外的白细胞在组织中具有趋向某些化学物质游走的特性，称为趋化性（chemotaxis）。能诱发白细胞趋化作用的化学物质称为趋化因子（chemokine），包括细胞的降解产物、抗原－抗体复合物、细菌及其毒素等。白细胞游走到细菌、异物附近，通过入胞作用将细菌、异物吞入胞浆，称为吞噬（phagoeytosis）。白细胞胞浆内含有蛋白酶、多肽酶、淀粉酶、酯酶、脱氧核糖核酸酶等多种特殊酶，可以分解吞噬细菌、异物等。

1. 中性粒细胞　中性粒细胞的核呈分叶状，故又称多形核白细胞（polymorphonuelear - leukocyte）。血管中的中性粒细胞约有一半随血液循环，称为循环池，通常的白细胞总数仅反映这一部分中性粒细胞的数量；另一半则附着在小血管壁上，称为边缘池。这两部分白细胞可相互交换，保持动态平衡。中性粒细胞在血管内仅停留 6~8h，很快通过变形运动穿过毛细血管壁进入组织发挥作用，一旦它们进入组织，就不再返回血液。

中性粒细胞是血液中主要的吞噬细胞，具有活跃的变形能力、敏锐的化学趋化性和很强的吞噬和消化病原微生物的能力。能将入侵的细菌、异物包围在某一局部并吞噬，防止其在体内扩散。当机体发生急性炎症时，边缘池和骨髓内贮存的中性粒细胞可立即调动进入血液循环，所以在急性感染发生后 2 小时，中性粒细胞的数量便明显增多。若中性粒细胞数量减少到 $1.0 \times 10^9/L$ 时，机体抵抗力明显下降，容易发生感染。此外，中性粒细胞还可吞噬、清除衰老的红细胞和抗原–抗体复合物等。

2. 单核细胞 单核细胞体积较大，胞浆内无颗粒。也能进行变形运动和吞噬活动，但在血液中吞噬能力较弱，在血液中停留 2~3 天后穿过毛细血管壁进入组织，可进一步分化、发育，细胞体积增大，直径可达 $60~80\mu m$，细胞内所含的溶酶体颗粒和线粒体的数目增多，成为具有比中性粒细胞吞噬能力更强，可吞噬更多、更大细菌和颗粒的巨噬细胞（macrophage）。巨噬细胞主要作用是吞噬组织内的致病微生物，如病毒、原虫、真菌、结核分枝杆菌等；识别和杀伤肿瘤细胞，清除变性的蛋白质、衰老受损伤细胞及碎片。此外，还参与激活淋巴细胞的特异性免疫功能。

3. 嗜酸性粒细胞 血液中嗜酸性粒细胞（eosinophil）的数量有明显的昼夜周期性波动，清晨较少，午夜增多。这种周期性波动可能与体内肾上腺糖皮质激素的水平波动有关，清晨血液中肾上腺糖皮质激素浓度增高，嗜酸性粒细胞的数量减少；午夜肾上腺糖皮质激素浓度降低，嗜酸性粒细胞的数量则增加。嗜酸性粒细胞的主要作用是：①限制嗜碱性粒细胞和肥大细胞在速发型过敏反应中的作用。嗜碱性粒细胞被激活时，能释放趋化因子和组胺等物质，引起急性过敏反应。②参与对蠕虫的免疫反应。嗜酸性粒细胞能黏着于蠕虫体上，借助溶酶体内所含的某些酶，对血吸虫、蛔虫、钩虫等蠕虫产生一定的杀伤作用。

4. 嗜碱性粒细胞 嗜碱性粒细胞（basophil）在血管内停留约 12 小时，功能与肥大细胞相似，胞浆中有较大的碱性染色颗粒，颗粒内含有肝素、组胺、过敏性慢反应物质、嗜酸性粒细胞趋化因子等多种生物活性物质。肝素具有抗凝血作用，有利于保持血管的通畅，使吞噬细胞能够到达抗原入侵部位；肝素作为酯酶的辅基，还可加快脂肪分解为游离脂肪酸的过程。组胺和过敏性慢反应物质可使毛细血管壁通透性增加，局部充血水肿，并使平滑肌收缩，特别是细支气管平滑肌收缩而引起哮喘、荨麻疹等过敏反应。嗜酸性粒细胞趋化因子能把嗜酸性粒细胞吸引过来，聚集于局部以限制嗜碱性粒细胞在过敏反应中的作用。所以患有某些过敏性疾病时可引起嗜碱性粒细胞数量增多。

5. 淋巴细胞 淋巴细胞（lymphocyte）是免疫细胞中重要部分，分为两大类。由骨髓生成的淋巴系干细胞，一部分迁移到胸腺，并在胸腺激素的作用下发育成熟为 T 淋巴细胞。另一部分在骨髓或肠道淋巴组织中发育成熟为 B 淋巴细胞。血液中淋巴细胞 80%~90% 属于 T 淋巴细胞，B 淋巴细胞主要在淋巴结、脾及肠道淋巴组织中。淋巴细胞具有特异性免疫功能，它们对"异己"构型的物质有防御、杀灭和清除功能。T 淋巴细胞执行细胞免疫，B 淋巴细胞执行体液免疫。

（三）白细胞的生成和破坏

骨髓内造血干细胞可分化为各类白细胞的定向祖细胞，然后分别发育成熟为各种粒细胞、单核细胞或淋巴细胞。白细胞的增殖与分化受集落刺激因子（colony stimulating factor，CSF）调节，并与抑制因子共同调控白细胞的增殖、生长或限制造血生长因子释放等作用。

各类白细胞的寿命相差较大，成熟粒细胞在血液中约停留十几个小时，当它们进入组织后，约生存 20 多个小时；单核细胞的寿命约数周，长者可达几个月。淋巴细胞寿命较长，特别是 T 淋巴细胞寿命更长，可长达数月或数年。衰老的白细胞主要由肝、脾内的巨噬细胞吞噬和分解；还有部分白细胞由消化道、呼吸道和泌尿道渗出，随分泌物排出体外。

三、血小板

（一）血小板的形态、数量和功能

血小板（platelet，或 thrombocyte）是从骨髓中成熟的巨核细胞胞质裂解脱落形成的具有代谢能力的细胞。体积小，无细胞核，呈双面凸起的梭形或椭圆形，直径约为 $2 \sim 3 \mu m$。电镜下可观察到血小板内 α 颗粒、致密体、溶酶体、致密小管系统、微管和微丝等超微结构。

正常成年人血液中血小板数量约为 $(100 \sim 300) \times 10^9/L$，平均为 $160 \times 10^9/L$。正常血小板计数可有 6% ~ 10% 的变动范围，通常午后较清晨多，冬季较春季多，静脉血较毛细血管多，剧烈运动后及妊娠中、晚期升高。

当血小板数量少于 $50 \times 10^9/L$ 时，造成皮肤和黏膜下出现瘀点，甚至大块瘀斑，称为血小板减少性紫癜；若血小板数量超过 $1000 \times 10^9/L$ 时，则易发生血栓性疾病。血小板还可释放血小板源生长因子（platelet - derived growth factor，PDGF），具有促进血管内皮细胞、平滑肌细胞及成纤维细胞增殖作用，并有利于受损血管的修复。

（二）血小板的生理特性

1. 黏附　血小板与非血小板表面的黏着称为血小板黏附（platelet adhesion）。当血管内皮受损伤时，血小板便可黏附于内皮下组织。参与血小板黏附的主要成分有血小板膜上的糖蛋白（glycoprotein，GP）、血管内皮下胶原纤维组织及血浆血友病因子（vWF）。血管受到损伤后，血管壁胶原纤维暴露，vWF 与胶原纤维结合后导致 vWF 变构，然后血小板膜上的糖蛋白与变构的 vWF 结合，使血小板黏附于胶原纤维上。因此，vWF 是血小板黏附于胶原纤维上的桥梁。当血小板膜上的糖蛋白缺损、vWF 缺乏或胶原纤维变性时，血小板的黏附功能障碍，可能发生出血。

2. 聚集　血小板与血小板之间的相互黏着称为血小板聚集（platelet aggregation）。当血小板受到刺激时发生聚集形成血小板血栓，如血管损伤很小，血小板血栓可以完全阻止血液流失，这对于微小血管损伤的止血非常重要。

血小板聚集开始时，由圆盘形变为球形，伸出一些小伪足，并释放血小板颗粒内的活性物质。聚集过程可分为两个时相：第一聚集时相发生迅速，但聚集后迅速解聚，称为可逆聚集时相；第二聚集时相发生较慢，聚集后不能解聚，称为不可逆聚集时相。

　　有许多生理性及病理性因素可引起血小板聚集。能引起血小板聚集的因素称为致聚剂（诱导剂）。生理性致聚剂主要有 ADP、肾上腺素、5 - 羟色胺、组胺、胶原、凝血酶、前列腺素类物质 TXA_2 等；病理性致聚剂有细菌、病毒、免疫复合物、药物等。

　　（1）ADP：ADP 是引起血小板聚集最重要的物质。血小板聚集的可逆聚集时相主要由受损伤组织释放的 ADP 或低浓度的外源性 ADP 引起。不可逆聚集时相主要由血小板释放的内源性 ADP 引起。高浓度的 ADP 则能迅速引起血小板直接进入不可逆聚集时相。ADP 引起的血小板聚集还必须有 Ca^{2+} 和纤维蛋白原的存在，而且要由 ATP 提供能量。

　　（2）血栓烷 A_2：血小板释放的血栓烷 A_2 也称血栓素 A_2（thromboxaneA_2，TXA_2），具有强烈的聚集血小板和缩血管作用。血小板内并无 TXA_2 贮存，当血小板被激活时，血小板内的磷脂酶 A_2 被激活，裂解血小板膜磷脂，游离出花生四烯酸，花生四烯酸在环加氧酶作用下生成前列腺素 G_2（PGG_2）和 H_2（PGH_2），并在血小板的血栓烷合成酶的催化下生成 TXA_2。TXA_2 可使血小板内 cAMP 浓度降低，游离 Ca^{2+} 增多，血小板释放内源性 ADP，对血小板聚集有正反馈促进作用（图 7 - 4）。阿司匹林、消炎痛可抑制环加氧酶，咪唑可抑制血栓烷合成酶，均可使 TXA_2 生成减少，所以都具有防止血小板聚集作用。此外，人体血管内皮细胞中含有前列环素合成酶，可使 PGH_2 转化为前列环素（prostacyclin，PGI_2），PGI_2 与 TXA_2 作用相反，可使血小板内 cAMP 浓度增加，游离 Ca^{2+} 减少，具有较强的抑制血小板聚集和舒张血管的作用。在正常生理情况下，TXA_2 与 PGI_2 之间保持动态平衡，使血小板不容易聚集，但在血管内皮损伤时，局部 PGI_2 生成减少，血小板激活使 TXA_2 生成增多，有利于血小板聚集，并迅速形成血小板血栓。

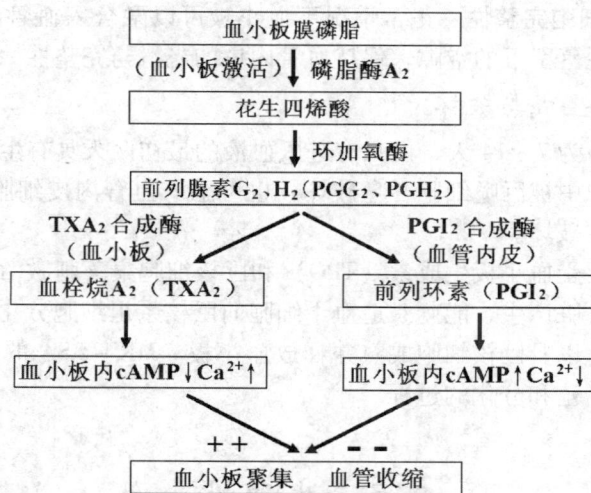

図 7 - 4　血小板和血管内皮细胞中前列腺素的形成

　　（3）胶原：胶原是一种只引起血小板不可逆聚集的致聚剂，并可引起血小板聚集和释放反应同时发生，这可能与 ADP 的释放和 TXA_2 的参与有关。

　　3. 释放反应　当血小板受到刺激后，将贮存在致密体 α 颗粒或溶酶体内的多种活性物质排出的过程称为血小板释放（platelet release）或血小板分泌（platelet secretion）。从致密体释放的物质主要有 ADP、ATP、5 – HT、Ca^{2+}；从 α 颗粒释放的物质主要有 β – 血小板巨球蛋白、血小板因子 4（PF_4）、血小板因子 5（PF_5）、vWF、纤维蛋白、凝血酶敏感蛋白等。此外，被释放的物质也可来自临时合成并即时释放的物质，如 TXA_2。能引起血小板聚集的因素多数也能引起血小板释放反应，由血小板释放的许多物质也可以进一步促进血小板的激活、聚集，而且血小板的黏附、聚集与释放几乎同时发生，加速止血过程的发生。

4. 吸附与收缩　血小板的表面可以吸附血浆中的多种凝血因子，如因子 I、V、XI、XIII 等。使破损血管局部的凝血因子浓度增高，有利于血液凝固和生理性止血。由于血小板中含有肌凝蛋白、肌动蛋白、肌管及相关蛋白等，血小板激活后胞浆内 Ca^{2+} 浓度增高，引起血凝块中的血小板发生收缩，使血凝块紧缩，形成更加牢固的止血栓。

（三）血小板的生理功能

血小板的生理功能体现在它的生理特性上，主要参与止血，促进凝血和保持毛细血管内皮细胞的完整性。

1. 参与止血　生理性止血过程主要包括血小板栓子形成、血管收缩和纤维蛋白凝块生成三个时相。如果血小板数量与功能不足则出血时间延长，甚至出血不止。

2. 促进凝血　在血液凝固过程中血小板主要作用有：①提供磷脂表面以利于血液凝固反应的进行；②吸附大量凝血因子并相继激活，加快凝血酶原转变成凝血酶的速度；③其 α – 颗粒释放纤维蛋白原，可加固血凝块；④促进血块回缩形成坚实的止血栓，牢固地封闭血管破口。

3. 保持血管内皮细胞完整性　正常情况下血小板可以融合入血管内皮细胞，沉着于血管壁以填补内皮细胞脱落留下的空隙，保持血管内皮的光滑与完整性。

（四）血小板的生成与破坏

血小板的平均寿命为 7 ~ 14 天，但只有进入血液的最初两天具有生理功能。衰老的血小板可在脾、肝和肺组织中被巨噬细胞吞噬破坏；也可融入血管内皮细胞中，或在发生聚集、释放反应时在血管内被破坏。

血小板的生成主要受血小板生成素（TPO）和巨核细胞集落刺激活性物质（MK – CSA）的调节。TPO 由肾或肝脏产生，能刺激造血干细胞向巨核系祖细胞分化，并能特异性地促进巨核祖细胞增殖、分化以及巨核细胞成熟并释放血小板。MK – CSA 的主要作用是促进巨核细胞和晚期巨核细胞增殖和分化的过程。

第四节　生理性止血

生理状态下，小血管受损引起的出血，在 1 ~ 3min 内就会自动停止，将此现象称为生理性止血（hemostasis）。

一、生理性止血的基本过程

生理性止血过程主要包括血管收缩、血小板血栓形成和血液凝固三个时相。

(一) 血管收缩

受损血管局部及附近的小血管收缩,可使局部血流量减少。若血管破损不大,可使血管破口封闭,即可制止出血。引起血管收缩的原因有:①损伤性刺激反射性引起血管收缩;②血管壁损伤使局部血管发生肌源性收缩;③黏附于损伤处的血小板释放 5 - HT、TXA_2、内皮素等缩血管物质。

(二) 血小板血栓形成

血管内膜损伤后暴露胶原组织,很快即有少量的血小板黏附其胶原纤维上形成松软的血栓。局部血液凝固过程中生成的凝血酶和局部受损红细胞释放的 ADP,均可使血小板激活而释放内源性 ADP 及 TXA_2,促使血小板发生不可逆聚集。血流中的血小板不断地黏附、聚集在胶原纤维上形成血小板止血栓,将伤口堵塞以达到初步止血目的。此外,由于受损血管内皮的 PGI_2 生成减少,有利于血小板的聚集及血栓形成。

(三) 血液凝固

血管受损可启动血液凝固系统,在局部迅速发生凝血,使血浆中可溶性纤维蛋白原转变为不可溶的纤维蛋白,并交织成网,加固止血栓。最后,纤维组织增生并长入血凝块,达到永久性止血(图 7 - 5)。

生理性止血过程中的血管收缩、血小板血栓形成和血液凝固三个时相相继发生,相互重叠,密切相关,使生理性止血能及时、快速地进行。血小板与生理性止血过程的三个环节均有密切关系,且居于中心地位。

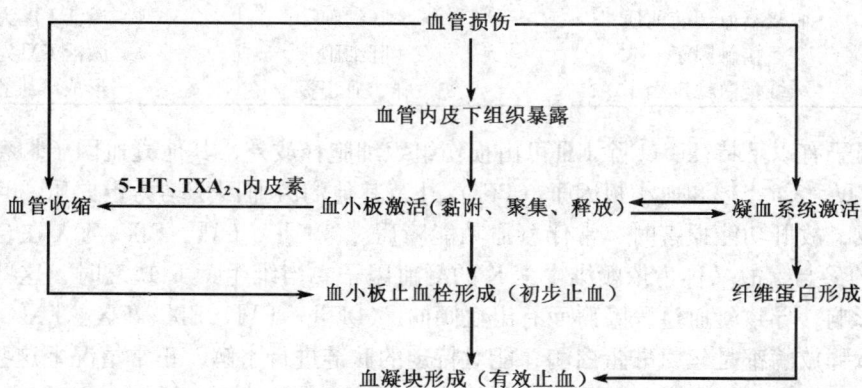

图 7 - 5 生理性止血过程示意图

二、血液凝固

血液由流动的液体状态变为凝胶状态的过程称为血液凝固（blood coagulation），简称凝血。血液凝固后 1~2h，因血凝块中的血小板激活，使血凝块回缩，并析出淡黄色的液体，称为血清（serum）。血清与血浆的区别在于，血清缺乏纤维蛋白原和被消耗的 FⅡ、FⅤ、FⅧ、FXⅢ 等凝血因子，但也增添了少量在凝血过程中由血小板释放的物质。

（一）凝血因子

血浆和组织中直接参与血液凝固的物质，统称为凝血因子（coagulation factor，或 clotting factor）。目前已知的凝血因子主要有 14 种，其中已按国际命名法，依照发现的先后顺序，用罗马数字编号的有 12 种，即 Ⅰ~XⅢ（简称 FⅠ~FXⅢ，其中 FⅥ 是血清中活化的 FⅤa，不再视为独立的凝血因子）。此外，还有前激肽释放酶、高分子量激肽原及血小板因子（PF$_3$）等也直接参与凝血过程（表 7-2）。

表 7-2　　　　　　　　　　　　　　　　凝血因子

因子	名称	合成部位	主要功能
Ⅰ	纤维蛋白原	肝细胞	形成纤维蛋白
Ⅱ	凝血酶原	肝细胞	激活纤维蛋白原
Ⅲ	组织因子	内皮细胞	作为 FⅦa 辅因子
Ⅳ	钙离子（Ca^{2+}）	—	辅因子
Ⅴ	前加速易变因子	内皮细胞和血小板	加速激活凝血酶原
Ⅶ	前转变素稳定因子	肝细胞	激活 FX 和 FIX
Ⅷ	抗血友病因子	肝细胞	加速 FIXa 对 FX 的激活
Ⅸ	血浆凝血活酶成分	肝细胞	激活 FX 为 FXa
Ⅹ	Stuart-Prower 因子	肝细胞	形成凝血酶原酶复合物
Ⅺ	血浆凝血活酶前质	肝细胞	激活 FIX 为 FIXa
Ⅻ	接触因子	肝细胞	激活 FXI 为 FXIa
XⅢ	纤维蛋白稳定因子	肝、血小板	形成纤维蛋白网

凝血因子有以下特征：①除 FⅢ 可由损伤组织细胞释放外，其他凝血因子均存在于血浆中。②除 FⅣ（Ca^{2+}）和血小板因子（PF$_3$）外，其他的凝血因子均为蛋白质，且绝大多数在肝脏合成，故肝功能损害时，常伴凝血功能障碍。③FⅡ、FⅦ、FⅨ、FX 在合成时需要维生素 K 的参与，故又称为依赖维生素 K 的凝血因子。当维生素 K 缺乏时，这些因子的合成将受到影响，导致凝血过程障碍而有出血倾向。④FⅡ、FⅦ、FⅨ、FX、FXI、FXⅡ、FXⅢ 和前激肽释放酶都是丝氨酸蛋白酶，能对特定的肽链进行水解，正常情况下这些蛋白酶都是以无活性的酶原形式存在，必须通过其他酶的水解而暴露或形成活性中心后，才具有酶的活性，这一过程称为凝血因子的激活。被激活的凝血因子在其右下角以一个"a"（activated）表示，如活化的 FⅡ 表示为 FⅡa。

（二）血液凝固的过程

血液凝固过程主要分为三个基本步骤：第一步，凝血酶原复合物（凝血酶原激活复合物）的形成；第二步，凝血酶原转变为凝血酶；第三步，纤维蛋白原转变为纤维蛋白（图7-6）。

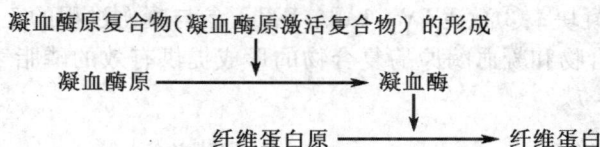

凝血酶原复合物（凝血酶原激活复合物）的形成

凝血酶原 ——————————→ 凝血酶

纤维蛋白原 ——————————→ 纤维蛋白

图 7-6 血液凝固的基本步骤

1. 凝血酶原酶复合物的形成　通常依启动方式和参与的凝血因子不同，即形成凝血酶原酶复合物过程的不同，将凝血过程分为内源性凝血途径（intrinsic pathway）和外源性凝血途径（extrinsic pathway）两种。但两条途径中的某些凝血因子可以相互激活，故两条途径相互密切联系。

（1）内源性凝血途径：内源性凝血途径参与凝血的因子全部来自血液。当血液与带负电荷的异物表面（如血管内膜下胶原纤维、玻璃、白陶土、硫酸酯等）接触时，FXII结合到异物表面上并立即被激活为 FXIIa。FXIIa 可激活 FXI 为 FXIa，从而启动内源性凝血途径。FXIIa 还可激活前激肽释放酶使之成为激肽释放酶，后者又能激活因子 FXII，通过这一正反馈过程，形成大量 XIIa。从 FXII 结合于异物表面到 FXIa 形成的过程称为表面激活。表面激活过程中高分子量激肽原既能与异物表面结合，又能与 FXI 及前激肽释放酶结合，从而将前激肽释放酶和 FXI 带到异物表面，加速激肽酶对 FXII 的激活及 FXIIa 对前激肽释放酶和 FXI 的激活。FXIa 在 Ca^{2+} 存在的条件下可激活 FIX 为 FIXa，FIXa 在 Ca^{2+} 的作用下与 FVIIIa 在活化的血小板的膜磷脂表面结合成复合物，可激活 FX 为 FXa。在此过程中，FVIII 可使 FIXa 对 FX 的激活速度提高 20 万倍。缺乏 FVIII、FIX 和 FXI 的病人，凝血过程缓慢，轻微创伤即可引起出血不止，分别称为甲型、乙型和丙型血友病。

（2）外源性凝血途径：外源性凝血途径由来自血液之外的组织因子（tissue factor，TF）暴露于血液而启动，又称组织因子途径。组织因子是一种存在于大多数组织细胞的跨膜糖蛋白。但在生理情况下，直接与循环血液接触的血细胞和内皮细胞不表达组织因子，只有当血管损伤暴露组织因子时，其与 FVII 结合并迅速使 FVII 转变为 FVIIa，成为 FVIIa-组织因子复合物，FVIIa-组织因子复合物在磷脂和 Ca^{2+} 存在的情况下迅速激活 FX，生成 FXa。生成的FXa 又能激活 FVII，进而使更多的 FX 激活，形成外源性凝血途径的正反馈效应。

FVIIa-组织因子复合物在 Ca^{2+} 的参与下还能激活 FIX 为 FIXa，FIXa 除了能与 FVIIIa 结合而激活 FX 外，也能激活 FVII。因此，通过 FVIIa-组织因子复合物的形成，使内源性凝血途径与外源性凝血途径相互联系、相互促进，共同完成凝血过程。由内源性凝血途径和外源性凝血途径所生成的 FXa，在 Ca^{2+} 存在的情况下，可与 FVa 在磷脂表面形成 FXa-FVa-Ca^{2+}-磷脂复合物，即凝血酶原酶复合物（prothrombinase complex），进而激活凝血酶原为凝血酶。

2. 凝血酶原的激活和纤维蛋白的生成　凝血酶原在凝血酶原酶复合物的作用下被激活成为凝血酶。凝血酶原酶复合物中的 FVa 为辅助因子，可使 FXa 激活凝血酶的速度提高

10000 倍以上。凝血酶的主要作用有：①使四聚体的纤维蛋白原转变为纤维蛋白单体；②激活 X Ⅲ，生成 X Ⅲ a，X Ⅲ a 在 Ca^{2+} 的作用下，使纤维蛋白单体相互聚合，形成不溶于水的交联纤维蛋白多聚体凝块；③激活 FV、FⅧ、FⅪ，参与凝血过程的正反馈机制；④使血小板活化，为 FX 酶复合物和凝血酶原酶复合物的形成提供有效的磷脂表面，加速凝血过程。血液凝固过程见图 7－7。

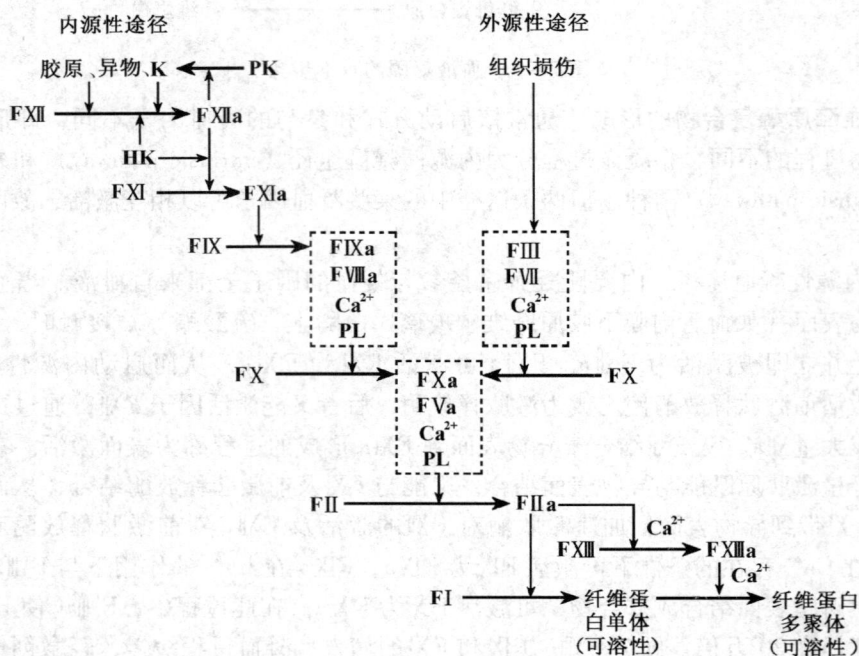

图 7 - 7　血液凝固过程示意图

（三）血液凝固的调节

在生理情况下，机体常不可避免发生血管内皮损伤，会启动低水平的凝血系统，但血管内的血液能始终保持流体状态而不会发生凝固。即使当组织和血管损伤而发生生理性止血时，由于体内还存在着与凝血系统相对抗的抗凝系统，使生理性凝血过程在时间和空间上均受到严格的控制，形成的止血栓也只局限于受损伤部位，并不波及未受损部位。

1. 血管内皮的抗凝作用　①正常的血管内皮作为屏障，可防止凝血因子、血小板与内皮下成分接触，避免血小板的活化和凝血系统的激活；②合成、释放前列环素（PGI_2）和一氧化氮（NO_2），抑制血小板聚集；③合成硫酸乙酰肝素蛋白多糖，并覆盖在内皮细胞表面，血液中的抗凝血酶Ⅲ（antithrombinⅢ）与硫酸乙酰肝素蛋白多糖结合后，可使 FⅡa、FⅩa 等多种凝血因子失活；④合成、分泌组织因子途径抑制物（tissue factor pathway inhibitor，TFPI）和抗凝血酶Ⅲ等抗凝物质；⑤合成并在膜上表达凝血酶调节蛋白（thrombomodulin，TM），并通过蛋白质 C 系统参与对 FⅤa、FⅧa 的灭活；⑥合成、分泌组织型纤溶酶原激活物（tissue plasminogen activator，t-PA），其可激活纤维蛋白溶解酶，降解已经形成的纤维蛋白，保证血管的通畅。

2. 纤维蛋白的吸附、血流的稀释及单核巨噬细胞的吞噬作用 由于纤维蛋白与凝血酶有高度的亲和力，在凝血过程中所形成的凝血酶绝大多数可被纤维蛋白吸附，既有助于加速局部凝血反应的进行，又可避免凝血酶向周围扩散。活化的凝血因子可以被血流稀释，并被血浆中的抗凝物质灭活，被单核巨噬细胞吞噬。

3. 生理性抗凝物质 体内生理性抗凝物质包括丝氨酸蛋白酶抑制物、蛋白质 C 系统和组织因子途径抑制物三类。

（1）丝氨酸蛋白酶抑制物：血浆中含有多种此类抑制物，主要有抗凝血酶Ⅲ、C_1抑制物、α_1-抗胰蛋白酶、α_2-抗纤溶酶、α_2-巨球蛋白及肝素辅因子Ⅱ等。其中最重要的是肝细胞和血管内皮细胞产生的抗凝血酶Ⅲ，通过与凝血酶及 FⅨa、FⅩa、FⅪa、FⅫa 等分子活性中心的丝氨酸残基结合而抑制其活性，发挥抗凝作用。在正常情况下，抗凝血酶Ⅲ的直接抗凝作用弱而慢，不能有效地抑制凝血，但它与肝素结合后，其抗凝作用可增强约2000倍。

（2）蛋白质 C 系统：包括蛋白质 C（protein，C，PC）、凝血酶调制素（thromobomodulin，TM）、蛋白质 S 和蛋白质 C 的抑制物。蛋白质 C 是由肝细胞合成的维生素 K 依赖因子，它以酶原的形式存在于血浆中，激活后的蛋白质 C 可水解灭活 FⅧa 和 FⅤa，抑制 FⅩ 及凝血酶原的激活，促进纤维蛋白的溶解。蛋白质 S 可使激活的蛋白质 C 作用明显增强。

（3）组织因子途径抑制物：组织因子途径抑制物（TFPI）是一种来源于小血管内皮细胞的糖蛋白，是体内主要的生理性抗凝物质。TFPI 先与 FⅩa 结合抑制 FⅩa 的活性并使 TFPI 发生构型变化，在 Ca^{2+} 的存在下，变构的 TFPI 再与Ⅶa-组织因子复合物结合，并灭活Ⅶa-组织因子复合物，从而发挥负反馈，抑制外源性凝血途径的作用。

（4）肝素：肝素（heparin）是一种酸性黏多糖，主要由肥大细胞和嗜碱性粒细胞产生，存在于大多数组织中，尤以肺、心、肝等组织含量最多，生理情况下血浆中含量甚微。肝素在体内、外都具有很强的抗凝作用。它的主要作用是与血浆中的抗凝血酶Ⅲ结合，使抗凝血酶Ⅲ与凝血酶的亲和力增强100倍以上，使两者的结合更快更稳固，促使凝血酶立即失活。肝素还能刺激血管内皮细胞释放 TFPI 和其他抗凝物质而抑制凝血过程。

此外，某些理化因素可延缓或促进血液凝固过程。例如，在血液凝固过程中的许多重要环节均需要 Ca^{2+} 的参与，因此，凡是能降低血液中 Ca^{2+} 浓度的物质均能用于体外抗凝，如草酸盐或枸橼酸盐均能去除 Ca^{2+} 而阻断凝血过程，以达到抗凝目的。血液凝固是酶促反应过程，因此，在一定范围内，升高温度（<42℃），酶的活性增强，反应速度加快，可促进血液凝固；而温度降低至10℃以下时，酶的活性降低，反应速度减慢，可延缓血液凝固。由于粗糙的表面可加速血小板激活，临床手术中采用温热生理盐水纱布压迫止血，一方面提高局部温度，另一方面由于提供了粗糙的表面，可加速血液凝固过程。

三、止血栓的溶解

生理情况下，组织和血管损伤后所形成的止血栓在完成止血使命后将逐步溶解，既保证血管的畅通，又有利于受损组织的再生和修复。止血栓的溶解主要依赖纤维蛋白溶解系统

（简称纤溶系统）。止血栓的溶解过程与生理性凝血过程一样，在时间和空间上均受到严格的控制，若纤溶系统功能亢进，可发生重新出血的倾向；若纤溶系统功能低下，既不利于血管的再通，又可能加重血栓栓塞。

纤维蛋白被分解液化的过程称为纤维蛋白溶解（fibrinolysis）简称纤溶。其作用是清除体内多余的纤维蛋白凝块和血管内的血栓，并且有利于受损组织的再生。因此，纤溶的重要意义在于使血管内血液保持流体状态，限制血液凝固的发展，防止血栓形成。纤溶系统包括四种成分：纤维蛋白溶解酶原（plasminogen），简称纤溶酶原或血浆素原；纤维蛋白溶解酶（plasmin），简称纤溶酶或血浆素；纤溶酶原激活物（plasminogen activator）与抑制物。纤溶的基本过程可分为两个阶段：即纤溶酶原的激活和纤维蛋白或纤维蛋白原的降解（图7－8）。

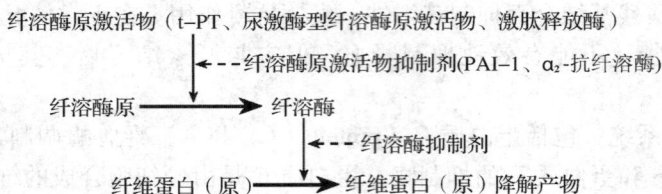

纤溶酶原激活物（t-PT、尿激酶型纤溶酶原激活物、激肽释放酶）

└─→ 纤溶酶原激活物抑制剂(PAI-1、α_2-抗纤溶酶)

纤溶酶原 ───→ 纤溶酶

└─→ 纤溶酶抑制剂

纤维蛋白（原）───→ 纤维蛋白（原）降解产物

图7－8　纤维蛋白溶解系统的激活与抑制示意图

（一）纤溶酶原的激活

纤溶酶原主要在肝脏、骨髓、嗜酸性粒细胞及肾脏合成，在纤溶酶原激活物作用下发生水解转变为有活性的纤溶酶。纤溶酶原激活物包括组织型、尿激酶型纤溶酶原激活物和激肽释放酶等，组织型和尿激酶型纤溶酶原激活物分别由血管内皮细胞和肾小管、集合管上皮细胞合成和释放。

当血液与异物表面接触而激活 F Ⅻ 时，既可启动内源性凝血系统，又可通过 F Ⅻa 激活激肽释放酶而激活纤溶系统，从而使血液凝固与纤维蛋白溶解相互协调，保持平衡。

（二）纤维蛋白和纤维蛋白原的降解

纤溶酶作用于纤维蛋白和纤维蛋白原分子肽链上，能将其分解为许多可溶性小肽，称为纤维蛋白降解产物。它们一般不再凝固，且其中有一部分具有抗凝作用。纤溶酶是血浆中活性最强的蛋白酶，特异性较低，除主要能降解纤维蛋白和纤维蛋白原外，对 F Ⅱ、F Ⅴ、F Ⅷ、F Ⅹ、F Ⅻ等凝血因子也有降解作用。

（三）纤溶抑制物

纤溶酶原激活物抑制物－1（plasminogen activator inhibitor type－1，PAI－1）和 α_2－抗纤溶酶是人体内活性较高的主要纤溶抑制物。PAI－1主要由血管内皮细胞合成、分泌，可与组织型纤溶酶原激活物和尿激酶结合并使其灭活。α_2－抗纤溶酶主要由肝脏产生，血小板 α 颗粒中也有少量贮存，α_2－抗纤溶酶通过与纤溶酶结合而抑制其活性。在正常生理情况下，由于血浆中 PAI－1、α_2－抗纤溶酶对纤溶酶的灭活作用，使血液中纤溶系统的活性很低。只有组织和血管损伤，血管壁上有纤维蛋白形成时该系统才发挥大的作用。

凝血和纤溶是对立统一的两个功能系统，它们之间保持动态平衡，使人体在出血时既能保证有效止血，又防止血块堵塞血管，维持血流的正常状态。

第五节　血型和输血原则

一、血型与红细胞凝集

血型（blood group）是指血细胞膜上所存在的特异性抗原的类型。如果将两种不适宜血型的血液混合在一起，将发生红细胞互相聚集成簇，这种现象称为红细胞凝集（agglutination）。在补体的作用下，可引起红细胞破裂，发生溶血。红细胞凝集可造成微循环阻塞，溶血则常损害肾脏功能甚至引起过敏反应等严重后果。如果这种情况发生在不恰当的输血时则称为输血反应。

红细胞凝集的本质是一种抗原－抗体反应。在红细胞表面含有多种具有特异性的寡糖氨基酸复合体，起抗原作用，称为凝集原（agglutinogen），能与红细胞膜上的凝集原特异性结合的是溶于血浆中的一种 γ 球蛋白，起抗体作用，称为凝集素（agglutinin）。在发生抗原－抗体反应时，抗体可以在若干个带有相应抗原的红细胞之间形成桥梁，使它们聚集成簇。

白细胞和血小板除了存在 A、B、H、MN、P 等一些与红细胞相同的血型抗原外，还有它们所特有的血型抗原。白细胞上最强的同种抗原是人类白细胞抗原（human leukocyte antigen，HLA）。HLA 系统是一个在体内广泛分布，极其复杂的抗原系统，是引起器官移植后发生免疫排斥反应最重要的抗原。

通常所说的血型是指红细胞血型，现已知人类红细胞血型多达十几个独立的系统，如ABO、Rh、MNSs、P 等。一般根据红细胞膜上存在的凝集原命名。其中与临床关系最密切的是 ABO 血型系统，其次是 Rh 血型系统。

二、ABO 血型系统

（一）ABO 血型的分型

人类的红细胞膜上存在两种不同的凝集原，分别称为 A 凝集原和 B 凝集原。根据红细胞膜上凝集原的种类可将血液区分为四型，即 A 型、B 型、AB 型和 O 型（表 7 – 3）。红细胞膜上只有 A 凝集原者为 A 型，只有 B 凝集原者为 B 型，A、B 两种凝集原均有者为 AB型，A、B 两种凝集原均没有者为 O 型。ABO 血型系统有两种凝集素，属于天然抗体，分别称为抗 A 凝集素和抗 B 凝集素。在同一个体血清中不存在与自身红细胞所含凝集原相对应的凝集素，即 A 型血的血清只含有抗 B 凝集素，不含抗 A 凝集素；B 型血的血清只含有抗A 凝集素，而不含抗 B 凝集素；AB 型血的血清不含有凝集素；O 型血的血清含有抗 A、抗B 两种凝集素。因此，当 A 型血的红细胞与 B 型血的血清混合时其红细胞可被 B 型血的血清所凝集；同样，B 型血的红细胞可被 A 型血的血清所凝集；AB 型血的红细胞因含有两种凝集原，所以可被 A 型、B 型及 O 型血的血清凝集；O 型血的红细胞不含有凝集原，则不被任何血清所凝集。

表7-3   ABO 血型系统的凝集原和凝集素

血型	亚型	红细胞上的凝集原	血清中的凝集素
A	A_1	$A + A_1$	抗 B
	A_2	A	抗 B + 抗 A_1
B		B	抗 A
AB	A_1B	$A + A_1 + B$	无抗 A，无抗 A_1，无抗 B
	A_2B	$A + B$	抗 A_1
O		无 A，无 B	抗 A + 抗 B

ABO 血型系统还有几种亚型，其中最重要的亚型是 A 型中的 A_1 和 A_2 亚型。A_1 型红细胞上含有 A 凝集原和 A_1 凝集原，而 A_2 型红细胞上仅含有 A 凝集原；A_1 型的血清中只含有抗 B 凝集素，而 A_2 型血清中则含有抗 B 凝集素和抗 A_1 凝集素。同样，AB 型血清中也有 A_1B 和 A_2B 两种主要亚型。虽然在我国汉族人中 A_2 型和 A_2B 型者分别只占 A 型和 AB 型人群的 1% 以下，但由于 A_1 型红细胞可与 A_2 型血清中的 A_1 凝集素发生凝集反应，而且 A_2 型和 A_2B 型红细胞比 A_1 型和 A_1B 型红细胞的凝集素的抗原性弱得多，在用 A 凝集素做血型鉴定时，容易将 A_2 型和 A_2B 型血误定为 O 型和 B 型。因此输血时应特别注意 A_2 型和 A_2B 亚型的存在。

（二）ABO 血型系统的抗体

血型抗体有天然抗体和免疫抗体两类。ABO 血型系统存在天然抗体，属于 IgM，分子量大，不能通过胎盘。因此，与胎儿血型不合的孕妇，其体内的天然 ABO 血型抗体一般不能通过胎盘进入胎儿体内，不会使胎儿的红细胞发生凝集。免疫抗体属于 IgG，分子量小，能够通过胎盘进入胎儿体内，免疫抗体多是由于机体接受了异型血细胞抗原刺激而产生的，若母体过去因外源性 A 或 B 抗原进入体内而产生免疫性抗体，在与胎儿 ABO 血型不合的孕妇，可因母体内免疫性血型抗体进入胎儿体内而引起胎儿红细胞凝集破坏，发生新生儿溶血症。

三、输血的原则

为了防止引起输血反应，输血应首选同型输血，因同型血不会使凝集原与相应凝集素相遇，一般不会引起凝集反应。在紧急情况下，无同型血时，可考虑异型输血。但只限于少量输血，一般不超过 300ml，且输血速度要缓慢。异型输血时的原则是：供血者的红细胞不能被受血者的血浆所凝集。如 O 型血，因红细胞不含凝集原，故可输给其他各型；AB 型血，因血浆中不含凝集素，故可接受其他各型血。异型输血时只要求供血者的红细胞不被受血者的血浆所凝集，而不考虑供血者输入的血浆中的凝集素会与受血者的红细胞发生凝集，这是由于供血者输入的红细胞在受血者血浆中会遇到足够浓度的凝集素，会使其发生凝集；而供血者输入的血液量少，速度缓慢，故输入的凝集素会被受血者的血浆充分稀释，不致使受血者的红细胞被凝集。但如果大量、快速地把 O 型血输给其他不同血型的受血者，或大量、快速地给 AB 型受血者输入其他血型血液，因为输入血浆中的凝集素不易被稀释，或者供血者的抗 A、抗 B 凝集素效价很高时，都有可能使受血者的红细胞发生凝集反应。

由于红细胞有多种血型系统，ABO 血型系统也有不同的亚型，为确保输血安全，即使在 ABO 系统血型相同的人之间进行输血，在输血前还必须进行交叉配血试验。将供血者红细胞与受血者血清进行配合，称为交叉配血试验主侧；再将受血者红细胞与供血者血清进行配合，称为交叉配血试验次侧。如主侧和次侧均无凝集反应，则为配血相合，输血最为理想；如主侧出现凝集反应，则为配血不合，绝对不能输血；若主侧不凝集而次侧凝集，则只能在紧急情况下做少量、缓慢输血。

四、Rh 血型系统

（一）Rh 血型系统的抗原和抗体

Rh 抗原（Rh 因子）是人类红细胞表面存在的另一类凝集原，1940 年 Landsteiner 和 Wiener 首先发现于恒河猴（Rbesus monkey），后来发现此凝集素能够使大部分人的红细胞发生凝集反应，说明多数人红细胞膜上也存在 Rh 凝集原。Rh 血型系统是红细胞血型中最复杂的一个系统。现已知 Rh 血型系统有 40 多种凝集原，与临床密切相关的是 D、E、C、c、e 共 5 种，其中 D 凝集原的抗原性最强，所以凡红细胞表面有 D 凝集原的称为 Rh 阳性，红细胞表面没有 D 凝集原的称为 Rh 阴性。我国汉族人口中 99% 的人为 Rh 阳性，只有 1% 的人为 Rh 阴性。但在一些少数民族中，Rh 阴性的人数较多，如塔塔尔族约占 15%，苗族约占 12%，布依族和乌孜别克族约为 8.7%。Rh 血型系统属于免疫抗体，只有当 Rh 阴性的人在输入 Rh 阳性的血液后，才会通过体液免疫产生抗 Rh 的免疫性抗体，输血后 2~4 个月血清中 Rh 抗体的水平达到高峰。

（二）Rh 血型系统的临床意义

①如果 Rh 阴性的人第一次接受了 Rh 阳性人的输血，由于其体内没有天然的抗 Rh 阳性凝集素，因而不会发生凝集反应，但由于输入了 D 抗原，其体内将会产生抗 Rh 阳性凝集素，当再次接受 Rh 阳性输血时，就会发生凝集反应。因此，临床上即使重复输入同一供血者的血液时，也必须再做交叉配血试验。②如果 Rh 阴性的妇女孕育了 Rh 阳性的胎儿，则胎儿的 D 抗原有可能透过胎盘进入母体，也可使母体产生抗 D 凝集素，母体的抗 D 凝集素再透过胎盘进入胎儿血液中，使胎儿血液中的红细胞发生凝集反应而溶血，甚至导致胎儿死亡。

第六节 脏腑与血液的现代医学研究

一、脏腑与血液生成

（一）脾主运化与血液生成

现代医学认为，营养物质经过消化系统的消化和吸收进入体内，为血液生成提供各种物质基础。而中医学将饮食物的消化、吸收归属于脾胃的功能，特别是脾的运化、转输水谷精微等功能为气血津液的生成提供了物质基础。在此点上与消化系统的功能如出一辙。大量的研究资料表明，不论是复制的脾虚动物模型还是人体在脾虚证状态下，均可以发现与消化吸收相关的器官、组织、细胞的形态结构，而神经－内分泌的功能均发生不同程度的异常改变。所以由于缺铁所致的小细胞性贫血、由于内因子缺乏造成 VB_{12} 的吸收障碍而发生的巨幼红细胞性贫血等，多与脾胃功能异常有关。由此可以认为脾胃为气血生化之源的部分科学内涵，主要与现代营养物质消化、吸收以及代谢等功能有关。详细见第六章消化与吸收。

（二）肾藏精与血液生成

精，根据来源可分为先天和后天之精，根据作用又有狭义和广义之说。狭义的精是指生殖之精，而广义的精则是指体内维持生命活动的一切精华物质，包括血、津液、髓以及水谷精微等。先天与后天精之间相互依存、相互促进、相互为用。而肾藏精包含了上述各种精。肾藏精功能与血液生成有关，主要表现在肾主骨生髓和精髓化血等方面。正常机体的血细胞生成主要部位是扁骨、短骨的红骨髓处，而骨又为肾所主，肾主骨作用的物质基础在于肾的藏精功能。所以肾精充足则骨髓充盈，化血有源；而肾精不足则常出现血细胞生成减少等贫血症状。采用补肾益精之法，治疗 β－地中海贫血，效果显著，患者临床症状明显改善与血液学指标的提高有明显的一致性。

血细胞的生成不但需要大量的营养物质作为基础，同时还需要多种调节机制的影响。在血细胞的生长发育过程中，促红细胞生成素（EPO）具有促进晚期红系祖细胞的增殖、网织红细胞向成熟红细胞转化等作用，而 EPO 是在机体氧气供应不足时主要由肾脏释放的。当肾气虚衰时常伴有明显的精血不足，甚至由于血少精亏而致五脏衰竭，其中包含了红细胞生成调节功能的失常。肾藏精、开窍于二阴，二阴属于泌尿生殖系统的部分功能。而雄激素是由男性睾丸间质细胞分泌和释放的类固醇激素，该激素通过促进促红细胞生成素合成和直接刺激红骨髓造血等作用，直接参与调控造血器官血细胞生成的过程。所以当肾藏精功能不足时，在生殖功能出现低下同时常伴有全身性营养失调和贫血性病理变化。

（三）肝生血气与血液生成

肝与血液生成的关系除了通过胃的受纳，脾的运化以及胆汁的分泌排出，参与营养物质的消化和吸收过程，为血液生成提供物质基础之外，还具有生成血液成分和调节血液生成过程的作用，即生血和调血功能。

肝的生血作用主要体现在血液，特别是血浆中各种营养成分生成和维持，同时排除血液中各种代谢产物和毒素。血浆是血液主要组成部分，血浆蛋白中的白蛋白、清蛋白和纤维蛋白原是血浆中主要成分，在营养、修复组织细胞，产生和维持血浆渗透压，产生抗体，防御疾病等方面起到血细胞不可替代的作用。而大部分血浆蛋白以及包括合成血红蛋白在内的蛋白质均由肝细胞合成，所以肝脏发生病变时全身的营养功能，特别是血浆蛋白明显下降时将引起水肿、贫血、营养不良等各种临床症状。血浆中糖、脂肪、维生素等物质水平维持恒定，也离不开肝脏功能的正常。肝脏能够通过三羧酸循环途径调节和维持血浆中糖、蛋白、脂肪浓度的正常；肝脏通过自身代谢以维持维生素、各种微量元素等正常的水平，从而保证血液的功能正常。另一方面，肝脏不但是婴幼儿时期重要造血器官之一，而且还是衰老的血细胞处理器官之一，衰老的红细胞、白细胞等在肝脏中被枯否氏细胞吞噬或清除以完成除浊成新功能。肝脏是人体的主要解毒器官，肝脏将来自全身血液中有毒物质转化为无毒或毒性小，或溶解度较大易于排泄的物质，最终从不同的排泄器官排出体外。如氨基酸分解代谢产生的氨，血红蛋白分解产生的胆红素及由体外吸收进入人体内的毒物等，肝脏均参与解毒和排泄处理过程。

肝脏的调血功能主要体现于，肝脏能够生成促进血细胞生长发育不同阶段的催化或促进物质，以及产生调节血细胞生成的激素等。成年人的血细胞发源于红骨髓中造血干细胞，其中红细胞的发育和成熟是一个连续而又分阶段的过程。红细胞在发育成熟过程中的特点是，细胞体积及细胞核由大变小，直至消失；细胞内血红蛋白从无到有，逐渐增多。在此过程中除了需要足够的造血材料——蛋白质与铁外，还需要叶酸和维生素 B_{12} 的促进作用，特别是叶酸是参与红细胞 DNA 合成的前体——胸腺嘧啶核苷酸生成的必需物质。由于肝脏中存在着叶酸还原酶系统，所以具有合成和存储叶酸的作用，当肝脏发生病变时，由于叶酸合成不足导致红细胞 DNA 合成障碍，使细胞分裂增殖速度减慢，细胞体积大而血红蛋白不足造成功能下降，引起巨幼红细胞性贫血。红细胞在生成过程中需要促红细胞生成素的促进与调节，肝脏是生成促红细胞生成素的部位之一。在某些条件下肝脏等器官促红细胞生成素的分泌与释放增加可以促进骨髓红细胞的生成，从而增强红细胞携带氧气和二氧化碳的能力。

二、脏腑与血液凝固

（一）肝藏血与血液凝固

"肝藏血"功能除了具有容纳血液的含义之外，其中"藏"字还具有约束、固摄的意思。肝脏对血液约束和固摄功能主要体现在血液凝固与抗凝固机制过程。研究已证实，止血必须有血浆中的凝血因子参与，各因子间进行连锁性激活反应促进血液凝固。而大部分凝血因子，如 FⅠ、FⅡ、FⅢ、FⅣ、FⅦ等均在肝脏合成，同时肝脏又能对已经活化的凝血因子及时进行适当的清除；一些抗凝血因子如肝素、抗凝血酶Ⅲ等也由肝脏合成。由于肝脏具有对凝血和抗凝血、纤溶与抗纤溶物质的生成及灭活的作用，从而有效地调节着生理状态下机体内血液凝固与抗凝固、纤溶与抗纤溶过程。因此，当肝气郁结、肝风内动等病变发生时不但伴有血液黏度、血细胞数量和形态等改变，并且血浆中凝血物质、凝血机制也发生各种异常变化。说明了肝脏可以通过对凝血与抗凝血物质的调控而实现对流动着的血液的约束、固摄使其不致逸于脉外的作用。

（二）脾统血与血液凝固

"脾统血"之"统"为统摄、统治、控制之意。即脾有统摄血液在经脉之内流行，防止其逸出脉外的功能。"脾统血"的功能实施是由脾气主导的，脾气旺则能够摄血于脉道之中而不外逸，脾气虚则统摄无权，血不内守而外溢，引起出血等证。临床医学研究认为，脾虚和脾不统血时主要表现在两个方面：其一是微循环形态与功能。发现脾虚证患者甲皱微循环血流速度缓慢，颜色苍白，血管祥模糊不清且多有形态改变。其二是凝血与抗凝血功能变化，发现脾虚证患者血流变化特点为：全血和血浆黏度增高、血小板聚集率增高而血细胞比容明显降低，甚至出现血淤或出血、贫血等异常变化。脾虚不统血型功能性子宫出血患者血浆中纤维蛋白原含量低于正常人，而且纤维蛋白溶解现象比较明显；在慢性血液病脾不统血型患者血液中发现，血小板的数量较正常人减少，同时其功能也表现为低下，经过中药补益脾气复方治疗后能够改善和纠正血小板异常变化。迄今为止，尽管对脾统血功能的研究存在着很多不一致的结果，但是脾虚证时微循环与凝血功能发生改变是客观存在的。

三、活血化瘀的机制

活血化瘀是针对血瘀证提出的一类治疗大法。血瘀证是指瘀血所引起的各种病证，如心血瘀滞导致的胸痹心痛，肝气郁滞引起的癥瘕，瘀血阻络引起的各种出血，血瘀内蓄而致癫狂等，是中医血证的重要证型之一，也是许多临床疾病的基本病机。一般可分为气虚致瘀、血寒致瘀、血热致瘀和气滞血瘀四型，可见于现代医学的很多疾病中。

血的运行有赖于心之推动、肺之辅助、脾之统摄、肝之贮藏和疏泄。凡各种原因使离经之血不能及时排出、消散而瘀滞于某处，或血液运行受阻，瘀积于经脉或器官之内，均属瘀血。现代研究认为，血瘀证多由于血液循环和微循环障碍，微血管中血细胞的流动速度明显减慢，微血管襻的顶端有扩张和血液积聚等；或由于血小板聚集性增强、凝血活性增高、抗凝活性降低以及纤溶酶活性降低等，造成血栓形成；或代谢失调，免疫功能障碍，体液调节功能和内分泌紊乱，血液流变学改变，血流动力学改变，肾上腺素、去甲肾上腺素和 5 - 羟色胺等生物活性物质水平改变，血管缩窄、闭塞、再生，炎症所造成的组织变性、坏死、萎缩、增生等所致。

由于血瘀一证的发生是诸多原因所致，所以现代医学活血化瘀的治疗机制也将是多方面的，其中主要包括改善微循环，调节血中活性物质浓度，促进凝血与抗凝血过程，加强纤维蛋白溶解等一系列环节。

（一）改善血液循环

活血化瘀药物具有多方面的作用，不同的活血化瘀药物具有不同的作用原理，同一种活血化瘀药物对不同的对象也可发挥不同的作用。常用的活血化瘀药物在改善血液循环方面的作用主要包括：①改善微循环。可使微血管内血流速度加快，在一定程度上可促使血细胞解聚，降低血液黏度，增加红细胞表面的电荷，促使毛细血管网开放，增加组织微循环的血液灌流量，有利于侧支循环的建立，降低血浆乳酸含量等作用。②扩张血管。对体内不同部位（心、脑、皮肤等）和不同类型（小动脉、小静脉、微动脉、微静脉、毛细血管等）的血管均有不同程度的扩张作用，从而增加局部血流量。③改善心功能。可调整心率，具有正性变时、变力效应，增加冠脉血流量，具有对抗心肌缺血、缺氧作用；可加速坏死心肌组织的清除，加速梗死心肌的愈合以及阻断细胞外 Ca^{2+} 内流等作用。

（二）防止血栓形成

活血化瘀药具有抗实验性动脉血栓和微血栓形成的作用，可加速实验性血栓的溶解。活血化瘀药物可通过以下几个环节发挥抗血栓形成的作用：①抑制血小板黏附、聚集等功能。

②抗凝血作用。增强纤维蛋白的溶解。③改善血液流变性，降低血液黏度，使血液浓、黏、聚的状态得以改善。

（三）调节代谢及促进组织修复

活血化瘀药物从三个方面发挥作用：①调节结缔组织代谢。可能通过对细胞、基质、纤维等某个环节，对胶原组织的合成和分解产生影响。②调节物质及能量代谢。可降低血清总胆固醇和β-脂蛋白等的作用，使主动脉壁的总胆固醇和总脂量减少；并可减轻心肌微血管痉挛、血小板聚集及线粒体等组织的破坏，减轻动脉粥样硬化，起到保护动脉内膜的作用。③促进组织修复。可使纤维细胞的蛋白质分泌活动旺盛，在细胞外形成更多的胶原纤维，并使成纤维细胞的线粒体产生较多的微密钙颗粒，使骨痂有较早较多的钙盐沉着，为愈合提供有利条件。

（四）抗炎作用

活血化瘀药物具有抑制炎症，解热镇痛，直接杀伤病原体，降低毛细血管壁通透性，减少炎性渗出和促进吸收，改善血液循环以及增强机体防御功能等作用。

（五）调节免疫功能

活血化瘀药物对某些免疫疾病的治疗可能与以下机制有关：①免疫调节作用。根据中医基本理论及现代免疫调节平衡学说，其治疗作用可能主要通过调节免疫反应平衡，特别是调节 T_H 与 T_S 细胞之间的平衡，提高 T_S 功能，抑制异常免疫反应发挥作用。②免疫抑制作用。抑制血凝抗体及抗体形成细胞；阻断巨噬细胞信息传递，使免疫信息传递减少。③抑制炎症过敏介质释放，解除平滑肌痉挛。抑制肥大细胞脱颗粒及介质游离所需的蛋白酶活化，抑制过敏介质——组织胺、SRS-A 的释放。

总之，现代药理研究证明，采用活血化瘀法，可以改善血液流变性，使血液高浓、高黏、高聚的程度大为减轻；纠正微循环障碍，减少血管渗出，增加血管流畅性；促进组织的修复与再生，提高红细胞的免疫功能等。这也是中医学"异病同治"的精髓所在。

（丁延平）

第八章

血液循环

循环系统（circulatory system）主要由心脏和血管组成，又称心血管系统。心脏是推动血液流动的动力；血管是血液流动的管道，包括动脉、毛细血管、静脉。血液在心血管系统中按一定的方向循环流动，称为血液循环。

血液循环的主要功能是：①物质运输功能：可运输营养物质、代谢产物、氧和二氧化碳等，在机体各个组织器官进行物质交换，以保证机体新陈代谢的需要；②实现体液调节：各内分泌细胞分泌的激素或生物活性物质，通过血液循环运输作用于靶细胞，发挥体液调节作用；③维持内环境稳定；④防御功能；⑤内分泌功能：心肌、血管平滑肌细胞和内皮细胞可分泌心房钠尿肽、血管紧张素、内皮舒张因子等多种生物活性物质，对机体各种功能发挥调节作用。

第一节　脏腑与血液循环

中医理论认为，心为血液循环的动力，脉为血之府，脉管是一个相对密闭，如环无端，自我衔接的管道系统。血液在脉管中运行不息，流布于全身，环周不休，以营养人体的周身内外上下。血液正常循行必须具备两个条件：一是脉管系统的完整性；二是全身各脏腑发挥正常的生理功能，以调节血液的运行，其中与心、肺、肝、脾的关系尤为密切。

一、心主血脉

心主血脉，指心具有推动血液在脉管中正常运行的作用，包括心主血和心主脉两个方面。心是血液循环的动力，心主血指的是心气能推动血液在脉管中正常运行，以输送营养物质于全身的脏腑形体官窍。血液的运行与五脏功能密切相关，其中心的搏动推动血液运行的作用最为重要。而心脏的搏动，主要依赖于心气的推动和调控。如心气充沛，则心脏搏动有力，频率适中，节律一致，血液才能正常运行，输布于周身，发挥其濡养作用。如心气不足，则心对血液运行的推动作用减弱，导致血液运行失常。心主脉是指心气推动及调控心脏的搏动和脉管的舒缩，使脉道通利，血流通畅。心与脉直接相连，形成一个密闭循环的管道系统。心气充沛，心脏有规律的搏动，脉管有规律的舒缩，血液则被输送到各脏腑形体官窍，发挥其濡养作用。此外，血液的正常运行，除心气充沛外，还有赖于血液的充盈和脉道的通利。心血的充盈，使心主血脉的生理功能得以正常发挥。脉道通利，是指脉管富有弹性并畅通无阻。脉管的舒缩和心气的推动及调控作用有关。心阳与心阴协调共济，则脉管舒缩有度，血行畅通，既不过速而致妄行，又不过缓而致瘀滞。如此血液则能流行不止，循环往复。由此可见，心气充沛，心血充盈，脉管通利是血液正常运行的基本条件。

心主血的生理功能正常与否，可从面部、胸部、舌象、脉象等方面表现出来。若心主血脉的功能正常，则面色红润光泽，舌质淡红而滋润光泽，脉象和缓有力，胸部舒畅。如心气不足，心阳不振，或血液亏虚，或脉道不利，则可导致血流不畅，或血脉空虚而见面色无华，脉象细弱无力等，甚或发生血运受阻，气血瘀滞而见面色灰暗，唇舌青紫，心前区憋闷和刺痛，脉象促、结、代、涩等。

二、肺朝百脉

肺朝百脉是指肺与百脉相通，全身的血液通过这些血脉流注，汇集于肺，进行体内外清浊之气的交换后，将富含清气的血液不断输送至全身。

心脏的搏动是血液运行的基本动力，而血非气不运，血的运行依赖于气的推动，随着气的升降而运至全身。肺司呼吸而主一身之气，调节全身的气机，辅助心脏，推动和调节血液的运行。故肺朝百脉的作用是指肺能助心行血。肺朝百脉是肺辅助心行血的结构基础，而肺主气、司呼吸是其功能基础。全身的血液循环通过血脉而流经、汇聚于肺。肺主呼吸之气，以维持血液富含清气。心主血脉，心气是血液运行的基本动力。血液在脉内的运行，又有赖于气的推动，随着气的升降而运行于全身。肺主一身之气，贯穿百脉，调动全身的气机，故能输助心脏维持血液循环。若肺气虚衰，不能助心行血，就会影响心主血的生理功能，从而出现胸闷、心悸、唇舌青紫等血行障碍的症状。

三、肝主疏泄

肝主疏泄是指肝气具有疏通、畅达全身气机，进而促进精血津液的运行输布、脾胃之气的升降、胆汁的分泌排泄以及情志的舒畅等作用。肝气的疏泄功能，除参与调畅情志，促进消化吸收，调节水液代谢等作用外，还与维持气血运行，贮藏血液，调节血量等有关。肝的疏泄功能是否正常直接影响着气机的调畅。只有气机调畅，才能充分发挥心主血脉，肺助心行血，脾统摄血液和肝藏血，调节血量的作用，从而保证气血的正常运行。所以，肝的疏泄功能正常，肝气条达舒畅，则气机畅达，气血调和，气行则血行，正常的气血运行得以维持。若肝失疏泄，气机不调，则必然会影响气血的运行。如气机阻滞，则可出现胸胁刺痛，甚至痞积、肿块、痛经、闭经；若气机紊乱，或气逆于上而血随气逆，或气陷于下而血随气陷，则可导致血不循常道，溢于脉外而出血。

四、脾主统血

脾主统血是指脾具有统摄血液，控制其在脉内运行而防止溢于脉外的作用。脾统血的作用是通过气的固摄作用而实现的，指脾气对血的统摄作用。脾主运化，为气血生化之源；气为血之帅，血随气行，气能摄血。由于脾运化水谷精微主要靠脾气的气化和升清作用，因此，脾统血主要和脾气的旺盛与否有关。脾的阳气充盛，脾气健运，则水谷精微化源充足，气血充盈；气旺则气的固摄作用亦强，气能摄血，血液能正常循行于脉内；反之，脾的阳气不足，脾失健运，脾气的固摄作用减弱，统摄无权，则使血溢脉外而致出血，称为脾不统血。

第二节　心脏功能

心脏是循环系统的动力装置。心脏的节律性收缩和舒张及瓣膜的导向作用，推动血液按一定的方向流动，起着"泵"的作用，故心脏的主要功能是泵血。实际上，心脏是两个并列而相互串联的泵。从右心室收缩开始，将血液"泵"（射）入肺动脉，经肺部气体交换后，通过肺静脉进入左心房，再入左心室，并由左心室收缩将血液泵入体循环，流向全身各处供组织器官代谢利用，然后经静脉系统回流至右心房，再入右心室。生理情况下，左、右心室在单位时间内射出的血液量基本相等。

一、心脏的泵血功能

（一）心动周期与心率

1. 心动周期　心脏收缩和舒张一次，构成心脏的一个机械活动周期，称为心动周期（cardiac cycle）。一次心动周期中，心房和心室均经历一次收缩期和舒张期，左右心房或心室活动几乎是同步的。在一个心动周期中，首先是两心房收缩，继而两心房舒张。当心房开始舒张时两心室同步收缩，然后心室舒张。在心室舒张末期，两心房又开始收缩而进入下一个心动周期。与心房相比，心室在心脏泵血中起着最主要的作用，故心动周期通常指心室的活动周期，常将心室的收缩和舒张分别称为心缩期和心舒期。

心动周期持续的时间与心率有关。以正常成年人心率平均为75次/分钟，每个心动周期历时0.8s，其中心房收缩期0.1s，舒张期0.7s；心室收缩期0.3s，舒张期0.5s。在一个心动周期中，不论是心房还是心室，其舒张期均长于收缩期。从整个心脏分析，房室同处于舒张状态占半个心动周期，称为全心舒张期。舒张期心肌耗能较少，有利于心脏休息和心室血液的充盈。心动周期的持续时间与心率关系密切，心率越快，心动周期越短，收缩期和舒张期均相应缩短，但舒张期缩短更显著。因此，心率过快时，心脏工作时间相对延长，而休息及充盈的时间缩短，使心脏泵血功能减弱，这对于心脏的持久活动是不利的。

2. 心率　单位时间内心脏搏动的次数称为心跳频率，简称心率（heart rate，HR）。正常成年人安静状态下，心率约为60~100次/分钟，平均75次/分钟。心率因年龄、性别和生理情况而异。新生儿的心率可达140次/分钟，随着年龄增长而心率逐渐减慢。成年人中，女性的心率略快于男性。经常进行体力劳动或体育锻炼的人，心率较慢，如运动员安静时的心率可低于60次/分钟。同一个人的心率可随生理状态不同而波动，安静或睡眠时心率减慢，运动或情绪激动时心率加快。

（二）心脏的泵血功能及机制

心脏泵血功能的完成，主要取决于两个因素：①心脏节律性收缩和舒张而造成的心室和心房及动脉之间的压力差，形成推动血液流动的动力；②心脏内瓣膜的启闭控制着血流的方向。心脏泵血功能主要靠心室完成，包括心室收缩完成射血过程和心室舒张完成充盈过程。左右心室同步收缩和舒张，故两心室的射血和充盈过程基本同时进行。现以左心室为例，分析射血和充盈过程（图8-1），以了解心脏泵血机制。

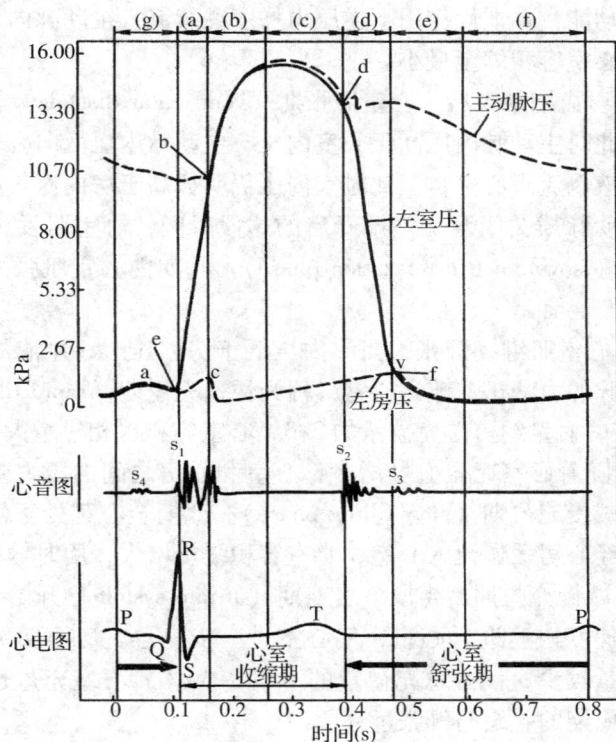

图8-1　犬心动周期中左心室、主动脉、左心房内压力及瓣膜等变化
（a）等容收缩期；（b）快速射血期；（c）减慢射血期；（d）等容舒张期；
（e）快速充盈期；（f）减慢充盈期；（g）房缩期。b和d分别表示主动脉瓣
开启和关闭，e和f分别表示左房室瓣关闭和开启；a、c、v为左房内压变
化的三个正波；S_1、S_2、S_3、S_4分别为第一、二、三、四心音图

1. 等容收缩期　心房收缩后舒张，心室开始收缩，使室内压快速上升并超过房内压，从而推动房室瓣关闭，使血液不会逆流入心房。但这时的室内压尚低于主动脉内压，故主动脉瓣仍处于关闭状态。此时心室成为一个封闭腔。从房室瓣关闭直到主动脉瓣开启的这段时期，心室肌收缩时，由于血液是不可压缩的液体，故心室容积不变，但使肌张力及室内压急剧上升，故称等容收缩期（isovolumetric contraction phase），历时约0.06s。

2. 快速射血　心室收缩使室内压升高超过主动脉内压时，主动脉瓣即被打开，血液被迅速大量射入主动脉，称为快速射血期（rapid ejection phase）。射血后心室容积迅速缩小，此期射出的血量约占总射血量的2/3。室内压可因心肌继续收缩而升高，直至达最高

值。此期历时约0.11s，相当于整个收缩期的1/3左右。

3. 减慢射血期 快速射血期后，由于大量血液射入主动脉，心室内血量减少，心室容积缩小，加之心室肌收缩强度减弱，室内压开始下降，射血速度减慢，称为减慢射血期（slow ejection phase），历时约0.14s。在此期间，室内压已略低于主动脉压，但血液靠原先心肌强烈收缩产生的动能，在惯性作用下逆压力梯度继续流入主动脉内，故主动脉瓣仍未关闭。减慢射血期末，心室容积缩至最小。

4. 等容舒张期 射血期结束后，心室舒张期（ventricular diastole）开始，心室肌开始舒张，室内压力下降。此时主动脉内压高于心室内压，主动脉内血液向心室方向逆流而推动主动脉瓣关闭，阻止血液倒流入心室；但此时室内压仍明显高于房内压，房室瓣仍关闭，心室又成为封闭腔。从主动脉瓣关闭至房室瓣开启的这段时间，心室肌发生舒张而心室容积不变，称为等容舒张期（isovolumetric relaxation phase）。此期内心室肌张力和室内压力大幅度下降，历时约0.06s。

5. 快速充盈期 心室肌继续舒张，当室内压低于房内压时，血液从心房顺压力差冲开房室瓣，心房和大静脉的血液迅速流入心室，称为快速充盈期（rapid filling phase），历时约0.11s。此期进入心室的血量约占总充盈量的2/3，心室容积也相应增大。

6. 减慢充盈期 随着心室充盈血量增多，心室和心房之间的压力差减小，血液流入心室的速度减慢，称为减慢充盈期（slow filling phase）。此期全心都处于舒张状态，房室瓣仍开放，大静脉的血液经心房缓慢流入心室，心室容积缓慢增大，历时约0.22s。

7. 房缩期 心室减慢充盈期后半段，房缩期（atrium systole）开始，房内压上升，血液由心房顺房－室压力梯度快速进入心室，使心室进一步充盈。房缩期历时约0.1s，故房缩期进入心室的充盈血量较少，仅占总充盈量的10%~30%。心室充盈过程至此完成，并立即又开始下一次心动周期的收缩与舒张过程。

（三）心房在心脏泵血过程中的作用

心房收缩时可使心室充盈量再增加10%~30%，有利于心脏射血和静脉回流，故称为心房收缩的初级泵（primary pump）作用。在病理情况下，当心房发生纤维性颤动而不能正常收缩时，可导致房内压升高，影响静脉回流，使心室充盈量减少而间接影响心室射血量。但这种影响一般不严重，这是因为心室血液充盈的主要动力来自心室舒张造成心室内负压的抽吸作用。

在心动周期中，房内压变化较小。左房的压力曲线有3个波（图8-1）：房缩时房内压升高，形成a波，心房舒张则曲线下降。当心室收缩时，关闭的房室瓣凸向心房，使房内压略有升高，形成c波（c波有时也可不出现）。随着心室射血时体积缩小，心底向下移动，心房容积扩大，于是房内压又降低。以后由于静脉血不断回流入心房，使心房内血量增加，房内压持续升高形成v波。当房室瓣开放，血液迅速进入心室时，房内压又下降。

二、心脏泵血功能的评价

对心脏泵血功能的评价，常以单位时间内心脏射出的血量和心脏做功作为指标。

（一）每搏输出量与射血分数

一侧心室一次搏动所射出的血液量，称为每搏输出量（stroke volume，SV），简称搏出量，相当于心室的舒张末期容积与收缩末期容积之差。安静时，健康成年男性每搏输出量约60～80ml。舒张期末心室腔内血量约130～145ml，称为心室舒张末期容积。可见，每次射血并没有将心室内血液全部射出。因此，在评定心脏泵血功能时，只考虑每搏输出量而不考虑心室舒张末期容积是不全面的。每搏输出量占心室舒张末期容积的百分比，称为射血分数（ejection fraction，EF）。其计算公式为：射血分数＝［每搏输出量（ml）/心室舒张末期容积（ml）］×100%。

健康成人安静时射血分数约为50%～60%。心脏在正常范围内工作时，每搏输出量是与心室舒张末期容积相适应的。心室舒张末期容积增加，每搏输出量也相应增加，射血分数基本不变。但在心功能减退时，每搏输出量虽可与正常人无明显差别，但已不能与增大的心室舒张末期容积相适应，以致射血分数明显下降。因此，射血分数是评定心功能的一项重要指标。

（二）每分输出量与心指数

一侧心室每分钟射出的血液总量，称为每分输出量（minute volume），简称心输出量（cardiac output，CO）。计算公式为：心输出量＝每搏输出量×心率。

健康成年男性在静息状态下，心率平均为75次/分钟，每搏输出量为60～80ml，则心输出量为4.5～6.0L/min。女性比同体重的男性约低10%左右。心输出量与机体代谢和活动情况相适应，在剧烈运动时，心输出量可比安静时提高5～7倍；情绪激动时心输出量可增加50%～100%。

人体静息时的心输出量也和基础代谢一样，不与体重成正比，而与体表面积成正比。以单位体表面积计算的心输出量，称为心指数（cardiac index）。计算公式为：心指数L/（min·m²）＝心输出量（L/min）/体表面积（m²）。

一般身材的成年人，体表面积约1.6～1.7m²，安静空腹情况下，心输出量为5～6L/min，则心指数约为3.0～3.5L/（min·m²），此为静息心指数。心指数是分析比较不同个体心功能的常用指标。心指数随不同生理条件而不同，女性比男性约低7%～10%，新生儿较低，约2.5L/（min·m²）；10岁左右，心指数最大，可达4L/（min·m²）以上。以后随年龄增加而下降。运动、妊娠、情绪激动和进食等情况下，心指数均增加。

（三）心脏做功

如果单纯用心脏输出的血量评定心功能也有不足之处。因为心室射血入动脉，要克服动脉压所形成的阻力才能完成，因此，当动脉压不同时，心室射出相同血量所消耗的能量或做功量也不同。故心脏做功（cardiac work）也是评价心功能的重要指标。

心室每收缩一次所做的功称为搏出功（stroke work）。以左心室为例，心室收缩射血入动脉，左心室所做的功即是射血期左心室内压与每搏输出量的乘积，再加上推动血液流动的动能。为简化计算，常以平均动脉压代替射血期左室压，用平均心房压代替舒张末期左室内压。如某人每搏输出量为0.07L，平均动脉压为12.44kPa（94mmHg），平均心房压为

0.8kPa（6mmHg）。

搏出功（J）＝每搏输出量（L）×（平均动脉压－平均心房压）×13.6（g/cm^3）×9.807×（1/1000），则搏出功约为0.82J。

每分功（minute work）是指心室每分钟所做的功。计算公式为：

每分功（J/min）＝搏出功×心率

如心率为75次/分钟，则每分功约为61.5J/min。正常情况下，左、右心室的每搏输出量基本相等，但肺动脉压仅为主动脉压的1/6，故右心室做功量只有左心室的1/6。

用心脏做功来评价心脏泵血功能要比单纯的心输出量更全面。因为心肌收缩不仅是射出一定量的血液，而且这部分血液还具有较高的压力以及很快的流速。尤其在对动脉压不相等的个体，或同一人动脉压发生变动前后的心脏泵血功能进行比较时，应用心脏做功的指标更有意义。例如一高血压患者和一正常人，如两人的每搏输出量相等，则前者的心脏做功必然大于后者。

三、影响心输出量的因素

心输出量为心脏泵血的体现，心输出量＝每搏输出量×心率，因此，凡能影响每搏输出量和心率的因素均可影响心输出量。

（一）每搏输出量

每搏输出量取决于心室肌收缩的强度和速度。心肌收缩的强度和速度受前负荷、后负荷和心肌收缩能力的影响。

1. 前负荷对每搏输出量的影响（异长自身调节）　前负荷（preload）是指心室肌收缩前所承受的负荷，它决定心肌的初长（initial length）。心室肌的前负荷取决于心室舒张末期充盈血量或充盈压，可用心室舒张末期容积或压力来表示心肌前负荷。

在动物实验时，将动脉血压维持于一个稳定水平，逐渐改变心室舒张末期压力（也称充盈压）或容积（相当于前负荷或初长），同时测算左心室射血的搏出功，以搏出功的数据为纵坐标，以与各搏出功相对应的左室舒张末期压力为横坐标，由此绘成的坐标图称为心室功能曲线（ventricular function curve），如图8－2。图中的左上方及右下方的曲线分别代表心肌收缩能力增强和减弱时的心室功能曲线。现以中间的对照曲线进行分析，该曲线大致可分为三段：

（1）左室舒张末期压力在1.6～2.0kPa（12～15mmHg）范围内：这是人体心室的最适前负荷，此时心室肌细胞的长度为最适初长度。其左侧的一段为心室功能曲线的升支，它与骨骼肌的长度－张力曲线升支相似，表明在心室肌初长尚未达到最适前负荷之前，搏出功随心室肌初长的增长而增加。一般情况下，左室舒张末期压力约为0.7～0.8kPa（5～6mmHg），可见正常心室是在功能曲线的升支段工作，与最适前负荷之间尚有较大距离，这一特性表明心室肌具有较大程度的初长储备。当前负荷增大时，心室肌可随其初长的增加而使泵血功能增强。这种调节不需要神经和体液因素参与，只是通过改变心肌细胞本身初长而引起其收缩强度的变化，称为心肌细胞的异长自身调节（heterometric autoregulation）。

（2）左室舒张末期压力在2.0～2.7kPa（15～20mmHg）范围内：曲线逐渐趋于平坦，

表明前负荷在此充盈压的上限范围内变动时，对心肌泵血功能的影响不大。

（3）左室舒张末期压力高于 2.7kPa（20mmHg）：此时充盈压已超过心室肌的最适前负荷，但曲线仍保持平坦或轻度下倾，一般不出现明显的降支。只有当心室肌出现严重病变时，其泵血功能才会降低。当心室过度扩张超过其最适前负荷时，使心室泵血功能降低，严重者可引起急性心力衰竭。

心肌细胞异长自身调节的作用机制：对心肌肌小节标本的研究表明，在心室最适前负荷和最适初长时，肌小节的长度为 $2.0 \sim 2.2\mu m$，这正是肌小节的最适初长，粗细肌丝处于最佳重叠状态。此时肌小节等长收缩产生的张力最大。在达到最适前负荷之前，随着前负荷和肌小节的初长增加，粗细肌丝有效重叠的程度增加。当收缩蛋白被激活时，可形成横桥连接的数目相应增多，肌小节以至整个心室收缩强度也就增加，因而搏出量和搏出功也增加。这就是心功能曲线上升支形成的原因。

当心室充盈量增加超过最适前负荷时，心室功能曲线逐渐平坦，但和骨骼肌明显不同的是不出现下降支。这是因为，心肌细胞外基质内含有大量的胶原纤维，其韧性较强，限制了心肌的伸展，加之在整体上心包也有限制心脏扩大的作用。所以当心室肌初长达最适初长后，心肌长度不再随充盈量增加而增加，故心室的每搏输出量和搏出功不会降低。心肌细胞的这种抗伸展的特性，对心脏泵血功能有重要生理意义，它可使心脏不至于在前负荷明显增加时发生每搏输出量和做功能力的下降。心室功能曲线不出现降支，并不是心肌初长超过最适水平后心肌的收缩能力不受影响，而只是在这种情况下，心肌初长不再与前负荷呈平行关系。在慢性过度扩张的病理性心脏实验中，可以观察到心室功能曲线的降支，这是由于心室容积病理性扩大，室壁心肌细胞发生了组织形态改变，心肌细胞收缩功能严重受损之故。

由此可见，心室舒张末期充盈量（前负荷）是调节每搏输出量的一个重要因素。在整体情况下，心室的其他条件（主要是心室肌的顺应性）不变，则心室前负荷——舒张末期压力由心室舒张末期充盈的血量所决定，充盈量大，心舒末期容积或压力也大。故凡是影响心室充盈量的因素，都可通过异长自身调节机制使心脏搏出量发生改变。

心室充盈的血量，是静脉回心血量和心室射血后心室内剩余血量之和。在正常情况下，射血分数变化不大，心输出量与每分钟静脉回心血量总是相等的。因此，静脉回心血量是决定前负荷大小的主要因素。生理情况下，心脏可通过异长自身调节，将增加的回心血量及时泵出，不致使过多血液滞留于心腔中，从而维持静脉回心血量和每搏输出量之间的动态平衡。

2. 后负荷对每搏输出量的影响　后负荷（afterload）是指肌肉收缩后遇到的负荷。心室肌收缩时，必须克服动脉压的阻力，推开动脉瓣将血液射入动脉。因此，大动脉压起后负荷

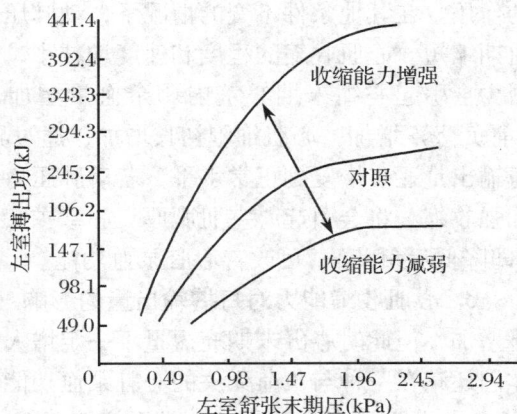

图 8-2　心室功能曲线

的作用。在其他条件不变的情况下，动脉压升高，后负荷即增大，导致等容收缩期延长，射血期缩短，心肌收缩的程度和速度均减小，每搏输出量减少。但在正常情况下，每搏输出量减少会引起心缩末期心室内剩余血量增加，如果静脉回心血量不变，则心舒末期充盈量（前负荷）增加，心肌细胞初长增加，通过异长自身调节，使心肌收缩强度增加，从而使每搏输出量逐步恢复到正常水平。若动脉压持续保持较高水平（如高血压患者），心室肌长期加强收缩，将会引起心室肌肥厚、心室扩大等病理变化。故临床上用舒血管药降低动脉血压（即降低后负荷），可改善心脏泵血功能。

3. 心肌收缩能力对每搏输出量的影响（等长自身调节）　人体运动时，每搏输出量可明显增加，但此时心舒末期充盈量不一定增大，甚至还有所缩小，动脉血压有所升高。可见机体内还存在一种与负荷无关的心脏泵血功能调节机制，即心肌收缩能力（myocardial contractility）。心肌收缩能力是指心肌不依赖于前、后负荷而能改变其力学活动的一种内在特性。这种特性形成的基础主要是心肌细胞兴奋 - 收缩耦联过程中活化的横桥数量和 ATP 酶的活性。心肌细胞的收缩能力可因活化的横桥数量而改变，活化的横桥增多，心肌细胞的收缩能力增强，每搏输出量即增加，反之则减少。神经、体液及药物等都可通过改变心肌收缩能力来调节心脏每搏输出量。如儿茶酚胺能使心肌收缩能力增强，乙酰胆碱则使心肌收缩能力减弱。由于这种调节方式与心肌初长无关，是心肌内在功能的改变，故称为等长自身调节（homeometric autoregulation）。

（二）心率的影响

心率是影响心输出量的另一基本因素。在一定范围内，心率增快可使心输出量增加。但心率过快如每分钟达 170～180 次时，心室充盈期明显缩短，充盈量减少，每搏输出量可明显减少，心输出量下降；反之，如心率过慢，低于每分钟 40 次，则可因心舒期过长，心室充盈已接近最大限度（达到最适前负荷），心舒期的延长已不能再进一步增加充盈量，故每搏输出量不会再增加，从而导致心输出量明显下降。

心率受神经体液因素控制，交感神经活动增强时，心率加快；迷走神经活动增强时，心率减慢。影响心率的体液因素主要有肾上腺素、去甲肾上腺素，均可使心率加快。心率还受体温的影响，体温升高 1℃，每分钟心率约可增加 12～18 次。

四、心脏泵血功能的储备

心力储备是指心脏泵血功能随机体代谢需要而增加的能力。例如正常成年人静息时心输出量约为 5～6L/min，而剧烈运动或重体力劳动时，心输出量可达 25～30L/min 左右甚至更高，为静息状态时的 5 倍以上。说明健康人有相当大的心力储备。心力储备有心率储备和每搏输出量储备两种形式。

（一）心率储备

健康成年人安静时心率平均为 75 次/分钟。剧烈运动时心率可增加到 180 次/分钟左右，比静息时提高 2 倍多，此为心率储备。充分动用心率储备，可使心输出量增加 2～2.5 倍。此时虽心率加快，但不会因心舒期缩短而使心输出量下降，这是由于在剧烈运动时，静脉回流速度大大加快所致。一般情况下，动用心率储备是提高心输出量的主要途径。正常成人能使心输出量增加的最高心率是 160～180 次/分钟，此为心率储备的上限。

（二）搏出量储备

正常人安静时每搏输出量约为 60～80ml，剧烈活动时可增加达 150ml 以上。此为搏出量储备。每搏输出量是心舒末期容积与心缩末期容积之差，故每搏输出量储备包括收缩期储备和舒张期储备。收缩期储备是指心室收缩时进一步增加射血量的能力，约有 55～60ml。舒张期储备是指心室舒张时进一步扩大容积而增加的血量。由于心室的可扩大程度有限，一般心舒末期容积为 145ml，心室最大容积只能达到 160ml，舒张期储备只有 15ml 左右，故搏出量储备中以动用收缩期储备为主，舒张期储备的意义相对次要。

心力储备的大小反映心脏泵血功能对代谢需要的适应能力。一个训练有素的运动员，由于心肌纤维增粗，心肌收缩能力增强，最大心输出量可增大至 35L/min 以上，为静息状态时的 7 倍左右。由此可见，加强体育锻炼可有效提高心力储备。心脏疾病患者，虽然在安静情况下心输出量尚能满足代谢的需要，但因心力储备较小，当体力活动稍有增加，心输出量即表现不足而出现心慌气短、头晕目眩等症状。

第三节　心肌细胞的生物电现象和生理特性

心肌与骨骼肌虽然同是肌肉组织，但是其收缩功能特点具有很大的区别。特别是心肌的自动节律性、较长的动作电位时程更是骨骼肌所不具备的。而这些特有的现象产生均基于心肌细胞独特的生物电变化。

一、心肌细胞的分类

根据心肌细胞的组织学、功能和电生理特性，可将心肌细胞分为两类：

（一）工作细胞

工作细胞（working cell）包括心房肌细胞和心室肌细胞。其胞浆中含有丰富的肌原纤维，具有较强的收缩性，同时还具有兴奋性和传导性，但在正常情况下无自动产生节律性兴奋的能力，主要执行收缩功能，故属非自律细胞。

（二）特殊分化的心肌细胞

特殊分化的心肌细胞构成了心脏的特殊传导系统（图 8-3A），主要由窦房结、房室交界、房室束（希氏束）及左右束支、浦肯野纤维组成。它们含肌原纤维很少，甚至缺如，故不具有收缩性，但仍具有兴奋性和传导性。除房室交界的结区细胞外，它们还具有自动节律性，故称为自律细胞（autorhythmic cell）。房室交界包括房结区、结区和结希区三个功能区域（图 8-3B）。其中结区相当于光学显微镜所见的房室结，既无自律性，也无收缩性，只保留了较低的兴奋性和传导性，是特殊传导系统中的非自律细胞。

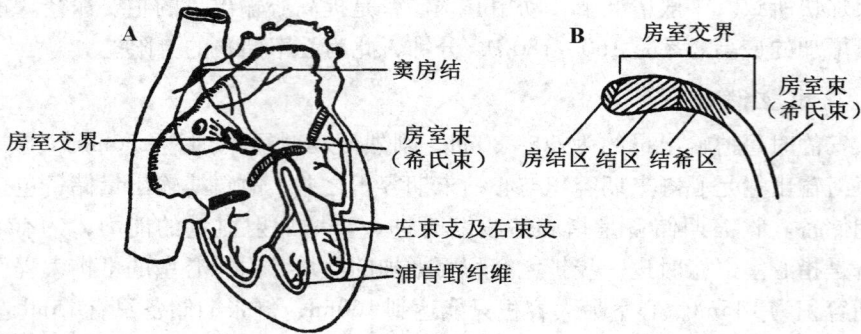

图 8-3 心脏特殊传导系统示意图

二、心肌细胞的跨膜电位

心脏各部位不同类型的心肌细胞其跨膜电位的变化和形成的离子基础也不同。各类心肌细胞电活动的不一致性，是它们在心脏功能活动中作用不同的根本原因。

（一）工作细胞的跨膜电位及其离子基础

1. 工作细胞的静息电位 以心室肌为例，人和哺乳动物的心室肌细胞，其静息电位约为 $-80 \sim -90mV$，无外来刺激时，此静息电位能持续维持于稳定水平。

工作细胞静息电位的形成机制与神经细胞和骨骼肌细胞类似，在静息状态下，细胞膜对 K^+ 的通透性较高，对其他离子通透性很低，因此，K^+ 顺浓度梯度向膜外扩散，形成 K^+ 平衡电位。

2. 工作细胞的动作电位 心肌细胞与神经细胞和骨骼肌细胞的动作电位根本区别在于其时程长、升支和降支不对称。如图 8-4 所示，一般将工作细胞动作电位分为 0、1、2、3、4 共 5 个时期。

（1）0 期（去极化期）：在刺激作用下心肌细胞兴奋，膜内电位从静息时的 $-80 \sim -90mV$ 急速上升至 $+30mV$ 左右，即膜两侧由原来的极化状态变成反极化状态，构成动作电位上升支，并有超射。0 期占时约 $1 \sim 2ms$，其去极化速度很快，最大去极速率（Vmax）约为 $200 \sim 300V/s$。0 期去极化形成是由于 Na^+ 快速内流所致。决定 0 期去极化的 Na^+ 通道是一种激活快、失活也快的快通道。快 Na^+ 通道有电压依赖性，在阈电位（$-70mv$）水平被激活后，当膜去极化到 $0mV$ 左右时，Na^+ 通道开始失活而关闭，河豚毒素（tetrodotoxin，TTX）可选择性阻断快 Na^+ 通道。

（2）1 期（快速复极初期）：当心肌细胞动作电位 0 期达峰值后，膜内电位由 $+30mV$ 迅速下降至 $0mV$ 左右，形成 1 期，与 0 期共同构成锋电位。1 期的时程约 $10ms$。此期快 Na^+ 通道已失活，Na^+ 内流停止，同时激活一种主要由 K^+ 负载的一过性外向电流（transient outword current，I_{to}），从而使膜内电位快速复极至 $0mV$ 水平。I_{to} 可被 K^+ 通道阻断剂四乙胺（TEA）和 4-氨基吡啶（4-AP）所阻断。

（3）2 期（缓慢复极期、平台期）：表现为复极化过程缓慢，电位稳定在零电位水平，

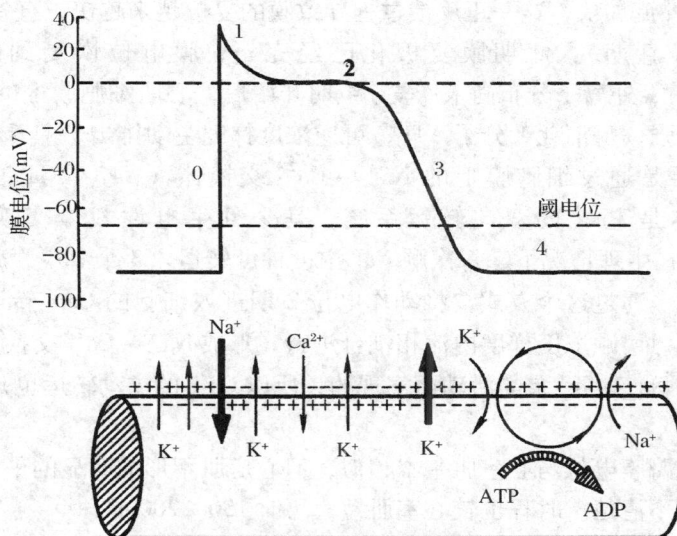

图 8-4 心室肌细胞跨膜电位及其形成的离子基础

历时 100~150ms，动作电位图形平坦，称为平台期，是造成整个动作电位时程较长的主要原因，也是心肌细胞动作电位区别于神经和骨骼肌细胞动作电位的主要特征。平台期的形成是由于此期内同时存在内向电流和外向电流。电压钳技术研究证明，其内向电流主要由 Ca^{2+} 负载（Ca^{2+} 内流），外向电流由 K^+ 携带（K^+ 外流）。2 期复极之初，两种离子流处于相对平衡状态，随时间进展，Ca^{2+} 内流逐渐减弱，而 K^+ 外流逐渐增强，因而使膜电位缓慢地向复极化方向转化，形成平台期的晚期。

Ca^{2+} 是通过 L 型 Ca^{2+} 通道（L-type calcium channel，I_{ca-L}）顺浓度梯度向细胞内扩散的，是动作电位 2 期的主要内向电流，该通道在 0 期被激活开放。L 型 Ca^{2+} 通道激活与失活均较慢，故又称慢通道。L 型 Ca^{2+} 通道也是电压依赖性的（阈电位水平约为 -30~-40mV）。它主要对 Ca^{2+} 通过，但也允许少量 Na^+ 通过。Ca^{2+} 通道可被 Mn^{2+}、双氢吡啶类（如硝苯地平）和苯烷胺类的维拉帕米（verapamil）等钙拮抗剂所阻断。

平台期的外向电流主要是 I_{K1} 和 I_K 通道。I_{K1} 具有内向整流特性（K^+ 通透性因膜去极化而降低的现象称为内向整流），故 I_{k1} 通道在 0 期去极过程中关闭，并造成平台期 K^+ 通透性较低，不能迅速复极化。I_K 通道在 +20mV 时激活，-40~-50mV 时失活，其激活和失活都很缓慢，可持续数百毫秒。因为其激活慢，被称为延迟整流电流。因此，尽管 I_K 通道在 0 期去极末开始激活，但通透性增加缓慢，从而形成平台期逐渐增大的外向 K^+ 离子流。

（4）3 期（快速复极末期）：此期复极化速度较快，膜内电位由平台期 0mV 左右较快地恢复到 -90mV，从而完成复极化过程，历时 100~150ms。从 0 期去极化开始到 3 期复极化完成的时间，称为动作电位时程（action potential duration，APD），历时 250~300ms。此期是由于 Ca^{2+} 通道失活，Ca^{2+} 内向电流完全停止，而 K^+ 外向电流（I_K）进一步增强所致。3 期复极化的 K^+ 外流是再生性的，即 K^+ 外流使膜内电位更负；而膜内电位越负，对 K^+ 通透性就越大，使 K^+ 外流加快，这一正反馈过程导致膜的复极越来越快，直到复极完成。

（5）4 期（静息期）：此期膜复极化已经完毕，膜电位恢复到静止水平并稳定在 $-90mV$。但膜内、外离子分布尚未恢复。4 期开始后，心肌细胞膜上的 $Na^+ - K^+$ 泵活动使离子主动转运增强，每消耗 1 分子 ATP，可逆浓度梯度主动排出 3 个 Na^+，摄入 2 个 K^+。Ca^{2+} 主动转运主要是通过细胞膜上的 $Na^+ - Ca^{2+}$ 交换体（$Na^+ - Ca^{2+}$ exchanger）进行。$Na^+ - Ca^{2+}$ 交换体是 Ca^{2+} 的双向转运系统，是一种生电性载体交换，按 3：1 进行 $Na^+ - Ca^{2+}$ 交换。在生理情况下，每次顺 Na^+ 浓度梯度转运入 3 个 Na^+，就有 1 个 Ca^{2+} 逆浓度梯度转运出细胞。通过这个方式，将动作电位 2 期进入细胞的 Ca^{2+} 转运出细胞。Ca^{2+} 的逆浓度梯度外运与 Na^+ 顺浓度梯度内流相耦合进行，形成 $Na^+ - Ca^{2+}$ 交换。由于 Na^+ 的内向性浓度梯度是依靠 $Na^+ - K^+$ 泵的活动而实现的，所以 Ca^{2+} 的主动转运也是由 $Na^+ - K^+$ 泵间接提供能量的。

心房肌细胞的跨膜电位与心室肌基本相似，但心房肌不形成明显的平台期，故其动作电位 1 期和 2 期分界不清楚。时程也较心室肌短，历时 150～200ms。

（二）自律细胞的跨膜电位及其离子基础

自律细胞与工作心肌细胞动作电位最大的区别点是：当复极化 3 期膜电位绝对值达到最大值，即最大舒张电位（maximum diastolic potential, maximal depolarization potential）之后，其 4 期膜电位并不能保持稳定，伴随着静息电位时间延长，膜对离子的通透性发生改变而出现去极化现象，这种没有内外刺激条件下出现去极化的现象称为自动去极化。当自动去极化达到阈电位时，则引起一次新的动作电位，如此周而复始不断产生节律性兴奋，因此 4 期自动去极化是心肌自律细胞自动产生节律性兴奋的基础。4 期自动去极化又称为起搏电位（pacemaker potention）。

不同类型的自律细胞，其跨膜电位 4 期自动去极化的速度和离子基础不完全相同。现以浦肯野细胞和窦房结细胞为代表，分述如下：

1. 浦肯野细胞　浦肯野细胞动作电位也可分为 0 期去极化和复极的 1、2、3、4 期。其 0 期去极化幅度可达 100～130mV，它所表现的动作电位形态和离子基础也与工作细胞基本相同。所不同的是，浦肯野细胞 4 期的膜电位不稳定，当 3 期复极达最大复极电位（约 $-90mV$）后，即产生一种逐渐衰减的外向电流（I_k）和一种递增性的内向电流（I_f），最终导致膜进行性自动去极化而产生一次新的动作电位。

浦肯野细胞膜电位 4 期可记录到一种随时间进展而增强的 I_f，是自动去极化中发挥主要作用的离子流，其主要离子成分是 Na^+。负载这种内向离子流的 I_f 通道在膜去极时关闭，超极化（hyperpolarization）时充分开放，故也称为 I_h（I_f 用得较多）。当动作电位 3 期复极电位达 $-60mV$ 左右时，该通道被激活而开放，随着复极化程度增加，其开放程度也增加，至 $-100mV$ 左右达到充分激活。I_f 有时间依从性，去极化程度随时间延长而增加，一旦达到阈电位水平，便又产生一次动作电位；同时，当去极化达到 $-50mV$ 时，由于膜通道失活，该内向电流也停止。可见动作电位 3 期复极电位是引起 I_f 内向电流启动和发展的因素，I_f 内向电流的增强又导致膜进行性去极化，进而产生另一次动作电位，而去极化达到一定程度反

过来又可终止 I_f 内向电流，如此周而复始地启动浦肯野细胞不断产生自动节律性兴奋。I_f 内向电流也称起搏电流。I_f 通道虽允许 Na^+ 通过，但不同于快 Na^+ 通道，两者激活的电压水平不同，I_f 可被铯（Cs）所阻断，而对河豚毒素不敏感。但 I_f 离子通道开放缓慢，所以浦肯野细胞 4 期自动去极速率较小（5~40mV/s），自动节律性较低。

2. 窦房结 P 细胞　窦房结 P 细胞是起搏细胞，与浦肯野细胞相比，P 细胞的动作电位有以下特点：① 分期为 0、3、4 期，无明显的 1 期和 2 期；②P 细胞的最大复极电位（-70mV）和阈电位（-40mV）的绝对值均小于浦肯野细胞；③0 期去极化速度慢（约 10V/s），幅度低（约 70mV），时程较长（约 70mV/s）；④4 期自动去极化速度（约 0.1V/s）快于浦肯野细胞（约 0.02V/s）。

窦房结 P 细胞 0 期去极化是由于 Ca^{2+} 内流引起的。当膜电位由最大复极电位（-70mV）自动去极化达到阈电位（-40mV）时，膜上 L 型 Ca^{2+} 通道被激活，引起 Ca^{2+} 内流，导致膜 0 期去极化。由于 L 型 Ca^{2+} 通道激活和失活均缓慢，故窦房结 P 细胞 0 期去极化速度较慢，时程较长。随后，0 期去极化达到 0mV 左右时，L 型 Ca^{2+} 通道逐渐失活，Ca^{2+} 内流减少，I_K 通道被激活开放，引起 K^+ 外流，形成 3 期复极。

窦房结 P 细胞 4 期自动去极化的离子流机制，目前认为主要有两种：①延迟整流钾（I_K）通道时间依从性失活：I_K 在动作电位复极到 -50mV 时，通道进行性失活，K^+ 外流进行性衰减。其结果是使内向电流逐步增加，即形成背景内向电流（sodium - backmund current，I_{Na-b}）。②T 型钙通道激活和 Ca^{2+} 内流：窦房结 P 细胞上 Ca^{2+} 通道有两类，一类是 L 型（I_{Ca-L}），另一类是 T 型（I_{Ca-T}）。L 型 Ca^{2+} 通道既是上述引起 P 细胞 0 期去极化的慢通道，也是形成心室肌细胞动作电位平台期的离子通道。T 型钙通道的阈电位较 L 型低，为 -50 ~ -60mV，一般 Ca^{2+} 通道阻断剂对其无阻滞作用，可被镍阻断。在 4 期自动去极化达 -50mV 时，T 型 Ca^{2+} 通道激活，引起少量 Ca^{2+} 内流（图 8-5）。

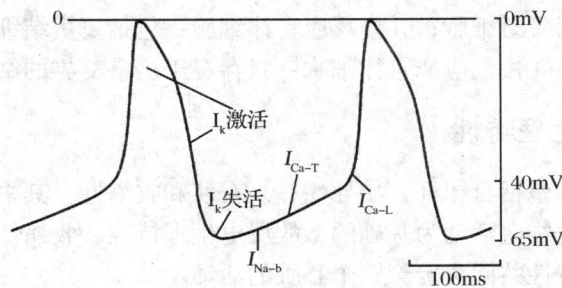

图 8-5　窦房结 P 细胞动作电位和起搏电位的离子机制

综上所述，窦房结 P 细胞跨膜电位的变化过程如下：0 期去极化后激活了 I_K 通道，造成 K^+ 外流和膜复极化（3 期），当复极化达最大复极电位时，由于 I_K 开始衰减，使膜去极化而激活 T 型钙通道（I_{Ca-T}），钙内流使膜电位的绝对值进一步减小。当去极化达 -40mV 时，激活 L 型钙通道（I_{Ca-L}）而产生动作电位的 0 期去极化。

其他自律细胞动作电位的特点：房室交界细胞中，除结区细胞无自律性外，房结区和结希区动作电位与窦房结细胞很相似，但 4 期自动去极化速度较窦房结细胞为慢。

（三）心肌细胞的电生理类型

按照心肌细胞是否有自动节律性，而分为自律细胞（特殊传导系统中除结区的细胞）和非自律细胞（心房、心室肌细胞）。根据动作电位 0 期去极化速度与幅度以及形成原理，将心肌细胞又分为快反应细胞和慢反应细胞，其产生的动作电位分别为快反应动作电位和慢反应动作电位。

1. 快反应细胞　快反应细胞包括：心房肌、心室肌、房室束和浦肯野细胞。它们所产生的动作电位称为快反应动作电位，其静息电位或最大舒张电位绝对值大（$-85 \sim -95mV$），0 期去极化速度快，幅度高，复极过程缓慢并可分为几期，故动作电位时程长。由于这些细胞去极化迅速、波幅大，故其兴奋传导速度很快，称为快反应细胞。0 期去极化主要与 Na^+ 内流有关。

2. 慢反应细胞　慢反应细胞包括窦房结和房室交界的细胞。其特点是：静息电位或最大舒张电位绝对值小（$-60 \sim -70mV$），0 期去极化速度慢，幅度小，复极过程缓慢而没有明确的分期。由于去极化缓慢，波幅小，兴奋传导速度也慢，故称为慢反应细胞。0 期去极化主要与 Ca^{2+} 内流有关。

在某些实验条件或病理情况下，快反应细胞和慢反应细胞可发生转化。如以河豚毒素作用于浦肯野细胞，阻断 Na^+ 内流，而 Ca^{2+} 经通道内流的缓慢去极化作用仍然存在，使原来的快反应动作电位转变为慢反应动作电位。又如临床上心肌供血严重不足时，也可使原为快反应细胞变为慢反应细胞，使兴奋传导速度减慢，或使原来非自律细胞出现自律性，导致心律失常的发生。

根据快、慢反应细胞的分类，再结合有无自律性，又可将心肌细胞分为以下 4 种类型：① 快反应非自律细胞：包括心房肌细胞和心室肌细胞；②快反应自律细胞：包括房室束及其分支和浦肯野纤维的浦肯野细胞；③慢反应自律细胞：包括窦房结细胞、房室交界的房结区和结希区的自律细胞；④慢反应非自律细胞：只存在于房室交界的结区细胞。

三、心肌细胞的生理特性

心肌细胞的生理特性包括自律性、传导性、兴奋性和收缩性。其中自律性、传导性、兴奋性是以心肌细胞膜的生物电活动为基础的，故属电生理特性。收缩性则属心肌细胞的机械特性。心肌细胞的这些特性共同决定着整个心脏的活动。

（一）心肌细胞的电生理特性

1. 自动节律性　心肌细胞在无外来刺激的情况下，能自动发生节律性兴奋的特性，称为自动节律性（autorhythmicity），简称自律性。单位时间内自动产生节律性兴奋的次数是衡量自律性高低的指标。生理情况下，心肌的自律性来源于心脏特殊传导系统的自律细胞；而病理情况下，非自律细胞的心房肌或心室肌也可能表现出自律性。

（1）心脏的起搏点：心脏特殊传导系统的自律细胞均具有自律性，其中窦房结 P 细胞的自律性最高（100 次/分钟），房室交界（50 次/分钟）和房室束及其分支次之（40 次/分钟），浦肯野细胞的自律性最低（25次/分钟）。在无神经支配的情况下，窦房结的兴奋节律可达100次/分钟，通常整体内由于迷走神经的抑制作用，其自律性约为70次／钟分左右。由于窦房结自律性最高，控制着心脏的节律性活动，因此，窦房结是心脏的正常起搏点（normal pacemaker），所形成的心律称为窦性心律（sinus rhythm）。一般情况下，成年人安静时心率超过100次/分钟者，为窦性心动过速，如低于60次/分钟，则为窦性心动过缓。其他自律组织称为潜在起搏点（latent pacemaker）。在某些病理情况下，窦房结不能有效控制其他自律组织发出的兴奋节律，这些异常的起搏部位称为异位起搏点（ectopic pacemaker），所引发的心律称为异位心律。

（2）窦房结对潜在起搏点的控制方式

①抢先占领：又称为夺获。是指潜在起搏点4期自动去极化尚未达到阈电位水平之前，已被窦房结传来的兴奋抢先激动，使之产生与窦房结节律一致的动作电位。抢先占领是高自律性组织控制低自律性组织节律的主要方式。

②超速驱动阻抑：是指窦房结的快速节律活动，对潜在起搏点较低频率的兴奋有直接抑制作用。超速驱动阻抑具有频率依从性，即超速驱动频率与自律细胞固有的频率差别越大，则抑制作用越强。超速驱动停止后，心脏停搏的时间也越长。因此，当窦房结停止发放冲动或下传受阻后，则首先由自律性相对较高、受超速驱动阻抑较轻的房室交界来替代，而不是由自律性更低的心室传导组织来替代。临床在应用人工起搏过程中，如要中断人工起搏器，在中断前应逐渐减慢起搏频率，以免发生心跳骤停。

（3）影响自律性的因素

①4期自动去极化速度：为最重要的影响因素。4期自动去极化速度快，到达阈电位的时间短，则单位时间内发生兴奋的次数多，自律性高；反之，4期自动去极化速度慢，到达阈电位的时间长，单位时间内产生兴奋的次数少，则自律性低（图8-6A）。

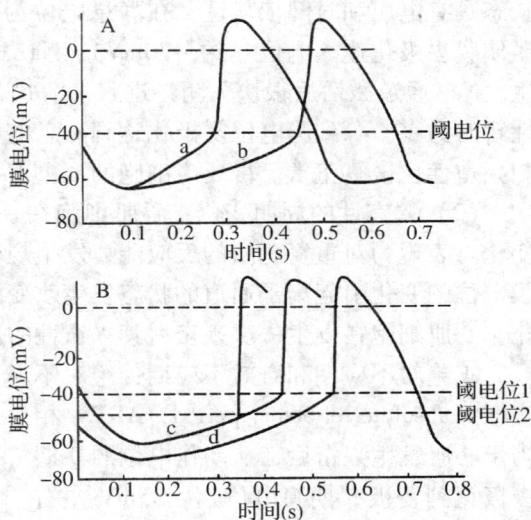

图8-6 影响心肌自律性的因素
A：去极化速度（a、b）对自律性的影响；
B：阈电位水平（1、2）和最大复极电位
（c、d）对自律性的影响

②最大舒张（复极）电位与阈电位之间的差距：最大舒张电位水平上移，或阈电位下移，均使两者差距缩小，如4期自动去极化速度不变，则达到阈电位所需的时间短，故自律性较高，反之则自律性降低（图8-6B）。

2. 兴奋性 心肌细胞和其他可兴奋细胞一样，都具有兴奋性（excitability）。其兴奋性高低可用刺激的阈值来衡量，阈值大则兴奋性低，阈值小则兴奋性高。心脏各部分心肌细胞的兴奋性不同，快反应细胞的兴奋性高于慢反应细胞。浦肯野细胞的兴奋性最高，心房肌和心室肌次之，房室结最低。

（1）影响兴奋性的因素：心肌细胞的兴奋包括两个过程：即从静息电位去极化达到阈电位；以及激活 Na^+ 通道（快反应细胞）或 Ca^{2+} 通道（慢、快反应细胞）从而引起 0 期去极化，产生动作电位。凡能影响这两个过程的因素，都可影响心肌细胞的兴奋性。

①静息电位（或最大舒张电位）水平与阈电位之间的差值：静息电位与阈电位之间的距离是决定刺激阈值的重要因素。如静息电位绝对值增大，或阈电位水平上移，则二者之间的差值增大，引起兴奋所需的刺激阈值也增大，则兴奋性降低。反之，在一定范围内，二者之间的差值缩小，引起兴奋所需的刺激阈值也减小，则兴奋性升高。例如，迷走神经兴奋时，心肌细胞对 K^+ 通透性增加，引起膜超极化，使静息电位与阈电位之间的距离增大，则兴奋性降低。

②Na^+ 通道的状态：心肌细胞产生兴奋都是以 Na^+ 通道被激活为前提。以快反应细胞为例，Na^+ 通道具有备用（resting）、激活（activation）和失活（inactivation）三种状态，通道状态具有电压和时间依从性。在静息电位为 $-90mV$ 时，Na^+ 通道处于备用状态，给予阈刺激使膜去极化达阈电位（约 $-70mV$），Na^+ 通道即被激活，大量 Na^+ 内流导致动作电位的产生。Na^+ 通道激活后很快关闭，进入失活状态，而且暂时不能再次被激活，此时细胞的兴奋性暂时为零。等到膜电位复极化达到静息电位水平时，Na^+ 通道即完全恢复到备用状态，细胞兴奋性也恢复正常。慢反应细胞的 L 型 Ca^{2+} 通道的激活、失活和复活也相类似。

（2）兴奋性的周期变化：心肌细胞在一次兴奋过程中，其兴奋性发生一系列的周期性变化。表现为对重复刺激的反应能力发生规律性的改变。这种兴奋性的周期变化主要是由于膜电位的变化引起离子通道的状态发生改变的结果。以心室肌细胞为例，分析其兴奋性的变化。心肌细胞在发生一次兴奋后其兴奋性的周期变化可分为以下几个时期（图8-7）。

①绝对不应期和有效不应期：绝对不应期（absolute refractory period，ARP）相当于心肌发生兴奋后，从动作电位的 0 期去极化到复极 3 期膜电位达 $-55mV$ 左右的时间。这段时间内给予任何强度的刺激均不发生反应，膜的兴奋性等于零。这是由于膜电位绝对值太小，Na^+ 通道处于完全失活状态。复极从 $-55 \sim -60mV$ 由于 Na^+ 通道刚开始复活，如给予强刺激可使少量 Na^+ 通道开放，产生幅度很小的局部去极化反应，但仍不能产生动作电位，此时期称为局部反应期。心肌细胞兴奋后不能立即产生第二次兴奋的特性，称为不应

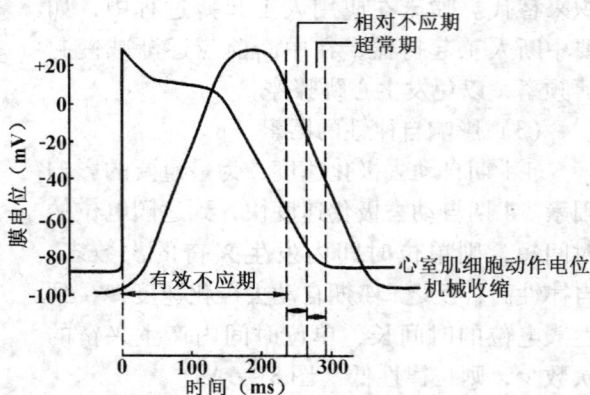

图8-7 心室肌细胞动作电位期间
兴奋性的周期变化及其与机械收缩的关系

性。不应性表现为可逆的、短暂的兴奋性缺失或极度下降。由 0 期开始到 3 期膜内电位复极到 $-60mV$ 的时期内，无论给予多强刺激，均不能再次产生动作电位，这一段时期称为有效不应期（effective refractory period，ERP）。有效不应期包括绝对不应期和局部反应期。不应

期的实质是由于膜电位过低，Na⁺通道处于完全失活状态或复活的数目太少所致。

②相对不应期：继有效不应期后，从膜电位 −60mV 复极到 −80mV 这段时间内，用阈上刺激可以引起动作电位，称为相对不应期（relative refractory period，RRP）。由于此期的膜电位已基本恢复，Na⁺通道已部分复活，兴奋性有所恢复，但仍低于正常，施以高于阈值的刺激才能引起兴奋，所引起的动作电位 0 期去极化速度和幅度均小于正常，兴奋的传导速度也较慢。

③超常期：心肌细胞继续复极化，膜电位从 −80mV ~ −90mV 时，用低于正常阈值的刺激就可使心肌细胞产生动作电位。这一时期内心肌细胞的兴奋性超过了正常，称为超常期（supranormal period，SNP）。此期内，Na⁺通道已基本复活到备用状态，膜电位水平比静息电位更接近阈电位，故兴奋性高。但因膜电位尚未达到静息电位水平，所产生的动作电位 0 期去极化速度和幅度仍较正常小，兴奋传导也比正常慢。

最后，复极化完毕，膜电位和细胞的兴奋性恢复到正常水平。

心肌细胞兴奋性周期变化特点是有效不应期长，约占时 200 ~ 300ms，相当于心肌整个收缩期和舒张早期（骨骼肌的不应期约为 2 ~ 3ms，神经仅 1ms），故心肌不会像骨骼肌那样产生完全强直收缩，而始终保持着收缩和舒张交替的节律活动，从而保证心脏的泵血功能。

心肌慢反应细胞因 Ca²⁺通道的复活速度较慢，其有效不应期比快反应细胞更长，常超出复极 3 期，甚至波及 4 期，因此，其兴奋性完全恢复所需时间更长。此外，在兴奋性降低的同时，兴奋传导的速度也相应减慢，故慢反应细胞较易发生传导阻滞。

（3）期前收缩与代偿间歇：正常情况下，心房肌和心室肌接受由窦房结发放的冲动而进行节律性收缩和舒张。如果在心房肌和心室肌有效不应期之后，在下一次窦房结兴奋到达之前，受到一次外来刺激或异位节律点发放的冲动的作用，则可产生一次期前兴奋，引起一次提前出现的收缩，称期前收缩（premature systole）或早搏；此刺激称为额外刺激。期前兴奋也存在有效不应期。当紧接在期前收缩后的一次窦房结兴奋传至心室时，如恰好落在期前兴奋的有效不应期内，则不能引起心室肌和心房肌的兴奋，必须要等下次窦房结兴奋传来时才发生兴奋和收缩。故在一次期前收缩之后，常伴有一段较长的心室舒张期，称为代偿间歇（compensatory pause）。但若窦性心率较慢，当期前兴奋的有效不应期结束后，随后的窦性兴奋传到心室，则可引起一次收缩而不出现代偿间歇（图 8 − 8）。

3. 传导性　心肌细胞具有传导兴奋的能力，称为传导性（conductivity）。兴奋沿细胞膜传播的速度可作为衡量传导性高低的指标。其传导原理与神经、骨骼肌细胞相同，均以局部电流的方式传导。心肌细胞膜上分布着很多电阻较小的缝隙连接（gap junction），构成细胞间的通道，兴奋可以局部电流的方式通过这些低电阻通道扩布至相邻的细胞，实现心肌细胞的同步活动。因此，整个心室或心房就成为一个功能性合胞体。

（1）心脏内兴奋传播的途径和特点

①心脏内特殊传导系统：兴奋在心脏内的传播是通过心脏特殊传导系统完成的。窦房结的 P 细胞产生的兴奋经过心房肌传至整个右心房和左心房，使两心房同步兴奋和收缩。同时兴奋经心房肌的优势传导通路传至房室交界，经房室束、左右束支传到浦肯野纤维网，最后到达心室肌，并由心内膜侧向心外膜侧心室肌扩布，从而引起整个心室兴奋。心内兴奋传

导途径如图 8-9。

②心脏内兴奋传导的特点：心脏各部位的心肌细胞传导性能不同，所以兴奋在各部位的传导速度也不相等。心房肌的传导速度较慢，约为 0.4m/s，但心房肌内优势传导通路的传导速度较快，约为 0.8 ~ 1.8m/s，因此窦房结的兴奋可由此途径较快地传导到房室交界。心室肌的传导速度约为 1m/s，浦肯野纤维传导速度约为 2 ~ 4m/s，所以兴奋能迅速传遍左、右心室，保证全部心室肌近乎完全同步收缩，产生较好的射血效果。房室交界的细胞传导性很低，结区细胞的传导速度仅为 0.02m/s。兴奋从窦房结开始传导到心室外表面，整个心内传导时间约为 0.22s，其中心房内传导约需 0.06s，心室内传导约需 0.06s，而房室交界处传导占时约 0.1s。

房室交界是兴奋由心房传向心室的唯一通道，兴奋在此传导较为缓慢，称此为房-室延搁（atrioventricular delay）。房-室延搁的意义在于使心室收缩发生于心房收缩完毕之后，因而不至于产生房室收缩的

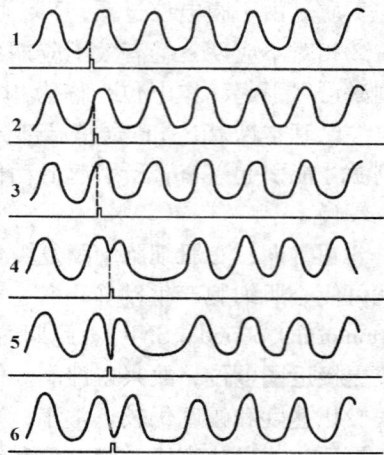

图 8-8 期前收缩和代偿间歇
每条曲线下的刺激伪迹为电刺激的时间。
曲线 1~3：刺激落在有效不应期内，
不引起反应；曲线 4~6：刺激落在
相对不应期内，引起期间
收缩和代偿间歇

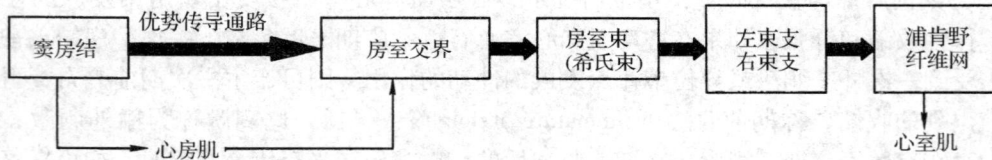

图 8-9 心脏的兴奋传导途径示意图

重叠，有利于心室的充盈和射血。由于房室交界的传导速度较慢，故是传导阻滞好发部位，轻者表现为房室传导时间延长；重者则心房下传的兴奋有一部分被阻断而不能传至心室（不完全性房室传导阻滞），表现为心室搏动次数少于心房搏动；严重者则心房的兴奋完全被阻滞而不能下传（完全性房室传导阻滞），造成窦房结以外的潜在起搏点产生节律性兴奋。

（2）影响心肌传导性的因素：心肌的传导性取决于心肌的结构特点和电生理特性。心肌细胞兴奋传导速度与细胞直径大小有关。细胞直径与细胞内电阻呈反变关系，即细胞的直径越大，细胞内电阻越小，则传导速度越快；反之，细胞的直径越小，细胞内电阻越大，则传导速度越慢。心房肌、心室肌和浦肯野细胞的直径大于窦房结和房室交界的细胞，其中浦肯野细胞末梢的直径最粗，故其兴奋传导速度最快。窦房结细胞的直径很小，约为 5 ~ 10μm，传导速度很慢，而结区细胞的直径约 3μm，故传导速度最慢。

心肌细胞的电生理特性是影响其传导性的主要因素。心肌细胞兴奋的传导是通过形成局

部电流而实现的，因此，可以从局部电流的形成和邻近未兴奋部位细胞膜的兴奋性来分析影响传导性的因素。

①动作电位 0 期去极化的速度和幅度：局部电流是兴奋部位膜 0 期去极化所引起的，因此，0 期去极化速度越快，局部电流的形成就越快，使邻近未兴奋心肌细胞去极化达到阈电位所需的时间缩短，故传导速度快。另一方面，动作电位 0 期去极化幅度越大，它和邻近未兴奋心肌细胞之间的电位差也越大，形成的局部电流越强，电流扩布的距离越远，故兴奋的传导也越快，反之则传导减慢。

②邻近未兴奋部位膜的兴奋性：兴奋在心肌细胞上的传导，是细胞膜依次发生兴奋的过程。只有当邻近未兴奋部位膜的兴奋性正常时，兴奋才能正常传导。如邻近未兴奋部位的静息电位与阈电位之间的差距加大，即兴奋性降低时，则膜去极化达到阈电位水平所需的时间延长，故传导性降低。若邻近部位因受额外刺激而发生期前兴奋，则起自兴奋部位的局部电流刺激可能落在期前兴奋的有效不应期内而不能兴奋，导致传导阻滞；若落在期前兴奋的相对不应期或超常期内，则产生的动作电位的 0 期去极化速率和幅度都较低，导致传导速度减慢。

（二）心肌细胞的机械特性——收缩性

心肌细胞和骨骼肌细胞一样，其收缩原理也和骨骼肌相似，在受刺激发生兴奋时，首先是心肌细胞膜产生动作电位，然后通过兴奋－收缩耦联，引起肌丝滑行，从而使整个心肌细胞收缩。但是，心肌细胞的收缩与骨骼肌细胞相比还有其自身的特点。

1. 同步收缩　心房和心室内特殊传导组织的传导速度快，且心肌细胞之间缝隙连接的电阻低，因此兴奋在心房或心室内传导很快，几乎同时到达所有的心房肌或心室肌，从而引起全心房肌或全心室肌同时收缩，称为同步收缩。同步收缩的效果好，力量大，有利于心脏射血。由于同步收缩的特性，使心脏或不发生收缩，或一旦产生收缩，则全部心房肌或心室肌几乎同时收缩，称为全或无式收缩。

2. 不发生强直收缩　心肌细胞兴奋性变化的特点是有效不应期特别长，约 $200 \sim 300ms$，相当于心肌整个收缩期和舒张早期。在此时期内，任何刺激都不能使心肌再发生兴奋而收缩。因此，心肌不会像骨骼肌那样发生多个收缩过程的融合而形成强直收缩，故心肌能始终保持收缩后必有舒张的节律性活动，从而保证心脏射血和充盈过程的正常进行。

3. 对细胞外 Ca^{2+} 的依赖性　Ca^{2+} 是兴奋－收缩耦联的媒介。在骨骼肌，Ca^{2+} 主要来自肌浆网终末池 Ca^{2+} 的释放，但心肌细胞的肌浆网终末池不发达，容积较小，Ca^{2+} 贮量少。因此，心肌兴奋－收缩耦联所需的 Ca^{2+} 除从终末池释放外，还有赖于细胞外液的 Ca^{2+} 通过肌细胞膜和横管膜内流（心室肌动作电位 2 期的 Ca^{2+} 内流）。当心肌收缩完毕后，胞浆中 Ca^{2+} 水平的恢复也有其自身的特点，一方面，心肌和骨骼肌一样，Ca^{2+} 可通过肌浆网上的钙泵主动摄回而进入肌浆网；另一方面，心肌可通过 $Na^+ - Ca^{2+}$ 交换将 Ca^{2+} 转运出细胞。此外，心肌细胞膜上存在钙泵，也可将少量 Ca^{2+} 排出细胞外。

在一定范围内，增加细胞外液的 Ca^{2+} 浓度，兴奋时 Ca^{2+} 内流增多，心肌收缩力增强；反之，收缩力减弱。当细胞外液中 Ca^{2+} 浓度降得很低，甚至无 Ca^{2+} 时，心肌细胞膜虽仍能产生动作电位，但不能发生收缩，这一现象称为兴奋－收缩脱耦联。临床上见到心跳停止，但还可记录到心电图的患者即属于此种情况。因此，心电图不能作为判断心脏搏动是否停止的直接依据。

四、心电图

心脏的节律性活动是一种周期性活动。其周期性变化表现在两方面：一是心肌收缩和舒张构成的机械活动周期，即心动周期；二是兴奋的产生和传导而形成的电活动周期。二者活动的某些表现都可在体表得以反映，可用特定的仪器和方法予以观测和记录，其中心电图已广泛应用于临床。

每个心动周期中，由窦房结产生的兴奋依次向心房和心室传播。这种兴奋的产生和传播所出现的生物电变化，其传播方向、途径、顺序和时间均有一定规律，是反映心脏各部分电生理活动的良好指标，故可作为临床诊断心脏某些疾病的依据。心脏的生物电变化可通过其周围的组织和体液传导到全身和体表。将引导电极置于人体表面的特定部位，经过仪器的放大可记录到每个心动周期心脏综合电变化的波形，称为心电图（electrocardiogram，ECG）。心电图曲线只是反映心脏兴奋的产生、传导和恢复过程中的生物电变化，而与心脏的机械收缩活动无直接关系。

不同导联方法所描记的心电图均不相同，但体表心电图都包括一组基本波形，分别命名为 P、QRS、T，有时出现 U 波（图 8 – 10）。

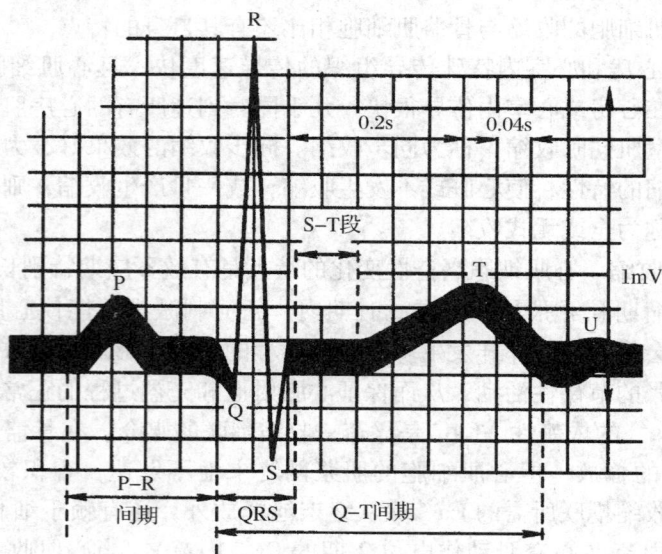

图 8 – 10　正常人典型体表心电模式图

1. P 波　P 波（P wave）反映左右两心房去极化过程。P 波波形小而圆钝，波幅在 0.25mV 以下，历时不超过 0.11s。

2. QRS 波群　QRS 波群（QRS complex）代表左右两心室去极化过程的电位变化。典型的 QRS 波群包括三个紧密相连的电位波动：第一个向下的波称为 Q 波，随后的是高而尖峭向上的 R 波，最后是一个向下的 S 波。如 S 波后又出现向上的波称为 R' 波，R' 波后的向下波称 S' 波，以此类推。如波群中出现的是振幅较大的波，则分别用大写字母 Q、R、S 表示，如是振幅较小的波，则用小写字母 q、r、s 表示。但在不同的导联中，这三个波不一定都出现。QRS 波群正常历时 0.06 ~ 0.11s，若超过 0.12s，则表示心室内传导阻滞。各波波幅在不同的导联中变化较大。各肢体导联的每个 QRS 正向波与负向波振幅相加其绝对值不应低于 0.5mV，胸导联的每个 QRS 波正负振幅相加的绝对值不应低于 0.8mV。

3. T 波　T 波（T wave）代表左右两心室复极化时的电位变化，基本上与同导联 QRS 群的主波（振幅最大的波）方向相同。波幅一般为 0.1 ~ 0.8mV。在 R 波较高的导联中，T 波的波幅不应低于 R 波波幅的 1/10。如 II 导联和 V_5 导联中的 T 波低平、双向或倒置，称为 T 波改变，主要与心肌缺血有关。

4. U 波　在有些健康人心电图上可见 U 波（U wave），意义尚不清楚，是在 T 波后 0.02 ~ 0.04s 可能出现的一个低而宽的波形，方向一般与 T 波一致，在 V_3 导联较清楚。波宽约 0.1 ~ 0.3s，波幅大多在 0.05mV 以下。U 波升高常见于低血钾及心室肥厚；U 波倒置可见于高血钾。

5. P - R（P - Q）间期　P - R 间期（P - R interval）是指从 P 波开始到 QRS 波群的起点时间，正常为 0.12 ~ 0.20s。表示兴奋从心房传到心室所需的时间，故也称为房室传导时间。在房室传导阻滞时，P - R 间期延长，超过 0.20s。

6. P - R 段　P - R 段（P - R segment）是指从 P 波终点到 QRS 波群起点之间的线段。通常与基线同一水平。P - R 段是由于兴奋传导至房室交界时，由于该处的传导速度比较缓慢，形成的电位变化也很微弱，一般纪录不出波动曲线。

7. Q - T 间期　Q - T 间期（Q - T interval）指从 QRS 波群的起点到 T 波终点的时间，代表两心室开始兴奋去极化到完全复极至静息期的全过程所需的时间。Q - T 间期的长短与心率有关，心率越快，Q - T 间期越短，反之则越长。心率在 60 ~ 100 次/分钟时，Q - T 正常范围为 0.32 ~ 0.4s。Q - T 间期延长，则可能有室内传导阻滞。

8. S - T 段　自 QRS 波群的终点至 T 波起点之间的线段称为 S - T 段（S - T segment），正常是在等电位线上。它代表心室全部去极化，故心室各部之间无电位差。任何导联 S - T 段降低不应超过 0.05mV。S - T 段抬高在肢体导联与 V_5、V_6 导联都不应超过 0.1mV。在心肌缺血或损伤等情况下，可出现 S - T 段异常偏移基线。

第四节　血 管 功 能

一、各类血管的结构和功能特点

血管可分为动脉、毛细血管和静脉。不论体循环或肺循环，由心室射出的血液运行的途径是：大动脉→动脉→微动脉→毛细血管→微静脉→静脉→大静脉，再回到心房。各类血管在整个血管系统中所处的部位不同，其结构和功能特点也不同。根据血管的生理功能，可分为以下几类：

（一）弹性贮器血管

指主动脉和肺动脉主干及其发出的分支，其血管壁厚，壁内含丰富的弹性纤维，管壁坚韧而富有弹性和可扩张性，称为弹性贮器血管。心室射血时，大动脉被动扩张，将射出的一部分血液暂存于被扩张的大动脉内，缓冲收缩压使其不致太高；当心室舒张时，大动脉管壁弹性回缩，构成心脏舒张期推动血液流向外周的动力，以维持舒张压不致太低。因此，心脏射血虽然是间断性的，而外周血流仍呈连续性流动。故大动脉的弹性发挥了缓冲收缩压和维持舒张压的作用。

（二）阻力血管

指小动脉（直径1mm以下）和微动脉（直径20~30μm），其管壁富含平滑肌，收缩性好。在神经及体液调节下，可通过平滑肌的舒缩改变管径大小，从而影响血流阻力。由于此类血管管径小，血流速度快，形成的血流阻力很大，故称为阻力血管。这类血管产生的阻力约占总外周阻力的47%。血管收缩，管径变小，则阻力加大；反之，血管舒张，则阻力减小，从而改变所分布器官的血流量。

（三）交换血管

指真毛细血管，因其管壁最薄，仅由单层内皮细胞构成，外覆一薄层基膜，口径最小，通透性好，且数量多，分布广，流速慢，与组织细胞的接触面积大，有利于血液与组织液进行物质交换，故称为交换血管。

（四）容量血管

与同级别的动脉血管比较，静脉系统的口径较大而管壁较薄，易扩张，容量大。循环血量约有60%~70%容纳于静脉系统中，故称为容量血管，起贮血库的作用。

二、血流动力学

血液在血管内流动的一系列物理力学称为血流动力学（hemodynamics）。血流动力学和一般流体力学共同的基本内容是流量、阻力与压力及其相互关系。由于血管有弹性而不是刚性管道，血液是含有血细胞及胶体物质等多成分的液体，而不是物理学中的理想液体，因此，血流动力学又有其自身特点。

（一）血流量和血流速度

血流量指单位时间内流过血管某一截面的血量，也称容积速度，以ml/min或L/min表示。血流量的大小取决于血管两端的压力差和血管对血流的阻力这两个因素。流体力学认为：在一段管道中，液体的流量与该段管道两端的压力差成正比，与管道对液体流动的阻力成反比。在封闭的管道系统中，各个截面的流量都相等。因此，在整个体循环中，动脉、毛细血管和静脉各段血管总的血流量相等，都等于心输出量；心输出量（用Q表示）与主动脉压和右心房的压力差（ΔP）成正比，与整个体循环的血流阻力（R）成反比。用公式表示为：$Q = \Delta P / R$。由于右心房压接近于零，故ΔP接近于平均主动脉压（Pa），故：$Q = Pa / R$。

对于某一器官，则公式中的 Q 为器官血流量，ΔP 为灌注该器官的平均动脉压和静脉压之差，R 为该器官的血流阻力。在同一整体内，供应不同器官的动脉血压基本相同，而供应该器官血流量的多少则主要取决于该器官对血流的阻力，因此，器官血流阻力的变化是调节器官血流量的重要因素。

血液在血管内流动的线速度，即一个质点在血流中的前进速度，称为血流速度。各类血管的血流速度与同类血管的总截面积成反比。据估计，毛细血管的总截面积约是主动脉的220～440 倍，因此血流速度在主动脉中最快，约为 189～220mm/s；在毛细血管中最慢，约为 0.3～0.7mm/s。动脉内的血流速度还受心脏活动的影响，心缩期的流速比心舒期为快。

1. 层流　血液在血管内稳定流动时，以血管轴心的流速最快，越靠近管壁流速越慢，贴近管壁的薄层血浆基本不流动。血液流动时，越接近轴心血细胞数越多。在血流中，血液中各个质点流动的方向一致，与血管的长轴平行，但各质点的流速不一，在血管轴心处最快，随着靠近管壁而流速递减，称为层流（图 8-11）。图中箭头长度表示流速，在血管纵剖面上各箭头的连线形成一抛物线。在这种层流情况下，血流量与血管两端压力之差成正比。

2. 湍流　当血流速度增快到一定程度，血流中各个质点流动的方向不一致时，即产生湍流。当血液黏滞度过低，血管内膜表面粗糙，以及血流受到某种阻碍或发生急剧转向等情况时，也易发生湍流。湍流可使血小板离开血管轴心而靠近管壁，增加了血小板和血管内膜的接触机会，使血小板易黏附于内膜而形成血栓。

（二）血流阻力

血液在血管内流动所遇到的阻力称为血流阻力（blood flow resistance）。血流阻力的来源有两方面：①血液内部的摩擦力；②血液与血管壁的摩擦力。这种摩擦必然消耗能量，因此血液在血管内流动时压力会逐渐降低（图 8-12）。湍流时消耗的能量比层流时更多，故血流阻力更大。

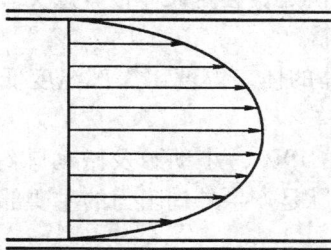

图 8-11　层流情况下各层血流
速度示意图

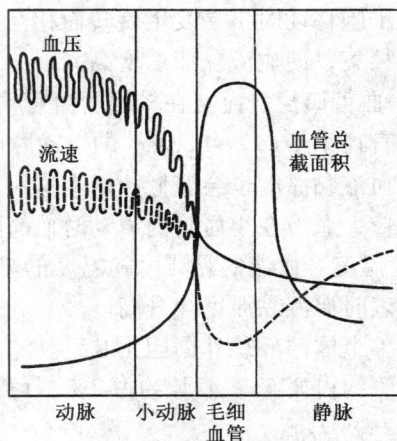

图 8-12　各段血管的血压、血流速度、
血管总截面积的关系示意图

血流阻力一般不能直接测量，需通过计算得出。血流阻力与血流量 Q 成反比，与血管两端的压力差 ΔP 成正比。泊肃叶研究了液体在管道内流动的规律而得出泊肃叶定律（Poiseuille's law）。其公式如下：

$$Q = \frac{\pi \Delta P r^4}{8 \eta L}$$

从以上公式可得出计算血流阻力的公式为：

$$R = \frac{8 \eta L}{\pi r^4}$$

式中 R 为血流阻力，η 为血液黏滞度，L 为血管长度，r 为血管半径。一般而言，血管长度（L）不会有显著变化，可看作不变的常数，故血流阻力与血液黏滞度成正比，与血管半径的 4 次方成反比。对于一个器官而言，如果血液黏滞度不变，器官的血流量主要取决于其阻力血管的口径大小。阻力血管的口径增大，则血流阻力减小，血流量增加；反之，阻力血管口径缩小，则血流阻力加大，该器官的血流量将减少。机体对循环系统的功能调节，就是通过调节各器官的阻力血管口径而调节各器官之间的血流分配的。

血液黏滞度（blood viscosity）是决定血流阻力的另一重要因素。以水的黏滞度为 1 计，则全血的相对黏滞度为 4～5，血浆的相对黏滞度为 1.6～2.4。决定和影响血液黏滞度的因素如下：

1. 血细胞比容　是影响血液黏滞度最重要的因素。血细胞比容越大，则血液黏滞度越高。血细胞比容主要与红细胞数量有关，红细胞数越多，血细胞比容越大，血液黏滞度越高，则血流阻力越大。故血流阻力与血中红细胞数成正比。

2. 血流的切率　在层流情况下，相邻两层血流速度的差与液层厚度的比值，称为血流的切率。当切率较高时，血液黏滞度较低；切率低时，血液黏滞度则高。由于全血属于非牛顿液，所以全血在血管内以层流的方式流动时，红细胞有向中轴部分移动的趋势，称为轴流（axial flow）。切率越高轴流现象越明显，即红细胞集中于中轴，其长轴与血管的纵轴相平行，红细胞移动时不易发生旋转而相互撞击少，故血液黏滞度较低；反之切率较低时，红细胞发生聚集，使血液黏滞度增高。

3. 血管口径　血液在较粗的血管内流动时，血管口径对血液黏滞度不发生影响。但当血液在直径小于 0.2～0.3mm 的微动脉内流动时，只要切率足够高，则随着血管口径进一步变小，血液黏滞度也会变低。产生这一现象的原因尚不清楚，但对人体很有意义。如果没有这一效应，血液在小血管内流动时血流阻力将会大大增高。

4. 温度　血液的黏滞度随温度的降低而升高。人体的体表温度比深部温度低，故血液流经体表时血液黏滞度会升高。

在整个体循环总外周阻力中，大、中动脉阻力约占 19%，小动脉及微动脉约占 47%，毛细血管约占 27%，静脉约占 7%，可见小动脉及微动脉是产生外周阻力的主要部位。

（三）血压

血压（blood pressure，BP）是指血管内流动的血液对单位面积血管壁的侧压力。国际标准压力的计量单位为帕（Pa），Pa 的单位较小，故血压的单位通常用 kPa（千帕）。由于长期以来人们都用水银检压计测量血压，因此习惯上以毫米汞柱（mmHg）为单位。1mmHg=0.133kPa。静脉血压很低，常用厘米水柱（cmH_2O）表示，$1cmH_2O=0.098kPa$。通常所指的血压系指动脉血压。血压形成的基本因素有二：

1. 血液对血管系统的充盈 这是形成血压的前提。整个循环系统内约有5L血液。心搏停止，将血液平均分布于整个血管系统，此时血管中的压力仍比大气压高0.93kPa（7mmHg），称此为循环系统平均充盈压（mean circulatory filling pressure）。它的高低取决于循环血量与血管容量之间的相对关系。

2. 心脏射血 是产生血压的另一基本因素。心室肌收缩时所释放的能量分两部分：一部分表现为动能，用于推动血液流动；另一部分形成对血管壁的侧压力，并使血管壁扩张，成为血液的势能，即压强能。在心舒期，大动脉弹性回缩，又将一部分势能转变为推动血流前进的动能，使血液在血管中持续流动。此外，由于血液从大动脉经体循环流向右心房的全过程中不断消耗能量，故血压逐渐降低。由于血液在各段血管中所遇到的阻力不等，血液流经小动脉、微动脉时所遇阻力最大，故势能消耗最多，血压降落幅度最大。

三、动脉血压

（一）动脉血压及正常值

动脉血压（arterial blood pressure）指动脉血管内血液对血管壁的侧压力，一般所说的动脉血压是指主动脉血压。由于在大动脉内血压降低幅度较小，为测量方便，通常以肱动脉血压代表主动脉血压。一个心动周期中，动脉血压随心室收缩和舒张而发生规律性波动。心室收缩射血时，动脉血压快速上升达最高值，称为收缩压（systolic pressure）；心室舒张，动脉血压降低，于心舒末期降至最低值，称为舒张压（diastolic pressure）；收缩压与舒张压之差称为脉搏压（pulse pressure）。整个心动周期中各瞬间动脉血压的平均值，称为平均动脉压（mean arterial pressure）。由于心室收缩期比舒张期短，故平均动脉压较接近于舒张压，其计算公式为：平均动脉压 = 舒张压 + 1/3 脉搏压。

动脉血压的习惯写法是：收缩压/舒张压 kPa，如16.0/10.7kPa。通常以测量肱动脉血压为标准。我国健康成年人安静时的动脉血压正常值为12.00~18.7/8.0~12kPa（90~140/60~90mmHg），脉搏压约为4.00~5.33kPa（30~40mmHg）。

（二）动脉血压的形成

如前所述，足够量的血液充盈是形成血压的基础，心室射血是产生动脉血压的基本条件。此外，在动脉血压的形成中，外周阻力和大动脉弹性也起了重要的作用。如仅有心肌收缩做功，而无外周阻力，则心室收缩释放的能量将全部表现为动能，用于推动射出的血液，使之全部迅速流至外周，因而不能维持动脉血压。可见动脉血压的形成是心室射血对血流的推动和外周阻力两者相互作用的结果，由于动力大于阻力，保证了血液向外周流动。

大动脉的弹性贮器作用在血压形成中也起重要的缓冲作用。当心脏收缩射血时，由于大动脉的弹性贮器作用以及外周阻力的存在，仅有1/3的射出血量流向外周，其余2/3则暂时贮存在胸腔大动脉中，使大动脉血压升高，并使大动脉管壁弹性纤维被拉长而使管壁扩张。

这样，心室收缩时释放的一部分能量以势能的形式被贮存在弹性贮器血管壁中。心室舒张时停止射血，此时大动脉管壁发生弹性回缩，将在心缩期贮存的那部分血液继续推向外周，并且使动脉血压在心舒期维持在较高水平（图8-13）。大动脉的弹性贮器作用一方面可使心室间断的射血变为动脉内持续的血液流动；另一方面，可缓冲血压的波动，使收缩压不致过高，并维持舒张压于一定的水平。

（三）影响动脉血压的因素

1. 心输出量 在整体内其他调节方式不变的情况下，动脉血压与心输出量成正比。心输出量增加时，射入动脉的血量增多，动脉血压升高；反之，动脉血压下降。心输出量 = 每搏输出量×心率，故凡能影响每搏输出量或心率的因素都可影响动脉血压。

当心率不变而每搏输出量增加时，射入动脉的血量增多，管壁所受的压力加大，故收缩压升高明显。由于收缩压升高使血流加速，致使舒张期末大动脉内存留的血量增加不多，故舒张压升高不明显，从而使脉搏压增大。反之，当每搏输出量减少时，则收缩压降低。因此，收缩压高低主要反映心脏每搏输出量的多少。

在一定范围内，心率加快则心输出量增加，动脉血压升高；反之，心率减慢则使动脉血压降低。如每搏输出量和外周阻力不变，心率加快时，由于心舒期缩短，在心舒期流至外周的血量减少，心舒期末主动脉内存留的血量增多，故舒张压升高。由于动脉血压升高可使血流加速，使在心缩期内有较多的血液流向外周，故收缩压升高不如舒张压升高显著，脉搏压比心率增加前减小；相反，心率减慢时，舒张压降低的幅度较收缩压降低幅度大，故脉搏压增大。心率过快或过慢，都可使心输出量减少，血压下降。

2. 外周阻力 如心输出量不变而外周阻力改变时，对收缩压、舒张压都有影响，但对舒张压的影响更显著。这是因为在心舒期血液流向外周的速度主要决定于外周阻力。当外周阻力增大时，血液流向外周的速度减慢，心舒期动脉内留存的血量增多，故舒张压升高。反之，外周阻力减小时，则舒张压降低。因此，舒张压主要反映外周阻力的大小。

外周阻力的变化主要受骨骼肌和腹腔器官的阻力血管口径改变的影响。临床上原发性高血压的发病，主要是由于广泛的小动脉、微动脉硬化、狭窄、口径变小，使外周阻力增加而产生高血压。此外，血液的黏滞度也影响外周阻力，从而影响血压。血液黏滞度增高，外周阻力增大，舒张压因而升高。

3 大动脉管壁的顺应性 大动脉管壁的可扩张性和弹性具有缓冲动脉血压变化的作用，即可使脉搏压减小。老年时由于血管壁中胶原纤维增生逐渐取代了弹性纤维，使血管的可扩张性和弹性减弱。因此，老年人的收缩压升高，舒张压降低，脉搏压多出现增大。但是在整体内由于大

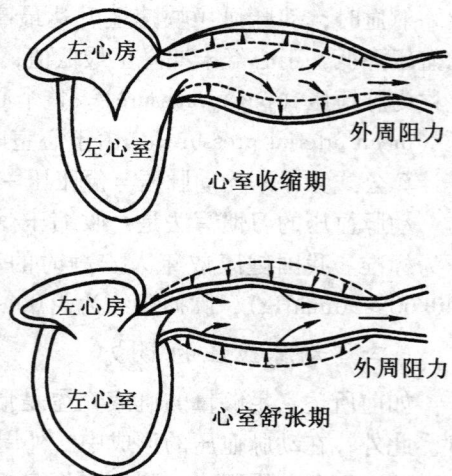

图8-13 主动脉弹性对血流和血压作用的示意图

动脉弹性降低的同时往往伴随小动脉硬化性改变而使外周阻力增加,所以脉搏压增大并不明显。

4. 循环血量与血管容量的比例关系 循环血量与血管容量相适应,才能使血管内有足够的血量充盈,从而产生一定的循环系统平均充盈压,这是形成动脉血压的前提。正常机体内,循环血量与血管容量相适应,故血管系统的充盈情况变化不大。但在失血时,若失血不超过总血量的20%,可通过小动脉、微动脉收缩以增加外周阻力,通过小静脉收缩以减小血管容量,经此调节后,仍可维持血管充盈,使动脉血压不致显著降低。若失血量超过30%,体内调节作用已不能保持血管系统的正常充盈状态,故血压将急剧下降,引起休克。如果循环血量不变,而血管容量大大增加,则大量血液将充盈到扩张的血管中,造成回心血量减少,心输出量也减少,动脉血压下降。

应当强调的是,为便于分析,以上影响因素都是在假设其他因素不变的前提下,讨论某一因素变化时对动脉血压的影响。实际上,在各种不同的生理或病理情况下,血压的变化往往是多种因素相互作用的综合结果。但在特定情况下,某一因素可能是主要的。如过敏性休克时,血压下降的主要原因是血管扩张、外周阻力降低;但在急性心肌梗死导致心力衰竭时,血压下降主要是因心输出量减少所致。

四、脉象与脉搏图

(一) 脉搏图的组成和分析方法

在每个心动周期中,随着心室内压变化,动脉内压也发生周期性波动,此种压力波动可引起动脉血管壁产生搏动,称为动脉脉搏 (arterial blood pulse)。动脉脉搏所反映的压力变化能以波的形式从主动脉开始沿动脉管壁依次向外周传播,一般在身体的浅表动脉均可摸到。

通过一定的方法把脉搏信息描记成曲线图形即为脉搏图,简称脉图。现在多采用传感器,能较客观地描记出种种脉搏曲线,称为波式描记图。

动脉脉搏图的形态可因描记的部位不同而有变化,颈动脉与桡动脉处记录的波形具有较大的区别。但通常以桡动脉脉搏图作为脉图进行分析,桡动脉脉图如图8-14所示:

1. 脉图的组成及其影响因素 以桡动脉脉搏图为例,一个完整的脉搏图由以下几个部分组成:

(1) 升支:脉搏波形中由主波起点(即基线)至主波峰顶的一条上升曲线,反映了心室的快速射血期。在心室快速射血期,动脉血压迅速上升,管壁被扩张,形成脉搏波形中的上升支。

(2) 主波:脉图的主体波幅,顶点为脉图的最高峰,反映动脉内压力与容积的最大值。左心室射血,当压力和容积达到最高点时,形成脉搏波形中的主波。

升支的斜率(即上升速度,以主波幅高与升支时间的比值表示)和主波幅度受射血速度、射血阻力、心输出量及大动脉顺应性的影响,当阻力大、心输出量少、射血速度慢、大动脉顺应性低时,则升支斜率减小,主波幅度降低;若阻力小、心输出量大、速度快、大动脉顺应性增加时,则升支斜率大,形态陡直,主波波幅大。

（3）降支：脉搏波形中由主波峰顶至基线的一条下降曲线，是心室射血后期至下一次心动周期的开始。心室射血后期，射血速度减慢，心输出量减少，动脉血压逐渐降低，形成脉搏波下降支的前段。随后，心室舒张，动脉血压继续下降，形成下降支的其余部分。

（4）潮波：又称重搏前波，在桡动脉处可以描记到此波，位于下降支的主波之后，一般低于主波而高于重搏波。此波是由于主动脉根部的初始波传导到桡动脉，当脉搏波向外周传播时，因受到外周各种因素的作用，产生反射波，反射波的向心传播叠加于脉搏波的降支上，从而形成重搏前波，为一逆向反射波。反映左心室停止射血，动脉扩张。

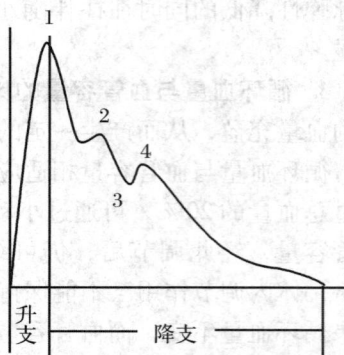

图 8-14　桡动脉脉图的波形示意图
1. 主波；2. 潮波；3. 降中峡；
4. 重搏波

潮波与心脏功能、血管弹性和外周阻力等变化有关。如果心室射血时间延长，动脉弹性差，外周阻力增大，则可形成宽度增大、幅度逐渐增高、波峰形态逐渐明显的潮波。

（5）降中峡：主波降支中在重搏前波之后出现的一个向下切迹波谷，为心脏收缩和舒张的分界点。当心室开始舒张时，心室内压迅速下降，主动脉内的血液向心室方向返流，并推动主动脉瓣关闭，此时脉图曲线急速下降，在降支上形成一个向下的切迹。

降支和降中峡主要受血管外周阻力的影响。当外周阻力大时，降支的下降速率较慢，降中峡位置较高，降中峡后的降支较陡。反之，则降支速率较快，降中峡位置较低，降中峡后降支坡度小。

（6）重搏波：又称降中波（dicrotic wave），为降中峡之后的一个上升波，为主动脉瓣关闭，主动脉弹性回缩所致。心室舒张时室内压下降，主动脉内的血液向心室方向返流。这一返流使主动脉瓣关闭。返流的血流使主动脉根部的容积增大，并且受到闭合的主动脉瓣阻挡，发生一个返折波，在降中峡的后面形成一个短暂的向上的小波。

重搏波主要受大动脉顺应性的影响。大动脉顺应性正常，大动脉瓣关闭后折返的短暂血流可引起主动脉根部管壁扩张，重搏波形成明显。若大动脉顺应性下降，则折返的短暂血流不能导致主动脉管壁明显扩张，则重搏波幅度小，甚至消失。

2. 脉图的分析方法　目前，对中医脉图的检测指标尚未完全统一。现以桡动脉脉图为例，介绍其主要参数及分析方法（图 8-15）。

（1）时间指标

脉动周期（t）：即脉图的起点至终点的时间。t 值对应于一个心动周期。正常参考值是 0.6~1.0s。

升支时间（t_1）：即脉图起点到主波峰点的时间，对应于心室快速射血期。正常参考值 0.07~0.11s。

心缩时间（t_4）：即脉图起点到降中峡之间的时间，对应于心室的收缩期。正常参考值为 0.28~0.44s。

缓降时间（t_5）：即降中峡到脉图终点的时间，对应于心室舒张期。正常参考值为 0.36~0.76s。

（2）波幅指标

主波高度（h_1）：指主波峰顶到脉图基线的垂直高度，代表心缩期动脉管壁承受的压力和容积，反映左心室射血量和大动脉顺应性。正常参考值 $8.5 \sim 28.0$mm。

潮波高度（h_3）：指潮波峰顶到脉图基线的高度，主要反映动脉血管张力和外周阻力。正常参考值为 $12.5 \sim 21.0$mm。

降中峡高度（h_4）：指降中峡谷底至脉图基线的幅度，反映了外周阻力的大小。正常参考值为 $7.35 \sim 12.50$mm。

重搏波高度（h_5）：即重搏波峰顶点至降中峡谷底水平基线的高度，反映大动脉弹性。正常参考值为 $0.5 \sim 2.0$mm。

（3）角度指标

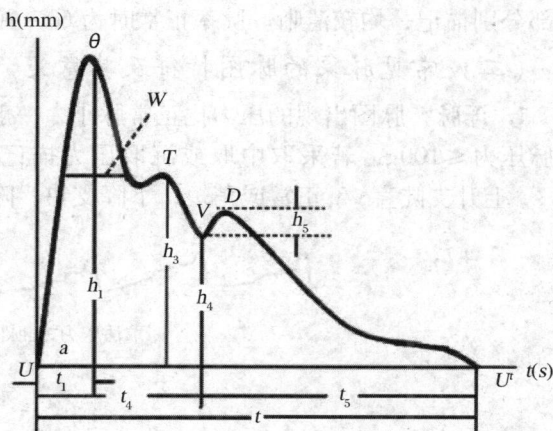

图 8 - 15　桡动脉脉图检测的主要指标示意图

上升角（α）：又称 U 角，为主波升支与基线的夹角，反映血管弹性和血液黏度。正常参考值为 $80° \sim 87°$。

主波角（θ）：又称 P 角，是主波升支与降支的夹角，反映血管弹性和血流状态。正常参考值为 $19° \sim 42°$。

3. 正常脉象的脉图特征　中医学认为，正常脉象指感下脉搏不浮不沉，不大不小，从容和缓，沉取（重取）不绝，一呼一息脉来四五至，并随生理活动、气候环境的不同而发生相应变化，并强调脉之胃、神、根是判断正常人脉象的三个基本条件。正常脉象反映了机体气血充盈，气机健旺，阴阳平衡，精神安和的生理状态，是健康的表现。

脉有胃气，表现为脉搏从容和缓、节律均匀；脉有神气，指脉道柔和，应指有力；脉之有根，表现为三部有脉，沉取应指（图 8 - 16）。

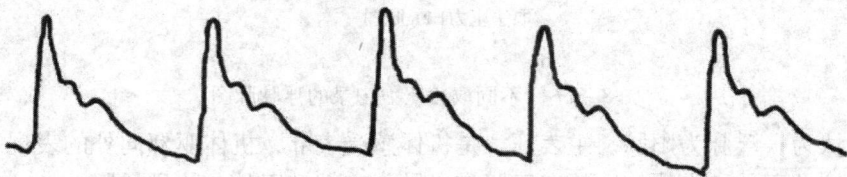

图 8 - 16　正常脉图

脉有胃气，在脉图上表现为脉律规整，节律均匀，t 值之差小于 0.12s；脉率正常，正常成人 60 ~ 90 次/分钟；主波顶柔滑，主波夹角 <42°；重搏波位于降支中段。

脉有神气，表现为脉搏图波形正常，形态清晰。上升支直立，无转折或扭曲。主波顶柔滑，主波角 <42°。重搏波位于降支中段。主波幅 >10mm，升支时间 <0.1s。

脉有根基，指浮、中、沉三种取脉压力均可描记脉图，但以中取脉图清晰。寸、关、尺三部分别描记，均较清晰。脉率正常时为 60～90 次/分钟。

（二）常见脉象的脉图特征及其意义

1. 浮脉　脉图出现的压力比正常脉小，一般小于 25g，反映了该脉"轻取即得"。最佳取脉压力≤100g，若采取中取或沉取压力描记脉图，则主波幅反而降低，反映"重按稍减"。上升支陡直，t_1 正常或稍短，下降支快，降中峡位置偏低（图 8–17）。

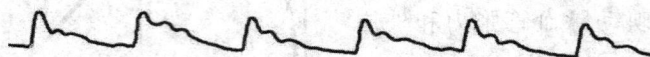

取法压力75g脉图

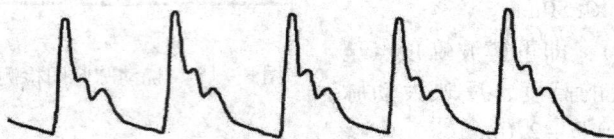

取法压力100g脉图

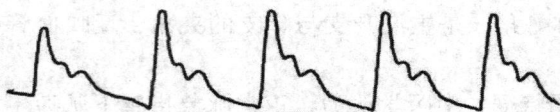

取法压力125g脉图

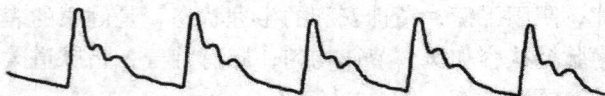

取法压力150g脉图

图 8–17　不同取法压力记录的浮脉脉图

中医学认为，浮脉为阳脉，主表证，是机体感受表邪，机体驱邪向外的表现。外邪侵犯肤表，卫阳抗邪于外，人体气血趋向于肌表，脉气亦鼓动于外，故见浮脉。

现代医学研究认为，浮脉的形成机制是由于心率增加，心肌收缩力增强，回心血量增加，心输出量亦增加，同时外周血管扩张，外周阻力降低，血流对血管的侧压及阻抗减少，血流速度加快，故呈现浮脉特征。

2. 沉脉　脉图出现压力比正常脉要大，一般大于 75g，反映"重按始得"。最佳取脉压力≥175g（图 8–18）。

中医学认为，沉脉为阴脉，多见于里证。病理性沉脉的形成，一是邪实内郁，正气尚盛，邪正相争于里，致气滞血阻，阳气被遏，不能鼓动脉气于外，故脉沉而有力，可见于气

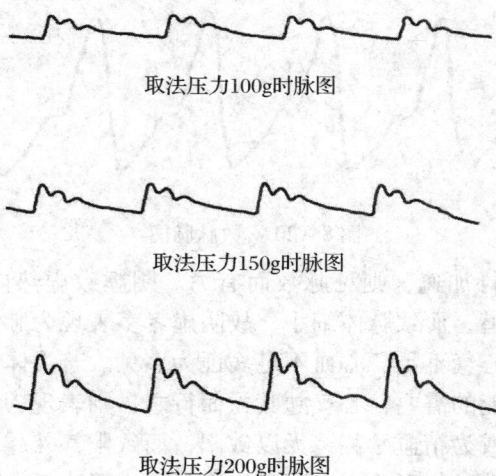

取法压力100g时脉图

取法压力150g时脉图

取法压力200g时脉图

图 8 – 18　不同取法压力记录的沉脉脉图

滞、血瘀、食积、痰饮等病证；二为气血不足，或阳虚气乏，无力升举鼓动，故脉沉而无力，可见于各脏腑的虚证。

现代医学研究认为，沉脉的形成是由于心输出量减少，血压降低，血管充盈欠佳，血流缓慢，使脉位沉；当周围血管收缩，外周阻力增加时，血管变细，血管内压力增高，脉位亦沉。

3. 迟脉　脉图特征是脉率在 40～59 次/分钟之间，$1s < t < 1.5s$，脉律整齐（图 8 – 19）。

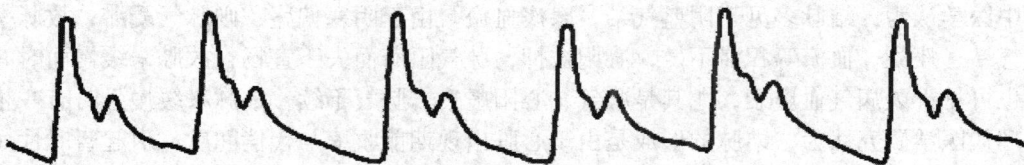

图 8 – 19　迟脉脉图

中医学认为，迟脉多见于寒证。当寒邪侵犯人体，困遏阳气，或阳气亏损，均可导致心动迟缓，气血凝滞，脉流不畅，使脉来迟慢。若为阴寒内盛而正气不衰的实寒证，则脉来迟而有力；若心阳不振，无力鼓动气血，则脉来迟而无力。

现代医学研究认为，迟脉主要是由于迷走神经兴奋性增加，窦性心动过缓，或房室传导阻滞，或甲状腺功能减退，代谢功能低下，使心动过缓，心率减慢，从而出现脉率减慢，脉来迟缓。

4. 数脉　脉图特征是脉率在 91～139 次/分钟之间，$0.43s < t < 0.67s$，脉律规则（图 8 – 20）。

中医学认为，数脉多见于热证，由于实热内盛，或外感病邪热亢盛，正气不衰，邪正相

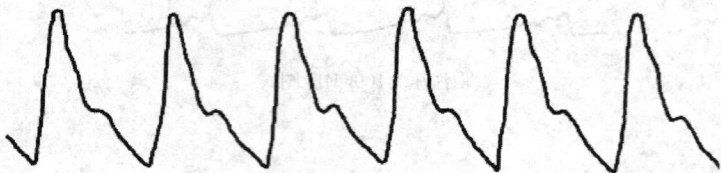

图 8-20　数脉脉图

争，气血受邪热鼓动而运行加速，则见脉数而有力。阴虚致虚热内生，也可使气血运行加速，且因阴虚不能充盈脉道，而致脉体细小，故阴虚者多表现为脉细数无力。数脉还可出现在气血不足的虚证，尤以心气不足、心血不足病证为多见。若人体气血虚弱，为满足身体各脏腑、组织、器官生理功能的需要，心气勉其力而行之，则表现为心动加速，脉率增快。若为阳虚阴盛，逼阳上浮，或为精血亏甚，无以敛阳，而致阳气外越，也可见脉象数而无力。

现代医学研究认为，数脉的形成，多因感染发热，血压降低，窦性心动过速，或心肌兴奋性增加，心肌收缩力下降，心率代偿性增加，使脉率快于正常。

5. 结脉　脉图特征是脉动周期不等，t 值之差 >0.12s。脉率 60~70 次/分钟，或 <60 次/分钟。脉图中有不规则的停搏，插入间歇性小波（图 8-21）。

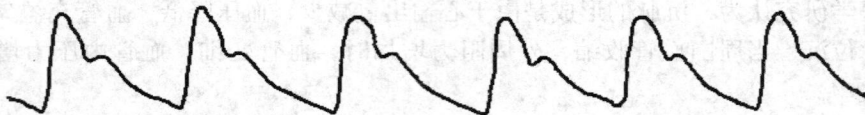

图 8-21　结脉脉图

中医学认为，结脉多见于阴盛气结，寒痰血瘀。由于阴寒偏盛，则脉气凝滞，故脉率缓慢。气结、痰凝、血瘀等积滞不散，心阳被抑，脉气阻滞而失于宣畅，故脉来缓慢而时有一止。也可见于久病气血虚衰，尤其是心气、心阳虚衰，脉气不续，故脉来缓慢且时有一止。

现代医学研究认为，结脉的形成是由于心脏出现期前收缩与代偿间歇，引起暂时性血流动力学障碍，心室舒张充盈时间缩短，血管充盈不足而难以感知。

6. 促脉　脉图特征是脉动周期不等，t 值之差 >0.12s，脉率大于 90 次/分钟。脉图中有不规则的停搏（图 8-22）。

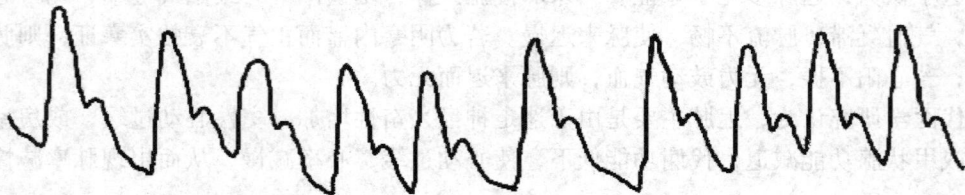

图 8-22　促脉脉图

中医学认为，促脉多见于阳盛实热、气血痰食停滞。由于阳邪亢盛，热迫血行，故脉来急数；热灼阴津，致津血衰少，心气受损，脉气不能接续，故脉有歇止。气滞、血瘀、痰饮、食积等有形实邪阻滞，脉气接续不及，也可形成间歇。而实证均为邪气内扰，脏气失常所致，故其脉来促而有力。促脉也可见于脏气衰败，由于真元衰惫，心气衰败，虚阳浮动，致脉气不相顺接而脉促无力。

现代医学研究认为，促脉常见于窦性心动过速伴期前收缩；结性心动过速，伴传导阻滞等疾病。

7. 代脉　脉图特征是脉动周期不等，t 值之差 > 0. 12s。脉率 60 ~ 90 次/分钟，或 < 60 次/分钟。脉搏间有规律性停搏，歇止呈 1 : 1（二联脉）、2 : 1（三联脉）等多种（图 8 - 23）。

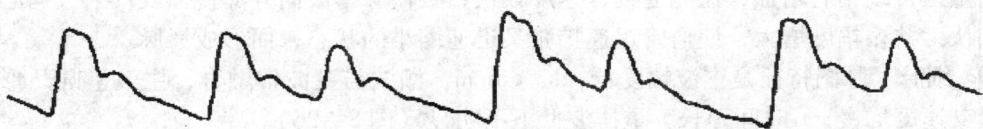

图 8 - 23　代脉脉图

中医学认为，代脉多见于脏气衰微，元气不足，以致脉气不相接续，故脉来时有中止，止有定数，脉气软弱。疼痛、惊恐、跌打损伤等也可见代脉，是因暂时性的气结、血瘀、痰凝等阻抑脉道，血行涩滞，脉气不能相接，致脉代而有力。

现代医学研究表明，代脉是由于心脏期前收缩，或房室传导障碍，窦性心律不齐等发生固定性节律改变而致脉律改变。

8. 弦脉　脉图特征是潮波明显抬高，与主波接近或融合，呈高陡宽大主波。降中峡抬高，重搏波平坦（图 8 - 24）。

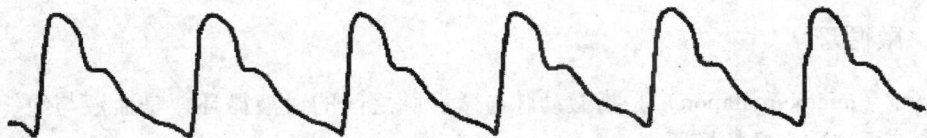

图 8 - 24　弦脉脉图

中医学认为，弦脉多见于肝胆病、疼痛、痰饮等。肝气郁滞，失于条达，则脉多弦劲。疼痛、痰饮等均可致肝失疏泄，气机郁滞，脉来强硬而弦。也可见于胃气衰败，中气不足，可见脉来弦缓或弦细。

现代医学研究认为，弦脉形成的机制比较复杂，与动脉硬化、血压升高、脉压增大、血管顺应性降低、外周阻力增大、脉搏波传导速度加快等有关，由于血管紧张性增加，或有效循环血量改变而致弦脉。

9. 滑脉　脉图特征是升支与降支斜率均大，t_1 值 0. 07 ~ 0. 09s，主波夹角（θ）17° ~ 22°。潮波时相后移，位置低，叠加或隐没于降中峡附近，呈双峰波。降中峡位置低而显著。重搏波明显，位置低（图 8 - 25）。

中医学认为，滑脉多见于痰湿、食积和实热等病证。痰湿留聚，食积饮停，使邪气充斥

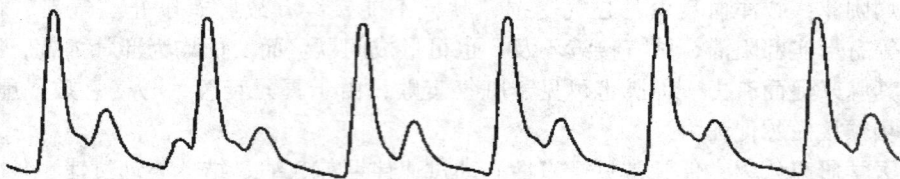

图 8 - 25　滑脉脉图

脉道，鼓动脉气，故脉见圆滑流利，或火热之邪波及血分，血行加快，则脉滑而兼数。

　　现代医学研究认为，滑脉的形成是由于血液黏滞度降低，血管弹性好，血管内壁柔滑；心输出量正常或稍有增加，血流通畅，速度较快，致使脉搏波向外周传播及反射波向心传播速度加快，共振幅度增大，使血管迅速扩张又迅速缩小的状态，而形成滑脉。

　　10. 细脉　脉图特征是主波幅度低，$h_1 < 8mm$，潮波与主波常融合，主波呈圆凸形。升支和降支速度均慢，t_1 时间延长。重搏波低下不明显（图 8 - 26）。

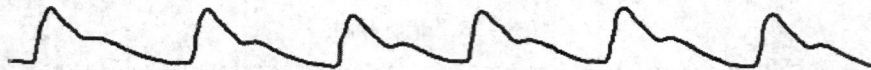

图 8 - 26　细脉脉图

　　中医学认为，细脉多见于气血两虚，湿邪为病。阴血虚则不能充盈脉管，气虚则无力鼓动血行，致脉管充盈度减小，故脉来细小而无力。脉管受湿邪阻遏，气血运行不利而见脉体细小而缓。

　　现代医学研究认为，细脉的形成是由于血容量不足，有效循环血量减少，心脏射血阻力及总外周阻力增加，每搏量降低，中小动脉收缩，从而形成细脉。

五、微循环

　　微循环（microcirculation）是指微动脉与微静脉之间的血液循环，是血液与组织细胞直接接触并进行物质交换的场所。

（一）微循环的组成及血流通路

　　由于各组织器官的形态与功能不同，其微循环的组成和结构也不相同。典型的微循环一般由微动脉、后微动脉、毛细血管前括约肌、真毛细血管、通血毛细血管、动静脉吻合支和微静脉等 7 个部分组成。微动脉与微静脉之间的血管通道，构成了微循环的功能单位。微动脉管壁含有完整的平滑肌成分，后微动脉平滑肌成分已不连续，毛细血管前括约肌是围绕在毛细血管入口处的平滑肌细胞。真毛细血管壁无平滑肌分布，是由单层内皮细胞组成的管道，各真毛细血管彼此互相连接成网状，称为真毛细血管网。微静脉有较薄的平滑肌组织。

　　微循环的血液可通过 3 条途径从微动脉流向微静脉（图 8 - 27）。

　　1. 直捷通路　直捷通路（thoroughfare channel）是指血液从微动脉→后微动脉→通血毛细血管→微静脉的通路。这一通路途径较短，血流快，并经常处于开放状态，物质交换功能较小。主要是促使血液迅速通过微循环由静脉回流入心以维持体循环的血容量。此类通路多见于骨骼肌中。

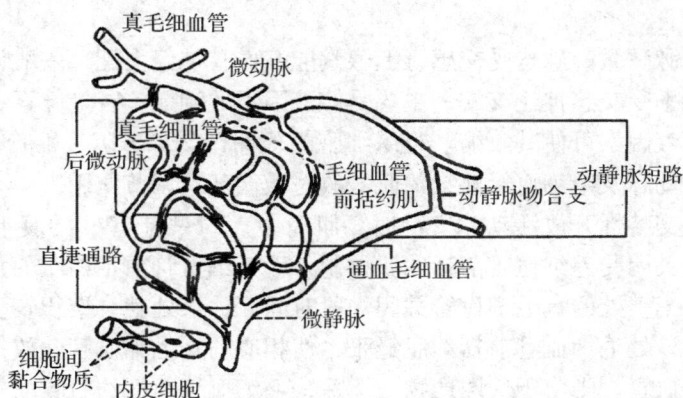

图 8 – 27 典型的微循环模式图

2. 迂回通路 血液从微动脉→后微动脉→毛细血管前括约肌→真毛细血管网→微静脉的通路称为迂回通路（circuitous channel）。这一通路管壁薄，途径长，血流速度慢，通透性好，有利于物质交换，故又称营养通路（nutritional channel），是血液与组织细胞进行物质交换的主要场所。

3. 动静脉短路 血液从微动脉→动静脉吻合支→微静脉的通路称为动静脉短路（arteriovenous shunt）。这一通路管壁较厚，途径最短，血流速度快，但经常处于关闭状态，基本无物质交换作用。动静脉短路多分布于人的皮肤，特别是手掌、足底、耳郭等处。当环境温度升高时，动静脉短路开放，皮肤血流量增加，促进散热；当环境温度降低时，动静脉短路关闭，皮肤血流量减少，有利于保持体热。故该通路与体温调节有关。

（二）微循环的生理特点

1. 血压低 血液从动脉流过小动脉后，由于不断克服阻力而消耗能量，故血液流入真毛细血管后，血压降低明显。这为毛细血管处组织液的生成和回流提供了动力。

2. 血流速度慢 毛细血管分支多，数量大，其总横截面积大，血流速度最慢，为物质交换提供了足够的时间。

3. 潜在血容量大 在安静时，骨骼肌中只有约20%的真毛细血管开放，此时毛细血管所容纳的血量约为全身血量的10%。当毛细血管大量开放时，导致大量血液淤积于毛细血管内，从而使循环血量相对不足，血压下降。

4. 灌流量易变 微循环的迂回通路是间断交替开放的，当其开放时，血液灌流量增加，关闭时则血液灌流量锐减。

（三）微循环血流量的调节

微动脉是微循环的入口，其舒缩活动控制着这一功能单位的血流量，因此，称其为微循环的总闸门。毛细血管前括约肌的舒缩活动控制着真毛细血管网的血流量，它是微循环的分闸门。由于总闸门与分总闸门位于毛细血管之前，又称为毛细血管前阻力血管。微静脉舒缩活动可改变毛细血管的后阻力而影响流入静脉的血量，所以看做是微循环的后闸门，又称为毛细血管后阻力血管。

小动脉、微动脉、微静脉均受交感肾上腺素能缩血管神经支配。一般认为，后微动脉和毛细血管前括约肌不受交感神经支配，主要受体液因素的调节。肾上腺素、去甲肾上腺素和血管紧张素 II 等体液因素可使其收缩。组织细胞的代谢产物如 CO_2、腺苷、乳酸及 H^+ 等可舒张微动脉、后微动脉及毛细血管前括约肌，故对微循环有调节作用。

真毛细血管呈交替性开放活动。安静时，肌肉中大约只有 20% 的真毛细血管开放。真毛细血管的开放和关闭受毛细血管前括约肌控制，而毛细血管前括约肌的舒缩则主要受局部代谢产物的影响。当一处的真毛细血管关闭一段时间后，该处就会聚积较多的代谢产物，这些代谢产物将引起该处毛细血管前括约肌舒张，使相应的真毛细血管开放；与此同时，处于开放状态的真毛细血管，则由于代谢产物被清除，毛细血管前括约肌收缩，使相应的真毛细血管关闭。如此不断交替进行，造成不同部分毛细血管网交替开放的现象。在一般情况下，毛细血管前括约肌的这种交替舒缩活动大约 5 ~ 10 次/分钟。当组织代谢水平增高时，局部的代谢产物增多，开放的真毛细血管数量增加，流经微循环的血量也增多，以适应组织代谢水平的需要。

（四）血液与组织液之间的物质交换

组织细胞之间的液体称为组织液，组织液是血液与细胞之间进行物质交换的中间环节。毛细血管由单层内皮细胞构成，其总厚度约为 0.5μm，内皮细胞之间有宽 6 ~ 7nm 的细胞间隙，故通透性很大，除蛋白质分子外血浆中的其他溶质均可通过；毛细血管数量多，总有效交换面积大，血流速度缓慢，因此是血液与组织液之间进行物质交换最理想的部位。

血液与组织液之间的物质交换主要有扩散和吞饮等方式，其中扩散是最主要的方式。扩散的动力是某溶质在毛细血管壁两侧的浓度差；扩散的速率与溶质的浓度差、毛细血管壁对该溶质的通透性及有效交换面积成正比，与毛细血管壁的厚度（扩散距离）成反比。大分子血浆蛋白等物质可经吞饮的方式进行交换。此外，血液与组织液之间还通过滤过和重吸收的方式进行物质交换。滤过是指由于管壁两侧压力差而引起的液体和小分子溶质由毛细血管内向组织间隙移动的过程，重吸收是指由于管壁两侧压力差而引起的液体和小分子溶质由组织间隙向毛细血管内移动的过程。

六、舌的微循环与舌象

舌诊是中医望诊的一个重要内容，是了解机体生理功能和病理变化的诊察方法之一。舌诊主要方法是观察舌象，舌象包括舌质和舌苔，通过对病人的舌质和舌苔进行观察，结合临床其他诊察方法，可以测知体内气血阴阳脏腑的病变，为临床辨证论治提供重要的依据。

现代医学研究表明，舌质与舌尖微循环的变化有关，而舌苔与舌苔脱落细胞的微观变化关系密切。本节主要介绍舌的微循环与舌质的关系。

（一）舌的微循环

舌的血流主要来源于舌动脉，同时也接受面动脉和咽升动脉分支的血液供应。舌动脉的分支有：①舌背支：分布于舌根及腭扁桃体。②舌下动脉：分布于舌下腺、口腔底黏膜、齿龈等。③舌深动脉：是舌动脉的末梢部分，经舌肌和颏舌肌间前进，伴舌神经同行，至舌尖与对侧同名动脉吻合，它沿途发出分支，在舌内构成丰富的毛细血管网，扩展到舌黏膜表面的舌乳头内。回流的血液在固有膜内构成静脉丛，最后汇合成舌静脉。

　　舌面覆盖一层半透明的黏膜，黏膜皱折成许多细小突起，称为舌乳头。根据乳头形态不同，分为丝状乳头、蕈状乳头、轮廓乳头和叶状乳头四种，其中丝状乳头与蕈状乳头对舌象形成有着密切的联系，轮廓乳头和叶状乳头与味觉有关。丝状乳头形如圆锥状乳白色的软刺，高约 0.5 ~ 2.5mm，呈角化树状。脱落细胞、食物残渣、细菌、黏液等充填其间，形成白色苔状物，称为舌苔。蕈状乳头上部圆钝如球，根部细小形成蕈状，主要分布于舌尖和舌边，也散布于丝状乳头之间，乳头表面的上皮细胞透明，隐约可见乳头内的毛细血管，肉眼所见如一小红点。蕈状乳头的形态、色泽改变，是引起舌体变化的主要因素。

　　舌黏膜表面的每一个丝状乳头内都有 1 ~ 4 根较短的毛细血管袢，与表层不靠近，其上皮细胞表层也较厚；而蕈状乳头内有较大的血管到基底部后，即分成多个毛细血管袢，呈树枝状，与表层非常贴近，仅为上皮细胞层覆盖。故在显微镜下可观察到舌尖的微循环情况。

　　（二）舌尖微循环检测方法和指标

　　在检测舌尖微循环前，先用 5 ~ 10 倍手持式放大镜观察舌乳头的分布、颜色、形态及舌底络脉的形态、色泽。在放大镜下，丝状乳头呈圆锥形，尖端向后，为小粒状，表面常有角化上皮细胞脱落；蕈状乳头呈钝圆状，为粗颗粒形，夹杂排列在丝状乳头之间，色泽较红。蕈状乳头的上皮虽不呈角化状，但随着年龄增大，上皮逐渐增厚，其数目减少。健康人中80% 左右舌尖局部的蕈状乳头数量较多而且集中。再以舌尖微循环检测仪对丝状乳头和蕈状乳头内的微血管形态和血流状态进行观察。检测的主要指标如下：

　　1. 舌乳头横径　用目镜测微尺分别量取与微血管丛垂直的舌尖蕈状乳头和丝状乳头的最大横径值，每种舌乳头各量取三个，分别求出平均值。正常参考值：蕈状乳头为 0.21 ~ 0.92mm，平均 0.50mm；丝状乳头为 0.13 ~ 0.33mm，平均 0.20mm。

　　2. 舌乳头内微血管丛数和丛中管袢数　检测时，1 计数三个显微镜视野中（40 倍）舌乳头内微血管丛的数目，取平均值；2 选择管袢清晰可见的微血管丛（蕈状、丝状乳头各三个），计算每个舌乳头中血管丛中的管袢数。正常参考值：每个视野中舌乳头内微血管丛总数约为 18.16 ± 3.53 个；微血管丛中的管袢数：蕈状乳头为 8.07 ± 2.12 支/丛，丝状乳头为 3.05 ± 0.86 支/丛。

　　3. 舌乳头内微血管丛形态　舌蕈状乳头内微血管丛形态分为树枝形、花瓣形、网孔形、发夹形和其他形五类。检测时，每例分类计数 10 个微血管丛，求出各类所占的百分比。正常参考值：以树枝形和花瓣形为主，约占 70%；网孔形和发团形约占 30%。

　　4. 微血管袢周围状况　一般分为清晰、渗出、出血三类。清晰：管袢周围特别是袢顶部，有一个边缘清晰的透亮区（即管袢周围间隙）。渗出：微血管边缘不清、模糊，长度缩短，看不清血流，管袢周围间隙扩大或有明显渗出物。出血：以管袢顶上部最常见，可呈三角形、半月形，或呈帽状、点状、片状、串珠状出血。新鲜出血呈鲜红色，陈旧性出血呈紫红色或黄褐色。每例分类计数 10 根微血管袢周围，求出各类所占百分比。正常参考值：管祥清晰者占90%以上。

5. 微血管祥瘀血和扩张的舌乳头占总舌乳头数的百分比 该乳头的微血管丛中出现一根以上淤血微血管祥者为微血管祥瘀血舌乳头。该乳头的微血管丛中出现一根以上扩张微血管祥者为微血管祥扩张舌乳头。每例分类计数10个蕈状乳头，求出各类所占百分比。正常参考值：微血管瘀血和扩张的舌蕈状乳头数均<30%。

6. 血流颜色 一般分为鲜红、暗红、淡红三类。每例分类计数10支管祥血色，求出各类所占百分比。正常参考值：血色均鲜红。

7. 血流速度 一般测定微血管中红细胞的流速。常用秒表测速法和流态半定量测速法两种。正常参考值：85%呈快速流动，10%血流观察不清，5%血流缓慢移动。平均血流速度为0.5mm/s左右。

8. 血液流态 指微血管内血液流动的状态，尤其应注意红细胞的流态。分为直线状、泥沙状、虚线状和絮状四类。直线状：血液流动均匀、连续，无红细胞聚集。泥沙状：血流失去直线形，有轻度红细胞聚集。虚线状：血流呈粗颗粒状态，有中度红细胞聚集，但无血细胞与血浆分离现象。絮状：血流移动缓慢，或靠管壁，有重度红细胞聚集，且血细胞与血浆分离。正常参考值：85%以上呈直线状。

（三）舌质与微循环

舌尖微循环变化对舌质有着直接的影响，而舌的微循环与整个机体的功能状态关系密切，所以机体的生理病理变化都可能通过舌质表现出来。

1. 影响舌尖微循环的因素

（1）年龄：不同年龄健康人群的舌尖微循环表现不同，随着年龄变化，舌蕈状乳头横径、面积、微血管丛数均呈青年>中年>老年的递减趋势；相反，微血管祥渗出、血色暗红、血流缓慢等异常微观指标则呈青年<中年<老年的渐增趋势。这表明舌尖微循环变化的程度和舌质一样，与人体衰老有一定联系，生理性"气血衰退"可导致舌质和舌尖微循环障碍逐渐严重。

（2）性别：对健康男性和女性的舌尖微循环进行对比观察，发现常规舌诊虽均属正常舌象，但男性舌尖微循环异常变化较女性为重，女性舌蕈状乳头数目较多，面积较大，而且异常指标的发生率明显低于男性。这种男女性别舌尖微循环的差别可能与体内性激素水平的变化有关。

（3）月经：分别处于增殖期、排卵期、分泌期3个不同月经周期的健康女性，虽然都以正常舌象为主，但也存在着不同程度的舌尖微循环变化，各项指标与月经周期中各期具有一定关系，呈分泌期→增殖期→排卵期的动态变化趋势。

2. 几种常见舌质与舌尖微循环变化 舌质的类型与舌蕈状乳头关系较大，而舌苔的类型与舌丝状乳头关系较大。由于"心主血脉"，故舌质的颜色与血流有关。

（1）淡红舌：肉眼见舌质淡红润泽，白中透红。微循环观察，见管祥以树枝形和发夹形为主，管祥清晰，祥顶有瘀血者少于30%，血色鲜红，85%以上为快速流动，呈线带状，无渗出或出血。

中医学认为，舌色淡红为气血调和的表现，常见于正常人，反映气血充足，胃气旺盛的生理状态。或见于病情轻者，外感病病情轻浅阶段，尚未伤及气血和内脏时，表现为淡红舌；内伤杂病若舌质淡红，提示阴阳平和，气血充盈，病情尚轻，或为疾病转愈之佳兆。

（2）淡白舌：肉眼见舌质白色偏多红色偏少，比正常舌色浅淡。镜下见微血管丛减少，管袢口径变细，血色淡红，微血管出血，袢周渗出明显，常有舌乳头肿胀。

中医学认为，淡白舌主气血两虚、阳虚。气血虚损，血不荣舌，舌部血脉充盈不足，或阳气虚衰，运血无力，不能载血以上充舌质，使舌的血行减少，致舌质淡白。

（3）红绛舌：肉眼见舌质颜色较正常舌色为深，舌质略呈暗红色，可见于整个舌体，也可见于舌尖或舌的两边。镜下见舌乳头横径增大，乳头数增加，血管袢清晰，管袢增粗、充血，血色鲜红，血流加快。

中医学认为，红绛舌主里热亢盛，阴虚火旺。由于邪热亢盛，气血沸涌，舌部血络充盈，故致舌质红绛，常为舌绛有苔；或病久阴虚火旺，虚火上炎，舌体脉络充盈，常舌质红绛少苔或无苔；或热入营血，耗伤营阴，血液浓缩，血热充斥于舌而致舌红绛。

（4）青紫舌：肉眼见全舌呈青紫色，或局部现青紫斑点。镜下见舌体异常微血管丛、瘀血扩张的微血管丛增多，红细胞聚集明显，血色暗红，血流速度减慢，呈絮状或泥沙流状，管袢周围常有出血或渗出。

中医学认为，青紫舌多主气血运行不畅。全舌青紫者，其病多是全身性血行瘀滞；舌有青紫斑点者，可能是瘀血阻滞于某局部，或是局部血络损伤所致。

舌质由淡红→红绛→青紫，舌尖微循环障碍逐渐加重，反之则逐渐变轻。研究表明，此三种舌质的蕈状乳头中均以树枝形和花瓣形血管丛为主，但是由淡红舌→红绛舌→青紫舌，其蕈状乳头中树枝形、花瓣形微血管丛的比例递减，而网孔形、发夹形的比例递增，说明正常形态的成分渐减，管袢排列逐渐紊乱，而三种舌质舌尖微循环异常的程度却呈渐增趋势。红绛舌以"微血管丛扩张"、"微血管流速、流态异常"为主要变化；而青紫舌则以"异形微血管丛"、"瘀血微血管丛"、"微血管周围渗出、出血"、"血色暗红"等变化为主。因而，舌尖微循环的这些变异可能是不同舌质形成的病理基础之一。

七、组织液

组织液（interstitial fluid）存在于组织细胞的间隙中，它的基质是胶原纤维和透明质酸，绝大部分呈胶冻状不能自由流动。因此，组织液不会因重力作用而流至身体的低垂部位，将注射针头插入组织间隙内，也不能将组织液抽出。仅有一小部分组织液（约占1%）呈液态，可自由流动。自由流动的组织液与不能自由流动的组织液保持动态平衡。

（一）组织液的生成与回流

毛细血管内血浆中的水和营养物质透过血管壁进入组织间隙的过程，称为组织液生成。组织液中的水和代谢产物透过毛细血管壁进入毛细血管的过程，称为组织液回流。

在组织液生成和回流的过程中，毛细血管壁对液体成分的通透性是组织液生成的前提，其动力取决于血管内血液和组织液两方面4个因素，即毛细血管血压、血浆胶体渗透压、组织液静水压和组织液胶体渗透压。按这些因素的作用方向不同而归属为两种力量：毛细血管血压和组织液胶体渗透压是促进组织液生成的动力；血浆胶体渗透压和组织液静水压是阻止组织液生成的阻力。这两种力量的对比，决定着组织液进出的方向和流量。生成动力与回流阻力之差称为有效滤过压（effective filtration pressure），其关系可用下列公式表示：

有效滤过压 ＝（毛细血管血压 ＋ 组织液胶体渗透压）－（血浆胶体渗透压 ＋ 组织液静水压）

当有效滤过压为正值时，液体就由毛细血管滤出，生成组织液；有效滤过压为负值时，液体从组织间隙中被吸收回毛细血管，则组织液回流（图 8 - 28）。

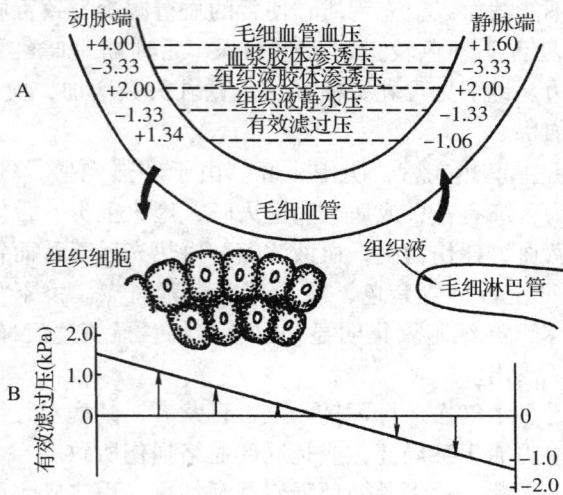

图 8 - 28　组织液的生成与回流
A：形成有效滤过压的因素和作用方向；B：表示有效滤过压在毛细血管内的变化；＋：表示促进液体滤出毛细血管的力；－：表示阻止液体滤出毛细血管的动力。图中数字的单位均为 kPa

在毛细血管动脉端，有效滤过压为正值，组织液则生成；而在静脉端，有效滤过压为负值，则组织液回流。血液流过毛细血管时，血压从动脉端向静脉端逐步下降，因此有效滤过压也逐渐变化，即从动脉端的正值逐渐下降到零，再向负值变化。所以毛细血管中液体的生成与回流是一个逐渐变化的过程，没有明显的界线。

（二）影响组织液生成和回流的因素

上述决定有效滤过压的各种因素以及毛细血管壁通透性的变化，都可影响组织液的生成和回流。

1. 毛细血管血压　毛细血管血压的高低与毛细血管前、后阻力的比值有关，毛细血管前、后阻力的比值增大时，毛细血管的血压降低，组织液生成量减少；比值减少时，毛细血管血压升高，组织液生成量增多。

2. 血浆胶体渗透压　某些肾脏疾病，大量血浆蛋白随尿排出；肝脏疾病时，肝合成血浆蛋白减少，均可导致血浆蛋白含量减少，血浆胶体渗透压降低，有效滤过压增大，组织液生成增多，引起水肿。

3. 毛细血管壁的通透性　正常情况下，血浆蛋白很少滤入组织间隙。在烧伤、过敏反应时组织释放大量组胺，使毛细血管壁通透性显著升高。部分血浆蛋白可透过管壁进入组织液，使血浆胶体渗透压下降而组织液胶体渗透压升高，故组织液生成增多而回流减少，导致水肿。

4. 淋巴回流　正常时部分组织液经淋巴管回流入血液，从而保持组织液生成和回流的平衡。如果淋巴回流受阻，在受阻淋巴管上游部位的组织间隙中组织液积聚，可引起浮肿，如丝虫病引起的下肢水肿等。

八、淋巴液

从毛细血管动脉端滤过而生成的组织液，约 10% 进入毛细淋巴管，形成淋巴液（lymph）。淋巴液的成分大致与组织液相近。当淋巴液流经淋巴结后，由淋巴结产生的淋巴细胞进入淋巴液。来自各组织的淋巴液成分亦不相同，如肠系膜和胸导管的淋巴液中含大量脂肪滴，浊如乳糜，而来自下肢的淋巴液则较清稀。

淋巴系统是组织液回流入血液的一个重要辅助系统，淋巴系统起始于毛细淋巴管。毛细淋巴管壁仅有一层内皮细胞，相邻内皮细胞的边缘像瓦片状互相重叠覆盖，形成向管腔内开放的单向活瓣样结构（图 8 - 29）。组织间隙中的液体和大分子物质，如蛋白质、血细胞等都可通过内皮细胞间隙的活瓣进入毛细淋巴管。毛细淋巴管内皮细胞有收缩性，每分钟能收缩若干次，推动淋巴液向大的淋巴管流动。毛细淋巴管松弛时，由于瓣膜作用使淋巴液不能逆流，造成毛细淋巴管腔内低压，吸引组织液进入毛细淋巴管，使淋巴液只能向单一方向流动。肌肉收缩是推动淋巴液流动的重要因素。

由于淋巴液来自于组织液，因此，凡影响组织液生成的因素也可影响淋巴液的生成。如毛细血管血压升高、血浆胶体渗透压降低、组织液中蛋白质浓度升高、毛细血管壁通透性增高等都可增加淋巴液的生成速度。淋巴液生成后，经淋巴系统最后又进入血液。正常人在安静情况下每小时约有 120ml 淋巴液进入血液循环。以此推算，每天生成的淋巴液约 2 ~ 4L。

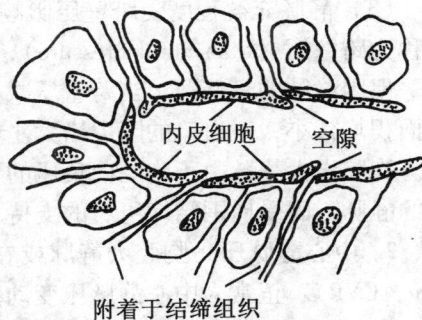

图 8 - 29　毛细淋巴管盲端结构示意图

淋巴液的回流有以下作用：①回收组织液中的蛋白质：每天约有 75 ~ 200g 蛋白质由淋巴液带回血液，因此，组织液中的蛋白质浓度能保持在较低的水平。②运输脂肪及其他营养物质：由小肠绒毛中毛细淋巴管吸收的脂肪约 80% ~ 90% 经过这一途径被输送入血液。因此，小肠的淋巴液呈乳糜状。③调节血浆和组织液之间的液体平衡：淋巴液回流的速度虽然较慢，但一天中回流的淋巴液量大致相当于全身血浆总量（2 ~ 4L）。故淋巴液回流在组织液生成和回流的平衡中起重要的作用。④清除组织中的红细胞、细菌及其他微粒：各种原因进入组织间隙的红细胞，或侵入机体的细菌等，可被淋巴液从组织中带走。淋巴液回流途中要经过多个淋巴结，在淋巴结的淋巴窦内有许多具有吞噬功能的巨噬细胞，能清除淋巴液中的红细胞、细菌或其他微粒。此外，淋巴结尚可产生淋巴细胞，参与免疫反应。因此，淋巴系统还起着防卫和屏障的作用。

九、静脉血压和静脉回流

静脉系统容量大，管壁薄，又能收缩，因此，静脉不仅是血液回流入心脏的通道，还起着贮存血液的作用。静脉内血容量的改变可有效地调节回心血量和心输出量。

（一）静脉血压及其特点

在临床实践中，动脉血压的测量对评价心血管功能有重要意义。在某些情况下，如大失血引起明显的心输出量下降时，动脉血压在整体调节作用下仍可能维持在正常范围之内；而静脉血压则较早地反映出循环功能的异常，故对静脉血压的重要性不能忽视。

1. 外周静脉压 通常将各器官静脉的血压称为外周静脉压（peripheral venous pressure）。其有如下特点：

（1）血压低：体循环的血液到达毛细血管微静脉时，血压降低到 $15 \sim 20$mmHg，流入腔静脉时血压更低，到心房时已接近于零，形成了从外周至心脏的压力梯度。加之静脉对血流的阻力很小，这些均有利于静脉贮存血液和促进血液回流入心脏。

（2）受重力和体位影响：血液在血管内因其本身的重力作用，对血管壁产生一定的压力，称为静水压。人体平卧时，身体各部血管的位置大多处于和心脏相同水平，故静水压亦基本相等。当人体由平卧转为站立时，足部的静脉血压比卧位时高，静脉充盈饱满；而高于心脏水平部位的静脉内压力则比平卧时低，颈部静脉变塌陷。因此，测量静脉血压应取平卧体位，以排除重力的影响。

（3）静脉充盈程度受跨壁压影响：血液对血管壁的压力和血管外组织对血管壁压力之差称为跨壁压（transmural pressure），一定的跨壁压是保持血管充盈度和血管容积的必要条件。但因静脉的管壁薄，当跨壁压减小到一定程度时，会导致静脉塌陷，此时静脉容积和横截面积均减小，对血流的阻力增大。此外，血管外组织对静脉的压迫也可增加静脉血流的阻力。胸腔内大静脉由于胸腔内负压的作用，跨壁压较大，一般不会塌陷；颅腔和肝、脾等器官的静脉，因受周围结缔组织的支持，也不会塌陷。

2. 中心静脉压 胸腔大静脉或右心房的压力通常称为中心静脉压（central venous pressure，CVP）。正常人中心静脉压变动范围为 $0.4 \sim 1.2$kPa（$4 \sim 12$cmH$_2$O）。中心静脉压的高低取决于两个因素：①心脏的射血能力：如心脏功能良好，能及时将回心的血液射入动脉，则中心静脉压较低；如心脏射血功能减弱，右心房和腔静脉淤血，则中心静脉压升高。②静脉回流速度：静脉回流速度加快，则中心静脉压升高。

心室充盈度也受中心静脉压的影响。中心静脉压过低，则心室充盈不足，心输出量将会减少；但中心静脉压过高又不利于静脉血回流入心房。测定中心静脉压可以反映静脉回心血量和心脏的功能状态，因此，临床上可用作控制输液速度和补液量的指标。中心静脉压过低，常提示血量不足或静脉回流障碍；如中心静脉压高于正常或呈进行性上升趋势，常提示输液过多、过快或心脏射血功能不全。当中心静脉压超过 1.57kPa（16cmH$_2$O）以上时，输液要慎重或暂停输液。

（二）静脉回心血量及其影响因素

单位时间内静脉回心血量的多少取决于外周静脉压和中心静脉压之差，以及静脉对血流的阻力。故凡能影响外周静脉压、中心静脉压和静脉血流阻力的因素，都能影响静脉回心血量。

1. 循环系统平均充盈压 当血量增加或容量血管收缩时，循环系统平均充盈压升高，静脉回心血量增多；反之，当血量减少或容量血管舒张时，循环系统平均充盈压降低，静脉回心血量减少。

2. 心肌收缩力 心肌收缩力加强，则射血速度快、射血量多，使心室排空比较完全，在心舒期，心室内压较低，对心房和大静脉中血液的抽吸力较大，故静脉回心血量增加。反之，如心肌收缩力减弱，不能及时将静脉回流的血液射入动脉，心舒期的心室内压较高，以致大量血液淤积于心房和大静脉，造成心脏扩大、静脉高压和静脉回流受阻。如果发生于右心（右心衰竭），则患者出现颈静脉怒张、肝脾肿大、下肢浮肿等体循环静脉淤血症状。若心力衰竭发生于左心（左心衰竭），则引起肺静脉高压、肺淤血和肺水肿等肺循环淤血的症状和体征。

3. 骨骼肌的挤压作用 当人直立位时，由于心脏水平以下静脉扩张，容量增加，静脉压上升，静脉回流量减少。如果此时下肢运动，骨骼肌收缩，则位于肌肉内或肌肉间的静脉受到挤压，使静脉回流加快。同时由于四肢的静脉内存在向心方向的静脉瓣，肌肉收缩时，静脉内的血液只能向心脏方向流动而不能逆流。因此，骨骼肌与静脉瓣共同发挥推动静脉血液向心流动的泵作用，称为肌肉静脉泵或肌肉泵。当肌肉收缩时，将静脉内的血液挤向心脏；当肌肉舒张时静脉内压力降低，有利于毛细血管内血液流入静脉。肌肉泵对于促进下肢静脉回流，减少下肢血液潴留，防止组织水肿具有重要的生理意义。

4. 呼吸运动 由于腔静脉走行于胸膜腔内，吸气时随着胸廓扩大，胸膜腔负压值增大，胸腔内的大静脉和右心房被牵拉而扩张，中心静脉压降低，静脉回流加快。呼气时虽然胸膜腔负压值减小，但由于回心的血液及时被心室射入动脉以及外周静脉瓣的作用，血液不能向外周返流。因此，呼吸运动对静脉回流也起着泵的作用。

5. 体位的影响 静脉管壁薄，易扩张，故静脉压易受重力的影响。人体由平卧转为站立时，由于重力影响，使心脏水平以下的容量血管扩张，可多容纳约500ml血液，故此时的循环血量大约减少10%。长期卧床病人静脉壁紧张性较低，肌肉收缩力减弱对静脉挤压作用小，故由平卧突然站立时，可因大量血液容纳于下肢使静脉回流量过少而发生昏厥。

第五节 心血管功能的调节

为了适应各器官组织新陈代谢变化，机体必须随时调整心血管活动以满足各部位对血量的需求。机体对于心血管功能活动的调节主要通过神经和体液调节机制。

一、神经调节

心肌和血管平滑肌接受交感神经和副交感神经双重支配，机体对心血管活动的神经调节是通过各种心血管反射活动实现的。

（一）心脏和血管的神经支配及其作用

1. 心脏的神经支配　支配心脏的传出神经为心交感神经和心迷走神经。

（1）心交感神经及其作用：心交感神经的节前纤维起自脊髓胸段 1~5 节的中间外侧柱，在星状神经节或颈交感神经节中更换神经元。其节前神经为胆碱能纤维，末梢释放的递质乙酰胆碱（acetylcholine，ACh）与节后神经细胞膜上的胆碱能 N 受体结合，引起节后神经元兴奋。节后神经元轴突组成心脏神经丛，右侧心交感神经主要支配窦房结等部位，兴奋时以加快心率为主；左侧心交感神经主要支配房室交界、左心房和左心室等部位，兴奋时以加强心肌收缩力为主。但两侧交感神经也有一定程度的重叠支配。心交感节后纤维末梢释放的递质为去甲肾上腺素（norepinephrine，NE），与心肌细胞膜上去甲肾上腺素能 β_1 受体结合，激活腺苷酸环化酶，促进细胞内 cAMP 生成，通过 cAMP 的第二信使作用使细胞膜 Ca^{2+} 通道蛋白磷酸化，膜上 Ca^{2+} 通道开放，膜对 Ca^{2+} 通透性增高，引起如下效应：

①正性变时作用：由于去甲肾上腺素可使心肌细胞膜对 Ca^{2+} 通透性增加，导致 Ca^{2+} 内流增加，故窦房结细胞 4 期自动去极化速度加快，自律性增加，心率加快，这种效应称为正性变时作用（positive chronotropic action）。

②正性变力作用：由于细胞膜和肌浆网对 Ca^{2+} 的通透性增加，在心肌细胞动作电位 2 期 Ca^{2+} 内流量及肌浆网 Ca^{2+} 释放量增加，使胞浆内 Ca^{2+} 浓度升高，导致心肌兴奋 - 收缩耦联加强；去甲肾上腺素还能促进糖原分解，提供心肌活动所需的能量，故使心肌收缩能力增强，称为正性变力作用（positive inotropic action）。当收缩完毕后，去甲肾上腺素可降低肌钙蛋白对 Ca^{2+} 的亲和力，肌浆网 Ca^{2+} 泵对肌浆中 Ca^{2+} 回收加速，刺激 $Na^+ - Ca^{2+}$ 交换，使细胞内的 Ca^{2+} 外排加快，有利于粗、细肌丝分离，故可加速心肌的舒张过程。

③正性变传导作用：由于慢反应细胞 0 期 Ca^{2+} 内流加强加快，使房室交界细胞的动作电位 0 期上升速度和幅度增加，故兴奋传导加快，称为正性变传导作用（positive dromotropic action）。

（2）心迷走神经及其作用：心迷走神经的节前神经元位于延髓的迷走神经背核和疑核。节前纤维下行进入心脏，在心内神经节交换神经元，节后纤维支配窦房结、心房肌、房室交界、房室束及其分支，只有少量纤维支配心室肌。右侧心迷走神经主要影响窦房结的活动，左侧心迷走神经主要影响房室传导的功能。

心迷走神经的节前与节后神经均属于胆碱能神经纤维，兴奋时末梢释放的乙酰胆碱与心肌细胞膜上 M 型胆碱受体结合，进而激活 G 蛋白，一方面可使 K^+ 通道开放，促进 K^+ 外流，使心肌细胞膜处于超极化状态，降低其兴奋性；另一方面，G 蛋白可抑制腺苷酸环化酶的活性，降低细胞内 cAMP 浓度，抑制 Ca^{2+} 内流，乙酰胆碱也可直接抑制 Ca^{2+} 内流。心迷走神经兴奋时引起以下的效应：

①负性变时作用：乙酰胆碱与 M 型受体结合可使 K^+ 通透性增强，窦房结起搏细胞复极 3 期 K^+ 外流增加，导致最大舒张电位的绝对值加大，使膜超极化；另一方面，因 4 期 K^+ 外流增加，使 4 期自动去极化速度减慢。结果使窦房结的自律性降低，心率减慢，称负性变时作用（negative chronotropic action）。

②负性变力作用：由于 K^+ 外流增加导致心房肌 3 期复极化加速，动作电位平台期缩短，则每一动作电位期间进入细胞内的 Ca^{2+} 量也相应减少，兴奋 - 收缩耦联作用减弱。此外，乙酰胆碱能直接抑制 Ca^{2+} 通道，减少 Ca^{2+} 内流，使心房肌收缩力降低。心迷走神经对心脏的作用可被 M 型受体阻断剂如阿托品等药物所阻断。

③负性变传导作用：由于房室交界慢反应细胞膜 Ca^{2+} 通道受抑制，动作电位 0 期 Ca^{2+} 内流减少，0 期去极化的速度和幅度均下降，因而兴奋传导速度减慢，甚至可出现房室传导阻滞，故称负性变传导作用（negative dromotropic action）。

一般而言，心迷走神经和心交感神经对心脏的作用是相互拮抗的。但当两者同时对心脏发生作用时，其最终效应并不等于两者分别作用时效应的代数和。在多数情况下，心迷走神经的作用比心交感神经的作用占更大的优势。在动物实验中，同时刺激心迷走神经和心交感神经，出现的反应为心率减慢。

心脏除接受心迷走神经和心交感神经双重支配外，还有肽能神经元分布，其末梢可释放神经肽 Y、血管活性肠肽、降钙素基因相关肽、阿片肽等肽类递质。某些肽类递质可与单胺或乙酰胆碱等共存于同一个神经元内。当神经兴奋时，肽类递质可与单胺或乙酰胆碱一起被释放，共同调节效应器的活动。已知血管活性肠肽对心肌有正性变力作用，对冠脉血管有舒张作用；降钙素基因相关肽能使心率明显加快等。

2. 血管的神经支配 在血管系统中除真毛细血管外，其他所有的血管壁均有平滑肌，血管平滑肌的舒缩活动称为血管运动。支配血管平滑肌的神经纤维称为血管运动神经纤维，分为缩血管神经纤维和舒血管神经纤维两类。人体大多数血管只受缩血管神经纤维的单一支配，只有一小部分血管兼受两类神经纤维的支配。

（1）交感缩血管神经：其节前神经胞体位于脊髓胸、腰段灰质的中间外侧柱内，末梢释放乙酰胆碱；节后神经胞体位于椎旁和椎前神经节内，发出的节后纤维分布到除真毛细血管以外的所有血管平滑肌，末梢释放去甲肾上腺素。在安静状态下，交感缩血管纤维持续发放低频率（1~3 次/秒）的冲动，称为交感缩血管神经的紧张性活动。这种紧张性活动使血管平滑肌维持一定程度的收缩状态。当交感缩血管神经的紧张性加强时，血管平滑肌可进一步收缩，口径更小；反之，当紧张性减弱时，血管平滑肌的收缩减弱，血管舒张。

血管平滑肌细胞膜上的肾上腺素能受体有两类，即 α 受体和 β_2 受体。去甲肾上腺素与 α 受体结合，引起血管平滑肌收缩；与 β_2 受体结合，使血管舒张。去甲肾上腺素与 α 受体的结合力强，而与 β_2 受体结合的能力较弱。故交感缩血管神经兴奋时，所释放的递质去甲肾上腺素主要与 α 受体结合，以缩血管效应为主。肾上腺素能 α 受体阻断剂是酚妥拉明，而肾上腺素能 β_2 受体阻断剂是心得安。

近年来的研究证明，交感缩血管神经纤维中有神经肽 Y 与去甲肾上腺素共存，当交感缩血管神经兴奋时，二者同时被释放。神经肽 Y 具有强烈的缩血管作用。

　　体内不同部位的血管中交感缩血管神经纤维的分布密度不同。皮肤血管中交感缩血管神经纤维分布最密，骨骼肌和内脏的血管次之，冠状血管和脑血管中分布较少。在同一器官中，动脉中缩血管纤维的密度高于静脉，微动脉中分布最密，但在毛细血管前括约肌中分布很少。

　　（2）舒血管神经：体内舒血管神经纤维主要有以下几种：

　　①交感舒血管神经：在一些动物的骨骼肌微动脉，除接受交感缩血管神经支配外，还接受交感舒血管神经支配。其节后纤维释放的递质是乙酰胆碱，与血管平滑肌的 M 型胆碱能受体结合，使血管舒张。交感舒血管神经平时无紧张性活动，只有当动物出现激动、恐慌和进行防御性反应时才发放冲动。交感舒血管神经兴奋可使骨骼肌血管舒张，肌肉血流量大大增加。

　　②副交感舒血管神经：体内少数器官如脑膜、唾液腺、胃肠道腺体和外生殖器等的血管平滑肌，除接受交感缩血管神经支配外，还接受副交感舒血管神经的支配。这些舒血管神经末梢释放的递质是乙酰胆碱，与血管平滑肌细胞膜上 M 型受体结合后，引起血管舒张。舒血管神经一般无紧张性活动，只对所支配器官的血流起调节作用，对循环系统的总外周阻力影响不大。

　　③脊髓背根舒血管纤维：当皮肤受到伤害性刺激时，感觉信号一方面沿传入纤维向脊髓传导；另一方面可通过其分支到达受刺激部位邻近的微动脉，使微动脉舒张，局部皮肤出现红晕。这种仅通过神经元轴突外周部位完成的反应称为"轴突反射"（axon reflex）。实际上这种"反射"并不符合反射必须有神经中枢参与这一定义。背根舒血管纤维末梢释放的递质尚不清楚，可能有组胺、ATP、缓激肽、P 物质及降钙素和降钙素基因相关肽。

（二）心血管中枢

　　中枢神经系统中与调节心血管活动有关的神经细胞群，称为心血管中枢（cardiovascular center）。其分布于从脊髓到大脑皮层的各个部位，其功能既有分工又密切联系，调控着心血管系统功能的协调统一。

　　1. 脊髓心血管神经元　脊髓胸、腰段灰质侧角中有支配心脏和血管的交感节前神经胞体，在脊髓骶端还有支配盆腔器官和生殖器官血管的副交感节前神经胞体。正常情况下，这些神经元的活动完全受来自延髓和延髓以上的心血管中枢的控制。但是脊髓的神经元在整体内不具有精确的整合性调节功能。

　　2. 延髓心血管中枢　调节心血管活动的最基本中枢存在于延髓。高位中枢也必须通过延髓心血管基本中枢调节心血管活动。就功能而言，延髓的心血管中枢分为心迷走中枢、心交感中枢和交感缩血管中枢。中枢神经元平时均有紧张性活动，分别称为心迷走紧张、心交感紧张和交感缩血管紧张。紧张性活动是由于延髓心血管中枢神经元不断接受传入信息的刺激而维持着兴奋状态。

　　心交感中枢与心迷走中枢之间存在着交互抑制作用，而心交感中枢与交感缩血管中枢是协同关系。心交感和交感缩血管中枢兴奋性增强时，可抑制心迷走中枢的活动；反之，心迷走中枢兴奋性增强时，可抑制心交感和交感缩血管中枢的活动。

　　3. 延髓以上的心血管中枢　在延髓以上的脑干部分、下丘脑以及大脑和小脑中，都存在与心血管活动有关的神经元。它们在心血管活动调节中所起的作用较延髓心血管中枢更为复杂,主要体现在对心血管活动和机体其他功能之间复杂的整合上。

(三) 心血管反射

神经系统对心血管活动的调节是通过各种心血管反射而实现的。机体内、外环境中的各种变化可以被机体各种相应的内外感受器所感受,通过反射引起各种心血管效应。

1. 颈动脉窦和主动脉弓压力感受器反射 人和许多哺乳动物的动脉壁上存在着大量的感受血管内压变化的感受器,其中最重要的是颈动脉窦和主动脉弓压力感受器 (barorecep-tor)。该部位血管壁的外膜下有丰富的感觉神经末梢,其分支末端膨大呈卵圆形,分别称颈动脉窦压力感受器和主动脉弓压力感受器 (图 8 - 30)。颈动脉窦压力感受器的传入神经为窦神经,它与舌咽神经合并进入延髓;主动脉弓的压力感受器传入纤维为主动脉神经,走行于迷走神经而后进入延髓。压力感受器反射的传出神经为心迷走神经、心交感神经和交感缩血管神经,效应器为心脏和血管。

动脉的压力感受器并不是直接感受血压的变化,而是感受血管壁受机械牵张的程度,它们对血管壁机械牵张最为敏感,因此属于机械感受器或血管壁牵张感受器。当血压升高动脉管壁受机械牵张的程度加大时,压力感受器发放的传入冲动增多。在一定范围内 [8.0 ~ 24.0kPa (60 ~ 180mmHg)],压力感受器的传入冲动频率与动脉管壁的扩张程度成正比。在一个心动周期内,随着动脉血压的波动,窦神经的传入冲动频率也发生相应变化,血压越高,传入冲动的频率也越高。而且,颈动脉窦压力感受器对搏动性的压力变化要比稳定的压力变化更为敏感。这一特征与正常机体动脉血压随心动周期而波动的特点相适应。

图 8 - 30 颈动脉窦区与主动脉弓区的压力感受器和化学感受器

当动脉血压突然升高时,颈动脉窦和主动脉弓压力感受器受到的机械牵张刺激加强,使其发放冲动的频率增高,分别经窦神经与主动脉神经传入冲动增多,终止于延髓背侧两旁的孤束核,换元后经下列 3 条途径发挥作用:①降低或抑制心交感中枢紧张性活动;②兴奋疑核或迷走神经背核,使心迷走神经活动增强;③通过下丘脑,抑制视上核、室旁核血管升压素 (vasopressin) 分泌。以上途径的最后结果是使心迷走中枢紧张性加强,心交感中枢和交感缩血管中枢紧张性减弱,分别通过各自的传出神经,作用于心脏和血管,使心率减慢、心输出量下降;同时小动脉、微动脉舒张,外周阻力减小,血压恢复到原来水平。因此,颈动脉窦和主动脉弓压力感受器反射又称降压反射 (depressor reflex)。

当动脉血压下降时,压力感受器所受的刺激减弱,传入神经冲动减少,使心交感中枢和交感缩血管中枢活动加强,心迷走中枢活动减弱,结果使心率加快,心缩力加强,心输出量增加,阻力血管收缩,外周阻力增加。总的结果是降压反射减弱,血压回升。

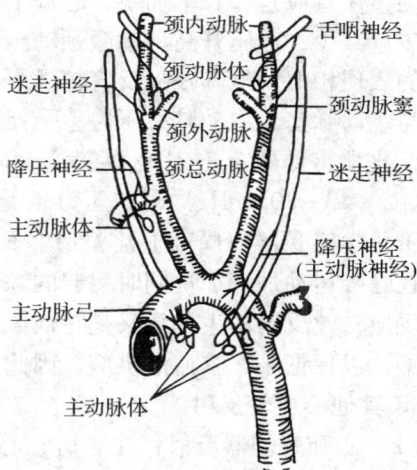

正常情况下，动脉血压已高于压力感受器的阈值，因此减压反射经常起调节作用，以缓冲血压的变化。压力感受器反射是一种负反馈调节机制，其生理意义是使动脉血压保持相对稳定。由于压力感受器对血压波动幅度较大的变化敏感，而对缓慢持续的血压变化敏感性较差，所以难以调控高血压或低血压疾病的发生。动物实验中，切断两侧窦神经和主动脉神经后，动脉血压不能再维持稳态，常出现大幅度的波动。尤其当受外界刺激或改变体位等情况下，血压波动幅度更大。由于颈动脉窦和主动脉弓压力感受器正好位于脑和心脏供血通路的起始部，因此，降压反射在维持脑和心脏等重要脏器的正常血供方面具有特别重要的意义。

2. 颈动脉体和主动脉体化学感受器反射　位于颈总动脉分叉处的颈动脉体及主动脉弓下方的主动脉体（图8-30）感受器小体内的感受细胞及细胞间的神经末梢对血液内化学成分（O_2、CO_2、H^+）变化特别敏感，故称为化学感受器（chemoreceptor）。其传入冲动分别经窦神经及迷走神经传向延髓孤束核，反射性引起呼吸中枢兴奋，使呼吸加深加快，由此又反射性引起心血管活动的改变。在整体内，主动脉体化学感受器受刺激兴奋而引起的心血管反射的整体效应是：心率加快，心输出量增加，心脏和脑的血流量增加，而腹腔内脏和肾脏的血流量减少，血压升高。刺激颈动脉体化学感受器引起的反应与上述主动脉体化学感受器反射的表现相似，但其呼吸反应较强而心血管反应较弱。

与颈动脉窦、主动脉弓压力感受器反射相比，化学感受器反射具有以下特点：①通常情况下，化学感受器反射对心血管活动不起明显的调节作用；②当动脉血压过低达5.3～10.7kPa（40～80mmHg）时，压力感受器传入冲动很少，但化学感受器反射明显加强，这是由于化学感受器因局部血流量减少而出现局部低O_2、CO_2分压和H^+浓度升高等化学刺激，在呼吸运动加深加快同时引起的综合性心血管反射效应；③化学感受器反射首先是引起呼吸反应，此反射的生理意义是在低氧、窒息或脑部供血不足时，增加外周阻力，使血量重新分配，以保证心、脑血液供应。因此，一般认为该反射是一种应急反应。

3. 其他心血管反射

（1）心肺感受器反射：在心房、心室和肺循环大血管壁存在许多压力感受器，总称为心肺感受器。这些感受器位于循环系统压力较低的部分，故又称低压系统感受器，其适宜刺激是牵张。生理状态下，心房壁的牵张主要由血容量增大而引起。因此，心房中感受容量增大的感受器也称为容量感受器。心肺感受器发生的冲动，经迷走神经传至中枢。

大多数心肺感受器的传入冲动所引起的心血管效应是：交感紧张性降低，迷走紧张性增强，导致血压降低，心率减慢；抑制肾素和血管升压素（抗利尿激素）释放，使血压下降，排尿排钠增加。可见心肺感受器反射引起的心血管活动的改变，对血容量及细胞外液的调节具有重要意义。

（2）躯体感受器引起的心血管反射：其效应取决于感受器的性质、刺激的强度和频率等因素。通常体表的传入冲动，如疼痛、冷、热等刺激往往引起心率加快和血管收缩，血压升高。

（3）其他器官感受器引起的心血管反射：上呼吸道感受器兴奋引起的反射，如有时上呼吸道受刺激可导致心跳停止，临床上偶尔可见由于麻醉下进行呼吸道插管而致病人心跳停止。压迫眼球可反射性引起心率减慢，称为眼心反射，故当阵发性心动过速时，可压迫眼球而缓解心率过快的症状，使心跳减慢。扩张肺、胃、肠、膀胱等器官，或挤压睾丸时，常可引起心率减慢、外周血管扩张等反应。内脏感受器的传入纤维行走于迷走神经或交感神经内。

二、体液调节

体液调节（humoral regulation）是指血液和组织液中的化学物质对心脏和血管平滑肌活动进行的调节。这些体液因素或通过血液运输作用于全身心血管系统，或通过局部的血管、组织液对局部组织的血流量起调节作用。

（一）肾上腺素和去甲肾上腺素

肾上腺素和去甲肾上腺素在化学结构上都属儿茶酚胺（catecholamine）类，故统称为儿茶酚胺。循环血液中的肾上腺素和去甲肾上腺素主要由肾上腺髓质分泌，其中肾上腺素约占80%，去甲肾上腺素约占20%。肾上腺素能神经末梢释放的去甲肾上腺素一般均在局部发挥作用，并迅速被酶分解而失活，或被神经末梢重摄取，仅少量进入血液。

肾上腺素和去甲肾上腺素对心血管的作用既有共性，又有特殊性，这是因为它们与不同的肾上腺素能受体的结合能力不同。在心肌细胞膜上分布有 β_1 受体，它可使心肌细胞兴奋活动增强。在血管壁平滑肌上分布有 α 和 β_2 受体，与 α 受体结合可使血管收缩，与 β_2 受体结合则使血管舒张。

肾上腺素可与 α 和 β 受体结合，与心肌细胞的 β_1 受体结合后，产生正性变时和变力作用，使心输出量增加。对于血管的作用取决于 α 和 β_2 受体的分布情况，在皮肤、肾脏、胃肠道等器官的血管平滑肌上，α 受体数量占优势，肾上腺素与 α 受体结合后引起血管收缩；而在骨骼肌、肝脏和冠状血管中 β_2 受体占优势，小剂量肾上腺素常以兴奋 β_2 受体的效应为主，引起血管舒张；大剂量时，也兴奋 α 受体引起缩血管反应。所以，肾上腺素对外周血管的调节作用是使全身各器官的血液分配发生变化。由于它可使肌肉组织的血流量大大增加，故总外周阻力增加很少，或基本不变，甚至下降。因此，静脉注射肾上腺素常可见血液循环的外周阻力下降。鉴于肾上腺素有明显的强心作用，表现为心率加快，心肌收缩力加强，心输出量增加，故临床常作为强心急救药。

去甲肾上腺素主要与血管 α 和心肌 β_1 受体结合，与血管平滑肌的 β_2 受体结合能力较弱。静脉注射去甲肾上腺素，可使全身各器官的血管广泛收缩，动脉血压升高。去甲肾上腺素与心肌 β_1 受体结合，可使心脏活动加强，心率加快。但在完整机体中，注射去甲肾上腺素后，血压明显升高，但心率减慢。这是由于血压升高后通过压力感受器反射使心率减慢，从而掩盖了去甲肾上腺素对心肌的直接效应。在临床上去甲肾上腺素常用作升压药。

（二）肾素-血管紧张素系统

血管紧张素是一组多肽类物质，具有较强的缩血管作用。当各种原因导致肾脏血流量减少，或血 Na^+ 降低等都可刺激肾脏近球细胞释放一种酸性蛋白水解酶，称为肾素（renin）。肾素进入血液后，可将血浆中的血管紧张素原水解为 10 肽的血管紧张素 I（angiotensin I）。血管紧张素 I 的缩血管作用很弱，但当它随血流进行肺循环时，在肺循环血管内皮表面的血管紧张素转换酶（angiotesin converting enzyme，ACE）作用下，转变为 8 肽的血管紧张素 Ⅱ（angiotensin Ⅱ）；血管紧张素 Ⅱ 又在血浆和组织中的氨基肽酶 A 作用下转变为 7 肽的血管紧张素 Ⅲ。肾素由肾脏分泌后，在血液中约可维持 1 小时，然后被水解失活。血管紧张素 Ⅱ 在血液中约可维持 1 分钟，然后被氨基肽酶分解失活。血管紧张素 Ⅱ 是一种活性很强的升压物质，能使阻力血管和容量血管收缩，使血压升高。现已证实，在中枢神经系统中，存在对血管紧张素 Ⅱ 的敏感区，如在第四脑室后缘区注射微量血管紧张素 Ⅱ，可使交感缩血管神经元的紧张性活动加强，从而使外周阻力加大，血压升高。血管紧张素 Ⅱ 又能促使交感神经末梢释放较多的递质，从而增强对心血管的效应。此外，血管紧张素 Ⅱ 可使肾上腺皮质分泌醛固酮增加，醛固酮可促进肾小管对 Na^+ 的重吸收，有保 Na^+ 保水作用，使血容量增加，血压升高。由于肾素、血管紧张素和醛固酮之间功能上密切相关，因此称为肾素 – 血管紧张素 – 醛固酮系统（renin – angiotensin – aldosterone system，RAAS）。此系统也是动脉血压长时程稳定调节的重要因素之一。

此外，血管紧张素 Ⅰ 能刺激肾上腺髓质分泌肾上腺素和去甲肾上腺素，从而使心率加快，心肌收缩力加强，心输出量增加，外周阻力增高，血压上升。血管紧张素 Ⅲ 的缩血管作用只有血管紧张素 Ⅱ 的 1/5 左右，但它刺激肾上腺皮质合成和释放醛固酮的作用较强，使血浆中醛固酮的浓度升高。

（三）血管升压素

血管升压素（vasopression）是由下丘脑视上核和室旁核神经元合成和分泌的一种 9 肽激素，经下丘脑 – 垂体束轴浆运输到神经垂体储存，平时少量释放入血液循环。调节血管升压素释放的因素主要有：①血浆渗透压的改变：下丘脑第三脑室前壁有一些神经细胞对局部环境的渗透压变化很敏感，称为渗透压感受器（osmoreceptor），当血浆渗透压升高时，可刺激渗透压感受器，促进血管升压素释放；②血压降低、血容量减少、低氧、伤害性刺激等也可引起血管升压素释放增加。由于血管升压素能促进肾脏对水的重吸收，起抗利尿作用，故又称为抗利尿激素（antidiuretic hormone，ADH）。

血管升压素具有 V_1 和 V_2 两类受体，V_1 受体主要分布在血管平滑肌，V_2 受体主要分布在肾小管上。血管升压素可作用于血管平滑肌的相应受体，引起强烈的血管收缩。在安静情况下，血浆中血管升压素的浓度与体内的水量有关。大量饮水后，血浆中血管升压素浓度降低；禁水、外科手术或失血时，血管升压素浓度升高。正常情况下，血管升压素浓度升高时，首先引起抗利尿效应；只有当血管升压素浓度明显高于正常时，才引起血管收缩和血压升高。这是因为血管升压素一方面能使血管收缩，另一方面又能提高压力感受器反射的敏感性，故能缓冲升血压效应。近年来研究表明，血管升压素在生理范围内，通过压力感受器反射对维持正常血压稳定和血管紧张性起重要作用。在禁水、失血等情况下，血管升压素释放增加对保留体内液体容量，维持动脉血压也有重要作用。

（四）心房钠尿肽

心房钠尿肽（atrial natriuretic peptide，ANP）又称心房利钠多肽、心钠素，是由心房肌细胞合成和释放的一类多肽。它具有强烈的利尿排钠作用，并使血管平滑肌舒张，外周阻力降低，心率减慢，从而使每搏输出量减少，心输出量减少，血压降低。此外，它还可抑制肾素－血管紧张素－醛固酮系统的作用，间接地促进 Na^+ 的排泄，以及抑制血管升压素的作用。当血容量增加和血压升高时，心房肌细胞释放心房钠尿肽，引起利尿和排钠效应。因此，它是体内调节水盐平衡的一种重要体液因素。

（五）血管内皮细胞生成的血管活性物质

近年来研究证明，血管内皮细胞可生成和释放若干种血管活性物质，引起血管平滑肌的舒张和收缩。其中比较重要的有以下两种：

1. 内皮舒张因子　目前大多数学者认为内皮衍生舒张因子（endothelium – derived relaxing factor，EDRF）是一氧化氮（nitric oxide，NO），血管内皮细胞中的 L－精氨酸在一氧化氮合酶的催化下合成 NO。ATP、ADP、P 物质、组胺、凝血酶、缓激肽、乙酰胆碱、去甲肾上腺素、血管升压素及血管紧张素 II 等多种物质，以及血流对血管壁的切变应力，均可刺激血管内皮细胞合成并释放 NO。NO 也是乙酰胆碱引起血管舒张的中介物质。它可使血管平滑肌细胞内 Ca^{2+} 浓度降低，导致血管舒张。血管内皮细胞在静息时就有持续性的 NO 基础释放，可与前列环素等舒血管物质共同对抗交感神经末梢释放的去甲肾上腺素及其他缩血管物质的作用，引起血管舒张，保证正常血压与器官灌流量。

2. 内皮缩血管因子　内皮缩血管因子（endothelium – derived vasoconstrictor factor，EDCF）是由血管内皮细胞产生的多种缩血管物质，其中研究得较深入的是内皮素（endothelin，ET）。内皮素是由 21 个氨基酸组成的多肽，是目前已知血管活性物质中最强的缩血管物质。内皮素通过与血管平滑肌细胞的特异受体结合，促进肌浆网释放 Ca^{2+}，从而使血管平滑肌收缩加强。

（六）激肽释放酶－激肽系统

激肽释放酶－激肽系统（kallikrein – kinin system）在体内参与多种功能活动，其对心血管活动的作用如下：

激肽原（kininogen）在激肽释放酶（kallikrein）的作用下分解为激肽（kinin）。体内有两种来源的激肽释放酶，一种存在于血浆中，称血浆激肽释放酶；另一种存在于组织（肾、唾液腺、胰腺）中，称为组织激肽释放酶。前者可将高分子量的激肽原（存在于血浆中）转变为缓激肽，后者可将低分子量的激肽原转变为血管舒张素。血管舒张素在氨基肽酶作用下转变为缓激肽，缓激肽在激肽酶作用下水解失活。

激肽是一类具有舒张血管作用的多肽，可使血管平滑肌舒张和毛细血管通透性增高，但对其他平滑肌则引起收缩。缓激肽和血管舒张素是已知的最强烈的舒血管物质。在一些腺体中生成激肽，可使该器官局部血管舒张，血流量增加。病理情况下，如组织损伤、抗原抗体反应、炎症等均可激活激肽酶，并进一步产生激肽，使局部血管舒张，通透性增强，组织液生成增多，且由于激肽对神经末梢的强烈刺激作用，引起局部红、肿、热、痛等反应，故认为缓激肽可能是产生局部炎症或过敏反应的直接原因。由于血浆中存在激肽释放酶和激肽原，肾脏产生的激肽释放酶也不断进入血液循环，所以缓激肽和血管舒张素等激肽可能存在于血浆中。因此，激肽不单具有局部性作用，同时也可能参与全身血压的调节。

（七）组胺

组胺（histamine）是组氨酸在脱羧酶的作用下生成的，存在于组织中，特别是皮肤、肺、肠黏膜的肥大细胞中。当组织受到机械、温度、化学刺激时，局部产生炎症或损伤以及抗原抗体反应，均可释放组胺。组胺可强烈舒张血管，并能使毛细血管和微静脉的管壁通透性增强，血浆漏入组织，形成局部组织水肿。

（八）前列腺素

前列腺素（prostaglandin，PG）是一类活性强、种类多、功能各异的脂肪酸衍生物。合成前列腺素所需要的酶存在于所有组织内，各组织由于所含酶的差异可产生不同的前列腺素。前列腺素对心血管的作用因种类不同而异。对心脏而言，前列腺素 E、前列腺素 A、前列腺素 F 均起增强作用，使心输出量增加；对血管而言，前列腺素主要是使血管舒张。

三、局部血流调节

心肌和血管平滑肌不依赖神经和体液因素，对环境的变化产生一定的适应性反应，称为心血管自身调节（autoregulation）。

心脏的自身调节表现为心脏在一定范围内收缩时产生的张力或缩短的速度随肌纤维初长的增长而增加。即在一定范围内，心舒期回心血量越多，心舒末期容积越大，心肌收缩力越强，故心输出量越多；反之，如静脉回心血量减少，心输出量也减少。这种自身调节使心输出量适应于静脉回流量。

血管的自身调节表现在某些器官对本身血流量的调节。动物实验可见，当器官血管的灌注压突然升高时，则引起器官血管收缩，血流阻力加大，器官血流量不致因灌注压升高而大量增多；当器官灌注压突然降低时，则器官血管舒张，使血流阻力减小，器官血流量不致因灌注压降低而减少，从而保持器官血流量的相对稳定。

第六节　器　官　循　环

体内每一器官的血流量既取决于主动脉压和中心静脉压之间的压力差，也取决于该器官阻力血管的舒缩状态。由于各器官的结构和功能各不相同，因此，其血流量的调节除具有共性外，还有其本身的特点。本节将重点讨论心、肺、脑等主要器官的血液循环特点。

一、冠脉循环

（一）冠脉循环的解剖特点

冠脉循环是指供应心脏的血液循环。冠状动脉的主干走行于心脏表面，其小分支常以垂直于心脏表面的方向穿入心肌。这种分支方式使血管在心肌收缩时容易受到压迫。分支最终形成毛细血管网分布于心肌纤维之间，并与心肌纤维相平行。通常一根心肌纤维配有一根毛细血管，以保证心肌血流供应和物质交换能够快速进行。当冠状血管突然发生阻塞时，侧支循环往往需要经过相当长的时间才能建立（一般在8~12小时），因此极易导致心肌梗死。如果阻塞是缓慢形成的，则侧支可逐渐扩张，形成有效的侧支循环，从而起到代偿作用。

（二）冠脉循环的血流特点

1. 流速快，血流量大 冠脉循环血压较高，流速快，血流量大。安静时，人体冠脉血流量为每100g心肌60~80ml/min，全部冠脉的血流量约为200~250ml/min，约占心输出量的4%~5%。当心肌活动加强时，冠脉血流量可增加到每100g心肌300~400ml/min。

2. 以心舒期供血为主 通常组织、器官的血液供应，心缩期大于心舒期，这是因为收缩期动脉血压高于舒张期，但心肌的供血却主要在舒张期。由于冠脉的大部分分支于心肌收缩时被压迫而血流受阻，舒张时阻力减小血流能够畅通，所以冠脉血流随心肌节律性收缩呈现明显的波动，其中对左冠状动脉影响更为显著。而右心室肌较薄，收缩挤压力量小，即使在收缩期血流也无明显变化。因此，主动脉舒张压的高低，以及心舒期的长短是决定冠脉血流量的重要因素。而主动脉舒张压主要决定于外周阻力，若体循环中其他部分血管的阻力加大，则舒张压升高，流入冠脉的血量增加，如舒张压太低，则冠脉血流量减少。心动过速时，由于舒张期缩短，也可导致冠脉血流量减少。由于左心室内膜下层在心缩期几乎无血流，因此这一部位最易发生缺血性损害和心肌梗死。

3. 耗氧量大 动、静脉血的氧差大小是判断某一器官组织耗氧量的客观指标。不同器官从血液中摄取和利用氧的速度和数量不同，故血液流经不同的器官后，动脉和静脉血的氧差有所不同。安静情况下，动脉血流经骨骼肌后，100ml血液所含的氧只被摄取和利用约5ml；经过皮肤时仅被摄取和利用约1ml；而在同样条件下心肌则摄取和利用的氧近12ml左右。因此，当人体活动增强使耗氧量增加时，心肌从血液中摄取更多氧的潜力已很小，主要是靠扩张冠状动脉，增加血流量来解决。故冠脉循环供血不足时，极易出现心肌缺氧的症状。

（三）冠脉循环血流量的调节

在调节冠脉血流量的各种因素中，最重要的是心肌本身的代谢水平，神经调节作用较次要。

1. 心肌代谢调节 心肌收缩的能量来源几乎全部依靠有氧代谢。实验证明，冠脉血流量与心肌代谢水平成正比关系，当心肌代谢加强，耗氧量增加时，冠状小动脉口径增大，冠脉血流量可迅速增加，最多时可增加5倍以上。引起冠脉舒张最重要的物质是腺苷（adenosine）。腺苷是在心肌代谢水平增高、局部氧含量降低的情况下，ATP分解过程中的产物，它具有强烈舒张小动脉的作用。腺苷生成后，在几秒钟内即被破坏，因此不会引起其他器官的舒血管效应。心肌其他的代谢产物如H^+、CO_2、乳酸等，也能使冠脉舒张，但作用较弱。

2. 神经调节

（1）迷走神经的作用：迷走神经对冠脉的直接作用是使冠脉舒张，但在完整机体内刺激迷走神经，对冠脉血流量影响较小。这是因为迷走神经兴奋时，使心脏活动减弱，心肌代谢产物减少，这些因素可抵消迷走神经对冠状动脉的直接舒张作用。

（2）交感神经的作用：刺激交感神经可使冠脉先收缩后舒张。初期出现的冠脉收缩，是由于交感神经对冠脉的直接作用；而后期出现的冠脉舒张，则是由于心肌活动加强，代谢产物增多造成的继发性反应。平时交感神经的缩血管作用往往被强大的继发性舒血管作用所掩盖，因此，刺激交感神经常引起冠脉舒张。

二、肺循环

肺循环是指右心室射出的静脉血通过肺泡壁进行气体交换而成为动脉血，然后进入左心房的血液循环。肺的血液供应还有另一条途径，即体循环中的支气管循环，其功能是供给气管、支气管以及肺组织的营养需要。

（一）肺循环的特点

1. 血流阻力小，血压低 肺动脉分支较短而管径较大，管壁薄而可扩张性较大，而且循环距离短，故血流阻力小，约为体循环的1/8。肺动脉血压远较主动脉压为低，约只有体循环压力的1/6～1/4，是一低压系统。肺静脉即肺循环的终点，肺静脉压即左心房压力，为0.13～0.53 kPa（1～4mmHg），平均0.27 kPa（2mmHg）。

2. 肺血容量波动大 通常肺部血容量约为450ml，约占全身血量的9%。由于肺组织和肺血管的可扩张性很大，故肺部血容量的波动范围很大。用力呼气时，肺部血容量可减至200ml左右，而深吸气时，则可增大到1000ml；卧位较坐、立位增加400ml左右。因此，肺循环血管也起着贮血库的作用。

3. 无组织液 肺循环毛细血管血压平均仅0.93kPa（7mmHg），血浆胶体渗透压平均为3.33kPa（25 mmHg），故将组织中的液体吸收入毛细血管的力量较大。一般认为，肺部组织液的压力为负压，这一负压使肺泡膜和毛细血管壁紧密相贴，有利于肺泡和血液之间的气体交换，并有利于吸收肺泡腔内的液体，故肺泡内一般没有液体积聚。在某些病理情况下，如左心衰竭时，肺静脉压升高，肺循环毛细血管压也随之升高，可能使液体积聚于肺泡或肺组织间隙中，形成肺水肿。

（二）肺循环血流量的调节

1. 肺泡气体中 O_2 与 CO_2 分压 肺泡气体低氧可引起肺血管收缩，使局部血流阻力增大，血流量减少。其生理意义在于：当某部分肺泡由于通气不足而使局部 O_2 分压降低时，使较多的血液流至通气充分的肺泡，有利于气体在血液和肺泡之间进行有效的交换。CO_2 分压升高时也可引起肺血管收缩，其意义与肺泡内低氧是一致的。在体循环中，低氧和 CO_2 分压升高可引起舒血管效应，而对肺部血管则引起收缩反应，其机制尚不清楚。

2. 神经调节 肺血管受交感神经和迷走神经双重支配。刺激交感神经使肺部血管收缩，刺激迷走神经使肺部血管舒张，但作用均较弱。一般情况下，肺循环血管口径的变化大多是被动的，即当右心室输出量增加时，肺血管被动扩张，肺动脉压升高不明显，故神经调节的作用很小。

3. 其他体液因素 肾上腺素、去甲肾上腺素、血管紧张素Ⅱ、组胺、5－羟色胺等可使肺血管收缩，乙酰胆碱和异丙肾上腺素则引起肺血管舒张。

三、脑循环

脑循环血液供应来自颈内动脉和椎动脉。两侧椎动脉在颅腔内先汇合成基底动脉，再与两侧颈内动脉的分支合成颅底动脉环，由此分支分别供应脑的各个部位。脑静脉血进入静脉窦，主要通过颈内静脉流回腔静脉。

（一）脑循环的特点

1. 血流量大，耗氧量多　脑组织的代谢水平高，血流量较大。脑的重量约占体重的 2%，整个脑的血流量约占心输出量的 15%，即有 1/7 左右心输出量的血液流经脑组织。安静状态下每 100g 脑组织耗氧量约为 3~3.5ml/min，整个脑的耗氧量约为全身耗氧量的 20%。因此，保证脑的血液供应非常重要。

2. 血流量变化小　脑位于颅腔内，头颅的容积是固定的，颅腔被脑、脑血管和脑脊液所充填，三者容积的总和是固定的，且与颅腔容积相等。由于脑组织是不可压缩的，故脑血管的舒缩受到限制，血流量的变化较小。因此，要增加脑的血液供应主要靠提高脑循环的血流速度。

3. 血－脑脊液屏障和血－脑屏障

（1）血－脑脊液屏障：在毛细血管血液和脑脊液之间存在限制某些物质交换的结构与功能特性，称为血－脑脊液屏障（blood – cerebrospinal fluid barrer）。脑脊液主要由脑室脉络丛分泌而产生，虽然来源于血浆但是与组织液形成的原理不同。与血浆的成分比较，脑脊液中蛋白质含量极微，葡萄糖、K^+、HCO_3^- 和 Ca^{2+} 等均较血浆低，而 Na^+、Mg^{2+} 和 Cl^- 浓度较血浆高。可见血液与脑脊液之间的物质交换是主动运输过程。血－脑脊液屏障对不同物质通透性不同，如 O_2 和 CO_2 等脂溶性物质很易通过，而对许多离子的通透性较低。血－脑脊液屏障的基础是无孔毛细血管壁和脉络丛细胞中运输各种物质的特殊载体系统。

（2）血－脑屏障：血液和脑组织之间也存在着类似的屏障，可限制物质在血液和脑组织之间的自由交换，称为血－脑屏障（blood – brain barrier）。脂溶性物质如 O_2、CO_2、乙醇及某些麻醉药易于通过血－脑屏障，而青霉素、胆盐、H^+、HCO_3^- 和非脂溶性物质则不易透入脑组织。其通透性大小并不完全与分子大小有关，如葡萄糖和氨基酸的通透性较高，而甘露醇、蔗糖和许多离子的通透性则低，甚至不能通透。说明脑内毛细血管处的物质交换也是一种主动转运过程。毛细血管的内皮、基膜和星状胶质细胞的血管周足等结构可能是血－脑屏障的形态学基础。

血－脑脊液屏障和血－脑屏障的存在，对于保持脑组织周围稳定的化学环境和防止血液中有害物质侵入脑内具有重要意义。

（二）脑循环血流量的调节

1. 脑血流量的自身调节　由于脑血管的舒缩受颅腔的限制，故脑的血流量主要取决于脑的动脉和静脉之间的压力差。正常情况下，因颈内静脉压已接近于右心房压，变化不大，故对脑血流起主要作用的是颈动脉压。颈动脉压升高时，脑血流量相应增加；反之减少。当平均动脉压在 8.00~18.62kPa（60~140mmHg）范围内变动时，脑血管的自身调节机制可使脑血流量保持相对稳定。血压在此范围内波动时，血压升高则脑血管收缩，血压降低则脑血管舒张。当血压超过 18.62kPa（140mmHg）时，脑血流量将随血压升高而明显增加；若血压过高时，可因毛细血管压过高而引起脑水肿。当血压低于 8.00kPa（60mmHg）时，则脑血流量减少，可引起脑功能障碍。高血压患者发病之初，脑血流量可增加而出现各种脑充血症状，经过一定时间后，脑血管阻力发生适应性增加，这时血压可高达 20.0kPa（150mmHg），但脑血流不增加，其血压在 133～25.3kPa（100～190mmHg）范围内波动时，脑血流量基本不变（图 8-31），说明脑血管自身调节血压范围已经上移。

2. 体液调节　影响脑血管舒缩活动的最重要因素是脑组织局部的化学环境，其中，CO_2 起着主导作用。当血液 CO_2 分压升高或 O_2 分压降低时，脑的阻力血管舒张，脑血流量增加；反之，当过度通气时，CO_2 呼出过多，动脉血 CO_2 分压降低，脑血流量减少，可引起脑缺血。

3. 神经调节　脑血管也接受交感、副交感神经支配，但神经因素在脑血管活动调节中作用很小。切断支配脑血管的神经后，脑血流量无明显的变化。在各种心血管反射中，脑血流量一般不受影响。

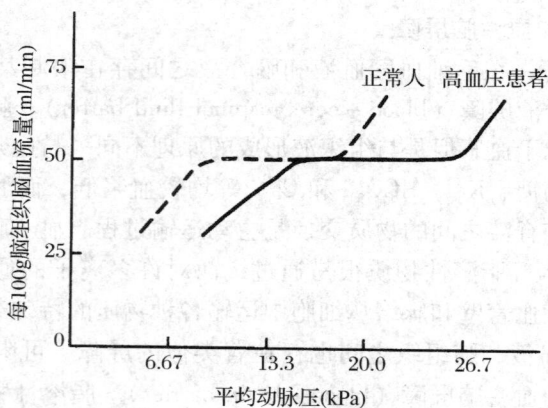

图 8-31　脑血流量的自身调节

第七节　脏腑与血液循环功能的现代医学研究

一、脏腑与心脏泵血功能

在五脏中，与心脏泵血功能关系最为密切的是心。中医理论认为，心主血脉，其功能的正常依赖于心气，心气具有推动血液在脉中运行的作用。心气充沛，才能维持心脏正常的泵血功能。如果心气虚衰，无力推动血液运行，就会引起心主血脉功能异常，从而出现泵血功能减退。有关心主血脉与心脏泵血功能关系的认识大多是基于对心气虚的研究结果。大量的临床和实验研究表明，心气虚患者表现为心输出量（CO）、每搏输出量（SV）、每搏功

（SW）、每搏功指数（SWI）、心缩力指数（HI）、心指数（CI）、射血分数（EF）等反映心脏收缩功能的指标降低，反映左心室收缩功能的射血前期/左室射血时间（PEP/LVET）增大。心气虚时心肌收缩力和射血功能降低，提示心脏的收缩功能是心主血脉的生理学基础之一。心气虚时，则心主血脉功能减退，心肌收缩力降低，导致心脏的泵血功能异常。

心主血脉与心室的舒张功能也有密切的关系。研究表明，心气虚患者在出现心脏收缩功能异常前，首先出现心室的舒张功能异常，表现为心室充盈率降低，充盈时间延长，等容舒张期延长，等容舒张期内压力下降的最大变化率降低，且随着心气虚衰程度的加重，左室舒张功能异常加重。因此，心主血脉与心室的收缩和舒张功能都密切相关。

除心脏外，肺也与心脏的泵血功能有一定的关系。心主一身之血，肺主一身之气，气血相互为用，气行则血行。肺通过呼吸运动吸入清气，与水谷精微之气结合形成宗气，宗气具有助肺司呼吸和贯注心脉以推动百脉血液循环的功能。肺朝百脉，肺对血液循环具有调节作用。在生理构造方面，肺呼吸运动时产生的胸膜腔负压作用于壁薄而扩张性大的胸腔大静脉，可促进静脉血回流入心脏，使心室充盈血量增加，心输出量增加。在病理方面，研究证明，肺气虚弱，不能助心行血，从而可影响心主血脉的功能。肺气虚患者除表现呼吸功能异常外，还表现出心脏的收缩和舒张功能降低，肺循环阻力增大，肺动脉压力升高，肺毛细血管血流量减少。同时，心气虚衰，心主血脉功能异常时，也可影响肺的呼吸功能，除出现心脏的泵血功能降低外，肺的通气功能也出现异常。说明肺朝百脉和心主血脉的功能可相互影响，二者功能正常对维持正常的血液循环具有重要的意义。

二、脏腑与血管功能

心主血脉除与心脏的泵血功能有关外，与血管功能也有着密切的关系。心主血脉功能正常，则血管的舒缩功能正常，血流通畅。心气虚衰时，心脏的泵血功能降低，同时常常伴有血管壁弹性减退，总外周阻力升高，血流速度减慢，微血管血流缓慢，管袢淤血、畸形等。

肺与血管功能之间也具有一定的关系。肺气虚衰时，由于宗气生成不足，对心主血脉的功能具有一定的影响，除出现呼吸功能异常外，还常表现出总外周阻力升高，肺血管弹性降低，肺动脉血流量减少，微循环血流量和流态异常。

肝主疏泄，肝气疏泄正常可使气血运行通畅。如果肝失疏泄，则气机郁滞，血液运行异常，故肝主疏泄也可影响血管的功能。研究表明，肝主疏泄异常时，常出现交感神经系统功能亢进，使血管平滑肌舒缩功能异常，导致小动脉收缩，外周阻力增加，小动脉和微动脉血流速度缓慢，微循环内血液灌注量减少，毛细血管通透性增加，从而影响血液循环。

三、脏腑与心血管功能调节

心主血脉除与心脏泵血和血管功能有关外，还参与机体对心血管功能的调节。心气充沛，则心血管活动的调节功能正常，从而发挥其主血脉的功能。心气虚衰时，交感神经系统和肾上腺髓质功能亢进，血中缩血管物质如肾上腺素、去甲肾上腺素、血栓素 A_2 等升高；同时，肾素－血管紧张素－醛固酮系统激活，使血中肾素－血管紧张素浓度升高，而舒血管物质如降钙素基因相关肽（calcitonin gene related peptide，CGRP）、心房钠尿肽等降低，从而引起心脏收缩和舒张功能降低，小血管收缩，外周阻力升高，导致血流动力学异常。

血管内皮细胞可分泌多种血管活性物质调节心血管功能，血管内皮细胞产生的内皮素（ET）为目前已知的最强的内源性缩血管物质；血管内皮细胞产生的前列环素（prostacyc-lin，PGI_2）具有扩张血管的作用；内皮细胞合成的内皮衍生舒张因子（EDRF）其本质是一氧化氮（NO），NO 可舒张血管和抗血小板活化。近年来的研究表明，心主血脉的功能与血管内皮细胞的功能也具有密切的关系。心气虚衰时，血管内皮细胞功能受损，血管内皮细胞对心血管系统功能的调节异常，使血中 ET 浓度升高，PGI_2 和 NO 降低，引起血管舒缩功能和血流动力学异常。

肺对心血管功能活动也具有调节作用。肺除具有司呼吸功能外，现代研究还表明，肺具有内分泌和代谢功能。肺血管内皮细胞可调节前列腺素、白三烯、血管紧张素、激肽、胺类等血管活性物质代谢，通过对这些物质的生成、激活、失活的调节，产生血管收缩或舒张反应，发挥调节血容量和血压的作用，从而使心血管功能正常。例如，肺血管内皮细胞可灭活血液中舒血管物质缓激肽，每经过一次肺循环，缓激肽可降解 80%；肺内毛细血管丰富，内皮细胞中富含血管紧张素转换酶，可将血管紧张素 I 转变成血管紧张素 II，血管紧张素 II 可使血管收缩，并促进肾上腺皮质分泌醛固酮，使肾脏对、水钠的重吸收增加，对血量和血压发挥调节作用。可见，肺朝百脉与肺的内分泌和代谢功能对心血管活动的调节密切相关。

肝脏与心血管功能调节的关系主要体现在两个方面：一是肝脏对循环血量具有调节作用。肝脏为重要的贮血器官之一，人静卧时肝脏可增加血流量 25% 左右，整个肝脏系统包括门静脉系统，可贮存全身血量的 55%。正常人一旦急需时，肝脏至少可提供 100～200ml 血液，以保证足够的回心血量。二是肝脏的功能与神经体液因素对血液循环的调节密切相关。肝主疏泄功能正常，则交感神经系统和交感 - 肾上腺髓质系统功能正常，儿茶酚胺类物质的生成和代谢正常，从而发挥对心血管功能的正常调节作用。如果肝失疏泄，则使高级神经系统功能紊乱，对于内外环境的应急反应敏感性增强，使交感神经系统和交感 - 肾上腺髓质系统功能亢进，血中去甲肾上腺素和肾上腺素等儿茶酚胺类物质增多，从而导致心脏和血管的功能异常。同时，肝失疏泄时，体内血管活性物质分泌与释放异常，血中缩血管物质如 TXA_2、内皮素等水平升高，而舒血管物质如 PGI_2、心钠素、降钙素基因相关肽等含量降低，使对血管平滑肌舒缩的调节作用发生障碍，导致心血管功能发生异常。

（邓常清）

第九章

呼 吸

机体在新陈代谢的过程中不断地消耗氧气，同时产生出二氧化碳，因此机体必须从外界摄取氧气及排出二氧化碳。机体与外界环境之间的气体交换过程，称为呼吸（respiration）。

呼吸包括外呼吸、气体运输和内呼吸三个相互衔接的过程（图9－1）。外呼吸亦称肺呼吸，包括肺通气和肺换气过程；内呼吸亦称组织呼吸，属于组织换气过程。呼吸全过程不仅依靠呼吸系统，还需要血液循环系统的配合，并在机体神经和体液等因素的调节下协调完成。

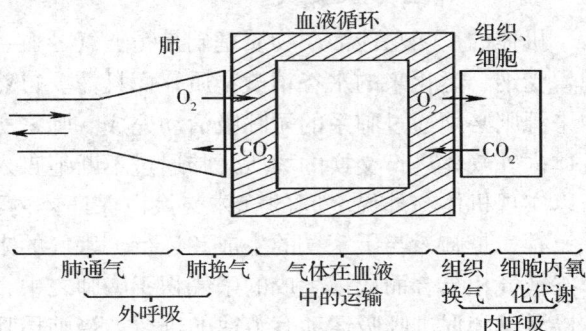

中医学认为呼吸功能属于"肺系"所主，肺系包括肺脏和支气管。在解剖部位上，肺居机体上焦，位于胸中，在五脏六腑之中位置最高，故称"华盖"。气管属于肺之"关隘"，并通过咽喉与鼻窍相连，构成气体进出肺脏的通道。肺与气管二者紧密配合共同完成呼吸活动。

图 9－1 呼吸过程的示意图

第一节 脏腑与呼吸

全身的五脏六腑与呼吸功能关系最为密切的莫过于肺脏，肺主气、司呼吸；肺主宣发与肃降；肺朝百脉、主治节；肺开窍于鼻，与大肠互为表里等多种功能，均与呼吸功能活动有着紧密的关系。除此之外，"心主血脉"、"肾主纳气"以及大肠"通利腑气"等功能与内、外呼吸以及气体在血液中的运输过程均有着紧密的关系。

一、肺与鼻窍

肺开窍于鼻，鼻为气体出入气管、支气管、肺脏的通道。鼻介导喉咙、气管、支气管与肺相连。因此鼻作为肺与外界连通的孔窍，以司气体进出于肺脏，进而协助肺脏以完成体内外气体交换。而鼻与气管之间，前者为机体内外清浊之气出入的门户，后者为气体出入的通道，二者共同协助肺完成呼吸活动。

鼻的功能活动正常与否主要责之于肺，"肺气通于鼻，肺和则知香臭矣"。肺主气，如其功能正常,肺气宣畅则鼻窍通利,气体出入无阻,且香臭可辨。若肺失宣降则鼻窍闭塞,呼吸不利而不知香臭。相反,若鼻窍不利,则气体进出不畅而影响呼吸功能。由于鼻为肺之窍,邪毒侵犯,首先犯肺,而鼻首当其冲,二者之间其生理上相互为用,而病理上相互影响。

二、肺主气与司呼吸

肺主气的功能包括两个方面,即主呼吸之气和主一身之气,前者与呼吸运动功能有关,而后者与全身气机功能活动相连。

(一) 肺主呼吸之气

机体的一切功能活动物质基础是精、气、血、津液等,其中气血津液的化生不但需要由脾胃受纳、运化来的水谷精微物质,而且需要自然界的清气与其结合方能够生成。其中清气的来源则必须通过肺系的司呼吸活动完成。肺之所以能够司呼吸主要在于,其一是因为肺是机体内外气体进行交换的场所。肺通过不断地吸入清气,排出浊气,在肺组织中进行吐故纳新以实现机体与外界之间的气体交换,保证体内清气不断供应的同时,及时将浊气排出体外;其二是肺参与了宗气的生成和运行。宗气的来源主要依靠肺吸入的清气与脾胃运化来的水谷精气相结合而成。生成的宗气积于胸肺之中,宗气的升降出入作用之一是上出气管、喉咙以激发和促进呼吸运动有节律的进行。当肺司呼吸功能正常时则呼吸运动弛张有节、深浅有度,清气得以吸入,浊气得以排出,其宗气则源源不断地生成;同时,宗气充足则进一步促进呼吸功能,从而形成呼吸功能与宗气生成之间的良性循环。若呼吸功能下降,吸入清气不足,浊气排出不充分则影响宗气的生成,进而使肺呼吸功能出现障碍,而导致气虚无力;如果呼吸停止,清气不能吸入,浊气不能排出,体内外之气不能进行交换,生命也随之而终。

(二) 肺主一身之气

肺主一身之气主要体现在两个方面,其一肺参与全身之气的生成和运行,其二具有调节全身各脏腑器官之气的作用。

肺脏在全身气的生成与运行方面:全身的气主要由元气和宗气所组成,其中元气禀受于先天父母的精气所化生,但是自出生以后元气的数量则呈现递减性变化,所以一身之气的盛衰关键取决于宗气。而宗气则是由水谷之精所化生的谷气与肺吸入的自然界清气在肺脏相结合所生成的。如果宗气充足,一方面向上向外主司呼吸运动,另一方面向内,即全身贯注血脉之中辅助心脏推动血液周而复始灌流全身,同时宗气本身也可以通过血载气行周流全身,实现运行气血,营养脏腑、四肢百骸、肌肤腠理等作用。同时宗气还能够沿三焦下行丹田以资先天之元气,从而维系先天与后天之气相互协调、衔接,共同维持机体气机的正常运行。

肺脏在调节全身脏腑气机畅通方面:因为宗气籍于胸肺之中又为肺所主,并且贯血脉而运行分布到全身各个脏腑及经络,则成为脏腑经络之气。而脏腑经络之气既有营养脏腑器官的作用,又能够推动和调控整个脏腑经络的功能活动,所以肺脏通过宗气介导能够影响和调节一身之气机的运行。在宗气的升降出入推动下,肺脏有节律的一呼一吸、一升一降、一出一纳的活动，使各个脏腑经络之气亦随其升降出入活动而波动起伏，从而达到对全身之气机升降出入运动节律进行调控的作用，以维持全身气机运行协调和畅通。

因为肺主一身之气的功能是基于肺呼吸功能活动所激发和派生出来的，所以肺司呼吸功能正常与否是主一身之气的基础。

如果肺受邪而功能异常，就会导致宗气及全身之气的虚衰，或全身脏腑、经络气机失调等各种病理变化，出现咳嗽、咳痰、气喘、气逆等肺系病理变化的症状；或发生新陈代谢的异常，如肢倦乏累、声低气怯等一身之气不足，脏腑经络之气升降出入功能异常等疾病。

三、肺主宣发和肃降

肺主宣发与肃降是肺脏在进行功能活动时所表现出来的生理特性。其中"宣"与"发"均是表明肺脏具有向上升宣、向外布散的特性；而"肃"与"降"则是说明肺脏具有向下运行、向内清渗的特性。实际上也是肺脏与外环境，以及与内环境各个脏腑器官在功能上相互联系的重要形式，而联系的途径则是通过气道与百脉。肺脏的生理特性决定了它的功能活动，由于肺脏在整体新陈代谢过程中是生命活动基本物质生成与存储的主要部位之一，所以其宣发与肃降功能主要体现在以下几个方面：

（一）主宣发功能

其一，是能够将体内产生的浊气通过相应途径排放到体外，为吸入清气提供条件，从而维持体内新陈代谢所需要气体的更新；其二，是将脾胃消化、吸收转输而来的水谷精微等宣布和发散于周身诸组织器官，特别是头面部器官和全身的皮毛、腠理等部位，从而保证这些部位的物质供应；其三，通过宣散的形式将卫气输送到皮肤、毛发、肌腠等处，执行着充养肌肤、温煦皮毛的功能，并且调节着肌肤的津液代谢，掌控着毛孔的开阖，汗液的生成与排泄。

（二）主肃降功能

其一，通过肺的降下特性将自然界的清新之气吸入胸中，在此与水谷之气相结合生成宗气，并且将宗气注入百脉以助心推动血液循环周流全身的同时，沉降于肾脏以滋养元气；其二，是通过肺的通降作用将吸入的清气和脾转输来的津液和水谷精微向下、向内布散与渗透到全身各个脏腑器官，滋养和濡润之；其三，是将各个脏腑器官代谢所产生的各种浊液、废物下输于肾与膀胱，作为生成尿液物质的重要来源。

肺的宣发和肃降，是相反相成，不可分割的两个方面；是机体上与下，内与外，升与降，收与散的对立统一。如果肺气的宣发与肃降两者协调，则浊气得出，清气得入，呼吸运动则均匀顺畅，宗气及一身之气得以生成循行有序；津液与水谷精微得以发散与输布；浊液得以下行至肾与膀胱而尿液自然生成。如果宣发与肃降两者失调，就会出现"肺气不宣"或"肺失肃降"的病变。通常，"肺气失宣"多由各种外邪袭表所致，而"肺失肃降"多由内伤或他脏功能失常引起。但是在疾病发生与发展过程中，不论是肺气失宣还是肺失肃降，二者多相互影响，互为因果，在临床上均表现为咳嗽、喘息、胸闷等症状，所以在治疗上应该分清因由，两者兼顾之。

四、肾主纳气

机体与外界环境进行气体交换虽然由肺所主，但是正常的呼吸活动必须有肾脏参与。由于肾脏重要功能之一是"封藏"。其封藏功能不但能够贮存封藏有形之精，而且对肺吸入的清气具有摄纳作用，称此功能为肾主纳气。肾主纳气功能实际上是肾脏总体封藏功能在呼吸活动中的具体体现。

肾主纳气，是指肾具有摄纳由肺吸入之清气到达机体的深部，从而保持或调节呼吸运动的幅度、节律，以达到最佳换气效果的作用。机体呼吸运动由肺所主，其呼气过程是由肺的宣发作用完成的，吸气过程是由肺的肃降作用完成的。但是气体出入机体的深度调节必须依赖于肾的纳气作用。由肺吸入的清气通过肺的肃降作用经三焦向下到达肾脏，由肾将其清气摄纳而潜藏，并把握其深度及节律，从而维持肺系气道通畅，呼吸均匀有节。

肾主纳气功能往往是在"肾不纳气"时方能够突出地显示出来。因为肾脏的主要功能是藏精，肾的纳气作用得以实现也必须以肾精及肾气为物质基础。若肾精充足，肾气充沛，摄纳有力则呼吸均匀和调；若肾精亏虚，肾气不足，摄纳无力，肺吸入的清气肃降于肾而不能够被摄纳时，则呼吸运动出现"漂浮无根"的现象，或呼吸运动表浅，或呼多吸少、动则气喘等"肾不纳气"症状。因此，在论治肾不纳气出现的咳喘证时必须以肾为本、以肺为标，才能够收到效果。

五、大肠与肺司呼吸

肺与大肠通过手太阴经和手阳明经相互络属而形成互为表里关系，因此，在功能上相互为用，在病理上相互影响。其肺气主肃降，大肠之气则主升，二者之间升降相因、相互协调，肺通过宣发和肃降，濡润大肠，促进其传化糟粕的功能，而大肠传化功能正常有助于肺气的肃降。若大肠实热，腑气不通，则影响肺之肃降，从而产生胸满、咳喘，甚至气急、气逆等宣肃功能失职等症状。所以，大肠的功能活动能够影响肺主气以及肺所司的呼吸运动功能。

六、其他脏腑与呼吸

（一）肾与呼吸

肺主呼气，肾主纳气，呼吸的深度需要肾的纳气作用来维持。肾气充盛，吸入之气方能经肺之肃降而下纳于肾，故有"肺为气之主，肾为气之根"之说。此外，在五行之中肺属金而肾属水，在机体内肺与肾之间的阴气是相互滋生的关系，肾阴为一身阴气之根本，称为金水相生。若肾的阴精之气不足，摄纳无权，气浮于上；或肺气久虚，久病及肾，均可导致肾不纳气，呼吸浅表，出现动则气喘等症。

（二）心、肝、脾与呼吸

心主血，血为气之母，血既载气又养气，所以血的循行正常，则气机调畅，呼吸才能通利、均匀。肝为刚脏，属木而主升发，其气从左升；肺为娇脏，属金而主肃降，其气从右降。肝与肺之气的运行一上一下，一升一降，通达协调，则全身气机调畅舒展，呼吸运动起落有序、节律有常。脾气主升清降浊，其升可以上输水谷之精气达肺，并与肺吸入的清气结合而生成宗气，而宗气功能之一是上走息道而司呼吸，故脾之健运有利于呼吸运动；其降浊有助于肺之肃降而纳清气入胸中。可见五脏皆与呼吸功能有着密切的关系，任何一脏功能失常，均可引起咳嗽、气喘等呼吸系统的病变，所以临床上咳喘之症不仅仅只发生于肺脏疾患，"五脏六腑皆令人咳，非独肺也"。

第二节 肺 通 气

肺通气（pulmonary ventilation）是肺与外界环境之间的气体交换过程。实现肺通气的器官包括呼吸道、肺泡和胸廓等。呼吸道是沟通肺泡与外界的通道；肺泡是肺泡内气体与血液气体进行交换的主要场所；而胸廓的节律性运动则是实现肺通气的原动力。

一、呼吸道的结构特征和功能

呼吸道是气体进出肺的通道，包括鼻、咽、喉、气管、主支气管及各级支气管。通常将鼻、咽、喉称为上呼吸道，气管以下的呼吸道称为下呼吸道。呼吸道主要有以下功能：

（一）加温与湿润作用

外界空气的温度和湿度多数情况下与肺泡内气体具有很大差异，当气体经过有丰富血流的鼻、咽黏膜过程中，外界的气体可以最大限度地被调整到与肺泡内气体的温度、湿度等相当的水平，从而起到保护下呼吸道和肺组织的作用。

（二）过滤与清洁作用

上呼吸道表面丰富的纤毛、黏液，特别是鼻毛等特殊结构的存在，一方面能够将较大颗粒状的异物滤过或沉积在黏膜上，进入下呼吸道的颗粒会被杯状细胞所分泌的黏液覆盖在纤毛上，并通过纤毛摆动可将附着于其上的颗粒排出呼吸道；另一方面，若吸入的颗粒进入肺泡将被巨噬细胞吞噬并移出肺泡。

此外，呼吸道的分泌物中还含有免疫球蛋白和其他物质，有助于防止感染和维持黏膜的完整性。

（三）调节气道阻力

气管和细支气管的平滑肌比较丰富，并且接受神经和化学因素调节。所以神经体液因素可以通过影响呼吸道口径进而改变呼吸道的阻力。

二、肺泡的结构和功能

（一）肺泡的结构

肺泡为球形囊泡。形状大小不一，直径平均约为 0.25mm，人体两肺约有 3 亿个肺泡，总面积约为 50～100m²，为气体交换提供了巨大的场所。肺泡上皮细胞有两种，Ⅰ型为扁平上皮细胞，数量较多，构成肺泡的内表面层；Ⅱ型为分泌上皮细胞，数量较少，分布在Ⅰ型细胞之间，具有分泌功能。相邻肺泡之间有肺泡隔，内有毛细血管网以及少量胶原纤维、弹性纤维和平滑肌纤维，故肺泡具有良好的弹性。

（二）肺泡表面活性物质

肺泡表面活性物质由肺泡Ⅱ型上皮细胞分泌，主要化学成分为二软脂酰卵磷脂（DP-PC）。分子的一端是非极性疏水的脂肪酸，另一端是极性易溶于水的胆碱。因此，DPPC 分子垂直排列于液－气界面，极性端插入水中，非极性端伸入肺泡气体中，形成单分子层分布在液－气界面上，其密度随肺泡的张缩而改变：肺泡扩大时覆盖稀疏；肺泡缩小时，覆盖密集。它的生理作用是降低肺泡内液体的表面张力。

由肺泡内表面与肺泡气体层形成的液－气界面上，液体分子间的引力大于液－气分子间的吸引力，由此产生了表面张力。该张力促进肺泡的弹性回缩使内压升高，并且根据 Laplace 定律，在肺泡内形成的液－气界面产生的张力（T）与肺泡半径（r）成反比，即 $P = 2T/r$。由于正常时肺泡大小容积不同，所以当两个以上肺泡连通时，小肺泡由于内压高，势必将气体驱向相对较大的肺泡，导致小的肺泡萎缩，相反，大肺泡则因为容积增大而最终破裂。但是，在肺泡表面活性物质存在时可以防止这种极端情况的发生。

肺泡表面活性物质的作用主要有三点：①防止肺萎缩，减小吸气阻力。②减少肺间质和肺泡内的组织液生成。③有助于维持肺泡容积的稳定性。

肺泡表面活性物质降低其表面张力作用与分布在内表面液体层上的密度呈正相关。由于肺泡表面活性物质在肺泡内表面呈单分子层排列，所以其在肺泡内表面的分布密度必然随肺泡半径的变化而改变。当呼气时，肺泡半径变小，肺泡表面活性物质的密度变大，降低表面张力的作用增强，表面张力变小，可防止肺泡的过度萎缩；当吸气时，肺泡表面活性物质的密度稀疏，降低表面张力的作用减低，表面张力增大，可防止肺泡的过度扩张，这样就有助于维持肺泡容积的稳定性。由于表面活性物质对抗了肺泡内缩引力，降低了肺泡间隙血管内水分向肺泡内渗透的作用，所以防止肺泡内组织液的生成。

成年人患肺炎、肺血栓等疾病时，可因表面活性物质减少而发生肺不张。胎儿在妊娠6～7个月后，肺泡上皮细胞才开始分泌表面活性物质，因此早产儿可因缺乏表面活性物质，发生肺不张和新生儿透明质膜病，导致早产儿不能成活。应用抽取羊水检查表面活性物质含量的方法，能够协助判断发生这种疾病的可能性从而加以预防。

三、肺通气动力

气体进出肺是因为大气和肺泡气之间存在着压力差。在自然呼吸条件下，当吸气肌收缩时，胸廓扩大，肺随之扩张，肺容积增大，肺内压暂时下降并低于大气压，空气顺此压差而进入肺，即为吸气。反之，当吸气肌舒张和（或）呼气肌收缩时，胸廓缩小，肺也随之缩小，肺容积减小，肺内压暂时升高并超过大气压，肺内气体便顺此压差流出肺，即为呼气。呼吸肌收缩、舒张所引起的胸廓扩大和缩小，称为呼吸运动（respiratory movement）。呼吸运动是肺通气的原动力。

（一）呼吸运动

引起呼吸运动的肌肉为呼吸肌。使胸廓扩大产生吸气动作的肌肉为吸气肌，主要有膈肌和肋间外肌；使胸廓缩小产生呼气动作的肌肉是呼气肌，主要有肋间内肌和腹肌。此外，还有一些辅助吸气肌，如斜角肌、胸锁乳突肌和胸背部的其他肌肉等，这些肌肉只在用力呼吸时才参与呼吸运动。

1. 吸气运动 只有在吸气肌收缩时，才会发生吸气运动，所以吸气总是主动过程。膈肌形状似钟罩，静止时向上隆起，位于胸腔和腹腔之间，构成胸腔的底。膈肌收缩时，隆起的中心部下移，从而增大了胸廓的上下径，胸廓和肺容积增大，产生吸气。平静呼吸时因膈肌收缩而增加的胸廓容积相当于总通气量的 4/5，所以膈肌的舒缩在肺通气中起重要作用。膈肌收缩下移时，腹腔内的器官因受压迫而使腹壁突出，膈肌舒张时，腹壁回位。因此，将以膈肌舒缩活动为主的呼吸运动形式称为腹式呼吸。

肋间外肌的肌纤维起自上一肋骨的近脊椎端的下缘，斜向前下方走行，止于下一肋骨近胸骨端的上缘。由于脊椎的位置是固定的，而胸骨可以上下移动，所以当肋间外肌收缩时，肋骨前段和胸骨上提，肋骨下缘还向外侧偏转，从而增大了胸廓的前后径和左右径，产生吸气。在平静呼吸中，肋间外肌所起的作用较膈肌为小。由肋间肌舒缩运动为主的呼吸运动，称为胸式呼吸（thoracic breathing）。腹式呼吸和胸式呼吸常同时存在，只有在胸部或腹部活动受到限制时，才可能单独出现某一种形式的呼吸。

2. 呼气运动 平静呼气时，呼气运动不是由呼气肌主动收缩所引起的，而是因膈肌与肋间外肌舒张，肺依靠本身的回缩力量而回位，并牵引胸廓缩小，恢复其吸气开始前的位置，产生呼气。所以平静呼吸时，呼气是被动的。用力呼吸时，呼气肌才参与收缩，使胸廓进一步缩小，呼气也有了主动的成分。肋间内肌走行方向与肋间外肌相反，收缩时使肋骨和胸骨下移，肋骨还向内侧偏转，使胸廓前后、左右径缩小，产生呼气。腹肌的收缩，一方面压迫腹腔器官，推动膈上移，另一方面也牵拉下部的肋骨向下向内移位，两者都使胸腔容积进一步缩小，协助产生呼气。

3. 平静呼吸和用力呼吸 安静状态下的呼吸称为平静呼吸。其特点是呼吸运动较为均匀，频率约为 12～18 次/分钟，吸气是主动的，呼气是被动的。机体活动时，或吸入气体中的二氧化碳含量增加或氧含量减少时，呼吸将加深、加快，成为深呼吸或用力呼吸（forced breathing），这时不仅是吸气肌活动，呼气肌也主动参与收缩。因此，用力呼吸时吸气与呼气活动都是主动的。

（二）肺内压

肺内压（intrapulmonary pressure）是指肺泡内的压力。在呼吸暂停、声门开放、呼吸道畅通时，肺内压与大气压相等。吸气之初，肺容积增大，肺内压暂时下降，低于大气压，空气在此压差推动下进入肺泡，随着肺内气体逐渐增加，肺内压也逐渐升高，至吸气末，肺内压已升高到和大气压相等，气流也就停止。反之，在呼气之初，肺容积减小，肺内压暂时升高并超过大气压，肺内气体便流出肺，使肺内气体逐渐减少，肺内压逐渐下降，至呼气末，肺内压又降到和大气压相等。

呼吸过程中肺内压变化的程度,视呼吸的缓急、深浅和呼吸道是否通畅而定。平静呼吸时,呼吸缓和,肺容积的变化也较小。用力呼吸时,呼吸深快,肺内压变化的程度增大。当呼吸道不够通畅时,肺内压的升降将更大。

由此可见,在呼吸运动过程中正是由于肺内压的周期性交替升降,造成肺内压和大气压之间的压力差,这一压力差成为推动气体进出肺的直接动力。一旦呼吸停止,便可根据这一原理,用人为的方法造成肺内压和大气压之间的压力差来维持肺通气,即为人工呼吸。人工呼吸的方法很多,如用人工呼吸机进行正压通气;简便易行的口对口人工呼吸;节律性地举臂压背或挤压胸廓等。在进行人工呼吸时,首先要保持呼吸道畅通,否则,对肺通气而言,操作将是无效的。

(三) 胸膜腔内压

胸膜腔是由脏层胸膜和壁层胸膜紧密相贴所形成的潜在的密闭腔隙,其内有少量的浆液。由于胸膜腔内的浆液不仅起到润滑作用,以减少呼吸运动时两层胸膜间摩擦,而且由于液体分子间的吸附作用,使肺脏紧贴于胸廓内壁的壁层上,所以肺就可以随胸廓运动而运动。因此,胸膜腔的密闭性和腔内的浆液分子的内聚力对于维持肺的扩张状态和肺通气有着重要的生理意义。如果胸膜腔破裂,与大气相通,空气将立即进入胸膜腔,形成气胸,两层胸膜彼此分开,肺将因其本身的回缩力而塌陷。这时,尽管呼吸运动仍在进行,但是由于肺不张则严重影响通气功能,重则影响生命,应紧急处理。

胸膜腔内的压力亦称为胸膜腔内压 (intrapleural pressure)。将与检压计相连接的注射针头斜刺入胸膜腔内可以检测胸膜腔内的压力 (图 9 – 2A)。测量结果表明,通常在平静呼吸过程中胸膜腔内压始终比大气压低,故称胸内负压。平静呼气末胸膜腔内压约为 – 0. 665 ~ – 0. 399kPa (– 5 ~ – 3mmHg),吸气末约为 – 1. 33 ~ – 0. 665kPa (– 10 ~ – 5mmHg) (图 9 – 2B)。关闭声门,用力吸气,胸膜腔内压可降至 – 11. 97kPa (– 90mmHg);用力呼气时,可升高到 14. 63kPa (110mmHg)。胸膜腔内负压的存在主要意义是:①维持肺与小气道处于扩张状态,不至于因弹性回缩而使其塌陷;②牵拉腔静脉和胸导管等扩张,促进静脉血和淋巴液的回流。

胸膜腔内压的形成与以下两种力相互作用有关,一是肺内压,在吸气末和呼气末与大气压相等,使肺泡扩张;其二是肺组织被动扩张所产生的弹性回缩力,与肺内压方向相反,使肺泡缩小 (图 9 – 2A)。因此,胸膜腔内实际的压力是这两种方向相反力的代数和,即:

$$胸膜腔内压 = 肺内压 (大气压) – 肺回缩力$$

若大气压为零,肺处于静止状态时:

$$胸膜腔内压 = – 肺回缩力$$

由于胸腔负压是肺的回缩力造成的,所以吸气时,肺被扩张,肺的弹性回缩力增大,胸腔负压则更负;呼气时相反,胸腔负压则减小。在呼气末胸膜腔内压仍然为负压的主要原因是,由于胎儿出生后,胸廓生长的速度比肺组织快,胸廓持续性牵拉着肺使其处于一定程度的扩张状态所致。

综上所述,可将肺通气的动力概括如下:呼吸运动是肺通气的原动力,由呼吸运动所引起的肺内压和大气压之间的压力差是肺通气的直接动力。

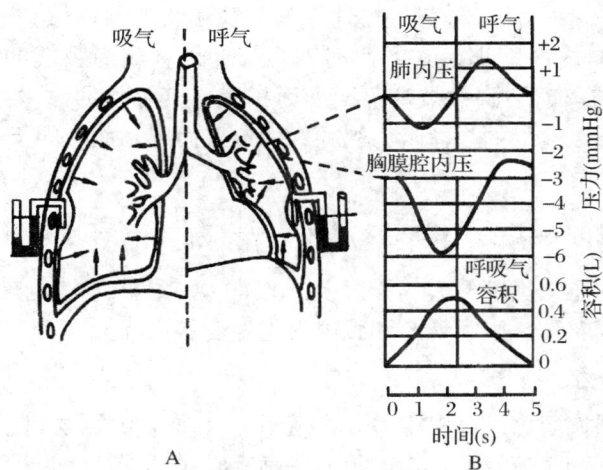

图 9 - 2 A：胸膜腔内压直接测量法；B：呼吸过程中肺、
胸膜腔内压及肺容积变化

四、肺通气阻力

肺通气的阻力有两种：一是弹性阻力（肺和胸廓的弹性阻力），是平静呼吸时的主要阻力，约占总阻力的 70%；二是非弹性阻力，包括气道阻力、惯性阻力和组织的黏滞阻力，约占总阻力的 30%，其中又以气道阻力为主。

（一）弹性阻力

弹性阻力是指弹性组织在外力作用下发生变形时所遇到的阻力。在同样的外力作用下，弹性阻力大者不易变形；弹性阻力小者，易变形。组织的弹性一般用顺应性（compliance）来度量，顺应性是指在外力作用下弹性组织的可扩张性，容易扩张者顺应性大，弹性阻力小；不易扩张者，顺应性小，弹性阻力大。顺应性（C）与弹性阻力（R）成反变关系：即 C = 1/R。顺应性用单位压力变化（ΔP）所引起的容积变化（ΔV）来表示，单位是 L/cmH_2O，即

$$C = \frac{\Delta V}{\Delta P} L/cmH_2O$$

1. 肺弹性阻力和肺顺应性 吸气时肺扩张变形所产生的弹性回缩力，其方向与肺扩张的方向相反，构成了吸气的阻力。肺的弹性阻力可用肺顺应性表示：

$$肺顺应性（C_L）= \frac{肺容积变化（\Delta V）}{跨肺压变化（\Delta P）} L/cmH_2O$$

上式中跨肺压是肺内压与胸膜腔内压之差。

肺总弹性阻力 1/3 来自于肺组织的弹力纤维和胶原纤维，2/3 来自于肺泡内侧液 - 气界面所产生的表面张力。当肺组织纤维化或肺泡表面活性物质减少则肺的弹性阻力增加，顺应性下降。

2. 胸廓的弹性阻力和顺应性 胸廓的弹性阻力取决于胸廓所处的位置，当胸廓处于自

然位置时，相当于肺总量的 67% 左右，此时胸廓不表现有弹性回缩力。肺容量小于肺总量的 67%，胸廓被牵引向内而缩小，其弹性回缩力指向外，成为吸气的动力，呼气的阻力；肺容量大于肺总量的 67% 时，胸廓被牵引向外而扩大，其弹性回缩力指向内，成为吸气的阻力，呼气的动力。所以胸廓的弹性阻力视胸廓的位置而定，而不同于肺的弹性回缩力总是吸气的阻力。

$$胸廓的顺应性（Cchw）= \frac{胸腔容积变化（\Delta V）}{跨壁压变化（\Delta P）} L/cmH_2O$$

跨壁压为胸膜腔内压与胸壁外大气压之差。正常人胸廓顺应性也是 $0.2L/cmH_2O$。胸廓顺应性可因肥胖、胸廓畸形、胸膜增厚和腹内占位病变等而降低。

（二）非弹性阻力

非弹性阻力包括惯性阻力、黏滞阻力和气道阻力。惯性阻力是气体流过气道时所产生的阻止气体运动的因素，如气流变速、换向等。平静呼吸时其惯性阻力小，可忽略不计。黏滞阻力来自呼吸时组织相对位移所发生的摩擦。气道阻力主要来自气体分子之间和分子与气道之间的摩擦。

气道阻力是非弹性阻力的主要成分，约占 80%~90%，通常用单位时间内维持气体流量所需的压力差表示。健康、平静呼吸时的总气道阻力主要发生在鼻（约占总阻力50%），声门（约占25%）及气管和支气管（约占15%）等部位，仅 10% 的阻力发生在口径小于 2mm 的细支气管。

气道阻力受气流流速、气流形式和气道口径大小影响。流速快，阻力大；流速慢，阻力小。气流形式有层流和湍流，层流阻力小，湍流阻力大。气流太快和管道不规则容易发生湍流。当气管内有黏液、渗出物或肿瘤、异物等时，可用排痰，清除异物，减轻黏膜肿胀等方法减少湍流，降低阻力。气道口径大小是影响气道阻力的另一重要因素。口径缩小，阻力增大，因为流体的阻力与管道半径的 4 次方成反比，即 $R \propto 1/r^4$。

除此之外，气道口径又受以下因素影响：

1. 跨壁压 指呼吸道内外的压力差。呼吸道内压力高，跨壁压增大，口径被动扩大，阻力变小；反之则增大。

2. 肺组织对气道壁的外向牵引 小气道的弹力纤维和胶原纤维与肺泡壁的纤维彼此穿插，对气道发挥牵引作用，以保持无软骨支持的细支气管的扩张状态。

3. 神经调节 呼吸道平滑肌受交感、副交感双重神经支配，两者均有紧张性。副交感神经使气道平滑肌收缩，口径变小，阻力增加；交感神经使平滑肌舒张，口径变大，阻力降低。此外，呼吸道平滑肌还受自主神经释放的非乙酰胆碱的共存递质的调节，如神经肽（血管活性肠肽、神经肽Y、速激肽等）。它们或作用于接头前受体，调节递质的释放；或作用于接头后，调节对递质的反应或直接改变效应器的反应。

4. 化学因素 儿茶酚胺可使气道平滑肌舒张；前列腺素 $F_{2\alpha}$ 可使之收缩，而 E_2 使之舒张；由肥大细胞释放的组胺和慢反应物质使支气管收缩；吸入气 CO_2 含量的增加可以刺激支气管和肺的 C 类纤维，反射性地使支气管收缩，气道阻力增加。此外，呼吸道上皮细胞可合成、释放内皮素，使气道平滑肌收缩。哮喘病的病理生理过程之一可能与肺内皮素的合成和释放增加有关。

（三）呼吸功

在呼吸过程中，呼吸肌为克服弹性阻力和非弹性阻力而实现肺通气所做的功，称为呼吸功（work of breathing）。通常以单位时间内压力变化乘以容积变化来计算，单位是 kg·m。正常人平静呼吸时，每分钟约为 0.3~0.6kg·m，其中 2/3 用来克服弹性阻力，1/3 用来克服非弹性阻力。劳动或运动时，呼吸频率、深度增加，呼气也有主动成分的参与，呼吸功可增至 10kg·m。病理情况下，弹性或非弹性阻力增大时，也可使呼吸功增大。

平静呼吸时，呼吸耗能仅占全身耗能的 3%~5%。剧烈运动时，呼吸耗能可升高 25~50 倍，但由于全身总耗能也增大数十倍，所以呼吸耗能仍只占总耗能的很小一部分。

五、肺容积和肺容量

肺的通气功能评价方法通常分为静态和动态两种，前者包括肺容积和肺容量（图 9-3），后者包括肺通气量和肺泡通气量等。

（一）肺容积

肺容积（pulmonary volume）是指四种互不重叠的呼吸气量，全部相加后等于肺的总容量。

1. 潮气量 每次呼吸时吸入或呼出的气量为潮气量（tidal volume，TV）。平静呼吸时，潮气量为 400~600ml，一般以 500ml 计算。运动时，潮气量将增大。

2. 补吸气量或吸气贮备量 平静吸气末，再尽力吸气所能吸入的气量为补吸气量（inspiratory reserve volume，IRV），正常成年人约为 1500~2000ml。

3. 补呼气量或呼气贮备量 平静呼气末，再尽力呼气所能呼出的气量为补呼气量（espiratory reserve volume，ERV），正常成年人约为 900~1200ml。

4. 残气量 最大呼气末尚存留于肺中不能再呼出的气量为残气量（residual volume，RV）。只能用间接方法测定，正常成人约为 1000~1500ml。支气管哮喘和肺气肿患者，残气量增加。

残气量是由于最大呼气之末，细支气管，特别是呼吸性细支气管关闭所致。

（二）肺容量

肺容量（pulmonary capacity）是肺容积中任意两项或两项以上的联合气量（图 9-3）。

1. 深吸气量 从平静呼气末做最大吸气时所能吸入的气量为深吸气量（inspiratory capacity），它是潮气量和补吸气量之和，是衡量最大通气潜力的一个重要指标。胸廓、胸膜、肺组织和呼吸肌等的病变，可使深吸气量减少而降低最大通气潜力。

2. 功能残气量 平静呼气末尚存留于肺内的气量为功能残气量（functional residual capacity，FRC），是残气量和补呼气量之和。正常成年人约为 2500ml，肺气肿患者的功能残气量增加，肺实质性病变时减小。功能残气量的生理意义是缓冲呼吸过程中肺泡气 P_{O_2} 和 P_{CO_2} 以及湿度、温度过度变化。由于功能残气量的稀释作用，吸气时，肺内 P_{O_2} 不至突然升得太高，P_{CO_2} 不致降得太低；呼气时，肺内 P_{O_2} 则不会降得太低，P_{CO_2} 不致升得太高。这样，肺泡

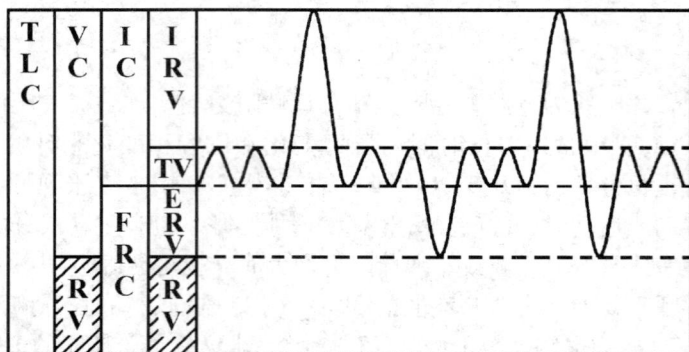

图9－3　肺容积与肺容量组成示意图

气和动脉血液的P_{O_2}和P_{CO_2}就不会随呼吸而发生大幅度的波动，以利于气体交换。

3. 肺活量、用力肺活量和用力呼气量　最大吸气后，从肺内所能呼出的最大气量称为肺活量（vital capacity，VC），是潮气量、补吸气量和补呼气量之和。肺活量有较大的个体差异，与身材大小、性别、年龄、呼吸肌强弱等有关。正常成年男性平均约为3500ml，女性为2500ml。

肺活量反映了肺一次通气的最大能力，在一定程度上可作为肺通气功能的指标。但由于测定肺活量时不限制呼气的时间，所以不能充分反映肺组织的弹性状态和气道的通畅程度，即通气功能的好坏。例如，某些病人肺组织弹性降低或呼吸道狭窄，通气功能已经受到损害，但是如果延长呼气时间，所测得的肺活量是正常的。因此，提出用力肺活量（forced vital capacity，FVC）和用力呼气量（forced expiratory volume，FEV）的概念，用来反映一定时间内所能呼出的气量。用力肺活量是指一次最大吸气后，尽力尽快呼气所能呼出的最大气体量。正常情况下用力肺活量略小于在没有时间限制下测得的肺活量。用力呼气量亦称为时间肺活量（timed vital capacity，TVC），是指一次最大吸气后在尽力尽快呼气时，在一定时间内所能呼出的气体量，通常以它所占用力肺活量的百分数表示。正常时，第1秒钟的FEV（FEV_1）约为FVC的83%，第2秒钟的FEV（FEV_2）约为FVC的96%，第3秒钟的FEV（FEV_3）约为FVC的99%（图9－4）。其中，第1秒钟内呼出的气体量称为1秒用力呼气量（FEV_1），在临床上最为常用。阻塞性肺疾病患者，FEV_1/FVC显著减少。用力呼气量是一种动态指标，不仅反映肺活量容量的大小，而且反映了呼吸所遇阻力的变化，所以是评论肺通气功能的较好指标。阻塞性肺疾病患者往往需要5~6秒或更长的时间才能呼出全部肺活量。

4. 肺总量　肺所能容纳的最大气量为肺总量（total lung capacity，TLC），是肺活量与残气量之和。其值因性别、年龄、身材、运动锻炼情况和体位而异。成年男性平均为5000ml，女性3500ml。

六、肺通气量

（一）肺通气量的概念

每分肺通气量（minute ventilation volume）是指每分钟吸入或呼出肺的气体总量，等于潮气量乘以呼吸频率。平静呼吸时，正常成年人呼吸频率每分钟 12 ~ 18 次，潮气量 500ml，则每分通气量 6 ~9L。每分肺通气量随性别、年龄、身材和活动量不同而有差异。为便于比较，最好在基础条件下测定，并以每平方米体表面积为单位来计算。

劳动和运动时，每分肺通气量增大。当尽力做深快呼吸时，每分钟所能吸入或呼出的最大气量为最大通气量。它反映单位时间内充分发挥全部通气能力所能达到的通气量，是估计一个人能进行多大运动量的生理指标之一。测定时，一般只测量 10s 或 15s 最深最快的呼出或吸入量，再换算成每分钟的，即为最大通气量。最大通气量一般可达 70 ~ 120L/min。比较平静呼吸时的每分肺通气量和最大通气量，可以了解通气功能的贮备能力，通常用通气贮量百分比表示：

通气贮量百分比 =（最大通气量 - 每分平静通气量）/最大通气量×100%

正常值等于或大于 93%。

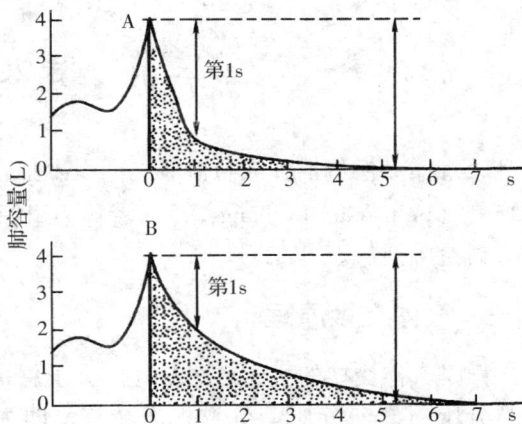

图 9 - 4 时间肺活量
A：正常时间肺活量；B：气道狭窄时的
时间肺活量

（二）肺泡通气量与无效腔

每次吸入的气体，一部分将留在呼吸性细支气管以前的呼吸道内，这部分气体不能与血液进行气体交换，故将这部分呼吸道的容积称为解剖无效腔（anatomical dead space），在正常成年人，其容积约为 150ml。进入肺泡内的气体，也可因血流在肺内分布不均而未能都与血液进行气体交换，未能发生气体交换的这一部分肺泡容量称为肺泡无效腔。肺泡无效腔与解剖无效腔一起合称生理无效腔（physiological dead space）。健康人平卧时生理无效腔等于或接近于解剖无效腔。

由于无效腔的存在，每次吸入的空气不能都到达肺泡进行气体交换。因此，为了计算真正有效的气体交换，应以肺泡通气量为准。肺泡通气量（alveolar ventilation）是指每分钟吸入肺泡的气体量，即

肺泡通气量 =（潮气量 - 无效腔气量）×呼吸频率/min

如潮气量是 500ml，无效腔气量是 150ml，则每次呼吸仅使肺泡内气体更新 1/7 左右。潮气量和呼吸频率的变化，对肺通气和肺泡通气有着不同的影响。在潮气量减半而呼吸频率加倍或潮气量加倍而呼吸频率减半时，虽然肺通气量保持不变，但是肺泡通气量却发生了明显的变化。故就气体交换而言，浅而快的呼吸形式逊色于深而慢呼吸时的气体交换量。

第三节 呼吸气体的交换

呼吸气体交换包括肺泡与血液之间以及血液与组织细胞之间 O_2 和 CO_2 的交换。前者称为肺换气（pulmonary exchange），后者称为组织换气。两种换气都通过扩散方式来实现，本节重点讨论肺换气。

一、气体交换原理

扩散是气体交换的主要形式。气体分子总是不停地进行着无定向的运动，其结果是气体分子从分压高处向分压低处发生净转移，即为气体扩散。因此气体分压差是气体交换的动力。

（一）气体的分压与张力

在混合气体中，每种气体分子运动所产生的压力为各自气体的分压，它不受总大气压或其气体分压存在的影响，在温度恒定时，每一气体的分压只决定于它自身的浓度。混合气体的总压力等于各成分气体分压之和。气体分压可按下式计算：

气体分压 = 混合气体总压力 × 该气体的容积百分比

当气体与液体表面接触时，气体分子不断溶解于液体，而液体中的气体分子又不断逸出。溶解的气体分子从溶液中逸出的力，称为气体张力，即该气体在液体中的分压。若液面气体分压高于液体中该气体张力，则气体继续进入液体，直到平衡为止；若液体内气体张力大于液面该气体的分压，则气体从液体内逸出，也达到平衡为止。在平衡状态时，液体内气体张力等于液面该气体分压。

肺泡中氧分压（P_{O_2}）和二氧化碳分压（P_{CO_2}）随呼吸过程的变化有轻微波动，表 9－1 示肺泡气、血液及组织内平均 P_{O_2} 和 P_{CO_2} 值。

表 9－1　　　　　　　海平面、肺泡内、血液和组织中气体的分压 kPa（mmHg）

	空气	肺泡气	动脉血	混合静脉血	组织
P_{O_2}	21.2	13.8	12.9～13.3	5.3	4.0
	(159)	(104)	(97～100)	(40)	(30)
P_{CO_2}	0.04	5.3	5.3	6.1	6.7
	(0.3)	(40)	(40)	(46)	(50)

由表中数值可见，肺泡气、血液和组织内 P_{O_2} 和 P_{CO_2} 存在着不同的压差，分压差是气体扩散并进行交换的动力。

液体中气体分压又称为气体张力（P），其数值与分压相同。血液和不同组织的 P_{O_2}、P_{CO_2} 如表 9－1 所示，但是，即使同一组织 P_{O_2} 和 P_{CO_2} 还受组织活动水平的影响。

（二）气体扩散速率及影响因素

单位时间内气体扩散的容积为气体扩散速率，它受以下因素的影响。

1. 气体分压差 两个区域之间的分压差（ΔP）是气体扩散的动力，分压差大，扩散速率大。

2. 气体分子量和溶解度 在相同条件下，气体扩散速率与气体分子量（MW）平方根成反比，与气体在溶液中溶解度成正比。溶解度（S）是单位分压下溶解于单位容积溶液中气体的量。一般以 1 个大气压，38℃时，100ml 液体中溶解气体的毫升数来表示。溶解度与分子量平方根之比为扩散系数，它取决于气体分子本身特性。因为 CO_2 在血浆中溶解度（51.5）约为 O_2 的（2.14）24 倍，CO_2 的分子量（44）略大于 O_2 的分子量（32），所以 CO_2 扩散系数约是 O_2 的 20 倍，。

3. 扩散面积和距离 气体扩散速率与扩散面积（A）成正比，与扩散距离（d）成反比。

4. 温度 扩散速率与温度（T）成正比。在人体，体温相对恒定，温度因素可忽略不计。综上所述，气体扩散速率与上述诸因素的关系是：

$$D \propto \frac{\Delta P \cdot T \cdot A \cdot S}{d \cdot \sqrt{MW}}$$

二、气体交换及影响因素

（一）肺泡气体交换过程

混合静脉血流经肺毛细血管时，血液 P_{O_2} 是 5.32kPa（40mmHg），比肺泡气的 13.83kPa（104mmHg）低，肺泡气中 O_2 便顺分压差向血液扩散，血液的 P_{O_2} 便逐渐上升，直至接近或达到与肺泡气的 P_{O_2} 平衡。CO_2 则向相反方向扩散，从血液到肺泡，因为混合静脉血 P_{CO_2} 是 6.12kPa（46mmHg），肺泡气 P_{CO_2} 是 5.32kPa（40mmHg）（图 9-5）。O_2 和 CO_2 扩散都极为迅速，仅需约 0.3s 即可达到平衡。通常情况下血液流经肺毛细血管的时间约 0.7s，所以当血液流经肺毛细血管全长约 1/3 时，已经基本上完成交换过程。

（二）影响肺泡气体交换的因素

影响肺泡气体交换因素除了上述提及的影响气体扩散速率诸因素外，还有呼吸膜状态以及通气/血流比值等。

1. 呼吸膜的厚度 气体扩散速率与呼吸膜厚度成反比关系。呼吸膜由含肺泡表面活性物质的液体层、肺泡上皮细胞与基底膜、肺泡上皮与毛细血管之间的间隙、毛细血管基膜与内皮细胞六层结构组成（图 9-6），总厚度小于 $1\mu m$。因为呼吸膜的总面积约为 60~100m^2，肺血流仅有 60~140ml，因此，红细胞膜通常能接触到毛细血管壁，所以 O_2、CO_2 不必经过大量的血浆层就可到达红细胞或进入肺泡，扩散距离短，交换速度快。病理情况下，任何使呼吸膜增厚或使扩散距离增加的疾病，都会降低扩散速率，减少扩散量。如肺纤维化、肺炎水肿等，可出现低氧血症；特别是运动时，由于血流加速，缩短了气体在肺部的交换时间，这时呼吸膜的厚度和扩散距离的改变显得更重要。

2. 呼吸膜的面积 气体扩散速率与扩散面积成正比。正常成人肺约有 3 亿左右个肺泡，总扩散面积庞大。安静状态下，仅有 40m^2 参与气体交换，故有相当大的贮备面积。运动时，因肺毛细血管开放数量和开放程度增加，扩散面积也大大增大。肺不张、肺实变、肺气肿或肺毛细血管关闭和阻塞均使呼吸膜扩散面积减小。

3. 通气/血流比值 通气/血流比值（ventila-tion/perfusion ratio，V_A/Q）是指每分肺泡通气量（V_A）和每分肺血流量（Q）之间的比值。正常成年人安静时约为 0.84。气体交换是在肺泡气体与流经肺泡壁的毛细血管血液之间进行的，所以适宜的 V_A/Q 值是正常气体交换的基本条件。

如果 V_A/Q 增大，这就意味着通气过剩或血流不足，部分肺泡气未能与血液气体充分交换，相当于增加了无效腔；反之，V_A/Q 下降，则意味着通气不足或血流过剩，部分血液流经通气不良的肺泡，混合静脉血中的气体未能得到充分更新，犹如发生了动－静脉短路。由此可见，V_A/Q 增大或减小两者都妨碍气体的有效交换，可导致血液缺 O_2 或 CO_2 潴留。但是由于 O_2 扩散系数比 CO_2 低等因素影响，血液主要缺 O_2 明显而 CO_2 潴留并不明显。肺气肿病人，因许多细支气管阻塞和肺泡壁的破坏，上述两种 V_A/Q 异常都可以存在，致使肺换气速率受到极大损害，这是造成肺换气功能异常最为常见的一种疾病。

由于肺泡通气量和肺毛细血管血流量的分布不是很均匀，虽然健康成人整个肺的 V_A/Q 是 0.84，但是各个局部的 V_A/Q 并不相同。例如人在直立位时，由于重力等因素的作用，肺尖部的通气和血流都较肺底的小，不过血流量的减少更为显著，所以肺尖部的 V_A/Q 远高于正常值（可达正常值的 2.5 倍）；而肺底的 V_A/Q 低于正常值（为正常值的 0.6 倍），少部分血液未能得到充分的气体交换就回到了心脏，产生功能性动－静脉短路（图 9-7）。正常情况下虽然存在着肺泡通气和血流的不均匀分布，但从总体上说，由于呼吸膜面积远远超过气体交换的实际需要，所以并未明显影响 O_2 的摄取和 CO_2 的排出。

（三）肺扩散容量

气体在 0.133kPa（1mmHg）分压差作用下，每分钟通过呼吸膜扩散的气体毫升数称为肺扩散容量（diffusion capacity of lung，D_L），即：

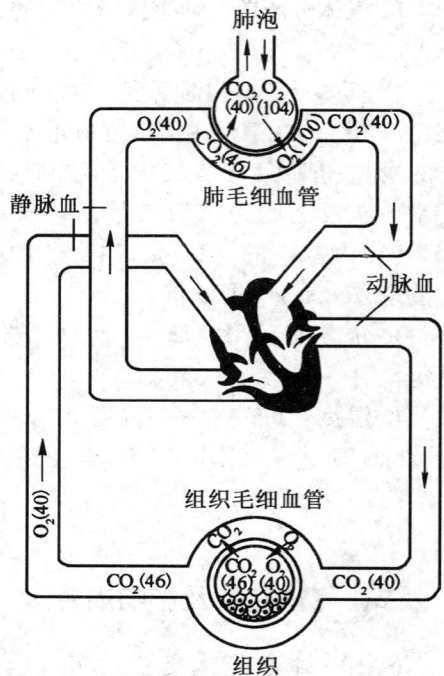

图 9-5 气体交换示意图
数字为气体分压 mmHg
（1mmHg = 0.133kPa）

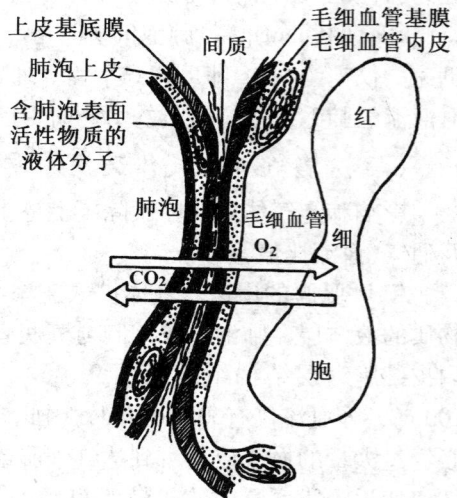

图 9-6 呼吸膜结构示意图

$D_L = V / (P_A - P_C)$。V 是每分钟通过呼吸膜的气体容积（ml/min），P_A 是肺泡气中该气体的平均分压，Pc 是肺毛细血管血液内该气体的平均分压。肺扩散容量是测定呼吸气体通过呼吸膜能力的一种指标。正常人安静时氧的肺扩散容量平均约为 20ml/min·mmHg，CO_2 约为 O_2 的 20 倍。运动时 D_L 增加，是因为参与气体交换的面积增加以及通气量、血流量的不均匀分布得到改善所致。D_L 可因有效扩散面积减小，扩散距离增加而降低。

（四）组织气体交换

气体在组织的交换机制、影响因素与肺泡处相似，所不同处是交换发生于液相（血

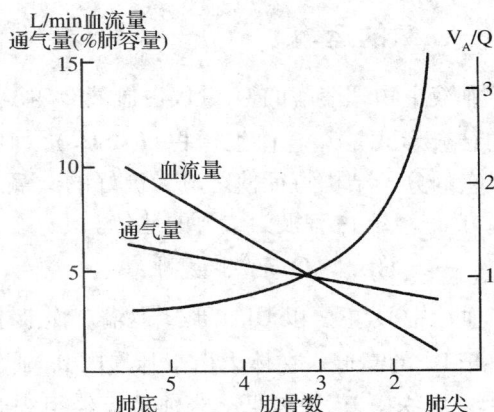

图 9-7 正常人直立时肺通气和血流量的分布
（V_A/Q: 通气/血流比值）

液、组织液、细胞内液）之间，而且扩散膜两侧 O_2 和 CO_2 分压差随细胞内氧化代谢的强度和组织血流量而异。若血流量不变，代谢增强，则组织液 P_{O_2} 低，P_{CO_2} 高；若代谢率不变，血流量增大，则组织液 P_{O_2} 升高，P_{CO_2} 降低。

由于组织细胞有氧代谢过程中消耗大量 O_2 并产生 CO_2，所以 P_{O_2} 可低至 3.99kPa（30mmHg）以下，P_{CO_2} 可高达 6.65kPa（50mmHg）以上。动脉血流经组织毛细血管时，O_2 便顺分压差由血液向组织液和细胞内扩散，CO_2 则由组织液和细胞内向血液扩散，所以流经组织后的血液变为了静脉血。

第四节 气体在血液中的运输

血液中 O_2 和 CO_2 的存在与运输形式有两种，即物理溶解与化学结合。其溶解与结合的量如表 9-2 所示。

表 9-2 血液 O_2 和 CO_2 的含量 （ml/100ml 血液）

	动 脉 血			混 合 静 脉 血		
	物理溶解	化学结合	合计	物理溶解	化学结合	合计
O_2	0.31	20.0	20.31	0.11	15.2	15.31
CO_2	2.53	46.4	48.93	2.91	50.0	52.91

从表中的数值可见，气体在血液中运输形式主要是化学性结合。尽管血液中物理性溶解形式的 O_2、CO_2 很少，但起到了重要的作用。因为气体必须先溶解在血浆中之后才能进行化学结合。在肺或组织进行换气时，进入血液的 O_2、CO_2 都是先溶解，提高其血浆张力后才发生化学结合；O_2、CO_2 从血液释放时，也是先溶解逸出，张力下降促使结合的气体分离出来成为溶解的气体，从而保持溶解与结合两者之间的动态平衡。

一、氧的运输

血液中物理溶解的 O_2 量仅占血液 O_2 总运输量的 1.5% 左右，化学结合的占 98.5% 左右。O_2 的结合形式是氧合血红蛋白（HbO_2）。血红蛋白（hemoglobin，Hb）是红细胞内的色蛋白，它的分子结构特征使之成为极好的载氧工具。Hb 还参与 CO_2 的运输，所以在血液气体运输方面，Hb 占有极为重要的地位。

（一）Hb 与 O_2 的可逆性结合

血液中 O_2 主要以 HbO_2 形式运输。血液中 O_2 与 Hb 结合是一种可逆性结合，其结合方向取决于 P_{O_2} 的高低。在体内由于肺泡内 P_{O_2} 比较高，所以血液流经肺部时 Hb 与 O_2 结合而形成 HbO_2；组织中 P_{O_2} 比较低，当血液流经组织时，HbO_2 迅速解离释放出 O_2，还原为去氧血红蛋白。

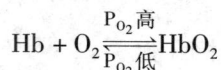

$$Hb + O_2 \underset{P_{O_2}低}{\overset{P_{O_2}高}{\rightleftharpoons}} HbO_2$$

因为 Hb 中 Fe^{2+} 与 O_2 结合后仍是二价铁，该反应过程不需酶的催化，是属于氧合（oxygenation），而不是氧化（oxidation）过程，所以反应过程迅速。

通常 1 分子 Hb 能够结合 4 分子 O_2，1g 高纯度的 Hb 可以结合 1.34 ~ 1.39ml 的 O_2。通常将 100ml 血液中 Hb 所能结合的最大 O_2 量称为 Hb 氧容量（oxygen capacity），而 Hb 实际结合的 O_2 量称为 Hb 氧含量（oxygen content），Hb 氧含量和氧容量的百分比为 Hb 氧饱和度（oxygen saturation）。例如，Hb 浓度在 15g/100ml 血液时，Hb 氧容量为 $1.34 \times 15 = 20.1$（ml/100ml 血液），如 Hb 氧含量是 20.1ml，则 Hb 氧饱和度为 100%；如果 Hb 氧含量是 15ml，则 Hb 氧饱和度为 $15/20 \times 100\% = 75\%$。由于血浆中溶解的 O_2 量极少，可忽略不计，因此，Hb 氧容量、Hb 氧含量和 Hb 氧饱和度可分别视为血氧容量、血氧含量和血氧饱和度。

由于 HbO_2 在血液中呈现为鲜红色，而去氧血红蛋白则呈紫蓝色，这也是动脉血比静脉血鲜艳的主要原因。当血液中去氧血红蛋白比例增加时皮肤或黏膜等表浅或末梢部位将出现暗紫色，称此现象为发绀（cyanosis）。发绀是缺氧的标志之一，通常当血液中去氧血红蛋白含量达 50g/L 以上时方可能出现，所以严重贫血患者血液中去氧血红蛋白含量达不到 50g/L 情况下，即使缺氧也不出现发绀现象。同样有些患高原性红细胞增多症的人，如果血液中去氧血红蛋白含量达到 50g/L 以上，虽然不缺氧有时也可能出现发绀现象。

一氧化碳（CO）与 Hb 亲和力是 O_2 的 250 倍左右，即使在低 Pco 情况下 CO 就可以从 HbO_2 中取代 O_2，阻断其结合位点。当 CO 与 Hb 分子中某个血红素结合后，将增加其余 3 个血红素对 O_2 的亲和力，阻碍 HbO_2 的解离。所以 CO 中毒既阻碍 Hb 与 O_2 的结合，又阻碍 HbO_2 的解离，具有极大的危害性。

血液中去氧血红蛋白为紧密型（tense form，T 型），氧合血红蛋白为疏松型（relaxed form，R 型）两种构型。当 O_2 与 Hb 的 Fe^{2+} 结合后，盐键逐步断裂，Hb 分子逐步由 T 型变为 R 型，对 O_2 的亲和力逐步增加，R 型 Hb 对 O_2 的亲和力为 T 型的数百倍。即 Hb 的 4 个亚

单位无论在结合 O_2 或释放 O_2 时，彼此间都有协同效应，即 1 个亚单位与 O_2 结合后，由于变构效应，其他亚单位更易与 O_2 结合；反之，当 HbO_2 的 1 个亚单位释出 O_2 后，其他亚单位更易释放 O_2。因此，Hb 氧解离曲线呈 S 形。

（二）氧解离曲线

反映血氧分压与血氧饱和度关系的曲线，称为氧解离曲线（oxygen dissociation curve）（图 9 - 8）。该曲线最明显的特点是呈一 "S" 型曲线，其曲线各段的特点有着重要的生理意义。

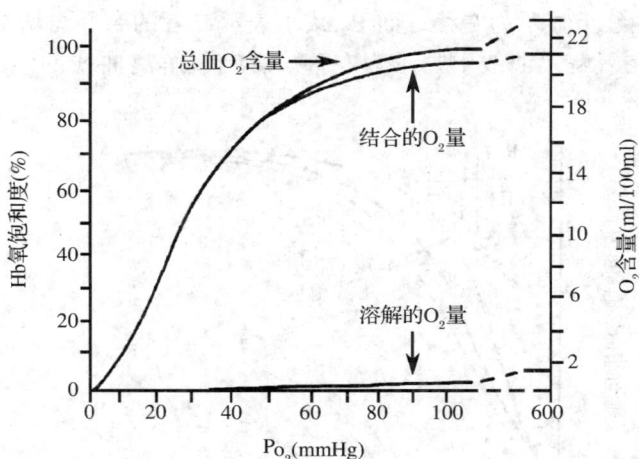

图 9 - 8 氧解离曲线

1. 氧解离曲线上段 曲线上段比较平坦，相当于 P_{O_2} 在 60 ~ 100mmHg（7.98 ~ 13.3kPa）范围。表明在此范围内 P_{O_2} 的变化对 Hb 氧饱和度影响不大。例如 P_{O_2} 在 100mmHg 时 Hb 氧饱和度为 97.4%，血 O_2 含量约为 19.4ml%。如将吸入气 P_{O_2} 提高到 150mmHg 时 Hb 氧饱和度为 100%，仅增加了 2.6%；反之，当 P_{O_2} 下降到 70mmHg 时 Hb 氧饱和度仍为 94%，也仅降低了 3.4%。氧解离曲线上段特点的意义在于，当在氧气稀薄的高原地带或在某些呼吸系统疾病时，尽管吸入气体或肺泡气 P_{O_2} 有所下降，但是血氧饱和度仍能保持在比较高的水平，以维持机体在低氧环境下的生存能力。

2. 氧解离曲线中段 该段曲线较陡，相当于 P_{O_2} 在 40 ~ 60mmHg（5.32 ~ 7.98kPa）范围。当血 P_{O_2} 为 40mmHg 时，Hb 氧饱和度约为 75%，表明在该范围内如果血 P_{O_2} 发生变化，其血氧饱和度将发生比较明显的改变。在体内若血 P_{O_2} 为 40mmHg 时，每流经组织 100ml 血液约释放 $5mlO_2$。血液流经组织时释放出的 O_2 容积占动脉血 O_2 含量的百分数称为 O_2 的利用系数，安静时为 25% 左右。以心输出量为 5L 计算，安静状态下人体每分钟耗 O_2 量约为 250ml。

3. 氧解离曲线下段 约相当于血 P_{O_2} 在 15 ~ 40mmHg（2 ~ 5.32kPa）范围，该段是整个曲线坡度最陡的部分。表明血 P_{O_2} 降到 40mmHg 以下后，若血 P_{O_2} 稍有降低，血氧饱和度则出现显著下降，即大量 O_2 与 Hb 解离。其意义在于，当某一组织活动加强时，由于局部血

P_{O_2}明显下降从而促使大量的HbO_2进一步解离，为活动组织提供更多的O_2以适应局部的代谢需要。

（三）影响氧解离曲线的因素

氧解离曲线是反映在不同的血P_{O_2}状态下，Hb 与O_2的亲和力变化曲线，而 Hb 与O_2的亲和力又受多种因素影响，所以任何影响亲和力的因素均可能使氧解离曲线位置发生偏移。P_{50}通常是用来表示 Hb 与O_2之间亲和力的指标，是使血氧饱和度达50%时所需要的血P_{O_2}，正常情况下约为26.5mmHg。一般来说，P_{50}增大说明二者亲和力降低，需要增加血P_{O_2}才能达到P_{50}，在氧解离曲线上显示为右移；而P_{50}减小表示二者的亲和力增加，达P_{50}所需要的血P_{O_2}可以降低，而在氧解离曲线上显示为左移。影响氧解离曲线的因素主要有以下几种（图9-9）。

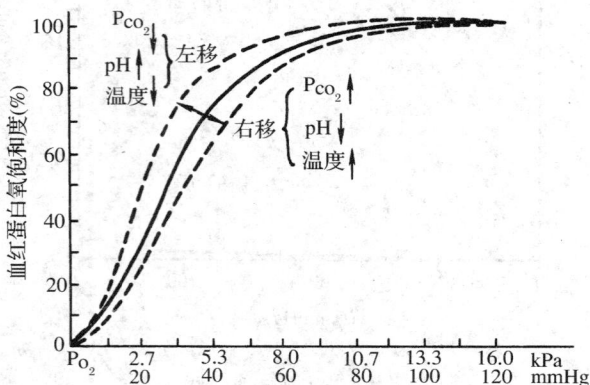

图9-9　影响氧离曲线位置的主要因素

1. pH 与P_{CO_2}　pH 降低或P_{CO_2}升高，Hb 对O_2的亲和力降低，P_{50}增大，曲线右移；反之曲线左移。pH 对 Hb 氧亲和力的影响作用称为波尔效应（Bohr effect）。其机制与 pH 改变时 Hb 的构型发生变化有关。H^+增加时与 Hb 多肽链某些氨基酸残基的基团结合促进了盐键形成，进一步促使 Hb 分子构型变为 T 型而降低 Hb 对O_2的亲和力；H^+减少时则促使盐键断裂放出H^+，Hb 变为 R 型，并增强了对O_2的亲和力。P_{CO_2}的改变既可以通过影响 pH 值发生波尔效应，也可通过CO_2与 Hb 结合增强而直接影响 Hb 与O_2的亲和力。

波尔效应的生理意义在于，它既可促进肺毛细血管血液的氧合，又有利于组织中毛细血管内血液释放O_2。当血液流经肺时，CO_2从血液向肺泡扩散，血液P_{CO_2}和H^+浓度下降，均使 Hb 对O_2的亲和力增大，血液结合的O_2量增加。当血液流经组织时，CO_2从组织扩散进入血液，血液P_{CO_2}和H^+浓度升高，Hb 对O_2的亲和力降低，曲线右移，促进HbO_2解离、释放。

2. 温度的影响　温度升高，氧解离曲线右移，促进O_2的释放；温度降低，曲线左移，不利于O_2的释放。温度对氧解离曲线的影响，可能与温度影响H^+活度有关。温度升高，H^+活度增加，Hb 对O_2的亲和力降低。组织代谢活跃时，局部温度升高，CO_2和酸性代谢物增加，均促进 HbO_2 解离，使曲线右移以适应其局部组织代谢的需要。

3. 2，3 - 二磷酸甘油酸 2，3 - 二磷酸甘油酸（2，3 - diphosphoglycerate，2，3 - DPG）是红细胞在无氧糖酵解过程中产生的一种有机磷化合物。当 2，3 - DPG 浓度升高时 Hb 对 O_2 的亲和力降低，促使氧解离曲线右移；反之曲线左移。其机制可能是 2，3 - DPG 与 Hbβ 链形成盐键，促使 Hb 变成 T 型的缘故。此外，2，3 - DPG 可以提高 H^+ 浓度，通过波尔效应来影响 Hb 对 O_2 的亲和力。

二、二氧化碳的运输

（一）CO_2 的运输形式

CO_2 在血液中的运输形式也分为物理溶解与化学结合两种，化学结合又分为碳酸氢盐和氨基甲酸血红蛋白两种形式，其中碳酸氢盐形式约占 CO_2 总运输量的 88%，氨基甲酸血红蛋白形式只占 7% 左右。余下的约有 5% 为物理溶解。从组织扩散入血的 CO_2 首先溶解于血浆，所以物理溶解尽管量比较少，但却是化学结合所必需的过程，并且只有溶解在血浆中的 CO_2 才具有调节呼吸运动的作用。

1. 碳酸氢盐 CO_2 扩散进入血液后迅速溶解入血浆中，并且与水结合生成 H_2CO_3，H_2CO_3 又解离成 HCO_3^- 和 H^+，H^+ 被血浆缓冲系统缓冲，pH 并无明显变化。由于血浆中缺乏碳酸酐酶，其反应速度比较缓慢。但红细胞内碳酸酐酶的浓度很高，在其催化下上述反应可加快 5000 倍以上。大部分 CO_2 在红细胞内与水反应生成 H_2CO_3，H_2CO_3 又解离为 HCO_3^- 和 H^+（图 9 - 10），其反应极为迅速并且可逆。在红细胞内生成大量的 HCO_3^- 顺浓度梯度通过细胞膜扩散进入血浆，由于红细胞内带有负电荷的 HCO_3^- 不断减少而正离子的数量蓄积，将直接影响该反应的继续进行，为了维持电位平衡，于是血浆中 Cl^- 便扩散进入红细胞

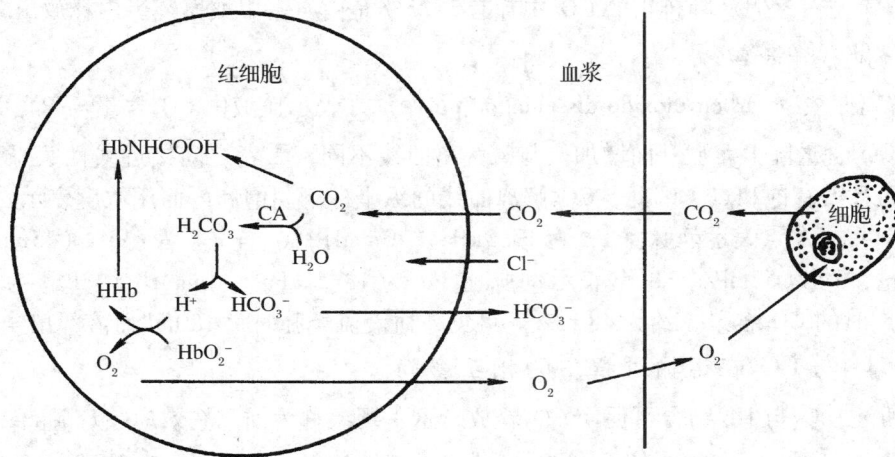

图 9 - 10 CO_2 在血液中的运输示意图

以补充负电荷的减少，这一现象称为氯转移（chloride shift）。并且在红细胞膜上有特异的 HCO_3^- – Cl^- 载体，运载这两种离子跨膜交换，因此 HCO_3^- 便不会在红细胞内堆积，有利于反应向右进行和 CO_2 的运输。进入血浆的 HCO_3^- 则与 Na^+ 结合生成碳酸氢盐。上述反应中产生的 H^+，大部分与 Hb 结合，Hb 是强缓冲剂，所以红细胞内的 pH 无明显变化。碳酸酐酶的催化作用是双向的，如下式所示：

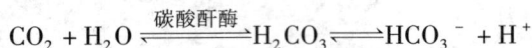

$$CO_2 + H_2O \underset{}{\overset{碳酸酐酶}{\rightleftharpoons}} H_2CO_3 \rightleftharpoons HCO_3^- + H^+$$

在肺部，反应向相反方向（向左）进行。因为肺泡气 P_{CO_2} 比静脉血的低，血浆中溶解的 CO_2 首先扩散入肺泡，红细胞内的 HCO_3^- 与 H^+ 生成 H_2CO_3，碳酸酐酶又催化 H_2CO_3 分解成 CO_2 和 H_2O，CO_2 又从红细胞扩散入血浆，而血浆中的 HCO_3^- 便进入红细胞以补充消耗了的 HCO_3^-，Cl^- 则转移出红细胞。这样，以 HCO_3^- 形式运输的 CO_2 在肺部被释出。

2. 氨基甲酸血红蛋白　在血浆中溶解的 CO_2 绝大部分扩散进入红细胞，在红细胞内以碳酸氢盐和氨基甲酸血红蛋白形式运输。

一部分 CO_2 与 Hb 的氨基结合生成氨基甲酸血红蛋白（carbaminohemoglobin）（图 9 – 10）这一反应无需酶的催化，而且迅速、可逆。

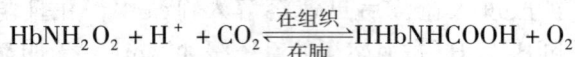

$$HbNH_2O_2 + H^+ + CO_2 \underset{在肺}{\overset{在组织}{\rightleftharpoons}} HHbNHCOOH + O_2$$

调节这一反应的主要因素是氧合作用。HbO_2 与 CO_2 结合形成 $HHbNHCOOH$ 的能力比去氧血红蛋白小。在组织中，HbO_2 解离释出 O_2，部分 HbO_2 变成去氧 Hb，与 CO_2 结合生成 $HHbNHCOOH$。此外，去氧血红蛋白酸性较 HbO_2 弱，去氧血红蛋白与 H^+ 结合，也促进反应向右进行，并缓冲 pH 值。肺中 HbO_2 生成增多，促使 $HHbNHCOOH$ 解离释放 CO_2 和 H^+，反应向左进行。氧合作用的调节有重要意义，虽然以氨基甲酸血红蛋白形式运输的 CO_2 仅占总运输量的 7% 左右，但从肺排出的 CO_2 中却有 17.5% 是由氨基甲酸血红蛋白释放出来的。

（二）CO_2 解离曲线

CO_2 解离曲线（carbon dioxide dissociation curve）是表示血液中 CO_2 含量与 P_{CO_2} 关系的曲线。血液 CO_2 含量随 P_{CO_2} 上升而增加。与氧解离曲线不同，二者之间接近线性关系而不是 S 形曲线，而且没有饱和点。因此，CO_2 解离曲线的纵坐标不用饱和度而用浓度表示。

图 9 – 11 的 A 点表示静脉血 P_{O_2} 为 13.3kPa（40mmHg），当 P_{CO_2} 为 6kPa（45mmHg）时的 CO_2 含量，约为 52ml%；B 点表示动脉血 P_{O_2} 为 13.3 kPa（40mmHg），P_{CO_2} 为 5.32kPa（40mmHg）时的 CO_2 含量，约为 48ml%。可见，血液流经肺时每 100ml 血液释出 4mlCO_2。

（三）O_2 与 CO_2 在运输过程中的相互影响

如上所述，O_2 与 Hb 结合可促使 CO_2 释放，这一现象称为何尔登效应（Haldane effect）。

如图 9 – 11 所示，在相同的 P_{CO_2} 下，动脉血（HbO_2 多）携带的 CO_2 比静脉血少。因为 HbO_2 酸性较强，而去氧血红蛋白酸性较弱，所以去氧血红蛋白容易与 CO_2 结合，生成 HHbNHCOOH，也容易与 H^+ 结合，使 H_2CO_3 解离过程中产生的 H^+ 被及时移出，有利于反应向右进行，可提高血液运输 CO_2 的量。血液流经组织时由于 HbO_2 释放出 O_2 而成为去氧血红蛋

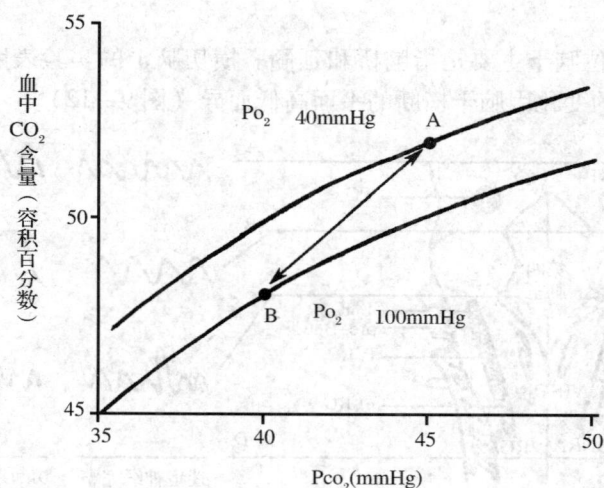

图 9 - 11　　CO_2 解离曲线

A：静脉血　　B：动脉血　　（1mmHg = 0.133kpa）

白，何尔登效应可促使血中 Hb 摄取并结合 CO_2；在肺泡中因 Hb 与 O_2 结合促使 CO_2 释放。由此可见，O_2 和 CO_2 在运输过程中存在着相互促进的机制。

第五节　呼吸运动的调节

呼吸运动是一种节律性的活动，其深度和频率随体内、外环境的改变而改变，例如劳动或运动时，代谢增强，呼吸加深加快，肺通气量增大，摄取更多的 O_2，排出更多的 CO_2，以适应代谢的需要。

一、呼吸中枢与呼吸节律的形成

呼吸中枢是指中枢神经系统内产生和调节呼吸运动的神经细胞群。由于呼吸中枢存在的部位比较广泛，相互之间联系又极其复杂，所以呼吸节律产生及其调节机制迄今为止尚不完全明确。以下仅将多年来研究所形成的假说予以介绍。

（一）呼吸中枢

呼吸中枢分布在大脑皮层、间脑、脑桥、延髓和脊髓等部位。脑的不同部位在呼吸节律产生和调节中所起作用不同。正常呼吸运动是在各级呼吸中枢的相互配合下进行的。

1. 脊髓　膈肌以及肋间肌和腹肌等是产生呼吸运动的主要肌肉组织，其中支配膈肌的运动神经元胞体位于脊髓的第 3~5 颈段，支配肋间肌和腹肌的神经元存在于胸段前角。根据将延髓中枢与脊髓间切断实验发现，呼吸运动停止，认为呼吸运动的节律性不是由脊髓所产生的。脊髓在呼吸运动中仅起到联系上位脑与呼吸肌的作用，至多是参与了某些呼吸反射活动的整合过程。

2. 下位脑干 下位脑干主要是指脑桥和延髓。横切脑干的实验表明，呼吸节律产生于下位脑干，呼吸运动的变化因脑干横断的平面高低而异（图9-12）。

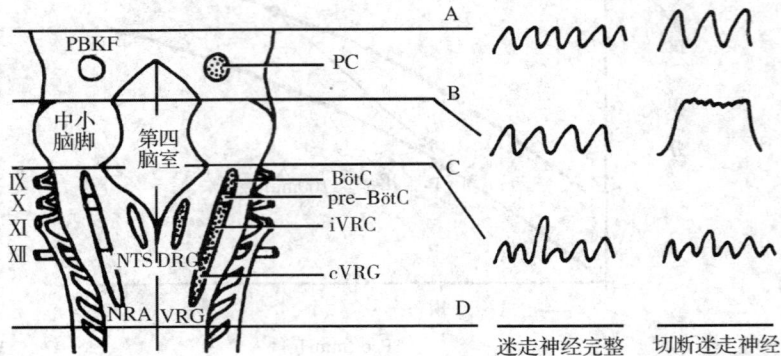

图9-12 与呼吸相关核团（左）部位及横切脑干后呼吸运动变化（右）示意图
DRG：背侧呼吸组；VRG：腹侧呼吸组；PBKF：臂旁内侧核和Kölliker-Fuse核；
A、B、C、D为不同平面横切

如图9-12所示，在动物中脑和脑桥之间进行横切（图中A平面），呼吸无明显变化，而在延髓和脊髓之间横切（D平面），呼吸停止。表明呼吸节律产生于下位脑干，上位脑对节律性呼吸并不是必需的。如果在脑桥上、中部之间横切（B平面），呼吸将变慢变深，如再切断双侧迷走神经，吸气时则明显延长，仅偶尔被短暂的呼气所中断，故称为长吸式呼吸。这一结果提示脑桥上部有抑制吸气的中枢结构，称为呼吸调整中枢（pneumotaxic center）；来自肺部的迷走传入冲动也有抑制吸气运动的作用，当延髓失去来自这两方面对吸气活动的抑制作用后，吸气活动将不能及时中断，而出现长吸气呼吸动作。如果进一步在脑桥和延髓之间横断（C平面），不论迷走神经是否完整，长吸式呼吸都将消失，而呈喘息样呼吸，即或呼吸不规则，或平静呼吸，或两者交替出现。因而认为脑桥中下部位中有活化吸气的长吸气中枢；单独的延髓即可产生节律性呼吸。孤立延髓的实验进一步证明延髓可独立地产生节律呼吸。于是在20世纪20～50年代形成了三级呼吸中枢理论：脑桥上部有呼吸调整中枢，中下部有长吸气中枢，延髓有呼吸节律基本中枢。后来的研究肯定了早期关于延髓有呼吸节律基本中枢和脑桥上部有呼吸调整中枢的结论，但未能证实脑桥中下部存在着结构上特定的长吸气中枢。

20世纪70年代，用微电极等新技术研究发现，在中枢神经系统内有的神经元呈节律性放电，并和呼吸周期相关，这些神经元被称为呼吸相关神经元或呼吸神经元。

在延髓，呼吸神经元主要集中在背侧（孤束核的腹外侧部）和腹侧（疑核、后疑核和面神经后核附近的包氏复合体）两组神经核团内，分别称为背侧呼吸组（dorsal respiratory group，DRG）和腹侧呼吸组（ventral respiratory group，VRG）。背侧呼吸组的神经元轴突主要交叉到对侧，下行至脊髓颈段，支配膈运动神经元。疑核主要含吸气神经元，其轴突下行投射到脊髓，支配膈肌和肋间外肌的前角运动神经元，引起吸气；此区还含有吸气和呼气运动神经元，其轴突随同侧舌咽神经和迷走神经传出，支配咽喉部呼吸辅助肌。后疑核主要含呼气神经元，其轴突下行投射到脊髓胸段，支配肋间内肌和腹肌运动神经元，兴奋时引起主动呼气。包钦格复合体主要含呼气神经元，它们的轴突主要与背侧呼吸组的吸气神经元形成抑制性联系，此区也含有调节咽喉部辅助呼吸肌的呼吸运动神经元。

在脑桥上部，呼吸神经元相对集中于臂旁内侧核和相邻的 Kolliker – Fuse（KF）核，合称 PBKF 核群。PBKF 和延髓的呼吸神经核团之间有双向联系，形成调控呼吸的神经元回路。在麻醉猫，切断双侧迷走神经，损毁 PBKF 可出现长吸气动作，提示早先研究即已发现的呼吸调整中枢乃位于脑桥的 BPKF，其作用可能为限制吸气过程，促使吸气向呼气时相转换。

3. 丘脑及大脑 除了延髓、脑桥之外，呼吸运动还接受下丘脑、大脑皮层、边缘系统等更高级的中枢活动影响。

呼吸运动在很大范围内是一种随意活动，例如，大脑皮层可以控制呼吸，发动说、唱等动作，并且在一定限度内可以随意屏气或改变呼吸运动的频率及深度等。大脑皮层对呼吸的调节系统是随意呼吸调节系统，低位脑干的呼吸调节系统是自主节律呼吸调节系统，这两个系统的下行通路是分开的。临床上有时可以观察到自主呼吸和随意呼吸分离的现象。脊髓前外侧索下行纤维是自主呼吸运动的通路，受损后虽然节律性呼吸运动减弱甚至停止，但病人随意呼吸运动仍可进行，依赖随意呼吸或人工呼吸来维持肺通气，然而一旦病人入睡或意识丧失，呼吸运动就可能停止。

（二）呼吸节律形成

关于呼吸节律的产生虽然已提出多种假说，当前最被学者推崇的仍是中枢吸气活动发生器（central inspiratory activity generator）和吸气切断机制（inspiratory off – switch mechanism）模型的理论。

根据该模型理论，在延髓中同时存在着中枢吸气活动发生器和吸气切断机制两个功能相互对立的部位，前者引发吸气神经元呈渐增性放电以产生吸气；后者则使吸气切断而发生呼气。其大致过程是：在中枢吸气活动发生器作用下，吸气神经元兴奋并将其兴奋传至以下几个部位：①脊髓吸气肌运动神经元，引起吸气，肺扩张；②脑桥臂旁内侧核，加强其活动；③吸气切断机制，使之兴奋。吸气切断机制部位分别接受来自吸气神经元、脑桥臂旁内侧核和肺牵张感受器的冲动。随着吸气相的进行，来自这三方面的冲动均逐渐增强，在吸气切断机制总合达到阈值时，吸气切断机制兴奋，发出冲动到中枢吸气活动发生器或吸气神经元，以负反馈形式终止其活动，吸气停止，转为呼气（图 9 – 13）。切断迷走神经或毁损脑桥臂旁内侧核或两者同时损伤，由于吸气切断机制达到阈值所需时间延长，吸气因而延长，呼吸运动变慢。因此，凡可影响中枢吸气活动发生器、吸气切断机制的因素，都可影响呼吸运动的节律、深度等。

二、呼吸运动的反射性调节

呼吸运动的基本节律虽然产生于延髓中枢，但其活动接受来自呼吸器官本身以及其他各种感觉传入信息的反射性调节。其中以机械感受性反射、化学感受性反射以及防御性反射相对比较重要。

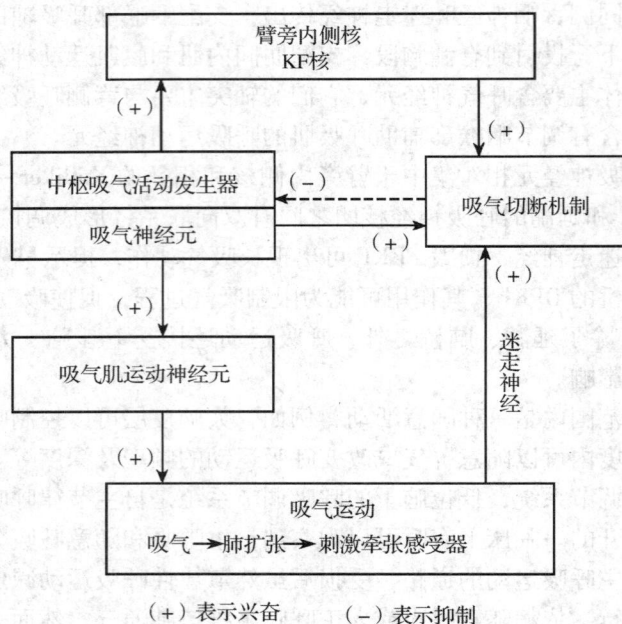

图 9 – 13　呼吸节律形成机制简化模式图

（一）肺牵张反射

1868 年 Breuer 和 Hering 发现，使麻醉动物肺充气或肺扩张，则抑制吸气；而减少肺内气体使肺缩小，则引起吸气。切断双侧颈迷走神经重复上述实验则反射消失，确立了迷走神经在此反射中的传入作用，并将此反射称为黑 – 伯反射（Hering – Breuer reflex）或肺牵张反射。肺牵张反射分为肺扩张反射和肺缩小反射两种形式。

1. 肺扩张反射　是肺容积增大或扩张时引起吸气运动抑制的反射。其感受器位于气管和细支气管的平滑肌中，属于牵张感受器，并具有阈值低，适应性慢的特点。其过程是：吸气肺扩张而牵拉呼吸道使其也随着扩张，牵张感受器兴奋，冲动经迷走神经粗纤维传入延髓。在延髓内通过一定的神经联系使吸气切断机制兴奋而切断吸气，转入呼气过程。肺扩张反射的意义在于：有效地控制了吸气与呼气运动的交替转换，防止吸气过深和维持正常节律性。所以实验性切断动物双侧颈迷走神经后，吸气时相延长，呼吸运动变得深而慢。

肺扩张反射存在着种族性差异，实验发现兔肺扩张反射表现最明显，而人表现得最弱。在人体，当潮气量增加至 800ml 以上时，才能引起肺扩张反射，可能是由于人体肺扩张反射的中枢阈值较高所致。所以，正常成人在平静呼吸时，肺扩张反射不参与人的呼吸调节。但在初生婴儿，该反射比较明显，但在出生 4 ~ 5 天后显著减弱。在病理情况下，肺顺应性降低，肺扩张时气道扩张较大，刺激较强，可以引起该反射，使呼吸运动变得表浅而频率加快。

2. 肺缩小反射　是肺容积缩小时引起吸气的反射。其感受器同样位于气道平滑肌内，但其性质尚不十分清楚。其传入神经也走行于迷走神经中。肺缩小反射在较强的缩肺时才出现，所以它在平静呼吸调节中意义不大，但对预防呼气过度或气胸、肺不张等可能起一定的作用。

（二）呼吸肌本体感受性反射与防御性呼吸反射

肌梭和腱器官是骨骼肌的本体感受器，它们所引起的反射为本体感受性反射。例如，切断猫的双侧颈迷走神经，在颈 7 水平横断脊髓后，牵拉膈肌，其肌电活动增强；或切断动物的胸脊神经背根，呼吸运动减弱。在人类也有类似的表现，如某些治疗在切断胸脊髓神经背根后相应呼吸肌的活动减弱。说明呼吸肌本体感受性反射参与正常呼吸运动的调节。其中反射在呼吸肌负荷改变时可能发挥一定的作用。

防御性呼吸反射多发生在呼吸道黏膜受到机械或化学刺激时，其目的是清除激惹物，避免其进入肺泡。最常见的是咳嗽和喷嚏反射。

咳嗽反射的感受器位于喉、气管和支气管的黏膜上，大支气管以上部位的感受器对机械刺激敏感，二级支气管以下部位对化学刺激敏感。传入冲动经迷走神经传入延髓，触发一系列协调的反射，引起咳嗽。咳嗽活动先是短促或深吸气，接着声门紧闭，呼气肌强烈收缩，肺内压和胸膜腔内压急速上升，然后声门突然打开，由于气压差极大，气体便以极高的速度从肺内冲出，将呼吸道内异物或分泌物排出。剧烈咳嗽时，因胸膜腔内压显著升高，可阻碍静脉回流，使静脉压和脑脊液压升高。

喷嚏反射与咳嗽反射不同的是，刺激作用于鼻黏膜感受器，传入神经是三叉神经，反射效应是腭垂下降，舌压向软腭，而不是声门关闭，呼出气主要从鼻腔喷出，以清除鼻腔中的各种刺激物。

三、呼吸运动的化学性调节

呼吸运动化学性调节是指体内化学因素通过化学感受器引起的反射性调节，内环境中影响呼吸运动最重要的化学因素是动脉血和脑脊髓液中 O_2、CO_2 和 H^+。

（一）化学感受器

化学感受器（chemoreceptor）是指能感受血液中化学物质刺激的感受器。参与呼吸调节的化学感受器因其所在部位的不同，又分为外周和中枢化学感受器。

1. 外周化学感受器　存在于颈动脉体和主动脉体，对血液 P_{O_2}、P_{CO_2} 或 H^+ 浓度变化敏感的感受装置称为外周化学感受器（peripheral chemoreceptor）。外周化学感受器在动脉血 P_{O_2} 降低，P_{CO_2} 或 H^+ 浓度（$[H^+]$）升高时兴奋冲动增加，沿窦神经和迷走神经传入延髓，反射性地引起呼吸加深加快和血液循环的变化。其中颈动脉体主要调节呼吸，而主动脉体在循环调节方面较为重要。

动物实验证明，颈动脉体所感受的刺激是血 P_{O_2}，而不是动脉血 O_2 含量，而且是感受器所处环境的 P_{O_2}。所以在贫血或 CO 中毒时，血 O_2 含量虽然下降，但只要血 P_{O_2} 正常，血流量充分，颈动脉体传入神经单纤维的动作电位传入冲动并不增加。

关于颈动脉体化学感受器对缺氧的感受机制研究发现，化学感受器的 I 型细胞与窦神经传入纤维构成了突触关系，I 型细胞内 Ca^{2+} 浓度升高是触发其中递质释放并引起传入神经兴奋的主要环节。血中 P_{O_2} 下降可抑制细胞膜 K^+ 通道开放，K^+ 外流减少而使膜产生去极化，进而促进电压依赖性 Ca^{2+} 通道开放；血中 P_{CO_2} 或 H^+ 升高时由于进入细胞内 H^+ 增加激活了 Na^+-H^+ 交换机制，并使膜内 Na^+ 增多而进一步促进 Na^+-Ca^{2+} 交换机制，导致细胞内 Ca^{2+} 的含量增加。所以，血液 P_{O_2} 下降，P_{CO_2} 或 H^+ 升高时虽然均通过颈动脉体对呼吸运动产生影响，但是其作用机制是不同的。

2. 中枢化学感受器　摘除动物外周化学感受器或切断其传入神经后，吸入 CO_2 仍能加强通气，改变脑脊液 CO_2 和 H^+ 浓度也能刺激呼吸，所以一度认为这可能是 CO_2 直接刺激呼吸中枢所致。后来经过改变脑表面灌流液成分和 pH 等实验证实，在延髓存在一个不同于呼吸中枢，但可影响呼吸的化学感受区，称为中枢化学感受器（central chemoreceptor），以别于外周化学感受器。

中枢化学感受器位于延髓腹外侧浅表部位，左右对称，可以分为头、中、尾三个区（图 9-14A）。头端区和尾端区都有化学感受性，中间区不具有化学感受性，可能是头端区和尾端区传入冲动向脑干呼吸中枢投射的中继站。

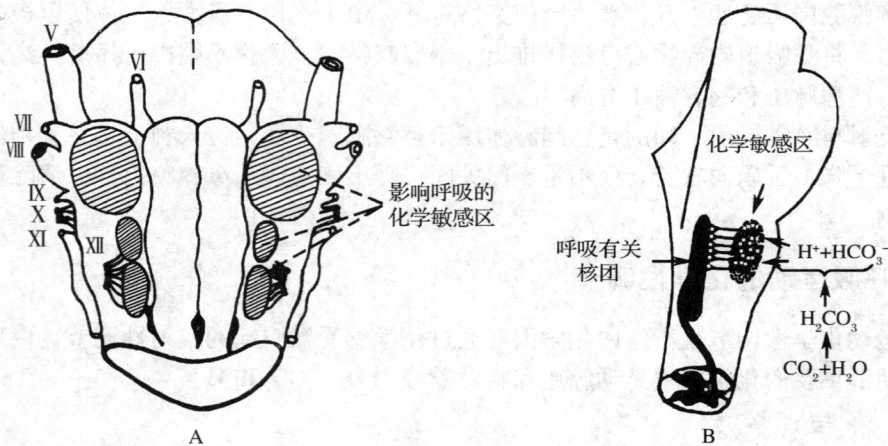

图 9-14　中枢化学感受器

A 示延髓腹外侧的三个化学敏感区；B 示血液或脑脊液 P_{CO_2} 升高时，刺激呼吸的中枢机制

中枢化学感受器的生理刺激来自脑脊液和局部细胞外液的 H^+。如果保持人工脑脊液的 pH 不变，用含高浓度 CO_2 的人工脑脊液灌流脑室时所引起的通气增强反应消失，可见有效刺激不是 CO_2 本身，而是 CO_2 所引起的 H^+ 的增加。在体内，血液中的 CO_2 能迅速通过血脑屏障，使化学感受器周围液体中的 H^+ 升高，从而刺激中枢化学感受器，再引起呼吸中枢的兴奋（图 9-14B）。可是，脑脊液中碳酸酐酶含量很少，CO_2 与 H_2O 的水合反应很慢，所以对 CO_2 的反应有一定的时间延迟。血液中的 H^+ 不易通过血液屏障，故血液 pH 的变化对中枢化学感受器的直接作用不大，也较缓慢。

中枢化学感受器与外周化学感受器不同，它不感受缺 O_2 的刺激，但对 CO_2 的敏感性比外周化学感受器高，反应潜伏期较长。中枢化学感受器的作用可能是调节脑脊液的 H^+，使中枢神经系统有一个稳定的 pH 环境；而外周化学感受器的作用主要是在机体低 O_2 时，维持呼吸中枢的兴奋性。

（二）CO_2、H^+ 和 O_2 对呼吸运动的影响

1. CO_2 对呼吸运动的影响 血液中一定水平的 P_{CO_2} 对维持呼吸中枢的兴奋性是必须的，所以当过度通气后，由于大量 CO_2 被排出可出现呼吸运动的暂停。正常情况下，CO_2 是调节呼吸运动最重要的体液因子。

吸入的气体中适度增加 CO_2 的含量，将明显增强呼吸运动和肺通气量（图 9 – 15）。在海平面水平，当吸入气体中增加 CO_2 浓度 1% 时，肺通气量即开始增加；增加到 4% 时肺通气量加倍；达到 10% 时肺通气量可以是静息时的 8 ~ 10 倍，并且伴有呼吸困难、头痛、头昏等症状；如增加到 30% 以上时可随着浓度的增加引起呼吸中枢麻痹或呼吸运动停止。总之，CO_2 在呼吸调节中是经常起作用的最重要的化学刺激，在一定范围内动脉血 P_{CO_2} 的升高，可以加强对呼吸的刺激作用，但超过一定限度则有抑制和麻醉效应。

CO_2 刺激呼吸是通过两条途径实现的，一是通过刺激中枢化学感受器进而兴奋呼吸中枢；二是刺激外周化学感受器，冲动经窦神经和迷走神经传入，兴奋延髓呼吸中枢，反射性地使呼吸加深、加快，增加肺通气。但两条途径中前者是主要的，因为去掉外周化学感受器的作用之后，CO_2 的通气反应仅下降 20% 左右。外周化学感受器在下述情况下作用格外重要：其一，由于中枢化学感受器的反应慢，所以当动脉血 P_{CO_2} 突然升高时，外周化学感受器能够首先引起快速呼吸反应；其二，当中枢化学感受器对 CO_2 的反应降低时，外周化学感受器也起重要作用。

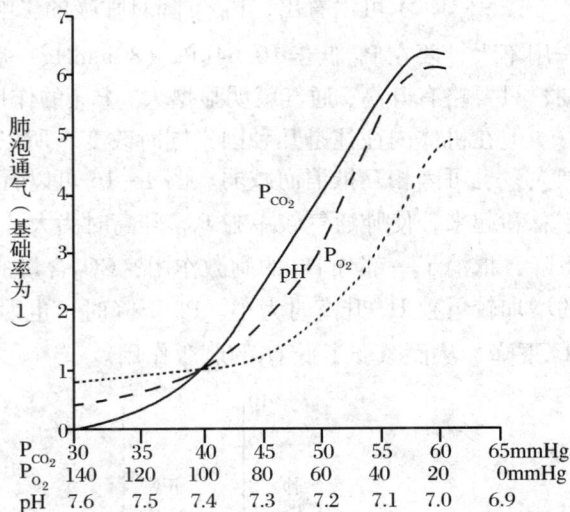

图 9 – 15 动脉血液 P_{CO_2}、P_{O_2}、pH 改变对肺泡通气的影响（仅改变一种体液因素而保持另两个因素在正常水平）

2. H^+ 对呼吸运动的影响 动脉血 H^+ 增加，呼吸加深加快，肺通气增加；H^+ 降低，呼吸受到抑制（图 9 – 15）。H^+ 对呼吸的调节也是通过外周化学感受器和中枢化学感受器实现的。中枢化学感受器对 H^+ 的敏感性较外周高，约为外周的 25 倍。但是，H^+ 通过血液屏障的速度慢，限制了它对中枢化学感受器的作用。脑脊液中的 H^+ 才是中枢化学感受器最有效的刺激物。由于血中 H^+ 浓度升高引起呼吸运动加强可以使 CO_2 过多被排出，导致 P_{CO_2} 下降而限制呼吸运动加强。所以血液 H^+ 升高对呼吸运动的影响不及血 P_{CO_2} 升高的效果明显。

3. O_2 对呼吸运动的影响 吸入气体中 P_{O_2} 降低时能够刺激呼吸运动加深、加快，肺通气增加（图 9 – 15）。但是血液 P_{O_2} 降低对呼吸运动影响的途径与 CO_2 浓度升高不同，实验中让

动物吸入 N_2 气同时切断窦神经，缺 O_2 则不再引起呼吸运动加强的变化；而吸入 CO_2 同时切断窦神经的动物则呼吸运动仍然有加强反应。可见低 O_2 对呼吸的刺激作用完全是通过外周化学感受器实现的。动脉血 P_{O_2} 对正常呼吸的调节作用不大，仅在特殊情况下低 O_2 刺激才有重要意义。如严重肺气肿、肺心病患者，肺换气受到障碍，导致低 O_2 和 CO_2 潴留。长时间 CO_2 潴留使中枢化学感受器对 CO_2 的刺激作用发生适应，而外周化学感受器对低 O_2 刺激适应很慢，这时低 O_2 对外周化学感受器的刺激成为呼吸运动的主要因素。

低 O_2 对中枢的直接作用是抑制。但是低 O_2 可以通过对外周化学感受器的刺激而兴奋呼吸中枢，这样在一定程度上可以对抗低 O_2 对中枢的直接抑制作用。但在严重低 O_2 时，外周化学感受性反射已不足以克服低 O_2 对中枢的抑制作用，最终导致呼吸障碍。在低 O_2 时吸入纯 O_2，由于解除了外周化学感受器的低 O_2 刺激，会引起呼吸暂停，所以医学用 O_2 中必须加入一定量的 CO_2 以维持呼吸中枢的兴奋性。

（三）P_{CO_2}、H^+ 和 P_{O_2} 对呼吸影响中的相互作用

图 9-15 示可以看出，P_{O_2} 下降对呼吸的影响较慢、较弱，一般在动脉血 P_{O_2} 变化范围内作用不大，要在 P_{O_2} 低于 10.64kPa（80mmHg）后，通气量才逐渐增大。P_{CO_2} 和 H^+ 与低 O_2 不同，只要略有升高，通气就明显增大，P_{CO_2} 的作用尤为突出。

但在机体内往往是几种因素同时改变，所以三者间经常是相互作用，既可因相互总和而加大，也可因相互抵消而减弱。图 9-16 可以看出，P_{CO_2} 升高时，H^+ 也随之升高，两者的作用总和起来，使肺通气较单独 P_{CO_2} 升高时为大。H^+ 增加时，因肺通气增大使 CO_2 排出，P_{CO_2} 下降，抵消了一部分 H^+ 的刺激作用；CO_2 含量的下降，也使 H^+ 有所降低。两者均使肺通气的增加较单独 H^+ 升高时为小。P_{O_2} 下降时，也因肺通气量增加，呼出较多的 CO_2，使 P_{CO_2} 和 H^+ 下降，从而减弱了低 O_2 的刺激作用。

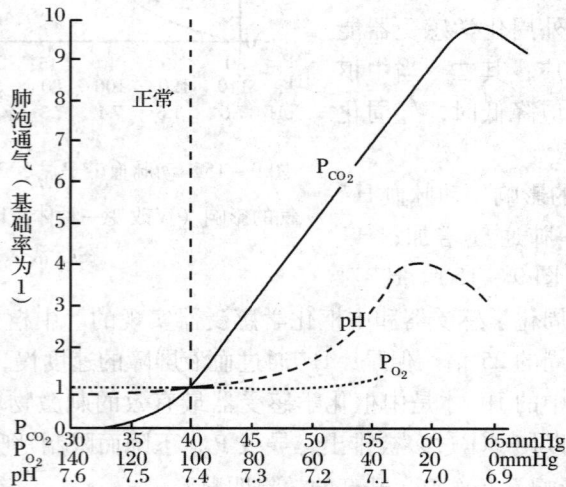

图 9-16 动脉血 P_{CO_2}、P_{O_2}、pH 三因素变化对肺泡通气率影响

四、异常性呼吸

周期性的异常呼吸主要表现为呼吸加强加快与减弱减慢交替出现。最常见的有陈-施呼吸和比奥（Biot）呼吸。

（一）陈-施呼吸（潮式呼吸）

陈-施呼吸的特点是呼吸逐渐增强增快又逐渐减弱减慢与呼吸暂停交替出现，每个周期从45s到3min。由于呼吸运动具有明显的起落特点，所以又称为潮式呼吸。

陈-施呼吸的产生多为呼吸中枢兴奋性受到抑制，呼吸运动变慢变浅甚至停止，引起大量的CO_2在体内蓄积而刺激化学感受器提高了呼吸中枢兴奋，促使呼吸运动变深变快。由于CO_2大量排出，血液P_{CO_2}下降，呼吸中枢的兴奋性再度降低而使呼吸运动变浅变慢。上述过程周而复始地进行，产生了陈-施呼吸（图9-17）。陈-施呼吸主要见于两种情况下：①肺-脑循环时延长（如心力衰竭），此时脑P_{CO_2}将升高，增强了对呼吸中枢的刺激；②呼吸中枢反馈增益增加。反馈增益是指呼吸中枢对血P_{CO_2}或pH变化反应过度敏感。通常出现在低O_2或脑干损伤时。

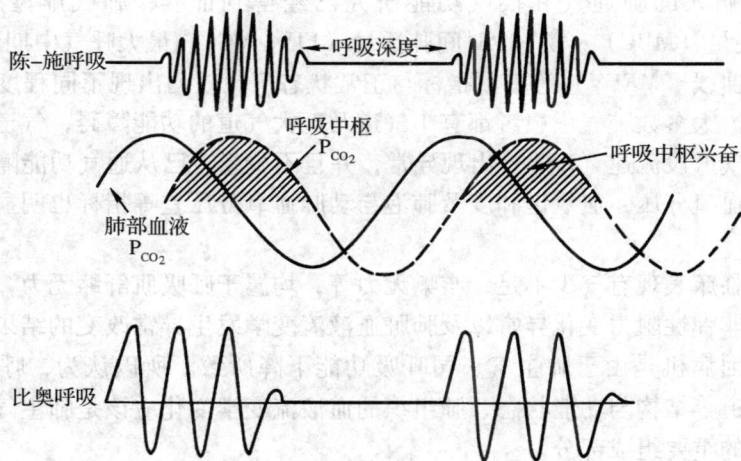

图9-17　异常呼吸模式图

（二）Biot 呼吸

其特点是一次或多次强呼吸后，继以长时间呼吸停止，之后又出现第二次这样的呼吸（图9-17）。周期持续时间变化较大，短的仅10s，长的可达1min。Biot呼吸由于脑损伤、脑脊液的压力升高、脑膜炎等疾病时损害呼吸中枢所致，常是死亡前出现的危急症状。

第六节　脏腑与呼吸功能的现代医学研究

呼吸功能包括外呼吸、内呼吸和气体运输三个环节，在此全过程中与呼吸功能关系最密切、最直接的是肺。这不但是因为肺主气、司呼吸作为内外环境气体交换的重要的场所，而且由于肺的宣发、肃降、治节等功能对呼吸的全过程均有影响。此外，脾脏、心脏等在呼吸运动中也起到了重要的作用。

一、肺主气司呼吸与肺通气及换气功能

肺通气功能的正常进行，以呼吸肌的舒缩活动为原动力，引起胸廓的节律性扩张与缩小运动，以改变胸膜腔内压，进而改变肺内压。在呼吸道通畅前提下，呼吸肌的运动是通过克服来自胸壁、肺泡以及气道的弹性与非弹性阻力而实现的；而肺换气功能又受呼吸膜状态、通气/血流比值等因素的影响。

关于"肺主气、司呼吸"的功能主要体现在：其一，肺是机体内外气体进行交换的场所；其二，肺参与宗气的生成和运行，而宗气的作用之一是"走气道以司呼吸"。现代医学对肺主气司呼吸功能的研究，多从"肺气虚"入手。而肺气虚证的临床主要症状表现在肺通气功能下降，并且以咳嗽无力，气短懒言，语音低微，气少不足以呼吸和全身功能活动减弱为特点。

从肺气虚证病人的肺通气和换气功能研究已经得到证实，肺气虚型患者的肺活量（VC）、最大通气量（MBC）、第一秒时间肺活量（FIV_1/VC）、最大呼气中期流速（MMEF）以及流速－容量曲线（MEFV）等多项指标与正常状态下比较均出现不同程度的低下，整个肺通气功能降低。大多数肺气虚患者都有小气道乃至大气道的功能障碍，气道反应性明显升高。其中最大呼气低段流速（EEF）出现异常，并且不少患者已从通气功能障碍发展至换气功能障碍，动脉血氧分压、血氧饱和度及肺泡与动脉血氧分压差等指标也明显降低，导致机体内的低氧状态。

肺气虚证的临床表现有气少不足，咳嗽无力等，均属于呼吸肌舒缩无力，胸壁与肺泡顺应性改变，气道非弹性阻力变化异常以及肺脏血液流变学发生异常改变的结果。而这些症状出现的中医学病因病机是由于肺主气、司呼吸功能下降所致。所以认为，呼吸肌的运动功能、肺泡与呼吸道等结构与功能状态、肺组织的血液流变学变化应该是肺主气司呼吸，特别是属于宗气功能的重要组成部分。

二、肺主宣降与肺组织的神经－内分泌－细胞因子

"宣发"与"肃降"既是肺脏的生理特性同时也是具体的功能活动。肺的"宣发"与"肃降"功能包括多个方面，其中与呼吸功能有关的是：宣发是将体内产生的浊气排放到体外，为吸入清气提供条件；而肃降则是将自然界的清新之气吸入胸中，为诸气在肺中生成提供物质。所以，在呼吸过程中肺的"宣降"功能实质是呼吸的代名词。

肺的"宣降"功能失调与异常常发生在中医临床的哮证和喘证时。不论是哮证还是喘证，其症状和体征大都出现咳嗽气喘、气急胸闷、张口抬肩、呼吸困难、口唇青紫伴有哮鸣等。中医学认为本证定位在肺系，其病因病机是由于肺失宣降，气逆于上所致。现代医学认为，支气管哮喘属于肺与支气管性疾病，病理生理机制是：某些异常刺激引起迷走神经过度兴奋，触发了乙酰胆碱（ACh）过量释放；或是致敏物质诱发细胞免疫因子等释放过多，最

终导致支气管痉挛，呼吸道分泌异常等，造成气道狭窄所致。

选择中医学证治标准确定为哮喘证，病因病机辨证属于肺之"宣降失职"型哮喘病人的临床研究发现，其患者迷走神经紧张度明显增高，血中血管活性肠肽（VIP）、胃动素（MTL）、促胃液素、缩胆囊素（CCK）等脑-肠肽；血清 IgA 和总 IgE 等免疫物质；TNF-n、IL-6、IL-8 等炎症介质；血浆中 ET、ANF、TXB2、TXB2/6-Keto-PGF1α 等均发生明显改变。对寒饮蕴肺型哮喘证的动物模型的研究发现，支气管组织中组胺、Ach 含量以及 TNF-n、IL-6、IL-8 等炎症介质均明显增加。

综上所述，与呼吸功能相关的肺"宣发"与"肃降"功能，其内涵应该包括肺及呼吸道一部分神经-体液-细胞因子的作用。

三、肺主气与机体的免疫功能

肺主气功能除了主司呼吸之外，还主宰着一身之气。其主要体现在两个方面：其一，参与气的生成和运行，其二，调控脏腑、经络的气机。

肺参与元气以外其他各种气的生成，包括宗气、营气、卫气等。除了元气，诸气均源于肺吸入的自然之清气与脾胃运化而来的水谷精气相结合，在肺脏内生成，其中宗气对于元气具有滋养作用；肺对脏腑经络气机的调控主要是通过肺的宣发和肃降，将诸气贯注于百脉之中并推动气机升降出入，协调与畅通。所以诸气既是生命活动的营养物质同时也是脏腑经络功能活动的动力。特别是经肺气宣发输送到皮肤、毛发、肌腠等处的卫气，执行着充养肌肤，温煦皮毛，掌控毛孔开阖的作用，具有重要的抵御外邪侵入机体的功能。而贯血脉运行遍及全身各个脏腑及经络的宗气，则成为脏腑、经络之气。在营养脏腑器官经络百骸同时，又能够推动和调控整个脏腑经络的功能活动，从而影响和调节全身气机的运行。

现代医学认为，健康的机体不但具有良好的营养状态，更重要的是机体具有健全的免疫能力。免疫系统的健全及免疫功能的正常是维持内环境稳态的基本条件之一。免疫系统包含范围极其广泛，主要有细胞因子、免疫细胞、免疫球蛋白分子、补体等多种免疫物质。其中细胞因子是一类由细胞产生，极微量，具有广谱生物学活性的小分子多肽，根据功能不同可分为白细胞介素（IF）、集落刺激因子、干扰素（IFN）、肿瘤坏死因子（TNF）以及其他细胞因子等。

对肺气虚证的临床研究发现，大多数患者共同的症状主要是以全身功能活动减弱为特点，表现为气少不足，语音低微，气短懒言，咳嗽无力等，其中不伴有呼吸道症状的肺气虚证患者也不乏其人。提示出肺主气功能不但参与呼吸活动，而且是影响全身脏腑活动的一种广泛性功能作用。检测肺气虚证患者免疫系统功能指标发现，肺气虚证患者的肺功能下降同时，血清干扰素（IFN）、自然杀伤细胞（NK）活性、白细胞介素-2（IL-2）含量均明显低于正常人；其细胞免疫和体液免疫功能较健康人低下，表现为淋巴细胞转化率及血清 IgM、IgG 均低于健康人；血浆 α_1-抗胰蛋白酶（α_1-AT）水平及 cAMP 含量比正常人低。但是肿瘤坏死因子（TNF）、内皮素（ET）、血管紧张素 II 等则明显升高。

根据中医学肺主气功能异常时全身营养和功能状态的变化，可以认为，机体的营养状态、抵抗疾病的能力以及免疫系统功能等属于肺主气功能范围。肺主气的部分功能涵盖了现代医学中营养学、免疫学等内容。

关于肺主气与血液循环功能详见血液循环系统。

四、肾主纳气与呼吸功能

肾主纳气指肾脏对肺吸入的清气具有摄纳作用，即具有摄纳由肺吸入之清气到达机体的深部，从而保持或调节呼吸运动正常的功能。因此，在"肾不纳气"时呼吸运动则出现"漂浮无根"的现象，或呼吸运动表浅，或呼多吸少、动则气喘等症状。而且临床上肾不纳气多发生在身体极度虚弱，呈现出肾精亏虚、肾气不足之时，所以认为，肾主纳气不仅仅指现代医学解剖学肺与呼吸道本身的功能，而且是一种影响全身功能状态陷入紊乱的综合性病变。

根据对临床上具有肾不纳气症状或体征的患者研究结果表明，与呼吸功能有关的变化是，血氧饱和度下降者占有比较大的比例。机体新陈代谢过程中诸多的环节均属于有氧代谢，而血液中的氧气运输主要由红细胞及血红蛋白来完成，所以红细胞及血红蛋白的数量与质量直接影响着气体的运输。而刺激红细胞和血红蛋白生成的因素之一是肾脏所分泌的促红细胞生成素（EPO）。肾脏产生促红细胞生成素的条件实质是血液供氧和组织耗氧之间的平衡关系。若血氧分压增高，氧供过于求，促红细胞生成素分泌减少；血氧分压降低，氧相对供不应求，促红细胞生成素分泌则增加，可以促进红细胞和血红蛋白的生成，以增加氧的运输和供给。由此可见，肾脏能够介导促红细胞生成素对体内氧的运输和供应调节，这或许是"肾主纳气"最为直接的功能作用。此外，临床研究发现，由于久病咳喘伤及肾气，或肺虚及肾所致的支气管哮喘患者，尿17－羟皮质类固醇与尿17－酮皮质类固醇均有不同程度的降低；血浆中 cAMP/cGMP 比值、甲状腺激素（T_3、T_4）水平均明显低于健康人。进一步研究证明，支气管哮喘伴有肾不纳气患者的"下丘脑－腺垂体－肾上腺皮质系统"和"下丘脑－腺垂体－甲状腺系统"功能具有不同程度的下降。认为肾上腺皮质分泌功能不全是支气管哮喘发病的内在原因。从而将肾主纳气功能与下丘脑－腺垂体－靶腺轴功能，即神经－内分泌功能联系起来，这对于深入研究肾主纳气功能的实质提供了重要线索。

从肺的非呼吸功能角度探讨肾主纳气的内涵认为，肺脏对血液循环中儿茶酚胺、血管紧张素、前列腺素、缓激肽等多种血管活性物质具有代谢作用，而这些物质的生成过程多数与肾脏功能有关，由于肺与肾两脏通过对多种血管活性物质的激活、灭活机制，有效地调节体内血管舒缩及水盐代谢。这种调节机制一旦发生紊乱，即出现水肿、心悸、气喘等症状。此外，肾脏与肺脏在调节体内酸碱平衡，清除废物，维持内环境稳定中关系极为密切。正常情况下，肾脏通过$H^+－Na^+$、$K^+－Na^+$和$NH_3^+－Na^+$交换机制有效地维持体内酸碱平衡，体内酸性代谢产物借助肺、肾的调节功能不断排出体外。当肾脏受损，上述的交换作用异常出现代谢性酸中毒时，肺脏将代偿性地出现呼吸加深、加快。因此认为，机体内环境酸碱平衡的调节也可能是肾主纳气功能的一部分。

五、大肠与肺司呼吸

中医学认为，肺与大肠在结构上以经络相连互为表里，大肠对呼吸的影响主要是其

"传化功能"，肺系呼吸运动的节律有序，通气顺畅，依赖于肺主肃降与大肠传化功能二者的协调一致，特别是大肠传化功能正常有助于肺气的宣发和肃降。

（一）大肠功能改变对肺通气与换气的影响

中西医学对大肠的解剖定位认识基本是一致的。临床研究发现，大肠患有炎症性疾病时常伴有肺脏的气体交换障碍，功能残气量和残气量增加，甚至伴有慢性支气管性病变。经治疗，大肠炎症得到缓解，同时肺容积、肺容量亦趋恢复正常。患有大肠疾病，如慢性溃疡性结肠炎、慢传输性便秘、习惯性便秘等患者，同时伴有咳喘、胸满等呼吸道症状者占有相当大的比例。特别是中医学诊断为"阳明腑证"便燥难出患者，大多在疾病的不同阶段都可以见到胸满气喘、呼吸急促等肺系的症状和体征。

（二）大肠功能改变对肺及呼吸道组织学影响

动物实验进一步证实，肠缺血再灌注后肺内有大量中性粒细胞扣押，由于扣押而激活的中性粒细胞释放大量的氧自由基和蛋白酶，造成肺组织结构的损伤；钳夹兔肠系膜上动脉再灌注后，肺组织间质出现充血、水肿，肺泡间隔破裂等变化；半结扎直肠导致大肠或小肠胀气同时，出现特异性肺泡中吞噬细胞大量死亡；通过体外结扎造成直肠狭窄动物模型，其肺组织出现充血、出血、I型肺泡上皮和巨噬细胞肿胀、坏死。根据肺与大肠在应急刺激状态下，特异性、同步性的变化，认为其主要机制与肺、支气管与大肠的黏膜免疫系统在胚胎发育上的共同起源有关。

（三）大肠功能与脑－肠轴关系

"脑－肠轴"概念的提出，是根据近年来的研究发现：胃肠道黏膜对局部抗原发生的免疫应答反应能够通过传入神经到达中枢，而中枢接到周围的免疫信息经过综合分析后能够将信息再传送到胃肠黏膜组织并引起肠组织的各种反应。这种现象及相互联系、相互影响机制概括为"脑－肠轴"。由于脑中枢活动可以通过迷走神经等传出途径到达肺及支气管，所以消化道的功能改变也可能通过"脑－肺轴"对肺、呼吸道的神经－体液－免疫网络系统功能产生直接或间接的影响作用。

研究发现，按中医学证治标准辨证为大肠疾病，如慢传输性便秘、肠易激综合征（IBS）、慢性溃疡性结肠炎等病变，同时伴有肺、支气管等症状患者进行临床检测的结果表明，大多血中血管活性肠肽（VIP）、胃动素（MTL）、促胃液素、缩胆囊素（CCK）等脑－肠肽物质；血清 IgA 和总 IgE 等免疫物质；TNF－n、IL－6、IL－8 等炎症介质；血浆中 ET、ANF、TXB_2，$TXB_{2/6}$－Keto－PGF1α 等生物活性物质均发生明显改变。上述研究结果，进一步证明了"肺与大肠相表里"理论，是具有其物质基础的。

（朱庆文）

第十章
消化和吸收

消化系统主要由消化道和与其相连的消化腺构成。消化道包括口腔、咽、食管、胃、小肠、大肠和肛门等；消化腺包括唾液腺、肝脏、胆囊和胰腺等。消化系统的主要功能是对摄入体内的食物进行消化和吸收，为机体提供糖、蛋白质、脂肪、水和无机盐等物质，以保证机体新陈代谢的需要。

第一节 脏腑与消化吸收

饮食经口入胃后，通过胃的受纳、腐熟，下传于小肠，再经小肠的分清泌浊，其中清者，即精微物质通过脾的转输通过肺而布达全身；浊者，下达于大肠，经大肠的传化而变为粪便，由肛门排出。在上述过程中还需要肝、胆、胰等功能参与。由此可见，与消化和吸收功能有关的脏腑包括脾、胃、小肠、大肠、肝、胆、胰腺等，其中以脾胃最为重要，并以此为中心构成了脾胃功能系统，通常消化系统功能常以脾胃概括。

一、脾主运化与升清

（一）脾主运化

运，是转运输送；化，是消化吸收。脾主运化指脾具有消化吸收食物，并将各种营养物质运输至全身的生理功能。运化功能又分为运化水谷和运化水液两方面。

1. 运化水谷 即对水谷的消化及精微物质的吸收和输布作用。脾对食物的运化过程分为三个阶段：①帮助胃肠将食物分解为精微和糟粕，即消化。食物入胃后，主要在胃和小肠内进行消化，但必须依赖于脾气的作用才能彻底对食物进行消化。②帮助胃肠道吸收水谷精微。食物变成精微后必须通过胃肠道吸收之后才能运输到周身，而这一过程依赖于脾气的作用。③输送水谷精微到全身。被吸收的水谷精微在脾气的作用下输布全身，主要有两条途径：一是将水谷精微上输于肺，经肺再运输至全身，二是依靠自身的作用将营养物质运输至全身。

由于食物是机体生成气血的物质基础，而脾具有消化吸收食物和运输水谷精微到全身的功能，所以称脾为后天之本、气血生化之源。只有脾主运化的功能正常，才能为精、气、血、津液的合成提供足够的原料，机体各部才能得到充分的营养，从而发挥正常生理功能。若脾主运化功能减退，食物不能正常被消化吸收和运输，机体则可出现腹胀、便溏或完谷不化、食欲不振，甚至倦怠、消瘦等表现。

2. 运化水液　也称运化水湿，是指脾在水液代谢过程中具有推动和调节作用，即脾能够吸收、运输水液，防止水液在体内停滞的功能。人体所摄入的水液在体内需要经过脾的吸收和转化才能转运到全身发挥滋润、濡养作用；脾还可将体内多余的水液及时转输到肺和肾脏，以汗和尿的形式排出体外。因此，脾主运化水液的功能强健，既能使全身各组织器官得到水液的充分滋养，又能防止水液在体内发生滞留，从而维持水液代谢的相对平衡。反之，脾主运化水液的功能异常，则水液不能正常代谢而停留体内，就可产生湿、痰、饮等病理产物，或形成水肿。

脾运化水谷和运化水液作用相互联系，相互影响，一种功能失调可导致另一种功能失常。

（二）脾主升清

升是上升之意，清，指水谷精微。脾主升清，是指脾气上升，并将水谷精微上输心、肺，通过心肺作用产生气血以营养全身。脾能正常升清则水谷精微才能正常吸收和输布，气血生化有源，机体生命活动旺盛。若脾不升清，则水谷不能运化，气血生化无源，则可出现神疲乏力、头晕目眩、腹胀、泄泻等。脾升清与胃降浊是机体气机的枢纽，对维持腹腔内各器官的位置有重要作用，如脾气不举，则可出现久泄、脱肛，甚至内脏下垂。因此，对长期泻泄不止，胃下垂，子宫下垂，脱肛等疾病多从脾论治，则可获得比较好的效果。

二、胃主受纳与腐熟

胃与脾相表里。胃的功能是主受纳、腐熟水谷；主通降，以降为和。

（一）胃主受纳、腐熟水谷

受纳是接受和容纳食物，腐熟指胃能够初步消化食物并形成食糜。胃是机体暂时容纳和储存食物的主要器官。由于饮食物通过胃的受纳与腐熟能够化为水谷精微，为气血化生提供基本物质，所以胃也是生气化血的重要器官之一，因此又称胃为水谷气血之海。受纳于胃内的水谷经过胃的腐熟作用变为食糜，再下传至小肠进行分清泌浊，从而产生气血津液，营养全身。

胃气，是胃功能的主要标志。胃气即是谷气，同时也是全身的正气。所谓谷气，全身之气是由先天之精气与后天之水谷精气相互滋生而构成的。水谷精微源于脾胃，所以由脾胃化生而来的水谷精微又称为谷气，谷气是充养先天精气的精华物质。所谓正气，因为谷气是资助真气或元气的生命物质，是全身脏腑之气的重要组成部分，所以既是各个脏腑器官的功能活动及调控的物质基础，又是机体抗病驱邪以及病后康复的物质源泉，代表了机体正气的一部分。所以胃气的功能体现在消化与吸收上，具有推动、调节消化道的运动，促进和调控胃肠精微物质吸收的作用。若胃气足则消化、吸收功能健在，机体营养供应充足；而胃气不足则消化功能衰退，机体营养匮乏。体现在全身正气上，若胃气弱则谷气少，其五脏之气失养，全身抵抗能力下降，甚则关系到健康与否和生命的存亡。所以以"脉无胃气则死"强调后天的营养状态在生命存亡、疾病转归过程中的重要地位。因此，在防治疾病同时保护"胃气"是临床重要的原则。

（二）胃主通降，以降为和

胃为水谷之海，食物入胃，经胃的腐熟作用变为食糜后必须进入小肠，才能将食物分清泌浊、消化吸收。因此，胃主降，以降为和。实际上，胃主通降还包括小肠将食物残渣下输大肠，以及大肠传化糟粕的功能在内。相对于脾主升清来说，胃主通降是胃主受纳和降浊的前提。如果胃失通降则食欲减退、口臭、腹痛，以至大便秘结；如胃气上逆，则出现嗳气酸腐、恶心、呕吐、呃逆等症状。

（三）脾与胃的关系

脾与胃同居中焦，经脉相通而成表里关系，二者的关系主要表现在三个方面：①水谷纳运相得：胃主受纳，脾主运化，共主饮食物的消化、吸收及其精微的输布，以营养全身，故称脾胃为"后天之本"。在病理上，脾失健运，多可影响胃的受纳功能；胃纳减少，亦可使脾无以运化。故临床上纳食不振、食后腹胀、大便溏泄等症状常可同时出现。②气机升降相因：胃主降浊，脾主升清，相反相成。胃气降，则水谷及其糟粕得以下行；脾气升，则水谷之精微得以输布。病理上，清气不升与浊气不降常互为因果，故《素问·阴阳应象大论》说"清气在下，则生飧泄；浊气在上，则生膜胀"。③阴阳燥湿相济：胃为阳土，喜润恶燥；脾为阴土，喜燥恶湿。两者燥湿相济，阴阳相合，饮食物的受纳、消化、吸收过程才能正常进行。因此，在脾胃相关疾病治疗用药上有所不同，胃因其恶燥而多用柔润之品，脾因其恶湿而多用温燥之味。

（四）脾肾与唾涎

脾在液为涎。涎为口津，是唾液中较清稀的一部分，由脾精上溢于口而化生。涎可润泽口腔，并能使咀嚼之食物润软以便于吞咽和消化。

肾在液为唾。唾与涎同为口津。其中涎自两腮出，溢于口中，较为清稀，可自口角流出；唾生于舌下，较为稠厚，可从口中唾出。唾具有湿润口腔，溶解食物，利于吞咽等作用。由于脾肾两脏与唾涎分泌有关，所以能够直接影响口腔内消化。

三、肝主疏泄

肝对消化吸收的作用是通过其主疏泄功能实现的。肝可以通过调畅气机，协调脾主升清与胃主降浊，使脾胃气机疏通畅达，从而有助于脾胃功能的正常，即"土得木而达"。若肝主疏泄功能异常，影响到脾，则脾气不升，出现飧泄，或脾气不通则为痛泄，统称为肝脾不和；若导致脾失健运，谷物不化，饮食停滞于中焦，则出现胸胁胀满或疼痛，腹胀、腹痛。若影响到胃，则胃气上逆，呈现嗳气、返酸、恶心、呕吐、呃逆；若胃气不通而出现腹胀腹痛，统称为肝胃不和。治疗当疏肝理气，健脾和胃。

四、胆主收藏胆汁

胆为六腑之首，又是奇恒之府，位于肝内，并与肝相连，二者互为表里。胆的主要功能是贮存和排泄胆汁。胆囊内贮存胆汁，胆汁源于肝，为肝之余气所化。胆汁分泌进入小肠后，参与小肠内容物的消化吸收，是脾胃运化功能得以正常进行的重要物质基础。

胆汁的排泄有赖于肝主疏泄功能。肝主疏泄功能正常，则胆汁分泌正常，脾胃运化功能正常，则饮食消化吸收功能顺利进行。若肝失疏泄，影响了胆汁的排泄，则胆汁分泌量少，甚至排出困难，即肝胆气机不利；伤及脾胃，则出现胁下胀痛、食欲减退、便溏等症状；若胆汁上逆、外溢，则出现口苦、呕吐黄绿苦水，甚至黄疸等症状与体征。

五、小肠主受盛与泌别清浊

小肠上接胃之幽门，下连大肠，是机体对饮食进行消化吸收的重要脏器。小肠的功能有主受盛、化物和泌别清浊。

（一）主受盛和化物

主受盛是指小肠能够接受、容纳经胃排空而来的食糜。主化物是指食糜能够在小肠内长时间停留，并被进一步消化分解，转化为精微物质与糟粕两部分，即可吸收和传输食物残渣。

（二）泌别清浊

泌别清浊指小肠能够吸收精微物质，并将糟粕排入大肠。因为小肠可以吸收大量水分，所以小肠主液。小肠的泌别清浊功能与二便关系密切，如果该功能正常，则二便正常，若功能异常则出现大便稀薄、小便短少。据此，临床上有"利小便所以实大便"的治法。由于心与小肠相表里，所以心经火盛，可以出现小便短赤。

小肠在消化吸收过程中的上述功能作用，实际上是脾升清、胃降浊功能的延伸和具体体现。因此小肠功能异常，也可出现脾胃功能障碍的症状，如浊气在上时出现腹胀、腹痛、呕吐、便秘等，清气在下时出现便溏、泻泄等。

六、大肠主濡润与传导

大肠上接小肠于阑门，下终于肛门。大肠的主要功能是传化糟粕，即吸收食物残渣中的水分，将食物残渣转变为大便，并排出体外，这实际上是胃降浊功能的延伸。若大肠功能异常则可出现便溏、泄泻、便脓血、大便秘结等。

大肠与肺之间存在经络联系，二者互为表里，因此二者常相互影响。肺对大肠功能影响主要途径有以下三个方面：①肺主宣发功能是大肠得以濡润的基础，津液在肺的宣发作用下布散于大肠，使其不致燥气太过而便秘，大便自然通畅无碍，顺利导下；若宣发功能失职，大肠内干枯无液，濡润不行则便燥难出而成便秘。②肺的肃降功能是大肠传导功能的动力，肃降功能正常，大肠传导有力，则排便通畅，不易出现便秘；而肺失肃降，则大肠传导乏力，可能导致排便困难。③由于肺藏魄，肛门又称"魄门"，魄门为肺气下通之门户。在生理功能上，"肺上开窍于鼻，下施于魄门"，所以肺脏的功能正常与否直接影响着大便是否能顺利排出。由于肺与大肠之间在结构与功能上的表里联系，所以大肠濡润、传化、通调功能失调则会累及于肺，导致肺出现咳嗽、气短，甚至气急、气逆等宣肃功能失职症状。由于大肠功能失调而导致的咳喘证多以"脏病治腑"或"脏腑同治"的方法治疗效果会更佳。

另外，由于肾主二阴，因此肾脏功能的正常与否对大肠也具有直接的影响作用。当肾阴虚时会导致肠液枯涸，而出现便秘；肾阳虚衰则气化无权，而出现阳虚泄泻或阳虚便秘；而若肾失封藏，可见久泄滑脱等证。由于肾脏功能失调导致的大肠病变，在治疗上必须从肾论治方能够收到效果。

第二节　消化与吸收现代医学概述

消化（digestion）是指食物在消化道内被分解为可吸收的小分子物质的过程。消化有两种方式：一种是机械消化（mechanical digestion），即通过消化道肌肉的运动，将食物磨碎，使之与消化液充分混合，并不断向消化道远端推送。另一种是化学消化（chemical diges-tion），即通过消化液中消化酶的作用，将食物分解为小分子物质。吸收（absorption）是指食物被消化后的小分子物质通过消化道黏膜进入血液和淋巴的过程。

一、消化道平滑肌的特性

除口、咽、食管上段和肛门外括约肌属于骨骼肌外，其余均为平滑肌。因此，消化道平滑肌具有肌肉组织的共同特性。

（一）一般生理特性

1. 对化学、机械牵张和温度刺激较为敏感　消化道平滑肌对电刺激不敏感，但对机械、化学、温度以及牵张等刺激却特别敏感，如微量乙酰胆碱可使它收缩，肾上腺素可使它舒张。轻度的突然牵拉，可引起强烈的收缩反应。

2. 紧张性　消化道平滑肌经常保持一种微弱的持续收缩状态，称为紧张性收缩，其生理意义在于保持胃肠的形态和内压。平滑肌的各种收缩活动是在此基础上发生的。

3. 伸展性　消化道平滑肌有很大的伸展性。消化道是一个中空性器官，这一特性使消化道可容纳数倍于自身体积的食物。

4. 自动节律性　消化道平滑肌在体外适宜环境内，仍能发生自动节律性兴奋，但其收缩与舒张比较缓慢，节律性远不如心肌规则。

（二）电生理特性

消化道平滑肌生物电现象主要表现为静息电位、基本电节律和动作电位三种基本形式。

1. 静息电位　消化道平滑肌的静息电位约为 $-50 \sim -60\text{mV}$，波动较大。主要由 K^+ 外流形成，膜内外的 Na^+、Cl^- 及 Ca^{2+} 等的移动和生电性钠泵活动也参与其形成。刺激迷走神经、ACh、胃肠道激素等可引起静息电位的水平上移；交感神经兴奋，肾上腺素、去甲肾上腺素可引起静息电位的水平下移。

2. 基本电节律　消化道平滑肌细胞在静息电位基础上发生的节律性去极化和复极化的缓慢电位波动现象，称基本电节律（basic electrical rhythm，BER），又称慢波（slow wave）电位（图 10-1）。BER 波幅变动在 $5 \sim 15\text{mV}$ 之间，频率随部位不同而异，在人的胃部为 3次/分钟，十二指肠为 $11 \sim 12$ 次/分钟，回肠末端为 $8 \sim 9$ 次/分钟。慢波产生的机制尚未完全阐明，一般认为慢波的起步点（pacemaker）位于环行肌和纵行肌之间的 Cajal 细胞。Cajal 细胞是一种间质细胞，它与两层平滑肌细胞均形成紧密的缝隙连接（gap junction），可将慢波传给平滑肌。慢波本身不引起肌肉收缩，但可影响动作电位的产生，一旦波动电位接近阈电位水平，极易触发动作电位的产生。

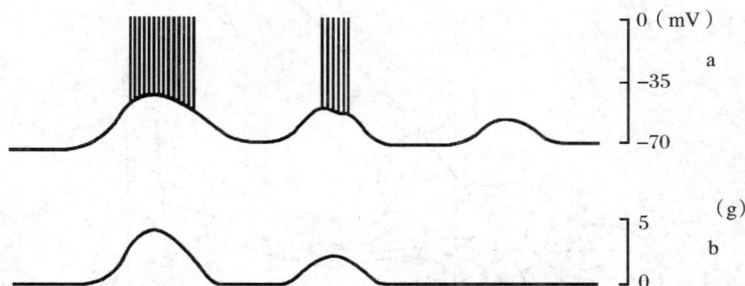

图 10 – 1　　消化道平滑肌的电活动与收缩之间的关系
a：动作电位；b：收缩波

3. 动作电位　当 BER 使细胞膜去极化达到阈电位时（如 – 40mv），可触发一个或多个动作电位，随后出现肌肉收缩。动作电位产生的数量是决定肌肉收缩幅度的主要原因。平滑肌动作电位时程较骨骼肌长，约 10 ~ 20ms，幅值较低。其去极化主要是 Ca^{2+} 内流产生的，同时也有 Na^+ 参与。

综上所述，平滑肌的收缩是继动作电位之后产生的，而动作电位则发生于 BER 基础上。因此，BER 是胃肠运动的起步电位，控制着平滑肌收缩的节律，并决定蠕动的方向、频率和传导速度。

二、消化腺的分泌功能

消化道存在着大量的消化腺，各种消化腺每日分泌的消化液总量达 6 ~ 8L。消化液主要由水、有机物及各种电解质组成。消化液的主要功能为：①稀释食物，使之与血浆的渗透压相等，以利于吸收；②改变消化道内的 pH，使之适应消化酶活性的需要；③水解复杂的食物成分，使之成为小分子物质便于吸收；④通过分泌黏液、抗体和大量液体，保护消化道黏膜，防止物理性和化学性损伤。

三、消化道神经支配及作用

消化道除口腔、咽、食道上段及肛门外括约肌外都受外来神经系统（extrinsic nervous system）和内在神经系统（intrinsic nervous system）的双重支配，共同调节消化道的平滑肌运动、腺体分泌和血管运动。

（一）自主神经系统

胃肠的外来神经系统，即自主神经系统，包括交感神经和副交感神经（图 10 – 2）。

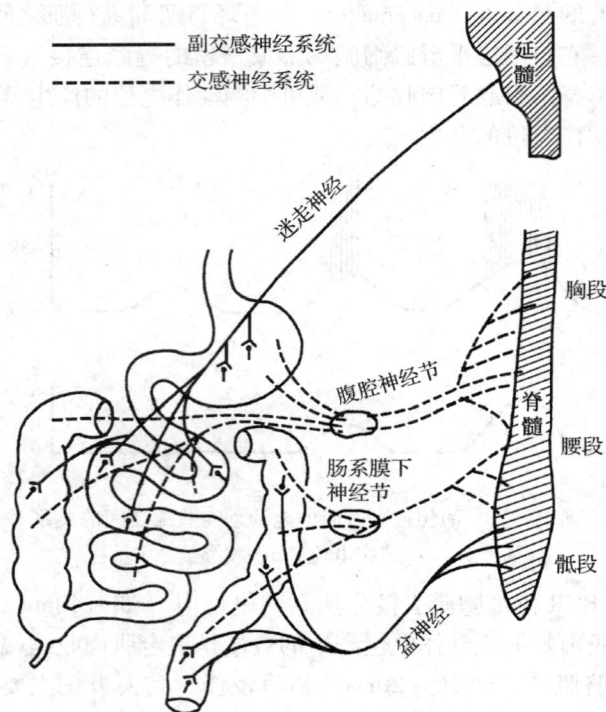

图 10－2　胃肠的神经支配

1. 交感神经　支配消化道的交感神经起源于脊髓胸 5 至腰 2 段的侧角，节前纤维在腹腔神经节和肠系膜神经节更换神经元后，发出的节后肾上腺素能纤维主要终止于壁内神经丛中的胆碱能神经元，抑制其释放 ACh；少量交感节后纤维终止于胃肠道平滑肌、血管平滑肌和胃肠道腺体。

2. 副交感神经　支配消化道的副交感神经纤维，除支配口腔及咽部的少量纤维外，主要行走在迷走神经和盆神经中。迷走神经纤维分布至横结肠及其以上的消化道，盆神经纤维分布至降结肠及其以下的消化道。副交感神经的节前纤维进入消化道壁后，主要与肌间神经丛和黏膜下神经丛的神经元形成突触，发出节后纤维支配胃肠平滑肌、血管平滑肌及腺体分泌细胞。副交感节后纤维主要为胆碱能纤维。

交感神经与副交感神经都是混合神经，即含有传出纤维和传入纤维。胃肠道感受器的传入纤维可将冲动传导到壁内神经丛，并引起肠壁的局部反射，还可通过脊髓或脑干中继的其他反射，调节胃肠活动。副交感神经兴奋主要作用是促进消化液分泌和消化道运动，但抑制消化道括约肌收缩；交感神经兴奋的作用则相反。

（二）内在神经系统

内在神经系统是指消化道壁内神经丛（intramural plexus），包括位于纵行肌与环行肌之间的肌间神经丛和位于环行肌与黏膜层之间的黏膜下神经丛。

这些神经丛含有大量的运动神经元、感觉神经元和中间神经元。神经丛内部以及神经丛之间都有神经纤维互相联系，在消化道内共同组成一个完整、相对独立的整合神经系统，称为肠神经系统（enteric nervous system）。外来神经刺激时，可通过局部反射对胃肠活动发挥重要的调节作用。肠神经系统释放的递质主要有 NO、ACh、5-羟色胺、多巴胺、γ氨基丁酸（GABA）、肽类，还有脑啡肽（enkephalin）、血管活性肠肽（vasoactive intestinal peptide，VIP）、P 物质（substance P）等。就功能而言，黏膜下神经丛主要参与消化道腺体和内分泌细胞的分泌，肠内物质的吸收以及对局部血流的控制；肌间神经丛主要参与对消化道平滑肌活动的控制。虽然肠神经系统能独立行使其功能，但外来神经的活动可进一步加强或减弱其活动。

四、消化道的内分泌功能

胃肠道黏膜内存在多种内分泌细胞，所分泌、释放的激素统称为胃肠激素（gastrointestinal hormone）。胃肠激素其化学结构主要是由氨基酸残基组成的肽类，分子量多在 5kDa 以内，故称为胃肠肽（gastrointestinal peptides）。

（一）消化道内分泌细胞

胃肠道内分泌细胞种类繁多，约有四十多种，散布于黏膜上皮细胞之间，胃肠内分泌细胞在数量上远超过体内所有内分泌腺细胞的总和。因此，胃肠道不仅是消化吸收的器官，也被认为是体内最大、最复杂的内分泌器官。

胃肠道内分泌细胞多呈锥形，基底膨大，顶端较细，有微绒毛（microvillus）突起伸入胃肠腔内，直接感受胃肠内食物成分和 pH 的刺激而引起细胞的分泌活动，这类细胞称为开放型细胞。另有少数胃肠内分泌细胞位于黏膜上皮细胞下，与胃肠腔无直接接触，它们的分泌受神经兴奋或周围内环境变化的调节，这类细胞称为闭合型细胞。

（二）胃肠激素的作用

胃肠激素的生理作用极为广泛，概括起来主要有以下三方面：

1. 调节消化腺的分泌和消化道的运动 不同的胃肠激素对不同的消化腺、平滑肌和括约肌产生不同的调节作用（表 10-1）。

表 10-1　　　　　　　三种胃肠激素对消化腺分泌和消化管运动的影响

	胃酸	胰 HCO_3^-	胰酶	胆汁	小肠液	食管-胃括约肌	胃平滑肌	小肠平滑肌
促胃液素	++	+	++	+	+	+	+	+
促胰液素	-	++	+	+	+	-	-	-
缩胆囊素	+	+	++	+	+	-	+-	+

注：+：兴奋；++：强兴奋；-：抑制；+-：依部位不同既有兴奋又有抑制

2. 调节其他激素释放 例如：抑胃肽有很强的刺激胰岛素分泌的作用。食物对消化道的刺激引起抑胃肽的分泌，可使葡萄糖在被吸收后很快就引起胰岛素分泌，这对防止血糖升得过高而从尿中丢失具有重要的生理意义。此外，生长抑素、胰多肽、血管活性肠肽等对生长素、胰岛素、胰高血糖素和促胃液素等激素的释放均有调节作用。

3. 营养作用 一些胃肠激素具有促进消化道组织代谢和生长的作用，称为营养作用

（trophic action）。例如，促胃液素能刺激胃泌酸部位黏膜和十二指肠黏膜 DNA、RNA 和蛋白质的合成。临床上观察到，切除胃窦的病人，血清促胃液素水平下降，同时可发生胃黏膜萎缩；相反，患有促胃液素瘤的病人，血清中促胃液素的水平很高，而且多伴有胃黏膜增生肥厚。此外，小肠黏膜 I 细胞释放的缩胆囊素则具有促进胰腺外分泌组织生长的作用。

（三）脑-肠肽的概念

研究证明，有些肽类激素在消化道和中枢神经系统中同时存在，此类激素被称为脑-肠肽（brain-gut peptide）。已知的脑-肠肽有促胃液素、缩胆囊素、P 物质、生长抑素、血管活性肠肽、脑啡肽、神经降压素等二十余种。这些肽类物质双重分布的生理意义值得深入探讨。

第三节　口腔内消化

消化过程从口腔开始。食物在口腔停留的时间为 15~20s；在这里，食物通过咀嚼被磨碎，并与唾液混合，形成食团而被吞咽。唾液对食物有较弱的化学性消化作用。

一、唾液分泌

（一）唾液的性质和成分

唾液（saliva）主要是由三对大唾液腺（舌下腺、下颌下腺、腮腺）分泌的混合液，为无色无味、近中性、低渗的黏稠液体，比重为 1.002~1.012，成年人每日分泌量为 1~1.5L。唾液中水分占 99%，有机物有黏蛋白、唾液淀粉酶、溶菌酶和免疫球蛋白等；无机物主要有 K^+、HCO_3^-、Na^+、Cl^- 等。

（二）唾液的作用

唾液主要生理作用为：①湿润食物，便于吞咽；溶解食物以产生味觉。②唾液淀粉酶可将食物中的淀粉分解为麦芽糖。此酶的最适 pH 值为 7.0。③唾液可清洁口腔，当有害物进入口腔时，唾液分泌立即增多，可稀释并中和这些物质；唾液中溶菌酶和免疫球蛋白有杀灭细菌和病毒的作用。

（三）唾液分泌的调节

唾液的分泌调节包括非条件反射（unconditioned reflex）和条件反射（conditioned reflex）。食物对口腔黏膜的机械、化学、温度刺激所引起的唾液分泌，属于非条件反射。食物的外观、颜色、气味、进食环境及语言文字描述所引起的唾液分泌，属于条件反射。

唾液分泌的基本中枢在延髓，高级中枢在下丘脑、大脑皮层等处。传出神经主要是副交感神经，递质为乙酰胆碱，作用于腺细胞膜上 M 受体，能引起大量稀薄的唾液分泌；交感神经末梢释放去甲肾上腺素，作用于腺细胞膜上 β 受体，能引起少量黏稠的唾液分泌。

二、咀嚼和吞咽

咀嚼是随意运动，是咀嚼肌群按一定顺序收缩而完成的。主要作用是：①将食物切碎；②将切碎的食物与唾液充分混合，形成便于吞咽的食团；③使食物与唾液淀粉酶充分接触而产生化学性消化作用。咀嚼还可反射性引起胃、胰、肝、胆囊等消化活动及胰岛素分泌，为后继消化过程准备条件。

吞咽由一系列高度协调的反射活动组成。吞咽动作可分为三期：①口腔期：指食团从口腔进入咽；②咽期：指食团从咽进入食管上端；③食管期：指食团从食管上端经贲门进入胃内，由食管蠕动来完成。

吞咽反射的基本中枢在延髓，传入神经来自软腭、咽后壁、会厌和食管，传出神经在第Ⅴ、Ⅸ、Ⅹ、Ⅻ对脑神经中。当吞咽反射发生障碍时，食物易误入气管。

在食管与胃连接处，有一个高压区，其内压比胃内压高 5～10mmHg，可阻止胃内容物逆流入食管，类似于括约肌的作用，称为食管下括约肌。食管下括约肌的舒缩活动主要受肠道神经系统中的肌间神经丛支配，当食管下 2/3 部的肌间神经丛受损时，食管下括约肌不能松弛，导致食管推送食团入胃受阻，从而出现食物吞咽困难，胸骨下疼痛，反流等症状，称为食管失弛缓症。

第四节　胃内消化

胃具有暂时贮存、消化食物和内分泌等功能。成人胃的容量约为 1～2L。食物入胃后经过机械性和化学性消化，对蛋白质进行初步分解，使胃内容物与胃液充分混合成半流体的食糜，并少量而缓慢地通过幽门排入十二指肠。

一、胃液的分泌

（一）胃液的性质、成分和作用

胃液为无色透明的酸性液体，pH 值 0.9～1.5。正常成年人每日分泌量为 1.0～2.5L。胃液中除含大量水外，主要成分有盐酸、钠和钾的氯化物、胃蛋白酶原、黏蛋白及内因子等。

1. 盐酸　也称胃酸，由胃腺的壁细胞分泌。以两种形式存在：一种呈解离状态，称游离酸；另一种与蛋白质结合，称结合酸，两者合称为总酸。胃液酸度约为 125～165mmol/L。正常人空腹时胃酸排出量每小时 0～5mmol（基础酸排出量）。在食物或某些药物（组胺或促胃液素）刺激下，胃酸的最大排出量每小时可达 20～25mmol。胃酸排出量还与壁细胞数量和功能状态密切相关。

盐酸的主要生理作用：①激活胃蛋白酶原使之变成有活性的胃蛋白酶；②为胃蛋白酶的作用提供最适 pH 值；③促进食物中蛋白质变性，使之易于消化；④有抑菌和杀菌作用；⑤盐酸进入小肠后，可引起促胰液素、缩胆囊素等激素的释放，促进胰液、胆汁和小肠液的分泌；⑥酸性环境有助于钙和铁在小肠的吸收。若胃酸分泌过少，常引起腹胀、腹泻等消化不良症状。但胃酸过多，对胃和十二指肠黏膜有侵蚀作用，是溃疡病发生的直接原因之一。

2. 胃蛋白酶原　除主细胞能合成和分泌胃蛋白酶原外，存在于贲门腺和幽门腺等黏液细胞及十二指肠近端的腺体也能分泌胃蛋白酶原。胃蛋白酶原在胃酸或已被激活的胃蛋白酶作用下转为有活性的胃蛋白酶。胃蛋白酶具有水解食物中的蛋白质，形成蛋白胨以及少量多肽或氨基酸的作用。其最适 pH 值为 $2.0 \sim 3.5$，随着 pH 值升高胃蛋白酶的活性则降低，当 pH 值高于 5.0 后则失去活性。所以由于胃酸分泌不足而导致消化不良时，可服用稀盐酸和胃蛋白酶以增强消化能力。

3. 内因子　由壁细胞分泌的一种糖蛋白。它具有保护维生素 B_{12} 并促进其吸收的作用。若胃大部切除或泌酸功能降低等原因，由于内因子缺乏则维生素 B_{12} 吸收不良，导致红细胞发育障碍而引起巨幼红细胞性贫血。

4. 黏液及胃的屏障　胃内高浓度酸和胃蛋白酶对胃黏膜具有很强的腐蚀作用，所以胃黏膜的保护机制是防止胃壁损伤的重要环节。由黏液颈细胞、贲门腺和幽门腺共同分泌的黏液是构成胃黏液屏障的主要物质。胃屏障由黏液屏障与黏膜屏障构成。黏液屏障是由大量的凝胶黏液与碳酸氢盐共同组成的，又称为黏液 – 碳酸氢盐屏障（mucus – bicarbonate barrier）。此屏障厚约 $500\mu m$，一方面起到润滑食物避免胃黏膜受到机械性损伤的作用；另一方面既能够阻止 H^+ 向胃黏膜细胞侵蚀，又可以抑制胃蛋白酶原在胃壁上皮细胞侧被激活，有效地防止胃液对黏膜的消化作用（图 10 – 3）。黏膜屏障是面向胃腔侧黏膜细胞之间紧密连接形成的，是防止胃腔内 H^+ 向胃壁，或胃黏膜细胞 Na^+ 向胃腔扩散的屏障；同时还能够合成和分泌如前列腺素等物质，防止消化性溃疡的产生。

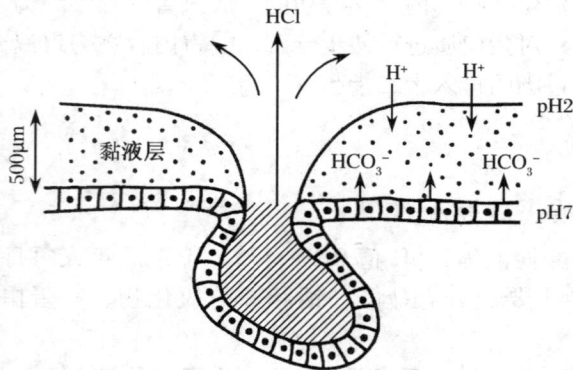

图 10 – 3　胃黏液 – 碳酸氢盐屏障模式图

（二）胃液分泌的调节

1. 基础胃液分泌　在空腹状态下也有少量、酸度比较低的胃液分泌，称为基础分泌。

2. 消化期胃液分泌　进食后由于食物的刺激，胃液分泌明显增多，称为消化期胃液分泌。

通常按感受食物刺激部位的先后顺序将消化期胃液分泌分为头期、胃期和肠期。

(1) 头期分泌：由于食物直接或间接刺激头部各种感受器引起胃液分泌，故称为头期胃液分泌。包括食物的形象、气味、声音等刺激视、嗅、听感受器，通过迷走神经传出所引起的胃液分泌，属于条件反射。食物刺激口腔、咽、喉等处的化学和机械感受器引起的胃液分泌属于非条件反射。传出神经是迷走神经，若切断迷走神经，则头期胃液分泌消失。迷走神经兴奋时，一方面通过胆碱能节后纤维直接引起胃腺分泌，另一方面还可通过促胃液素（gastrin）兴奋胃窦 G 细胞分泌促胃液素，间接刺激胃腺分泌。因此，头期的胃液分泌既有神经调节又有体液调节。

头期胃液分泌的特点是：①持续时间长；②分泌量大，酸度高，胃蛋白酶含量高；③其分泌反应的强弱与情绪有很大关系。

(2) 胃期分泌：指食物入胃后，对胃产生机械性和化学性刺激，继续引起胃液分泌。其主要途径为：①扩张胃底和胃体部的感受器，通过迷走－迷走神经长反射和壁内神经丛的短反射，直接或间接通过促胃液素引起胃腺分泌；②扩张刺激胃幽门部，经壁内神经丛作用于胃窦 G 细胞，使之释放促胃液素，引起胃腺分泌；③蛋白质消化产物直接刺激 G 细胞，释放促胃液素，使胃腺分泌。

胃期胃液分泌的特点是胃液酸度较高而胃蛋白酶含量较头期低，故消化力比头期弱。胃酸的最大分泌率发生在进食后 1 小时左右。

(3) 肠期分泌：食糜进入小肠后，仍可引起少量的胃液分泌，是由食糜对肠壁的机械扩张和化学刺激所引起的。十二指肠黏膜分泌的促胃液素和小肠黏膜释放的肠泌酸素可促使胃液分泌。肠期胃液分泌量少，仅占胃液总分泌量的 1/10。

上述胃液分泌的三个时相（图 10-4），以头期、胃期分泌量最多，作用也最重要；而肠期的分泌则较次要。在时间上这三个时期几乎同时开始，相互重叠；在调节形式上，头期以神经调节为主，胃期主要以壁内神经丛和促胃液素调节为主，而肠期则主要是体液调节起作用。

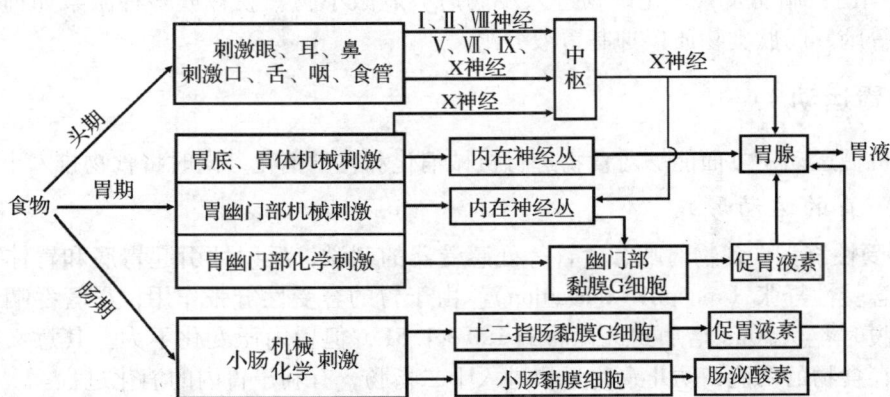

图 10-4　胃液分泌的三个时相的相对关系

2. 影响胃液分泌的主要内源性物质

(1) 乙酰胆碱：是由迷走神经末梢和部分肠壁内在神经末梢释放的递质。乙酰胆碱直接或间接通过兴奋 G 细胞释放促胃液素刺激壁细胞引起胃液分泌。

（2）促胃液素：由胃窦和上段小肠黏膜中 G 细胞合成并释放的一种肽类激素，经血液循环作用于壁细胞，引起胃液分泌。目前临床上使用的四肽或五肽促胃液素是人工合成的，具有天然促胃液素的全部作用。

（3）组胺：由胃泌酸区黏膜中的肠嗜铬样细胞（enterochro – maffin – like cell，ECL）分泌，它具有很强的刺激胃酸分泌的作用。组胺释放后，可通过旁分泌途径扩散到邻近的壁细胞，与壁细胞上的组胺Ⅱ型受体（H_2 受体）结合，促使胃酸分泌。

研究发现，ECL 细胞上存在促胃液素受体和胆碱受体，促胃液素和乙酰胆碱可通过作用于各自的受体引起 ECL 细胞释放组胺而调节胃酸分泌。

由于上述 3 种内源性泌酸物质的受体在壁细胞中均存在，所以他们之间既可以独立刺激分泌，也能够互相促进和加强分泌，其中肥大细胞释放的组胺作用最强。西米替叮是 H_2 受体阻断剂，可阻断组胺的泌酸作用以治疗高酸性消化溃疡。

（4）生长抑素：由胃窦、胃底以及小肠黏膜 D 细胞所分泌和释放，其作用是直接抑制壁细胞泌酸，通过抑制促胃液素及组胺等途径而抑制胃酸分泌。

3. 胃液分泌的抑制性调节　消化期胃液分泌是兴奋性和抑制性因素相互协调的结果。抑制胃液分泌的因素除精神、情绪因素外，主要有盐酸、脂肪和高张溶液三种。

（1）盐酸：不同部位的 pH 值变化对胃液分泌抑制机制有异。当胃窦 pH 值降至 1.2 ~ 1.5 时，盐酸可通过：①直接抑制胃窦黏膜中 G 细胞，减少促胃液素分泌；②刺激胃黏膜的 D 细胞分泌生长抑素，间接抑制促胃液素和胃液的分泌。

当十二指肠内 pH 值降至 2.5 以下时，盐酸可通过：①刺激十二指肠黏膜释放促胰液素，抑制促胃液素引起胃酸分泌；②刺激十二指肠球部释放抑胃素，抑制胃酸分泌。

（2）高张溶液：十二指肠内的高张溶液：①激活小肠内渗透压感受器，通过肠 – 胃反射抑制胃酸分泌；②刺激小肠黏膜释放胃肠激素而抑制胃液分泌。

（3）脂肪：脂肪及其消化产物进入小肠后，刺激小肠黏膜释放多种激素如抑胃肽、神经降压素等脑 – 肠肽类物质以抑制胃液分泌。

二、胃运动

胃的机械运动一方面能够对食物进行机械消化和化学消化，同时将食物排入十二指肠。

（一）胃的运动形式

1. 容受性舒张　食物对咽、食管等处感受器的刺激，反射性引起胃底和胃体部肌肉舒张，称为容受性舒张（receptive relaxation）。由于胃的容受性舒张作用，尽管吞咽食物入胃后，由空腹时容积 50ml 增加到进食后的 1.0 ~ 1.5L，但胃内压变化不大。其意义在于完成容纳和贮存食物的功能，防止食物过快进入十二指肠，有利于胃内的消化过程。

胃容受性舒张是通过迷走神经传入和传出反射过程（迷走 – 迷走反射）完成的，可能与迷走神经的抑制性传出纤维末梢释放的肽类物质有关。

2. 紧张性收缩　胃肠平滑肌经常处于缓慢而持久的收缩状态，称为紧张性收缩。紧张性收缩对维持胃的形态和内压，促进胃液向食物中渗透，促进食糜向十二指肠内推进均具有重要作用。当胃的紧张性收缩过度降低时，会导致胃下垂或胃扩张，发生消化功能障碍。

3. 蠕动　蠕动（peristalsis）是从胃中部开始向幽门部推进的一种平滑肌运动形式。胃蠕动始于食物入胃后 5 分钟左右，每分钟约 3 次，自其始部到达幽门约需 1 分钟左右。越近幽门，蠕动越强，每次可将 1～2ml 左右食糜推入十二指肠。当幽门关闭和前进的蠕动波引起远端胃窦内压升高时，进入胃窦的内容物被挤压而返回，这有助于胃内容物的磨碎和与胃液的充分混合。

胃蠕动的主要生理作用是磨碎固体食物，促进食物与胃液混合，加强化学消化，将食糜从胃体向幽门部推进，并排入十二指肠。

（二）胃排空及其控制

胃内食糜进入十二指肠的过程称为胃排空（gastric emptying）。胃排空的动力来源于胃的蠕动，而排空的决定因素乃在于幽门两侧的压力差。当胃内压高于十二指肠时则食糜进入十二指肠内，当十二指肠内压高于胃内时则排空暂停，待十二指肠内压下降后继续排空。一般在食物入胃 5 分钟左右排空即开始，排空的速度与食物的理化性状和化学组成有关。一般而言，稀的、流体食物比稠的、团块食物排空速度快；人体三大营养物质中，糖类最快，蛋白质次之，脂肪最慢。对于混合食物，由胃完全排空通常需要 4～6 小时。影响胃排空因素主要有：

1. 促进因素　促进因素多存在于胃侧，胃内容物刺激是排空的直接原因。其机制如同胃期的胃液分泌调节：①迷走－迷走反射：由于胃壁感受器信息传入和中枢信息传出都是由迷走神经完成的，因此该反射可导致胃紧张性收缩与蠕动增强；②壁内神经丛反射：由于胃内容物对局部刺激引起传出运动神经元兴奋，使运动加强；③迷走兴奋以及胃内容物刺激"G"细胞分泌促胃液素，促进胃运动而加快排空。

2. 抑制因素　抑制因素多产生于十二指肠侧，十二指肠中的盐酸、脂肪、高渗物质以及机械扩张等因素均可刺激肠壁感受器，反射性抑制胃运动及排空，称为肠－胃反射。其中盐酸是肠－胃反射最强刺激物。进入十二指肠的脂肪、蛋白分解产物以及盐酸等主要刺激肠壁分泌促胰液素、抑胃肽、生长抑素等抑制胃运动。随着十二指肠内容物被稀释、中和、吸收，抑制胃运动的脑－肠肽物质分泌减少，则胃运动又增强而加快排空。如此周而复始直至胃内容物排尽为止。

（三）呕吐

呕吐（vomiting）通常是经过一系列复杂的反射活动，把胃肠内容物从口腔排出的过程。呕吐前，常出现恶心、呼吸急促和心跳加快等症状。呕吐时，胃和食管下端舒张，膈和腹肌强烈收缩，挤压胃体，使胃内容物通过食管经口吐出。由于呕吐时胃舒张而十二指肠收缩，压力差倒转，故十二指肠内容物倒流入胃，这是呕吐物中常混有胆汁和小肠液的原因。

呕吐中枢存在于延髓，但是，体内致吐物质通常首先作用于近第四脑室底部两侧的化学催吐感受区，之后再经过神经元联系引起呕吐中枢兴奋而诱发呕吐反射。感觉器官以及神经传入信息也可以直接到达呕吐中枢引起呕吐反射。呕吐是机体一种具有保护意义的防御反射，可将胃内有害的物质排出。临床上食物中毒的病人，可借助催吐方法把胃内有毒物质排出。但剧烈而频繁的呕吐会影响进食和正常的消化功能，并由于大量的消化液丢失，导致体内水盐代谢和酸碱平衡失调。

第五节　小肠内消化

由于进入小肠内的食糜停留 3~8 个小时，而且小肠内既有自身分泌的肠液，也有来自胰腺、肝胆等腺体分泌的消化液，其消化酶量大且种类丰富，所以小肠内化学性消化最为重要。如果食物在小肠内没有消化则作为残渣在机械性消化同时被送入大肠。

一、胰液

（一）胰液的性质、成分和作用

胰液属于胰腺的外分泌部功能，主要分泌细胞是腺泡细胞和导管细胞。其中导管细胞主要分泌无机成分，有水、碳酸氢盐和多种离子；腺泡细胞主要分泌有机成分的各种化酶。胰液的 pH 值 7.8~8.4，与血浆渗透压相等。正常成年人每天分泌量为 1~2 L。

1. 碳酸氢盐的作用　在胰液中水约为 97.6%，在无机物中主要离子有 HCO_3^- 和 Cl^-、Na^+ 和 K^+。其中 HCO_3^- 一方面中和进入十二指肠的胃酸，保护肠黏膜免受胃酸的侵蚀，防止十二指肠溃疡发生；同时也为小肠内各种消化酶的活动提供最适 pH 值。由于胰液流经胰腺导管时，HCO_3^- 和上皮细胞内的 Cl^- 发生交换，HCO_3^- 进入上皮内而细胞内的 Cl^- 进入管腔。所以胰液中 Cl^- 与 HCO_3^- 的浓度呈反向变化关系。

2. 消化酶的作用

（1）胰淀粉酶：胰淀粉酶（pancreatic mplase）是一种 α-淀粉酶，能将食物中的淀粉、糖原和大部分碳水化合物（纤维素除外）水解为双糖和少量的三糖。胰淀粉酶水解淀粉的效率很高，与淀粉接触 10 分钟，即可把淀粉完全水解。

（2）脂类分解酶：胰液中主要含有下列四种消化脂类的酶：

①胰脂肪酶：胰脂肪酶（lipase）在辅脂酶和胆盐的帮助下，可将中性脂肪甘油三酯分解为脂肪酸、甘油一酯和甘油。

②磷脂酶：磷脂酶 A_2（phospholipise A_2），以无活性和前酶形式分泌，被胰蛋白酶激活后水解细胞膜中的卵磷脂，可破坏细胞膜。

③胆固醇酯酶：胆固醇酯酶（cholesterol esterase）可将胆固醇酯水解成为胆固醇和脂肪酸。

④辅脂酶：辅脂酶（colipase）是脂肪酶的辅助因子，对胆盐微胶粒有较强的亲和力，可使脂肪酶-辅脂酶-胆盐形成三元络合物，有助于脂肪酶吸附在油滴表面发挥作用，防止胆盐对脂肪酶的抑制，调节脂肪酶作用的最适 pH 值。

（3）胰蛋白质水解酶：胰腺腺泡细胞分泌的蛋白质水解酶都是无活性的酶原。主要有胰蛋白酶原（trypsinogen）、糜蛋白酶原（chymptrypsinogen）、羧基肽酶原（procarboxypeptidase）和少量的弹性蛋白酶原（proelastase）等。胰液中含量最多的蛋白质水解酶是胰蛋白酶原，胰液流入肠腔后，经小肠液中肠致活酶（enterokinase）的激活，使胰蛋白酶原变为具有活性的胰蛋白酶（trypsin）。此外，胰蛋白酶能以正反馈的形式自我激活，使胰蛋白酶原活化，同时也可激活糜蛋白酶原。

胰蛋白酶和糜蛋白酶（chymptrypsin）能够分解蛋白质为多肽；在同时作用时，可将蛋白质、多肽进一步分解为小分子多肽、氨基酸；羧基肽酶（carboxypeptidase）能将多肽裂解成单个氨基酸。

正常胰液中除以上几种主要消化酶外，还有核糖核酸酶、脱氧核糖核酸酶等酶类。由于胰液中含有的消化酶种类较多，其消化力最强，是消化系统中最重要的消化液。当胰液分泌发生障碍时，会直接影响脂肪、蛋白质以及脂溶性维生素 A、D、E 和 K 的消化和吸收，但对糖的消化和吸收影响较小。

胰腺还分泌胰蛋白酶抑制物（trypsin inhibitor），它可与胰蛋白酶结合，使其活性丧失，抵抗由于少量胰蛋白酶在腺体内活化所发生的自身消化作用，从而保护胰腺。但是，胰导管发生梗阻或胰腺损伤，胰液逸出胰蛋白酶原被组织液激活，则可能发生胰腺组织自身消化，引起急性胰腺炎。

（二）胰液分泌的调节

胰液在非消化间期很少分泌，进食后胰液分泌增加，虽然胰液分泌受神经和体液双重控制，但以体液调节为主。

1. 神经调节 食物的形象、气味及食物对口腔、胃和小肠的刺激，可通过条件反射和非条件反射刺激引起胰液分泌。其传出神经主要是迷走神经，通过其末梢释放乙酰胆碱直接作用于胰腺，同时也可通过引起促胃液素的释放，间接引起胰腺分泌。由于迷走神经主要作用于胰腺腺泡细胞，因而迷走神经兴奋引起胰液分泌的特点是：水分和碳酸氢盐含量很少，而酶的含量较丰富。

2. 体液调节 参与调节胰液分泌的主要胃肠激素是缩胆囊素、促胰液素。

（1）缩胆囊素：缩胆囊素（cholecystokinin，CCK）是由小肠黏膜 I 细胞分泌的一种肽类激素。引起其释放最有效的刺激是蛋白分解产物，如氨基酸、多肽，其次是脂肪酸、盐酸、脂肪，而糖类没有作用。缩胆囊素可直接作用在腺泡细胞上的 CCK-A 型受体上引起胰酶分泌，而对胰液中 H_2O 和 HCO_3^- 的影响不大。研究发现，CCK 还可作用于迷走神经传入纤维，通过迷走-迷走神经反射途径刺激胰酶分泌。如果切断或阻断迷走神经后，CCK 引起的胰酶分泌量会明显减少。

（2）促胰液素：促胰液素（secretin）由小肠黏膜 S 细胞分泌，引起其释放最有效的刺激物中以盐酸最强，其次为蛋白分解产物及脂肪酸，糖类几乎没有作用。促胰液素主要作用于胰腺导管细胞，促进 H_2O 和 HCO_3^- 分泌而增加胰液量，酶的含量无明显变化。

二、胆汁

胆汁由肝细胞持续分泌，称为肝胆汁；在非消化期间则流入胆囊贮存，称为胆囊胆汁。消化期间，胆汁由肝细胞或由胆囊排至十二指肠参与消化吸收。

（一）胆汁的性质、成分和作用

胆汁是一种较浓、味苦的有色液体。肝胆汁呈金黄色，pH 值 7.4，成年人每天分泌量约 1L。胆囊胆汁因浓缩，颜色变深呈黄绿色，pH 值 6.8（因 HCO_3^- 被吸收）。胆汁中的无机物为 Na^+、K^+、Cl^- 和 HCO_3^- 等，有机物主要有胆盐、胆色素、胆固醇和卵磷脂等，但不含消化酶。胆汁中与消化功能有关的成分是胆盐，是一种结合胆汁酸的钠盐。胆色素是血红蛋白的分解产物，当红细胞大量破坏释放，血液中胆色素过多时可出现黄疸。胆固醇是肝脏脂肪代谢的产物，其前身是胆汁酸。生理情况下，胆汁中的胆盐和胆固醇保持适当比例，可使胆固醇处于溶解状态。当体内胆固醇过多或胆盐减少时，可因为胆固醇沉积而形成结石。

胆盐对于脂肪的消化和吸收具有两方面作用：①胆盐可乳化食物中的脂肪颗粒，降低脂肪的表面张力，使脂肪乳化成微滴并分散在肠腔中，从而增加了胰脂肪酶的作用面积；②当肠腔内的胆盐达到一定浓度后，胆盐分子可聚合成微胶粒（micelles），胆汁中的脂肪酸、甘油一酯以及脂溶性维生素等可以掺入到微胶粒中，形成水溶性复合物，从而促进脂肪酸、脂溶性维生素及胆固醇的吸收。机体内胆盐缺乏时，脂肪的消化和吸收将受到影响。

（二）胆汁分泌和排出的调节

消化道内的食物是促进胆汁分泌和排出的自然刺激物，高蛋白食物刺激最强，其次为高脂肪或混合食物，糖类食物的作用最弱。胆汁的分泌和排出受神经和体液因素的调节。

1. 神经调节　进食动作或食物对胃和小肠的刺激，可反射性引起肝胆汁分泌少量增加，胆囊收缩轻度增加。反射的传出神经是迷走神经，其末梢释放的递质为乙酰胆碱。迷走神经还可通过引起促胃液素释放而间接引起肝胆汁分泌和胆囊收缩。

交感神经对胆囊平滑肌也有调节作用，胆囊平滑肌上有肾上腺素能 α 受体和 β 受体，当 α 受体激动时，胆囊平滑肌收缩，β 受体激动时，可使胆囊平滑肌舒张，通常以 β 受体激动占优势，胆囊平滑肌舒张有利于胆汁的贮存。

2. 体液调节

（1）胆盐：胆盐具有很强的利胆作用，可刺激肝细胞分泌胆汁。胆汁中的胆盐排入小肠参与脂肪等消化后，90% 以上由回肠末端吸收，经门静脉回肝脏，再作为胆汁成分分泌入肠，这一过程称为胆盐的肠 – 肝循环。胆盐是引起肝细胞分泌的主要刺激物，通过肠 – 肝循环促进肝胆汁分泌。

（2）促胰液素：促胰液素主要作用于胆管系统促进胆汁分泌，因此，胆汁中 H_2O 和 HCO_3^- 含量增加，但胆盐含量不增加。

（3）缩胆囊素：缩胆囊素主要作用于胆囊和肝胰壶腹括约肌，引起胆囊收缩，肝胰壶腹括约肌舒张，从而促进胆囊胆汁排出。另外，缩胆囊素也有轻度促进胆汁分泌的作用。

胆囊的主要功能：一是储存和浓缩胆汁。在非消化期，由于肝胰壶腹括约肌收缩，肝胆汁进入胆囊贮存。在储存期间，胆囊黏膜吸收水分和无机盐，使胆汁浓缩 4 ~ 10 倍。二是调节胆管内压和排出胆汁。在消化期，胆囊收缩，肝胰壶腹括约肌舒张，将胆囊胆汁排入十二指肠。胆囊具有调节胆管内压的作用，当括约肌收缩时，胆囊便舒张，以容纳胆汁，减少胆管内压力；当括约肌舒张时，胆囊收缩，增加胆管内压，使胆汁排向十二指肠。

（4）促胃液素：促胃液素可通过血液循环作用于肝细胞和胆囊，促进肝胆汁分泌和胆囊收缩，也可间接通过刺激胃酸分泌，由胃酸作用于十二指肠黏膜，使之释放促胰液素，而引起胆汁分泌。

三、小肠液

小肠内腺体有：十二指肠腺和小肠腺。分布在十二指肠黏膜下层中的是十二指肠腺，又称勃氏腺，它分泌碱性液体，内含黏蛋白，因而黏稠度很高，具有保护十二指肠免受胃酸侵蚀的作用。小肠腺分布于全部小肠黏膜层内，又称李氏腺，其分泌液构成小肠液的主要部分。

（一）小肠液的性质、成分和作用

小肠液为一种弱碱性液体，pH 值 7.6，渗透压与血浆相等。成年人每天分泌量 1~3L，其分泌量大，有时较稀，有时较稠，变动范围也大。

小肠液的主要作用是稀释消化产物，降低渗透压以利于吸收。小肠本身对食物的消化是以一种特殊的方式进行的，即在小肠上皮细胞的纹状缘或细胞内进行的。由小肠腺分泌入肠腔内的消化酶只有肠致活酶，而小肠上皮细胞分泌多种消化酶，如单糖酶和肽酶，它们对小肠内的营养物质继续起消化作用，小肠脂肪酶也可将中性脂肪水解为甘油和脂肪酸。

（二）小肠液分泌的调节

小肠液的分泌是经常性的，但在不同条件下，分泌量的变化可以很大。食糜对肠黏膜的局部机械刺激和化学刺激都可引起小肠分泌，其中对扩张刺激最为敏感，小肠内食糜量越多，分泌也越多。一般认为，这些刺激主要是通过肠壁内神经丛的局部反射引起分泌的，外来神经的作用并不明显。促胃液素、促胰液素和血管活性肠肽等胃肠激素都有刺激小肠液分泌的作用。

四、小肠运动

（一）小肠运动的形式

1. 紧张性收缩　平滑肌的紧张性收缩是小肠保持其基本形状，进行其他形式运动的基础。当小肠平滑肌的紧张性收缩增强时，有利于小肠内容物的混合和运送；相反，小肠平滑肌的紧张性收缩减弱时，肠腔易于扩张，肠内容物的混合和运送减慢。

2. 分节运动　分节运动（segmentation contraction）是小肠环行肌的节律性收缩和舒张运动，空腹时几乎不存在，进食后分节运动才逐步增强。在有食糜的一段肠管上，环行肌以一定的间隔在许多点同时收缩或舒张，将食糜和肠管分成许多点同时收缩或舒张，把食糜和肠管分成许多节段。数秒钟后，收缩处与舒张处交替，原收缩处舒张，而原舒张处收缩，使原来的节段又分为两半，邻近的两半又混合成一新的节段，如此反复循环（图 10-5）。分节运动的作用是：①使消化液与食糜充分混合，有利于消化酶对食物进行消化；②使食糜与小肠壁紧密接触，促进消化分解产物的吸收；③由于挤压肠壁，可促进血液和淋巴液回流。

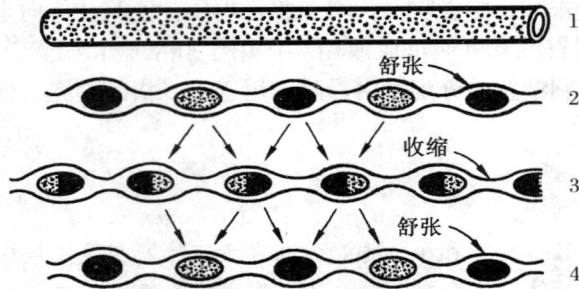

图 10 - 5　小肠分节运动模式图

小肠分节运动的频率在各段呈现频率梯度，即小肠上段的频率较高，下段的频率较低。人十二指肠的分节运动频率约为 11 次/分钟，回肠末端 8 次/分钟，这与小肠平滑肌的基本电节律存在频率梯度有关。

3. 蠕动　蠕动是由小肠的纵行肌和环行肌发生的推进性收缩运动。在小肠的任何部位均可发生蠕动，其速度约为 0.5 ~ 2.0cm/s，在小肠的近端蠕动速度较快，小肠的远端蠕动速度较慢，通常小肠内食糜平均的净移动仅为 1cm/min，蠕动 3 ~ 5cm 便消失。因此，食糜从幽门部移动到回盲瓣大约历时 3 ~ 5 小时。小肠蠕动的生理意义主要是推进食糜，通过分节运动作用使食糜到达一个新的肠段，再继续开始分节运动。在小肠发生蠕动时，用听诊器在腹部可听到咕噜声（或气过水声），称肠鸣音，肠鸣音的强弱可反映肠蠕动的状况，临床上可作为手术后肠运动功能恢复的一个客观指征。任何原因引起腹泻时，肠蠕动增强，肠鸣音亢进；相反，肠麻痹时，肠鸣音减弱或消失。

小肠还有一种强有力、快速（2 ~ 25cm/s）、传播远的蠕动，称为蠕动冲，它可将食糜从小肠始段推送到末端，甚至到达大肠。引起蠕动冲的主要因素有：①当小肠黏膜受到强刺激，感觉信号经外来神经传入到自主神经节和脑干后，再传到小肠而引起；②直接增强肌间神经丛反射而引起。

（二）小肠运动的调节

小肠平滑肌主要受肠神经系统和外来神经及体液因素的调节。

1. 肠神经系统对小肠运动的调节　肠神经系统是由胞体位于肠壁内的神经元和神经纤维组成的网络结构，其中肠肌间神经丛的大部分神经元控制小肠的收缩活动。这些神经元主要分为两类：①胆碱能兴奋性神经元，其末梢释放兴奋性神经递质乙酰胆碱；②非肾上腺素非胆碱能抑制性神经元，它们释放的抑制性神经递质性质尚不清楚，其中一氧化氮可能是主要的抑制性神经递质，其他抑制性神经递质可能还有血管活性肠肽、生长抑素等，但它们亦可能通过一氧化氮而起作用。

体内有许多局部反射可调节小肠运动。如摄食可使远端回肠的运动和肌电增多，称为胃－回肠反射；胃扩张可消除十二指肠和空肠的空腹型运动，称为胃－肠反射；直肠扩张可抑制小肠向盲肠排空消化物，称为抑制性结肠－小肠反射。

2. 外来神经系统对小肠运动的调节　小肠内容物的机械性和化学性刺激可通过局部神

经丛反射引起小肠蠕动加强。外来神经中副交感神经兴奋可加强小肠的收缩运动，交感神经兴奋则抑制小肠运动。它们是通过小肠壁内神经丛实现的。小肠运动还受高级中枢的影响，如情绪的改变。迷走神经和交感神经是调节小肠运动的主要自主神经系统。小肠的迷走神经传入纤维可感受小肠内机械和化学性刺激，并将信息传入中枢神经系统。支配小肠的迷走神经传出运动纤维来自延髓迷走神经背核。电刺激迷走神经可引起小肠收缩加强。支配小肠的交感神经来自肠系膜上神经节和下神经节。交感神经兴奋时，其神经末梢释放去甲肾上腺素，抑制小肠收缩。此外，自主神经系统在肠壁内与肠神经丛形成突触，通过调节肠神经系统的活动间接地影响小肠运动。

3. 体液因素对小肠运动的调节 近年的研究表明，胃肠激素在调节小肠运动中起重要的作用。促胃液素、缩胆囊素、促胃动素、胰岛素和 5 - 羟色胺可增强小肠运动。促胰液素和胰高血糖素、血管活性肠肽能抑制小肠运动，而 VIP 和 NO 是肠内神经系统释放的引起小肠舒张的递质。在这些激素中，缩胆囊素和促胃动素可能是最重要的。

（三）回盲括约肌的功能

在回肠末端与盲肠交界处，环行肌明显增厚，起着括约肌的作用，称为回盲括约肌。平时回盲括约肌保持轻度的收缩，可防止回肠内容物过快进入大肠，延长食糜在小肠内的停留时间，有利于小肠内容物的完全消化和吸收。当蠕动波到达回肠末端时，回盲括约肌便舒张，约有 4ml 食糜从回肠排入结肠。回盲括约肌还受到反馈调节。当盲肠扩张时，回盲括约肌收缩加强，回肠蠕动受抑制，可延缓回肠内食糜的排空。从盲肠到回盲括约肌及回肠的反射性调节，是由肠壁的肌间神经丛和外来神经共同介导的。此外，回盲括约肌还具有活瓣样作用，可阻止大肠内容物向回肠倒流，这将保护小肠免遭细菌过度繁殖、生长所产生的有害作用。

第六节　大肠内消化

一、大肠液的分泌及肠内细菌的作用

大肠黏膜分泌少量黏稠大肠液，pH 值 8.3～8.4，碱性，其主要成分是黏液和碳酸氢盐。大肠液的主要作用是保护肠黏膜和润滑粪便。

大肠内有大量来自空气和口腔的细菌，约占粪便固体量的 20%～30%，大肠内细菌种类繁多，主要是大肠杆菌和葡萄球菌。肠道细菌可以对食物的残渣产生发酵和腐败作用，其中糖的发酵产物有二氧化碳、乳酸、沼气等，脂肪发酵的产物有脂肪酸、甘油、胆碱等；蛋白的腐败产物除有际、胨、氨基酸外，还有氨、胺（苯乙胺、酪胺）、吲哚、硫化氢等。肠道细胞还可以利用食物残渣合成维生素 K、B_1、B_2、B_{12} 和叶酸。此外，肠道细胞也能够分解还原胆红素为尿胆原和粪胆原，分解胆固醇、药物和某些食物添加剂。

二、大肠运动和排便反射

（一）大肠运动的形式

1. 蠕动 大肠具有对刺激反应迟缓、运动少而慢的特点，其蠕动的形式与小肠基本相似，有利于粪便在大肠内暂时贮存。

2. 分节推进运动 是以一个结肠袋或以一段结肠收缩，其内容物被推移至下一肠段的运动。进食后运动增多，可将肠内容物向肛门端推进。

3. 袋状往返运动 由环行肌无规律收缩引起。它可使结肠黏膜折叠成袋，并使袋内容物向两个方向做短距离运动，但不向前推进。这种运动可使肠内容物得到充分混合，是空腹时的一种常见运动形式。

4. 集团蠕动 大肠还有一种进行快、进程远的蠕动，称为集团蠕动。它通常开始于横结肠，将一部分大肠内容物推送至降结肠或乙状结肠。集团蠕动常见于进食后，最常发生在早餐后60分钟内，可能是食物充填胃或十二指肠，通过胃－结肠反射或十二指肠－结肠反射所致。其作用是将结肠内容物迅速向肛门端推进，当推至直肠时，可产生便意。

（二）排便反射

食物残渣在大肠内停留时间可达10小时以上，其中大部分水分被大肠黏膜吸收，同时经过大肠内细菌的发酵与腐败作用，最后形成粪便。粪便除食物残渣外，还包括脱落的肠上皮、粪胆色素、大量的细菌和一些盐类。

在人体直肠内，通常没有粪便。当粪便进入直肠时，刺激直肠壁内机械感受器，冲动经盆神经和腹下神经传至脊髓腰骶段初级排便中枢，同时上传到大脑皮层，引起便意和排便反射。这时，传出冲动经盆神经使降结肠、乙状结肠和直肠收缩，肛门内括约肌舒张；与此同时，阴部神经冲动减少，肛门外括约肌舒张，使粪便排出体外。此外，排便时腹肌和膈肌也发生收缩，腹内压增加，促进粪便排出。

由于人体的排便动作受大脑皮层控制，因此可通过意识来控制排便。若经常对便意予以抑制，引起直肠壁对粪便压力刺激失去正常的敏感性。如果粪便在大肠内停留时间过久，水分吸收过多而变干硬，引起排便困难，是临床便秘的常见原因。

第七节　吸　收

食物通过化学消化和机械消化过程，为机体营养物质的吸收提供有利条件，以保证新陈代谢的正常进行。

一、吸收的主要部位及特点

在消化道各段吸收的营养物质数量及成分不同，主要取决于该部分消化道的组织结构以及食物在此处被消化的程度和停留的时间。

口腔和食管内仅能吸收某些药物，如硝酸甘油含在舌下可被口腔黏膜吸收。胃仅能吸收乙醇、少量水分和某些药物（如阿司匹林）等。大肠主要吸收水分和无机盐，此外也能缓慢吸收某些药物。营养物质吸收的主要部位是小肠。

一般认为，蛋白质、脂肪和糖类的消化产物大部分在十二指肠和空肠吸收；胆盐和维生素 B_{12} 等在回肠吸收。小肠成为吸收主要部位的有利条件是：

1. 食物已完成消化　糖类、蛋白质、脂类等物质在小肠内已被各种消化酶分解成可吸收的小分子物质。

2. 吸收面积巨大　小肠约 $4 \sim 6m$ 长，但其黏膜有环行皱褶，皱褶上有绒毛，绒毛的上皮细胞有微绒毛，使小肠的表面积增加了 600 倍，达到 $200 \sim 250m^2$（图 10 – 6）。

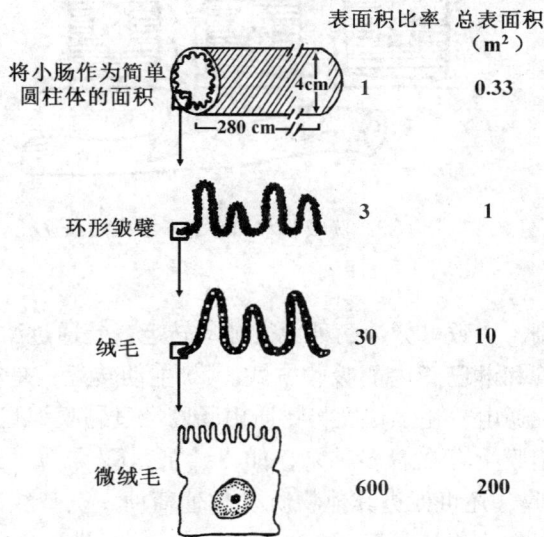

图 10 – 6　小肠黏膜表面积增大机制示意图

3. 特殊结构　小肠的绒毛内有毛细血管、毛细淋巴管（乳糜管）、平滑肌及神经纤维，平滑肌的舒缩可使绒毛发生节律性伸缩与摆动，促进绒毛内血液和淋巴液的流动。

4. 足够的吸收时间　被分解的食物在小肠内停留时间较长，大约 $3 \sim 8h$，使营养物质有足够的时间被吸收。

二、吸收途径与机制

（一）吸收途径

小肠内的吸收主要通过跨细胞和细胞旁两种途径：一条为跨细胞途径（transcellular pathway），即通过绒毛柱状上皮细胞的腔面膜进入细胞内，再通过细胞底侧膜进入血液或淋巴；另一条为旁细胞途径（paracellular pathway），即通过上皮细胞间的紧密连接（tight junction），穿过细胞间隙，然后再转入血液或淋巴液（图 10 – 7）。

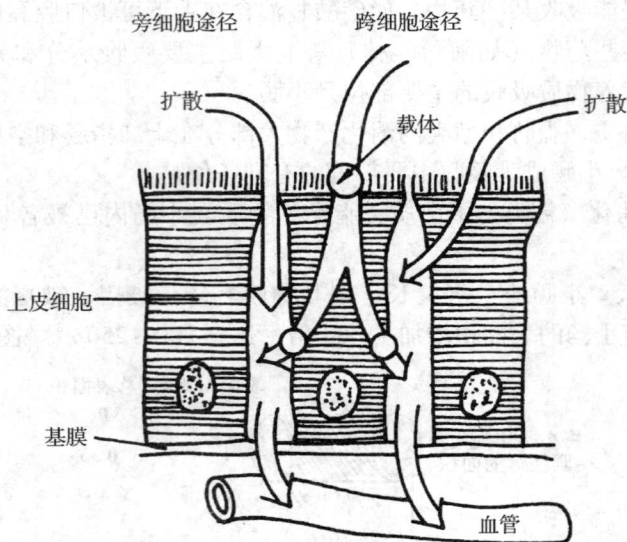

图 10 - 7　小肠黏膜吸收水和小分子溶质两条途径

（二）吸收机制

营养物质的吸收机制，大致可分为两种：①被动转运：是通过滤过、渗透、扩散和易化扩散等方式进入肠壁血管和淋巴管内的吸收方式。②主动转运：是靠肠黏膜细胞上泵的作用，在耗能条件下特异性逆电 - 化学梯度将物质由肠腔经过黏膜细胞转运至壁内血液和淋巴液中。在肠黏膜上皮细胞膜上存在着多种泵，如 Na^+ 泵、K^+ 泵等。通过这些泵的作用，不仅使 Na^+、K^+ 等主动吸收，还可促进其他物质（如葡萄糖、氨基酸）的继发性主动转运而被吸收，其中，以 Na^+ 泵的作用最为重要。

三、小肠内主要营养物质的吸收

（一）糖的吸收

食物中的糖类只有分解为单糖时，才能被小肠上皮细胞所吸收。吸收的主要部位在十二指肠和空肠。吸收的单糖中，葡萄糖约占 80%，半乳糖和果糖各占 10%。各种单糖的吸收率相差很大，己糖的吸收比戊糖（木糖）快；己糖中又以葡萄糖和半乳糖吸收快，果糖次之，甘露糖最慢。

单糖的吸收可以逆浓度差进行，所以是耗能的主动转运过程，能量来自钠泵，属继发性主动转运。当载体蛋白与 Na^+ 结合，则对葡萄糖的亲和力增大，于是载体蛋白又与葡萄糖结合而转运入细胞。转运体每次可将 2 个 Na^+ 和 1 分子单糖同时转运入胞内，在细胞内，它们各自分离，Na^+ 通过钠泵运至细胞间隙，葡萄糖被动扩散入血。由此可见，载体蛋白在主动转运单糖时，需要 Na^+ 的存在，用抑制钠泵的哇巴因或根皮素等代谢抑制剂，能抑制葡萄糖的主动吸收。

半乳糖和葡萄糖的吸收过程基本相同。果糖则不能逆浓度差主动转运,其吸收是通过扩散而被动转运的。果糖被吸收后经毛细血管而进入血液循环。

(二) 蛋白质的吸收

一般认为,蛋白质需分解为氨基酸后才被吸收。十二指肠和空肠吸收较快,回肠较慢。经加热过的蛋白质因变性而易于消化,在十二指肠和近端空肠就被迅速吸收,未经加热过的蛋白质和内源性蛋白质较难消化,需进入回肠后才被基本吸收。氨基酸的吸收是主动转运过程,和葡萄糖相似,即通过与 Na^+ 耦联协同转运。在小肠壁上,已经证实有三种不同的氨基酸特殊载体系统,它们分别转运中性氨基酸、碱性氨基酸和酸性氨基酸。氨基酸几乎完全经毛细血管而进入血液循环。

曾经认为,蛋白质只有被水解为氨基酸后才能被吸收,但现已证明,小肠绒毛膜上皮细胞膜上存在二肽和三肽转运系统,而且二肽、三肽的吸收效率比氨基酸还高。这类转运系统也是继发性主动转运,动力来自于 H^+ 的跨膜转运。进入细胞内的二肽和三肽可被胞内的二肽酶和三肽酶进一步分解为氨基酸,再进入血液循环。

未经消化的蛋白质不能被吸收。若有些人吸收了微量未被消化的蛋白质,不仅无营养作用,相反,可作为抗原而引起过敏反应。

(三) 脂类的吸收

食物中的脂类 95% 以上是甘油三酯,此外还有胆固醇酯和磷脂。甘油三酯的消化产物是脂肪酸、甘油一酯和甘油。

脂肪的水解产物有不同的吸收方式。甘油易溶于水,与单糖一起被吸收。中、短链甘油三酯水解产生的脂肪酸和甘油一酯是水溶性的,可以直接进入肝门静脉。长链脂肪酸、甘油一酯和胆固醇必须与胆盐结合形成混合微胶粒才能被吸收。由于胆盐有亲水性,它携带脂肪的消化产物通过覆盖在小肠绒毛表面的不流动水层(即生物膜表面所附着的一层静水层)而到达纹状缘。其中胆盐返回肠腔在回肠主动重吸收,其余物质通过微绒毛的脂质膜进入肠上皮细胞。在细胞内质网中脂肪消化产物又重新合成甘油三酯,并与细胞中生成的载脂蛋白合成乳糜微粒(chylomicron)。乳糜微粒形成后即进入高尔基复合体中,许多乳糜微粒被包裹在一个囊泡内。囊泡移行到细胞侧膜时,便与细胞膜融合,并被释出胞外,进入细胞间质,再扩散入淋巴液。由于动植物油中含有 15 个以上碳原子的长链脂肪酸很多,所以脂肪的吸收途径仍以淋巴为主(图 10-8)。

肠道的胆固醇主要有两个来源:一是食物,一是胆汁。胆汁中的胆固醇是游离的,而食物中的胆固醇部分是酯化的。酯化的胆固醇必须在肠腔中经消化液中的胆固醇酯酶作用,水解为游离胆固醇后才能被吸收。游离胆固醇的吸收机制与长链脂肪酸、甘油一酯相似,也是通过形成混合微胶粒,在小肠上部被吸收。胆固醇被吸收后,大部分在小肠黏膜细胞中又重新酯化,生成胆固醇酯,最后与载脂蛋白一起组成乳糜微粒经由淋巴系统进入血液循环。

很多因素影响胆固醇的吸收。食物中胆固醇含量越多,其吸收也越多,但两者不呈直线关系。食物中的脂肪和脂肪酸有提高胆固醇吸收的作用,而各种植物固醇(如豆固醇、β-谷固醇)则抑制其吸收。胆盐可与胆固醇形成混合微胶粒而有助于胆固醇的吸收,食物中不能被利用的纤维素、果胶、琼脂等容易和胆盐结合形成复合物，妨碍微胶粒的形成，从而降低胆固醇的吸收；最后，抑制肠黏膜细胞载脂蛋白合成的物质，可因妨碍乳糜微粒的形成，起到减少胆固醇吸收的作用。

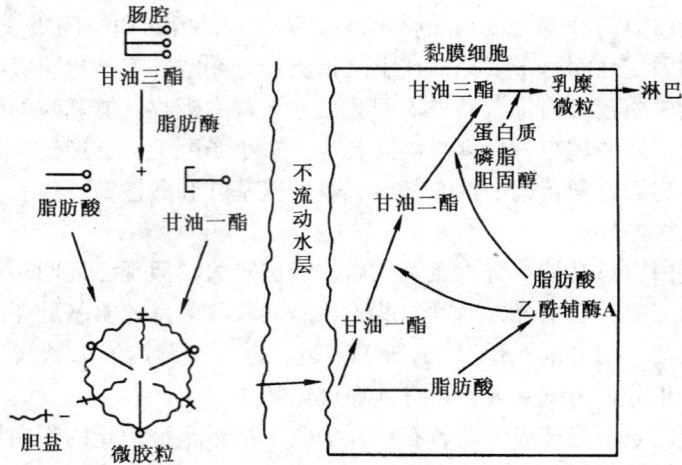

图 10 – 8　脂肪在小肠内消化和吸收的主要方式

（四）无机盐的吸收

小肠对不同盐类的吸收率不同，NaCl 吸收最快，$MgSO_4$吸收最慢，故可用作泻药。

1. 钠的吸收　成人每日摄入 5～8g 的钠，消化腺分泌的钠量约为 30g，小肠每日吸收的钠量为 25～35g，相当于体内总量的 1/7。

Na^+的吸收通过钠泵作用主动转运。在黏膜上皮细胞底 – 侧膜上的钠泵，逆电 – 化学梯度不断将 Na^+ 转运至细胞外液。Na^+ 的吸收与葡萄糖、氨基酸一起协同转运，肠腔中的葡萄糖也可易化 Na^+ 的吸收。临床上治疗 Na^+、水丢失的腹泻时，在口服的 NaCl 溶液中需添加葡萄糖。

2. 钙的吸收　食物中的钙仅有一小部分被吸收，大部分随粪便排出。钙盐在酸性溶液中易于溶解，只有水溶液状态的钙盐才能被吸收。钙在小肠和结肠全长都可逆电 – 化学梯度主动吸收。在肠黏膜细胞的微绒毛上有一种与钙有高度亲和性的钙结合蛋白，它参与钙的主动转运而促进钙吸收。维生素 D 可促进小肠对钙的吸收。脂肪食物对钙的吸收也有促进作用。只有可溶性的钙（如氯化钙、葡萄糖酸钙）才能被吸收，离子状态的钙最易吸收。进入小肠的胃酸可促进钙游离，有助于钙吸收。脂肪酸对钙吸收也有促进作用。而钙一旦形成不易溶解的钙盐，则不能被吸收。

3. 负离子的吸收　小肠吸收的负离子主要有 Cl^- 和 HCO_3^-。除部分 Cl^- 与 Na^+ 同向转运吸收外，主要通过由 Na^+ 主动吸收造成的电位差而被动扩散吸收的。HCO_3^- 吸收是以与 H^+ 交换的方式进行，即通过 Na^+ – H^+ 交换进入肠腔的 H^+ 与 HCO_3^- 结合形成 H_2CO_3，解离为 H_2O 和 CO_2，CO_2 直接吸收入血。所以，HCO_3^- 是以 CO_2 的形式吸收的。

4. 铁的吸收 铁的吸收能力与机体对铁的需要有关。人每日吸收的铁约为 1mg，仅为食物中铁含量的 1/10。当机体缺铁时（如缺铁性贫血）机体吸收铁的能力增强。铁主要在小肠上部被吸收。食物中的铁绝大部分是三价的高铁，不易被吸收，需还原为亚铁后方被吸收。维生素 C 能将高铁还原为二价铁；酸性环境易使铁溶解为自由的 Fe^{2+}，故胃酸和维生素 C 都可促进铁的吸收。胃大部切除后易伴发缺铁性贫血。

铁主要在十二指肠和空肠被吸收。这些部位的肠上皮细胞释放转铁蛋白（transferrin）进入管腔，与铁离子结合为复合物，进而由受体介导进入胞内；转铁蛋白在胞内释放出铁离子后，被重新释放到管腔中，进入胞内的铁，一部分从细胞底侧膜以主动转运形式进入血液，其余则与胞内的铁蛋白（ferritin）结合，留在细胞内不被吸收，后者的作用是防止铁的过量吸收。

（五）水的吸收

正常人体每天分泌的各种消化液总量，约为 6～8L，摄水量约 1.5～2.0L，胃肠道重吸收的液体量每天约达 8L。消化道中的水分主要靠渗透作用而被动吸收，各种溶质，尤其是 NaCl 的主动吸收所产生的渗透压差是促进水分吸收的主要动力。

在十二指肠和空肠上部，消化液的分泌量多而水的吸收量很大。因此，这一部位水的净吸收量较小，肠腔内容物中液体量减少得不多，而在回肠净吸收的水分较大。结肠吸收水的能力很强，但到达结肠的内容物中水分已很少，因此，通常结肠每日吸收水只有 400ml 左右。

（六）维生素的吸收

水溶性维生素通过扩散方式被吸收。维生素 B_{12} 则必须与胃黏膜分泌的内因子结合成复合物，才能在回肠末端被吸收。

脂溶性维生素因溶于脂肪，其吸收机制可能与脂类物质相似。它们大部分吸收后通过淋巴而进入血流。

第八节　脏腑与消化吸收功能的现代医学研究

与消化吸收关系密切的脏腑主要有脾、胃、肝、胆、小肠和大肠等。因为中医理论对胃、胆、小肠和大肠的解剖定位与现代医学的基本相近，且相关研究不超出本章所阐述的内容，所以不做详细说明。而脾与肝在现代医学中难以找到完全对应的单一结构或功能，相关的研究较多，本节将做重点阐述。

一、脾主运化与消化吸收

脾主运化的研究主要围绕消化系统，以脾虚（包括脾气虚、脾阴虚、脾阳虚等）为切入点，从组织形态学、血液供应、平滑肌运动、生物电学、消化腺分泌、物质吸收，以及胃肠道的神经递质、脑－肠肽、胃肠激素等多个方面进行了广泛研究。

（一）脾与消化道组织形态

完整的胃肠道形态结构是脾主运化功能得以正常进行的基础。胃肠道的结构损伤会明显影响食物的消化吸收，并且胃肠黏膜损伤会引发一系列局部免疫反应，从而打破肠黏膜免疫环境平衡状态，甚至引起肠道内菌群失调，引发肠壁的黏液层厚度变薄、黏膜萎缩及继发性肠黏膜酶活性下降，甚至出现食物过敏反应或炎症。动物实验及临床观察均观察到脾虚时胃肠道黏膜、平滑肌及神经末梢等出现明显损伤或增生，这说明脾脏解剖定位一部分应该是胃肠道平滑肌、黏膜组织和神经组织等。

（二）脾与平滑肌细胞生物电活动

消化道平滑肌的生物电活动是反应胃肠运动功能的重要客观指标，通常在平滑肌上能够记录到基本电节律和动作电位两个与平滑肌运动相关的电现象。基本电节律是胃肠运动的起步电位，控制着平滑肌收缩的节律，并决定蠕动的方向、频率和传导速度。动作电位是平滑肌收缩的标志，是在基本电节律基础上发生的。研究发现，脾虚患者出现胃的位置下移、运动异常、张力下降、排空延迟等改变；同时胃电和肠电的节律发生异常、振幅高低不均和频率出现紊乱。经过健脾补气方四君子汤治疗后能够明显予以改善。这表明，脾的功能之一与胃肠平滑肌的运动功能以及生物电活动有关，所以健脾补气法在治疗消化道运动功能障碍同时，有改善胃肠生物电活动的作用。

（三）脾与消化腺分泌

消化道内存在大量的消化腺，其中通过外分泌途径分泌多种消化酶参与消化和吸收过程；通过内分泌途径分泌胃肠激素调节消化道运动以及消化腺分泌等。脾虚患者唾液淀粉酶活性对于酸性食物刺激反应明显不稳定，表明脾在液为涎功能与唾液分泌有着内在联系。同样，脾虚时胃液、胰液、小肠液等分泌也出现不同程度的异常改变，常导致唾液淀粉酶、胃酸、胃蛋白酶、胰淀粉酶、胰脂肪酶、胰蛋白酶原、糜蛋白酶原、碳酸氢盐等多种重要的消化酶分泌不足。由于消化酶的质与量的不足影响了消化系统对糖、蛋白质和脂肪等营养物质的充分消化和吸收。在化学性消化过程中，由于胰液中酶的种类以及含量均居其他消化液之首，其消化作用最为重要。脾虚时受到影响最大的也是胰腺的功能，不论是胰腺的外分泌还是内分泌功能及均发生严重紊乱，致使消化功能明显下降，各种营养物质的吸收发生异常。因此认为，脾的运化功能可能包括了消化道多种消化腺体的外分泌，特别是胰腺外分泌与内分泌大部分功能。

（四）脾与吸收

各种物质的消化是为其能够吸收做准备，而吸收才是消化功能的目的。因为小肠具备吸收面积广泛，食物分解充分，停留时间较长等特点，所以营养物质吸收的主要部位是小肠。研究发现，脾虚患者血浆中血糖浓度低，血中游离氨基酸含量、必需氨基酸含量降低；血浆蛋白质含量减少，A/G 比值降低，并且血浆低蛋白血症是伴随着脾虚进展而循序渐进由轻到重的发展过程；同时脾虚患者木糖吸收率降低，在其排出的粪便中没有消化的淀粉颗粒与脂类物质增多，从而可以认定脾虚患者小肠的吸收功能明显下降。脾虚动物小肠黏膜出现不同程度的破坏，小肠葡萄糖吸收电位发生先增强后衰减性紊乱；脾虚时指甲周围、皮肤微循环障碍，与末梢血管平滑肌细胞受体分布特点相同的胃肠道的血液循环也将出现障碍，从而影响消化和吸收过程。所以脾虚时营养物质的吸收功能下降的原因，既有肠黏膜组织学因素，也有生物电学以及血液流变学的影响。脾虚患者消化道吸收营养物质功能减退，实际上是小肠的物质转运功能下降。所以消化道的吸收功能也应属于脾主运化功能的一部分。

（五）脾与消化道神经－内分泌

消化系统功能活动调节可以分为神经调节、体液调节和自身调节三种形式，并且三种形式的调节是同时、相互重叠进行的，而且在某种意义上讲自身性调节更为重要。自主神经的迷走神经以促进消化道运动和分泌为主，而交感神经则相反。肠间神经丛结构是局部自身调节的结构基础，自身调节是根据局部环境所进行的适应性反射，同时接受自主神经的影响。但是，不论是何种调节形式均需要信息分子进行信号传递或转导。而消化道神经－内分泌细胞是产生各种信号分子的部位。如促胃液素、促胃动素、缩胆囊素、P物质、5－HT、组胺、ACh等，是由胃肠黏膜细胞以及神经末梢分泌与释放的，具有拟迷走神经作用的信息分子；再如生长抑素、血管活性肠肽、促胰液素、抑胃肽、胰多肽、肠高血糖素、神经降压素、脑啡肽等，是另一部分胃肠黏膜和神经末梢分泌和释放的，具有拟交感神经作用的信息分子。这些脑肠肽和神经递质类物质在不同的刺激因素作用下进行有序地分泌及释放，通过相互对立、相互协调共同调控着消化系统的功能。当这些信号分子、神经递质分泌或释放发生异常时，常显现出食少纳呆、腹部胀痛、满闷不适、时胀时减、便溏泻泄等消化道的异常改变，进一步发展可见倦怠乏力、少气懒言、面色萎黄，甚则出现四肢发冷等感觉。所出现的临床症状多属于脾虚证所见到的症状和体征。而在脾虚状态下，不论是人还是脾虚模型动物其血浆中由胃窦部释放的促胃液素分泌减少、生长抑素分泌增多；而来自于肠黏膜的P物质、5－HT、ACh等神经递质类物质释放增加。脾虚时支配胃肠道迷走神经的紧张性增强，而交感神经紧张性则偏弱。进一步研究又发现，脾虚时下丘脑和海马结构等内脏活动高级调节中枢的神经元放电紊乱，神经元出现损伤、坏死，突触结构及传递功能异常。

到目前为止，虽然研究结果存在着不一致之处，但是，消化道的神经－内分泌活动与脾相关是客观存在的，可以认为消化道的神经－内分泌，以及脑肠肽等信号物质分泌调节是属于"脾气"功能的重要组成部分。

根据脾虚动物下丘脑、海马结构等调节内脏功能活动的高级中枢出现损伤，脾虚动物的促甲状腺激素释放激素、促甲状腺素和T_3、T_4等水平下降；皮质醇、促肾上腺皮质激素和促肾上腺皮质激素释放激素减少；精子数量下降，性激素及促卵泡激素等多种相关激素分泌不足等，提示脾虚时下丘脑－腺垂体－甲状腺轴、下丘脑－腺垂体－肾上腺皮质轴和下丘脑－腺垂体－性腺轴功能也出现不同程度的变化。

（六）脾与细胞生物分子

细胞分子水平的研究对于揭示脾主运化和脾虚实质具有重要意义。研究发现，脾虚时机体多种细胞的膜结构异常，膜流动性下降，细胞膜的磷脂组分发生变化，细胞器出现损伤，如线粒体破坏，某些基因转录异常等。而目前广泛开展的脾虚与细胞跨膜信号转导的研究则可能为深入认识脾主运化的现代医学基础提供新的依据。

综合以上有关脾虚的研究工作可以看出，脾虚时机体既出现胃肠道局部的结构和功能变化，也存在神经、内分泌和免疫方面的异常，这表明脾虚属于全身性病理变化。据此推测，脾主运化的现代医学机制应该包括三方面的内容：①结构总和，即中医理论中的脾涵盖了体内许多参与消化吸收的器官组织；②功能总和，即脾主运化包括了多个消化吸收器官的功能；③调节总和，即脾主运化涉及了多个调节消化吸收功能机制，如神经调节、体液调节、神经内分泌调节和免疫调节等。因此，中医理论中的脾是一个结构、功能和调节机制的集合体，其中涵盖了现代医学中与消化吸收有关的结构、功能和调节机制。

二、肝主疏泄与消化吸收

与脾主运化研究一样，肝主疏泄与消化吸收的研究也是从研究与肝相关证候有关的病理变化入手，进而推断其生理学基础。众多有关肝郁气滞、肝阳上亢和肝郁脾虚的实验研究发现，机体常出现明显的情绪变化，并伴有一定程度的交感－肾上腺髓质系统、下丘脑－腺垂体－肾上腺皮质轴、下丘脑－腺垂体－甲状腺轴等功能亢进。这说明肝主疏泄与现代医学中的神经内分泌关系密切，因此推测肝主疏泄至少包含了现代医学中大脑皮层边缘系统的功能，即肝失疏泄时，海马结构、下丘脑等与情绪和内脏活动调节有关的中枢部位出现结构损伤和/或功能紊乱，进而通过交感神经和副交感神经影响内脏活动。

由于交感神经和副交感神经可以通过其释放多种神经递质，直接或通过胃肠激素间接影响消化吸收功能，因此肝失疏泄时，机体可出现食欲不振、腹泻、消化液分泌异常等消化道症状。在生理状态下，肝主疏泄在消化吸收作用中实际上相当于现代医学脑中枢对消化吸收的调节作用，即海马结构、下丘脑等中枢结构通过自主神经系统对消化吸收功能实现神经内分泌调节。

三、肺与大肠相表里

尽管大肠的传导功能与现代医学对大肠的功能认识基本相似，但根据肺与大肠相表里理论，大肠的运动功能还受肺功能的影响。

"肺与大肠相表里"是中医藏象学说中最具有代表性的脏腑相关理论之一，关于肺、支气管与大肠在结构和功能上是否有直接联系，现代医学目前还没有明确的论述。但是，胃肠道和肺、支气管黏膜组织中共同存在着大量的 APUD 细胞已经被证实，该类细胞都具有摄取胺的前体，进行脱羧而产生肽类物质或活性胺的能力，即产生脑－肠肽物质，如促胃液素、缩胆囊素、促胃动素、血管活性肠肽、生长抑素、脑啡肽以及 P 物质等。这些脑－肠肽物质中有的已经作为循环激素对全身多种功能进行影响，而大部分是对消化道功能神经调节的重要补充。在众多的脑－肠肽中，有的具有促进胃肠平滑肌运动而加快胃肠蠕动、促进腺体分泌以及营养物质吸收的作用；同时也有抑制胃肠运动和分泌等作用。从而共同调控着胃肠道的各种功能。临床研究发现，支气管哮喘发作期、肺气肿、慢性梗阻性肺疾病大部分患者出现大便异常，而且大便秘结者居多，归属于肺气的宣发、肃降和通调功能的失常所造成的腑气不通等病证。同时血浆中促胃动素、促胃液素、血管活性肠肽含量均明显降低。因此认为，肺对大肠的宣发而濡润、肃降而传导、通调而燥化等功能与刺激大肠组织分泌和释放的脑－肠肽物质有着直接的关系。

　　关于肺对大肠功能影响的途径至少有两条，一是在肺组织中合成并分泌的血管紧张素、血栓素 B_2 和前列腺素 $F_{1\alpha}$ 等物质，可随血液循环作用于大肠平滑肌，影响其运动和分泌功能；二是改变呼吸方式或调整呼吸深度，通过肺牵张反射影响大脑皮层部位相关神经中枢的兴奋，进而通过改变自主神经系统兴奋性来调节包括大肠在内的消化系统的功能。

四、心与小肠相表里

　　心与小肠由于经络相连互为表里，在生理上相互为用，在病理上相互影响。心的主要功能是主血脉、主神明等。神是机体内物质与功能结合的外在表达，精神活动是脏腑功能活动的最高形式，而精气血津液是人体精神活动赖以产生的物质基础。精气血津液源于消化道的物质消化与吸收，小肠的分清泌浊功能是极为重要的环节，所以小肠对心主血脉、主神明功能影响作用是他脏不可替代的。研究发现，在胃肠道神经－内分泌物质中，血管活性肠肽、P 物质、5－HT、组胺、ACh 等均对心血管功能有影响；而心肌细胞释放的心房钠尿肽等生物活性物质通过血液循环可以影响小肠功能等，提示心与小肠之间不但可能通过血液循环，而且还可能通过神经－内分泌系统等途径进行功能联系。

（钱佳利）

第十一章
能量代谢与体温

第一节 能量代谢

新陈代谢（metabolism）是生命存在最基本的特征。通过新陈代谢，机体不断地从外界摄取营养物质，通过合成代谢过程合成机体需要的物质，以实现能量的贮存；同时又不断地通过分解代谢过程分解自身物质，释放出能量供给机体各种功能活动的需要。因此，将生物体内物质代谢过程中所伴随的能量贮存、释放、转移和利用的过程，称为能量代谢（energy metabolism）。

一、气化、脏腑与能量代谢

（一）气化与能量代谢

中医学认为，精、气、血、津液是构成机体和维持机体生命活动的最基本物质，也是新陈代谢的物质基础。精、气、血、津液来源于饮食水谷中的精微部分，这些精微物质既为机体生长、发育过程提供营养物质，同时也为新陈代谢过程中各种功能活动提供能量的来源。其中气不仅是促进机体生长、发育的主要物质，而且由于气在机体内不断地运行于各脏腑、器官、经络、组织之间，激发和推动着机体各部的生理活动，为新陈代谢正常进行提供足够的物质，蓄积更多的能量。气化是气的主要功能形式，也是机体内新陈代谢过程中的物质转化和能量转化的基本形式。气化作用使体内精气血津液的新陈代谢顺利进行，并使它们之间得以相互转化以产生机体能够利用的能量，从而产生五脏六腑、四肢百骸、形体官窍以及经络等器官的各种功能活动；同时通过气化以鼓动、强盛全身之阳气而产生温煦机体的热量。所以气化是机体能量代谢基本形式。

如果气虚，气化功能下降则能量代谢活动异常，将出现脏腑功能低下、精气血津液代谢减慢以及全身温煦作用丧失，从而出现乏力倦怠、运动迟缓、四肢不温、畏寒喜暖等全身功能衰退等现象。

（二）脏腑与能量代谢

机体中精气血津液来源于饮食水谷中的精微物质，在这些精微物质的摄取、生成、转化、储存与利用过程中，均有赖于脏腑、器官、经络等功能活动的正常。

其中在能量代谢中起关键性作用的气，主要是由肾之先天之气，脾胃所受纳的水谷之精气，肺吸入之清气三者相融合而生成。先天之气源于父母生殖之精气，藏于肾；水谷之精气，主要源于饮食物，经过脾胃的作用转化为水谷精微之气；源于自然界的清气，是通过肺呼吸和肾纳气功能吸入体内。气血虽然是营养和推动五脏六腑、四肢百骸等功能活动的物质与动力，但是，精气血津液均需要机体后天源源不断地从外界摄取各种营养物质以充养，经过新陈代谢以化生。在此过程中不但需要脾胃的受纳、转输，肺的宣发和肃降，肝气的疏泄，还需要心气的推动，经脉的运输等多方面功能共同协调才能够顺利完成。所以机体的物质代谢与能量转化过程与全身各个脏腑、器官、经络等功能活动关系极为密切，它们共同维持能量代谢正常进行。其中某一脏腑发生病变则势必影响全身的新陈代谢功能，而出现各种正气不足之证。

二、机体能量的来源和转化

（一）能量的来源

机体所需要的能量来源于食物中糖、脂肪和蛋白质三大营养物质中蕴藏的化学能，营养物质在分解代谢过程中，碳氢键断裂时将能量释放出来。一般情况下，糖是主要的供能物质，提供人体所需能量的70%左右，其余的能量由脂肪提供。在糖和脂肪供能不足时，蛋白质才分解供能，以维持必要的生命活动。在氧供应充分的情况下，糖经有氧氧化释放出大量能量；在氧供应不足时，糖经无氧酵解释放出的能量很少。在一般情况下，糖通过有氧氧化提供能量。在机体需要时，贮存的脂肪可迅速分解为甘油和脂肪酸，由血液输送至各种组织细胞供其利用。蛋白质主要由氨基酸组成，只有在某些特殊情况下，如长期不能进食或体力极度消耗时，机体才会依靠由组织蛋白质分解所产生的氨基酸供能。

（二）能量的转化

营养物质分解代谢释放的能量，约有50%以上迅速转化为热能，以维持体温；其余不足50%的能量转移到三磷酸腺苷（adenosine triphosphate，ATP）的高能磷酸键中贮存起来（图11-1）。

在生命活动过程中，机体不能直接利用物质分解释放的能量，只能利用ATP中贮存的能量。因此，ATP既是机体的重要贮能物质，又是直接的供能物质。除了ATP外，还有另一种含有高

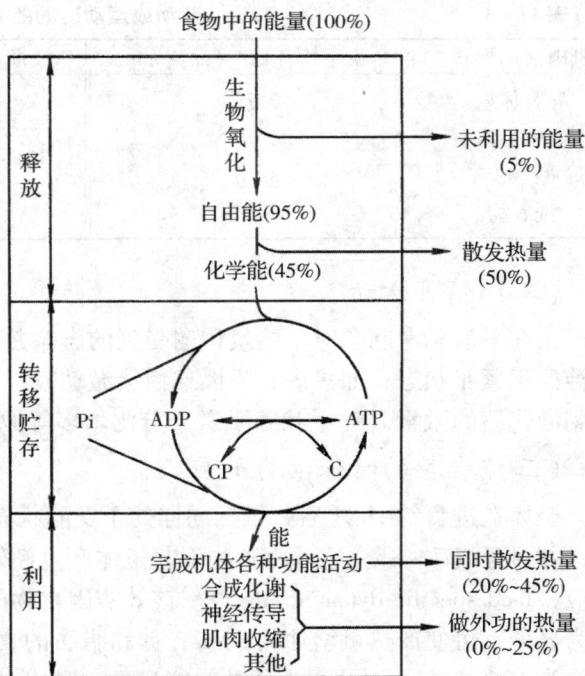

图11-1　体内能量的释放、转移、贮存和利用
C：肌酸；Pi：无机磷酸；CP：磷酸肌酸

能磷酸键的化合物磷酸肌酸（creatine phosphate，CP），主要存在于肌肉组织中。当物质氧化释放的能量过剩时，ATP 将高能磷酸键转移给肌酸，合成 CP 而将能量贮存起来；当 ATP 消耗减少时，CP 可将所贮存的能量再转移给 ADP，生成 ATP。机体细胞利用 ATP 提供的能量完成各种生理活动，包括物质通过生物膜进行主动转运、腺体分泌、肌肉收缩、合成细胞组成成分和生物活性物质等所需的能量。

总之，物质分解释放的能量最终去路有三条：①转变成热能；②肌肉收缩完成的机械外功；③细胞合成代谢过程中贮备的化学能。

三、影响能量代谢的主要因素

机体的能量代谢并不是固定不变的，而是在各种因素影响下经常发生变化的。其中，肌肉活动、精神活动、食物的特殊动力效应和环境温度等均是影响机体能量代谢的主要因素。

（一）肌肉活动

肌肉活动对于能量代谢的影响最为显著。机体任何轻微的活动都可提高代谢率。机体耗氧量的增加同肌肉活动强度呈正比关系。人在运动或劳动时，大量营养物质被氧化，机体耗氧量显著增加，最多可达安静时的 10 ~ 20 倍。肌肉活动的强度通常用单位时间内机体的产热量来表示。从表 11 - 1 可以看出各种肌肉活动时能量代谢率增长的情况。

表 11 - 1 劳动或运动时的能量代谢率

肌肉活动形式	产热量平均 $[kJ/(m^2 \cdot min)]$	肌肉活动形式	产热量平均 $[kJ/(m^2 \cdot min)]$
静卧休息	2.73		
出席会议	3.40	扫　地	11.37
擦　窗	8.30	打排球	17.50
洗衣物	9.89	踢足球	24.98

（二）精神活动

人在平静思考问题时，能量代谢受到的影响并不大，产热量增加一般不超过 4%。但在精神处于紧张状态，如焦虑、恐惧或情绪激动时，由于随之而出现的无意识的肌紧张增强以及刺激代谢的激素（如甲状腺激素）分泌增多等原因，产热量可以显著增加。

（三）食物的特殊动力效应

机体在进食约 1h 之后，虽然同样处于安静状态，但所产生的热量却要比进食前有所增加，并可延续 7 ~ 8h。这种由食物引起机体产生额外能量消耗的现象，称为食物的特殊动力效应（food specific dynamic effect）。该效应因食物的种类而异。蛋白质的食物特殊动力效应最为显著，可使产热量增加约 30%；糖和脂肪的食物特殊动力效应约为 4% ~ 6%；混合性食物为 10% 左右。因此，为了补充能量的这种额外消耗，在进食时必须加上这部分多消耗的能量。

食物的特殊动力效应产生的机制目前还不清楚。有关实验提示，进食后的额外热量产生主要与氨基酸在肝脏内进行的氧化脱氨基反应有关。

（四）环境温度

人在安静状态下，环境温度在 20℃ ~30℃ 时的能量代谢最为稳定。当环境温度低于 20℃ 时，代谢率即开始增加；在 10℃ 以下时，则显著增加。环境温度降低所引起的代谢率增加，主要是由于寒冷刺激反射性地引起寒战以及肌张力增强所致。当环境温度超过 30℃ 时，代谢率又会逐渐增加，这可能是体内化学反应速度加快，以及发汗、呼吸和循环功能增强等因素所致。

四、基础代谢

基础代谢（basal metabolism）是指人体在基础状态下的能量代谢。所谓基础状态，是指室温在 20℃ ~25℃、清醒、空腹而又极其安静的状态。在这种状态下，排除了肌肉活动、环境温度、食物的特殊动力效应和精神紧张等因素的影响，机体的各种生理活动都比较稳定，体内的能量消耗主要用于维持基本的生命活动，能量代谢比较稳定。单位时间内的基础代谢称为基础代谢率（basal metabolism rate，BMR）。基础代谢率比一般安静时的代谢率要低些，但并不是最低的，因为熟睡时的代谢率更低（比安静时低 8% ~10%，但做梦时可增高）。

临床测定基础代谢率时，规定在以下条件下进行：清晨空腹，餐后 12h 以上，前次进食为素食，且不易过饱；室温保持在 20℃ ~25℃；测定前避免剧烈活动，休息 30min 左右，测定时平卧、放松全身肌肉；要求受试者消除紧张、焦虑、恐惧等；受试者体温正常。由于代谢率的高低与体表面积呈正比关系，所以基础代谢率通常用每小时、每平方米体表面积的产热量（$kJ/m^2 \cdot h$）来衡量。人们在测量或计算体表面积时经常采用下面的 Stevenson 公式：

体表面积（m^2）= 0.0061 × 身高（cm）+ 0.0128 × 体重（kg）- 0.1529

在实际应用中，根据受试者的身高和体重，可从图 11-2 中查出其体表面积。

临床上通常采用简略法来测定和计算基础代谢率。即测定单位时间内耗氧量，再根据基础状态下混合呼吸商值，在已制定的表格中查找相对应的氧热价值即可。因此，只需测出一定时间内的耗氧量和体表面积，即可进行基础代谢率的计算。

基础代谢率存在一定的生理变动，具有性别、年龄等差异。当其他情况相同时，男性的基础代谢率较女性高；儿童比成年人高，年龄越大，代谢率越低。关于中国人正常基础代谢率的水平，男女各年龄组的平均值如表 11-2 所示。

表 11-2　　　　　　　　　中国人正常的 BMR 平均值（$kJ/m^2 \cdot h$）

年龄（岁）	11 ~15	16 ~17	18 ~19	20 ~30	31 ~40	41 ~50	51 以上
男性	195.5	193.4	166.2	157.8	158.6	154	149
女性	172.5	181.7	154	146.5	146.9	142.4	138.6

一般情况下，基础代谢率的实际测定数值与正常平均值比较，如相差在 10% ~15% 之内，都属于正常范围。当相差超过 20% 时，才有可能是病理性变化。在各种疾病中，甲状腺功能的改变对基础代谢率的影响最为明显。甲状腺功能低下时，基础代谢率可比正常值低 20% ~40%；甲状腺功能亢进时，基础代谢率可比正常值高出 25% ~80%。因此，基础代谢率的测量是临床诊断甲状腺疾病的重要辅助手段之一。

五、气与能量代谢的现代医学研究

机体内的气来源于先天，滋养于后天。气在形成的过程中主要与肾、脾胃、肺等脏腑关系极为密切。气化作用，即通过气的运动可使人体产生各种正常功能的变化，包括精气血津液等物质的新陈代谢及相互转化。实际上，气化过程包括了物质代谢与能量转化的过程，而能量又是维持与促进气血津液化生，推动物质代谢的动力基础。

（一）气是能量代谢过程的物质基础

ATP 是机体内唯一的直接供能物质，是推动各种生命活动，维持体温稳定的能量来源。ATP 源于饮食物中糖、脂肪、蛋白质等物质的氧化分解，其产生部位主要在细胞内的线粒体。线粒体是真核细胞中唯一有 DNA 的细胞器，其 DNA 由母体遗传给子代，有独立的 DNA 复制、转录和翻译系统。由肺吸入空气中的氧（自然界的清气）和胃肠消化吸收的小分子物质（水谷之气），随血液循环进入全身各组织细胞内线粒体（禀受父母的先天之气）部位，通过三羧酸循环有氧代谢途径，进行氧化磷酸化反应，产生 ATP。实验研究发现，补气药如人参、党参、黄芪、白术等都可不同程度地增加能荷值，即 ATP 含量；而理气药如厚朴、枳壳、青皮、乌药等则表现为降低能荷值。气虚患者血液红细胞糖酵解活力显著低于正常人，经补气中药治疗后，其红细胞糖酵解活力均较治疗前有明显增强。通过补气、理气对能量物质的代表 ATP 的影响，提示产生气的物质是机体能量代谢的物质基础，ATP 的产生过程是气化功能的一个重要组成部分。

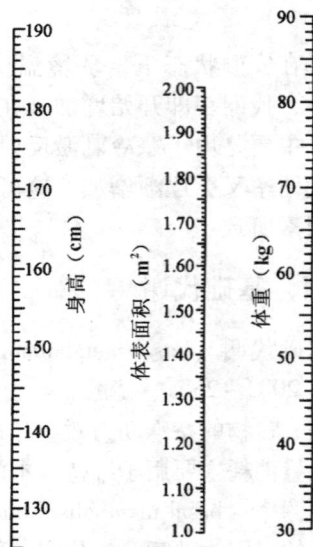

图 11 - 2　体表面积测算图
（使用时将受试者的身高和体重两点连成的直线与体表面积尺度交点的数值，即为受试者的体表面积）

（二）脏腑之气具有 ATP 供能的特点

中医学认为，五脏六腑之气都具有各自的生理特性，各脏腑功能之间可以互为影响，但不能够互相替代，这与 ATP 物质供能的特点具有相同之处。在不同器官中，ATP 是在细胞内线粒体中生成的，各组织所合成 ATP 的部位、前体物质来源和途径基本是相同的（红细胞是无氧酵解供能除外）。由于 ATP 分子难以通过细胞膜，所以在血液中不含有 ATP。体内耗能的特点是在于各组织细胞内所含有的 ATP，仅能满足其自身功能活动的需求，而不能互为取代。这种现象可能是机体当某一脏器虚弱时而其他脏器仍能够正常执行功能的原因之一，体现了机体脏腑之气的独立性与各自细胞中的 ATP 物质的独立性是一致的。

（三）气化功能失调与能量代谢障碍相关联

气化是指通过气的运动而产生的各种变化。气化过程与机体内物质代谢和能量转化的过程有很多相似之处。由于气的本质与生物能学有关，所以在机体能量代谢过程中如果发生了障碍则可能出现各种气的病理变化，如"气滞"一证可能是能量转化过程中发生了障碍，致使能量利用率降低而造成能量蓄积所致。在治疗上运用一些含有萜烯类物质成分的中药，通过行气、理气的药理机制以消除组织中可能积聚的能量，达到"开滞解郁，疏通气机"的功效，提示气化功能障碍的病理学基础与能量转化异常有着密切的关联。

六、脏腑功能与能量代谢的现代医学研究

精气血津液的生成及其在机体内进行新陈代谢，都依赖于脏腑、经络等组织器官的生理活动；而这些组织器官进行生理活动，又必须依靠气的推动、温煦，以及血和津液的滋润濡养。因此，无论在生理还是病理的状况下，气血津液与脏腑、经络等组织器官之间，始终存在着互相依存的密切关系。

（一）脾与能量代谢

脾与能量代谢有关的主要是主运化和主升的功能。主运化，即运化食物和水湿，表现为参与饮食物的消化与吸收、全身的水液代谢；主升，具有升清、升举功能。升清是转输营养物质并布散于全身以供生气化血；升举则是促进、加强肌肉组织能量代谢，以稳定其解剖位置。

1. 提供生成能量的物质　饮食物中营养物质被消化吸收进入体内，经血液循环运输到全身组织细胞，在线粒体内经生物氧化释放能量，以满足生命活动的需要。实验研究发现，脾气虚时机体乳酸代谢异常，出现血乳酸含量增高，血清乳酸脱氢酶活性下降。进一步实验研究表明，健脾理气中药有增加细胞能荷作用，即促进腺苷酸激酶的活性，增加红细胞中 2，3-DPG 的含量以促进氧的释放，增加 ATP 的生成，提供机体所急需的能量。

2. 促进线粒体氧化磷酸化　近年来有学者提出了中医脾-线粒体相关学说。认为脾主运化，不仅仅是指食物在胃肠的消化吸收，更重要的是营养物质在线粒体的生物氧化产能过程。线粒体通过三羧酸循环和氧化磷酸化，氧化三大营养物质（水谷精微）生成 ATP（气），并且还利用琥珀酸单酰 CoA 与甘氨酸合成血红素（血），因此，线粒体（脾）是气血生化之源。线粒体通过氧化磷酸化产生的 ATP，推动了机体的各项生命运动。研究表明，中医"脾虚证"患者和模型动物体内线粒体数量、结构和功能异常，具体表现为组织细胞（骨骼肌、心肌、胃和小肠黏膜）中线粒体数目明显减少，线粒体肿胀、嵴断裂、膜缺损等变化，线粒体耗氧量降低，乳酸含量增多，有氧氧化能力降低。资料显示，能导致脾虚的中药大黄，其有效成分大黄素、大黄酸和芦荟大黄素就是线粒体呼吸链电子传递的抑制剂。健脾益气中药能改善线粒体结构和功能，提高其氧化磷酸化作用，增加 ATP 的生成。如人参皂苷的抗疲劳作用，其机制就是通过促进剧烈运动时产生的大量乳酸变成丙酮酸，再经乙酰 CoA 进入线粒体的三羧酸循环参加氧化供能；此外，还能使机体更有效地利用糖原和 ATP。四君子汤能有效提高肝线粒体的功能，改善其氧化磷酸化作用。

3. 促进骨骼肌能量代谢　肌肉组织活动是影响能量代谢的最主要因素。脾主肌肉，脾气的运化功能与肌肉的结构及其功能之间有着密切的联系。脾气虚，水谷运化不足，造成肌肉瘦削，运动无力，主要因为肌细胞内物质和能量代谢水平低下。实验研究已证实，脾气虚证大鼠骨骼肌中线粒体数目明显减少、肿胀、嵴破坏和空泡变性等改变，ATP 含量减少，乳酸脱氢酶、谷丙转氨酶等活性下降；并且 I 型骨骼肌纤维有氧氧化效率显著下降，II 型骨骼肌纤维糖原含量和糖酵解能力下降，肌肉的兴奋-收缩耦联功能出现障碍，而健脾理气方药

对脾气虚导致的上述改变有良好的干预作用。

上述的研究结果，已经从细胞、分子水平揭示了"脾主运化"的科学内涵，是对中医学"脾主运化"理论认识的深化。

（二）肾与能量代谢

肾藏精，为先天之本，主生长、发育。机体温度主要依靠阳气的温煦作用维持相对稳定，而肾阳是全身阳气之根本。实验研究发现，肾阳虚多表现为下丘脑－垂体－靶腺（甲状腺、肾上腺和性腺）轴功能障碍或低下。肾阳虚大鼠肾上腺皮质束状带细胞线粒体嵴发生显著退行性改变，由功能旺盛的囊泡状嵴转变为功能低下的管状嵴。而滋肾阴和温肾阳中药分别能防止肾上腺皮质束状带细胞线粒体的退行性改变。肾阳虚证患者和动物模型的皮肤温度下降，血清中 T_3、T_4 含量下降。经温阳中药治疗后，皮肤温度与 T_3、T_4 明显回升，表明肾对能量代谢的影响可能与促进能量代谢的体液因素有关。另外，在研究肾阳虚动物模型肝脏线粒体蛋白质组发现，能量代谢相关酶的变化与肾阳虚证虚寒症状有关，温补肾阳药可改善肾阳虚大鼠糖、脂肪和蛋白质代谢。

（三）肝与能量代谢

肝气的疏泄功能，对各脏腑经络之气升降出入运动的协调平衡起重要的调节作用。肝具有贮藏血液，调节血量等作用，是提供机体所需能量物质的重要来源。当机体活动剧烈或情绪激动时，通过肝气的疏泄作用将所贮藏的血液向外周输布，以供机体的需要。当机体处于安静或情绪稳定时，机体外周对血液的需求量相对减少，有余之血便归藏于肝。现代研究发现，肝气虚证患者 T_3、T_4 显著降低，rT_3、TSH 显著升高，提示机体代谢率下降。肝血虚证患者 T_3 明显降低，rT_3 和 rT_3/T_3 值明显升高，红细胞膜上 ATP 酶活性和红细胞耗氧率较健康人显著降低，表明机体代谢率低下。肝肾阴虚模型大鼠下丘脑 TRH 增高，血清 TSH、T_3、T_4 水平均降低，而血清 rT_3 浓度升高，提示肝肾阴虚证患者下丘脑－垂体－甲状腺轴功能紊乱，机体代谢低下。

（四）肺与能量代谢

肺主气司呼吸，主要表现在吸入自然界清气（O_2）和呼出体内的浊气（CO_2），将脾转输来的水谷精微布散全身。营养物质在体内氧化分解过程中，需要有氧的情况下才能被完全分解为 CO_2 和水，产生能量供组织细胞利用。如肺的呼吸功能障碍，血中含 O_2 量不足，进而影响到细胞的生物氧化过程，能量产生不足，导致细胞功能活动减弱，甚至引起细胞变性和坏死，出现气短懒言，声音低微，畏寒倦怠等症状。

第二节　体温及其调节

一、营卫之气、脏腑与体温

（一）营卫之气与体温

机体温度维持相对稳定对于全身各个脏腑、器官的生理活动至关重要，而体温的产生与稳定则主要依赖于气的温煦作用。气是机体产生热量的物质基础。

1. 体温的来源与作用 气由先天之精气、后天水谷之精微和吸入的清气三者结合而生成。气在运动变化过程中，特别在气化功能的作用下，体内精气血津液等物质在进行自身代谢以及相互之间转化、利用的同时，不断地产生热量以温暖机体，维持体温的相对稳定。气的温煦作用是通过阳气体现出来的，人体内诸多种类的气中起温煦作用的主要是卫气，故称卫阳。由于卫气其性刚悍，慓悍滑利，不受脉道的约束，行于脉外，外达皮肤肌腠，内至脏腑筋骨，布散全身。因此，卫气不但温煦体表，同时也具有温养全身的作用。若卫气亏虚则温煦能力下降，易致风寒湿等阴邪乘虚侵袭肌表，出现阴盛的寒性病变。但若卫气在局部运动受阻，郁积不散则可出现阳盛的热性病变。

体温的作用主要表现在三个方面：①温煦机体，维持体温的相对稳定以利于脏腑、器官、经络等功能正常发挥；②促进脏腑、器官、经络等组织进行生精化血、升清降浊、物质和能量转化的过程；③温运血液与津液作用。因为液态性物质属阴、主静，具有遇寒易凝滞的特性，所以必须赖以阳气温煦方可温运不停。若气的温煦功能不足则阴寒内生，将出现津液内停不化而成痰成饮。

2. 体温的调节 体温的相对稳定主要机制在于机体产热与散热之间对立统一，在体温调节过程中营气与卫气起到了重要作用。营卫二气均由水谷精微所化生，营气运行于脉中，属阴，卫气运行于脉外，属阳。在生理功能上，卫气温分肉，充皮肤，肥腠理，司汗孔的开合。一方面卫气布散于肌肤、分肉、脏腑发挥其温煦作用，维持体温；另一方面卫气调节汗孔的正常开合，实现阳气流蓄于肌腠与发散于体外的平衡，只有温煦的升温与出汗的降温之间不断地相互协调，人体的体温才得以保持正常。若温煦太过而汗出不及，则身热无汗；若温煦不及而汗出过多，则肤冷多汗。所以卫气的正常运行对体温的平衡具有直接的影响，是体温调节过程中最重要的因素。

营气化生血液，流注于全身，滋养五脏六腑、四肢百骸等。由于营气行于脉中与卫气之间属于阴阳相济，所以营卫和调才能使汗液正常分泌，实现机体的产热和散热平衡，维持体温的相对稳定。营卫失和在临床上，一方面可表现为腠理闭塞，玄府不通，热量不得外泄而引起发热；另一方面可表现为腠理疏松，玄府开泄而引起恶风、恶寒。因此，营气与卫气之间的和谐是实现体温正常调节的基础。

（二）脏腑与体温

体温的产生基于精气血津液等物质的气化、转输，而各种生命物质的获得以及气化产生供给机体所需要的能量，均离不开全身脏腑、器官、经络等功能的相互协调。

阳气是促使机体物质与能量相互转化并产生热能以温煦全身脏腑、器官之气。肾阳主一身之阳气，藉三焦而遍布全身，肾阳虚则维持温度的功能下降出现形寒肢冷等症状。同时，体温的相对稳定还受阴气的制约，特别是肾阴具有寒凉、柔润的特性，能发挥制热过剩的作用。所以体温的相对稳定是阴阳二气的温煦与凉润作用对立统一的结果。若阴气的凉润作用减退，可出现低热、盗汗、五心烦热、脉细数等脏腑机能衰退、精血津液过度损耗的虚热性病变。

心为阳气至盛之脏，心阳能推动血液在脉管内运行，输送营养物质到全身，发挥营养和滋润作用。心阳还能蒸发血中之津外出体表而为汗，调节汗液的分泌。而肺主宣发，布散卫气于体表，卫气司汗孔的开合，控制汗液分泌。心肺密切配合使汗液有节制地排出对维持正常体温至关重要。

血与津液为汗液的化生之源，脾气健旺，运化正常，血和津液充沛，经肺的宣发，输送到皮毛、肌腠的津液在心阳的推动下化为汗液，并在卫气的调节下有节制地排出以达到散发多余热量，平衡体温的目的。另外，心藏神，肝主疏泄，共同调节精神活动。心与肝脏功能协调则精力充沛而气机顺畅，体温能够维持在正常范围内变动；如果精神过度紧张心神不藏或肝气不舒，气机不畅，机体气化功能失职将发生物质代谢功能紊乱，其机体产热、散热失调则出现阳虚自汗或阴虚盗汗等病证。

由此可见，脏腑气机协调，体内阴阳平衡，气血和调，是维持体温稳定的基本条件。

二、人体正常体温及其生理变化

体温（body temperature）是指机体深部的平均温度。体温的相对稳定是保证机体进行新陈代谢和生命活动的必要条件。因为在机体的生命活动中，有许多酶促生物化学反应，而酶必须在适宜温度下才有较高活性。体温过高或过低，都会降低酶的活性，影响新陈代谢的正常进行，甚至危及生命。

（一）体温的概念及其正常值

人体的各部分温度并不相同。按照生理学对于机体温度所做的功能模式划分，可分为核心与外壳两个层次（图 11-3）。前者的温度称为体核温度（core temperature），后者的温度称为体表温度（shell temperature）。

体核温度虽然相对稳定，但由于各脏器代谢水平不同，其温度也略有差异。如肝脏温度为38℃左右，在全身各器官中最高；脑产热量较多，温度也接近38℃。体表温度要低于体核温度，且易受环境等因素的影响，温度波动的幅度较大，特别是皮肤和四肢末端的波动幅度更大。一般说来，头面部的温度较高，胸腹部次之，四肢末端最低。当环境温度发生变化时，体核和体表温度范围两者之间的相对比例，可发生较大的变化。在炎热的环境下，体核温度的范围可扩展到四肢；在寒冷环境下，体核温度的范围可缩小至机体的深部。

由于机体深部特别是血液温度不易测定，所以临床上通常用直肠、口腔和腋窝等处的温度来代表体温。测直肠温度时，将温度计插入直肠6cm以上，所测得的温度接近于深部温度，其正常值为36.9℃～37.9℃。口腔（舌下方）是测量体温最常用的部位，属于半开放性器官。虽然该方法测定比较方便，但是所测温度低于直肠，正常值为 36.7℃～37.7℃。腋窝处温度来源于皮肤，其温度较低，所以测定时应将上臂紧贴胸廓使腋窝形成密闭体腔，测定时间

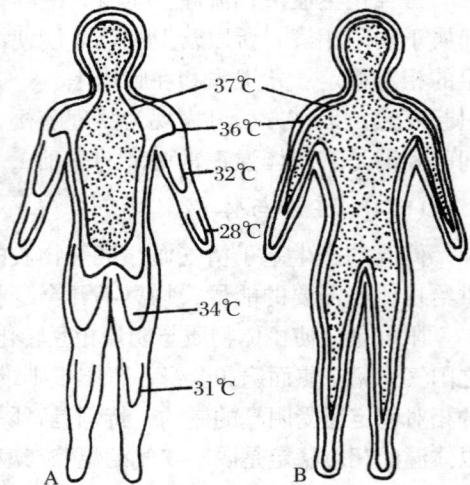

图 11-3　不同环境温度下人体体温分布图
A：环境温度20℃；B：环境温度35℃

至少需要持续 10 min 左右，并且腋窝还应保持干燥，正常值为 36.0℃ ~ 37.4℃。

（二）体温的生理变化

在生理状态下，体温可随昼夜、年龄、性别、肌肉活动等因素影响而变化，但其变化的幅度一般不超过1℃。

1. 昼夜波动　正常人体温呈现出明显的一昼夜间周期性的波动：清晨 2 ~ 6 时最低，午后 1 ~ 6 时最高。体温的这种昼夜周期性波动称为昼夜节律或日节律。大量研究结果表明，体温的昼夜节律是由一种内在的生物节律所决定的。

除体温外，实验研究还发现其他许多生理现象，如细胞中的酶活性、激素的分泌和个体的行为等，也都呈现出周期节律的特性，统称为生物节律（biorhythm）。一般认为，生物节律现象与体内的生物钟（biological clock）功能有关。动物实验提示，下丘脑的视交叉上核可能是昼夜节律的控制中心。

2. 性别　成年女性的体温平均比男性高 0.3℃，而且其基础体温随月经周期而发生节律性波动（图 11 - 4）。在月经期和排卵前期较低，排卵日最低，排卵后体温升高约 0.2℃ ~ 0.5℃。其体温升高可能是孕激素作用的结果。因此，临床上可通过连续测定基础体温，判断受试者有无排卵和排卵日期。

3. 年龄　儿童、青少年的体温较高，随着年龄的增长体温逐渐降低，老年人的体温低于青、壮年人。新生儿由于其体温调节机制还不完善，调节能力差，所以无昼夜节律变化，体温容易受环境因素的影响而变动。老年人因基础代谢率低、活动少，以及其他系统功能活动减弱等因素的影响，其体温较正常成年人低。

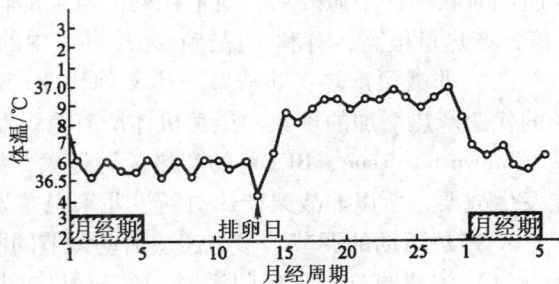

图 11 - 4　女子月经周期中基础体温曲线

4. 肌肉活动　肌肉活动时代谢增强，产热量因而增加，导致体温升高。因此，临床上测定体温时，应先让病人休息一段时间。

5. 其他因素　情绪激动、精神紧张、进食后均可使体温升高。睡眠时代谢率降低，体温略降低。麻醉药可抑制体温调节中枢，扩张皮肤血管，增加机体散热而降低体温，所以麻醉时或手术中、手术后，都应注意对病人的保温护理。

三、机体的产热和散热

人体之所以能维持体温相对稳定，是在体温调节机制的控制下，产热和散热两个生理过程取得动态平衡的结果。

（一）产热

1. 主要产热器官　体内的热量是由三大营养物质在各组织器官中进行分解代谢时产生的。人体主要的产热器官是内脏、骨骼肌和脑。安静状态下，主要产热器官是内脏和脑。内脏中，肝脏是代谢最旺盛的器官，产热量最多。运动时，骨骼肌是主要产热器官，其产热量可占机体总产热量的90%（表11-3）。

表11-3　　　　　　　　机体几种组织器官的产热百分比

组织器官	占体重百分比（%）	产热量（%）	
		安静状态	劳动或运动
脑	2.5	16.0	1.0
内脏	34.0	56.0	8.0
骨骼肌	56.0	18.0	90.0
其他	7.5	10.0	1.0

2. 产热形式　人体内产热的基本形式主要有：基础代谢产热、食物的特殊动力效应产热、骨骼肌运动产热以及战栗产热（shivering thermogenesis）和非战栗产热（non-shivering thermogenesis）等。前三种产热形式已叙述，下面主要阐述战栗与非战栗产热形式。

在寒冷的环境中，机体散热量显著增加，机体将通过战栗产热和非战栗产热两种形式来增加产热量以维持体温。

（1）战栗产热：战栗是指骨骼肌同时发生不随意的节律性收缩。战栗的特点是屈肌和伸肌同时收缩，不做外功，所消耗的能量全部转化为热能。发生战栗时，代谢率可增加4~5倍，产热量很高，有利于保持在寒冷环境中的体热平衡，维持体温的相对稳定。

（2）非战栗产热：非战栗产热又称代谢产热，是指机体在寒冷的环境中，体内发生广泛的代谢产热增加的现象。虽然机体所有组织器官都有非战栗产热的功能，但以褐色脂肪组织（brown fat tissue，BFT）的产热量为最大，约占非战栗产热总量的70%。由于新生儿不能发生战栗，所以非战栗产热对新生儿来说尤为重要。

3. 产热活动的调节　参与产热活动调节的既有体液因素也有神经因素。

（1）体液调节：寒冷刺激时，参与机体产热活动调节的体液因素主要有甲状腺激素、肾上腺素和去甲肾上腺素等，其中以甲状腺激素的作用最为重要。甲状腺激素作用的特点是作用缓慢，但持续时间长；肾上腺素和去甲肾上腺素的特点是作用迅速，但维持时间短。

（2）神经调节：在寒冷刺激下，可通过兴奋机体躯体运动神经，引起全身骨骼肌张力增加，当寒冷刺激继续增强时，肌紧张增强超过某一临界水平时，即发生寒战，使产热大大增加。寒冷刺激还可通过兴奋机体的交感神经系统，进一步引起肾上腺髓质活动增强，导致肾上腺素和去甲肾上腺素释放增多，引起产热增加。实际上，前述寒冷对于甲状腺激素释放的影响也是冷刺激首先作用于中枢神经系统，通过下丘脑-腺垂体-甲状腺轴活动加强以促进甲状腺激素释放。

（二）散热

1. 散热器官　人体约85%的热量是通过皮肤散发的，所以皮肤是人体主要散热器官。另外，小部分热量通过呼吸道、消化道和肾等途径，随呼吸、粪、尿等散发。

2. 散热方式　人体的主要散热方式有辐射、传导、对流和蒸发四种。

（1）辐射：辐射散热（thermal radiation）是指人体以热射线（红外线）的形式将体热传给外界的一种散热方式。其散热量的多少主要取决于皮肤与周围环境的温度差以及机体的有效散热面积。在常温和安静状态下，辐射散热是机体的主要散热方式，约占机体总散热量的60%。

（2）传导散热：传导散热（thermal conduction）是指机体的热量直接传给接触温度较低物体的一种散热方式。传导散热的效率取决于皮肤表面与接触物表面的温度差和物体的导热性能等。由于人体脂肪层具有热绝缘的作用，影响机体深部的热量以传导方式散发，所以肥胖的人在炎热的天气特别容易出汗。水的比热性大，导热性能较好，故临床上可用冰帽、冰袋等给高热病人降温。

（3）对流散热：对流散热（thermal convection）是指机体通过气体进行交换热量的一种散热方式，是传导散热的一种特殊形式。接触机体表面的气体通过热传导获得热能后，因气体的运动而流走，周围较冷的空气随之流入，如此循环往复，将机体的热量散发。对流散热的多少主要受风速的影响。一般来说，风速越大，散热量越多；反之，散热量越少。

以上几种直接散热方式对体温的调节，只有在皮肤温度高于环境温度时才有意义。当环境温度升高到接近或高于皮肤温度时，蒸发便成了唯一有效的散热形式。

（4）蒸发散热：蒸发散热（thermal evaporation）是机体通过体表水分的蒸发来散失体热的一种形式。人体的蒸发散热分为不感蒸发（insensible perspiration）和发汗（sweating）两种形式。常温下，蒸发1g水可使机体散发2.43kJ的热量。临床上用酒精给高热病人擦浴，可增加蒸发散热以降低体温。

不感蒸发是指机体皮肤和呼吸道不断有水分渗出而被蒸发，其中皮肤的水分蒸发又叫不显汗。这种水分蒸发不为人们所觉察，并持续不断进行，与汗腺的活动无关。人体每日不感蒸发量一般为1000ml左右，其中通过皮肤蒸发的约为600~800ml，通过呼吸道蒸发的约为200~400ml。

发汗是通过汗腺主动分泌汗液的过程。由于发汗是可以觉察到的，所以又称可感蒸发（sensible evaporation）。人在安静状态下，当环境温度达30℃左右时便开始发汗。如果空气湿度大，而且衣着较多，或气温达25℃时便可引起发汗。人在进行劳动或运动时，即使气温在20℃以下也可发汗。发汗受环境温度、空气对流速度和空气湿度等因素影响。

汗液中水分占99%，固体成分则不到1%。在固体成分中，大部分为NaCl，也有少量KCl、尿素和乳酸等。汗液不是简单的血浆滤出液，而是汗腺细胞的主动分泌。因此，汗液与血浆的成分有明显的差异（表11-4）。从汗腺分泌出来的汗液与血浆是等渗的，但流经汗腺管腔时在醛固酮的作用下，由于 Na^+ 和 Cl^- 的重吸收，最后排出的汗液是低渗的。因此，当机体因大量发汗而造成脱水时，常表现为高渗性脱水。如果发汗速度过快，汗腺导管来不及重吸收NaCl，可使大量NaCl随汗液排出。因此，大量出汗时，在补充水分的同时应补充NaCl，否则会导致电解质紊乱，甚至会影响神经肌肉组织的兴奋性而出现"热痉挛"。

表11-4　　　　　　　　　　　　　汗液与血浆化学成分的比较

化学成分	汗液	血浆	化学成分	汗液	血浆
钠	80	142	尿素氮	15	15
钾	5	5	葡萄糖	2	100
钙	1	2.5	乳酸	35	15
氯	86.5	103	蛋白质	0	7

3. 散热活动的调节　机体主要通过控制汗腺活动与皮肤血流量实现散热活动的调节。

（1）汗腺活动的调节：人体汗腺有大汗腺和小汗腺两种。大汗腺局限于腋窝和外阴部等处，开口于毛根附近。它从青春期开始活动，可能和性功能有关。小汗腺分布于全身皮肤，其活动与蒸发散热有关。但其分布密度因部位而异：手掌、足跖最多，其次为额部、手背，四肢躯干最少；然而分泌汗液能力却以额、颈、躯干前后和手背较强。

发汗是一种反射性活动。小汗腺主要接受交感胆碱能纤维支配，故乙酰胆碱可促进汗腺分泌，而阿托品可阻断发汗。由温热性刺激引起的小汗腺分泌，称为温热性发汗（thermal sweating）。温热性发汗见于全身各处，中枢主要位于下丘脑，与体温调节有关。当精神紧张或情绪激动时引起发汗，称为精神性发汗（mental sweating）。精神性发汗多见于掌心、足底和前额等处，中枢位于大脑皮层运动前区，与体温调节关系不大。上述两种形式的发汗并不是截然分开的，往往以混合形式出现。

（2）皮肤血流量的调节：辐射、传导和对流等直接散热方式，所散失热量的多少主要取决于皮肤和环境之间的温度差，而皮肤温度又受皮肤血流量控制。机体可通过改变交感神经活动控制皮肤血管口径，调节皮肤血流量。

在炎热的环境中，交感神经紧张性降低，皮肤小动脉舒张，动－静脉吻合支也开放，皮肤血流量增加、温度升高，散热作用增强。在寒冷环境中，交感神经紧张性增加，皮肤血管收缩，血流量减少，温度下降而散热量减少。

四、津液与汗的代谢

中医学认为，汗是体内津液经阳气蒸腾气化后从汗孔排出的液体。由此可见，津液是汗液产生的物质基础，阳气是汗液产生的动力，腠理（汗孔、玄府）是汗出的通道。故汗出与否与津液的盈亏、阳气的盛衰及腠理的启闭密切相关。

1. 汗与津液的关系　津液的充足和输布是汗液生成的物质基础。中医学的心在液为汗，是指心精、心血为汗液化生之源。心主血脉，而脉之内外的津液能够相互渗透，互相补充，即"津血同源"。血液中的水液渗出脉外则为津液，而津液是汗液生成的物质基础。心血充盈，津液充足，汗化有源。另外，津液的生成还依赖脾、胃、小肠等功能正常，如脾胃及小肠的运化和泌别清浊功能失常，则津液化生不足，势必影响汗液生成。而津液的输布代谢离不开脾的升清、肺的宣降、肝的疏泄、心的温运、肾的气化和三焦的通利，若这些脏腑的功能失常，都可以导致津液输布代谢障碍，水津停聚不得布散肌表，从而影响汗液排泄的畅达。

2. 汗与阳气的关系　阳气对津液的鼓动、温煦和蒸化是汗液产生和排泄的动力。脏腑之气对津液代谢发挥着推动和固摄作用，两者之间的协调对于汗液的正常分泌起着重要作用，使汗液不会闭而不出，也不会过度排泄。若五脏阳气亏虚，一方面表现为失去推动力量，津液输布代谢停滞，气不化水而汗不得外出，另一方面可表现为气虚失摄而导致津液外泄的汗出不止。另外，若五脏阴血不足，则阳气易于浮越，阴液难以内敛而盗汗。

3. 汗出与腠理开合的关系　腠理是汗出的门户。中医学认为，肺气宣发，宣散卫气于皮毛，发挥卫气温分肉，充皮肤，肥腠理，司开合的功能。肺卫功能正常则开合有度，汗之布化有节。如果各种致病因素使卫气失其正常功能，以致腠理的开合不能适应机体维持生理平衡的需要，出现不正常的汗出或汗不出的病理现象。如肺卫不固则表虚易出汗，肺卫失于开启则当汗出而不汗出等。

五、体温调节

人和其他高等恒温动物能在环境温度变化时保持体温相对稳定，是由于机体内存在完善的体温调节机制，包括自主性体温调节（autonomic thermoregulation）和行为性体温调节（behavioral thermoregulation）。自主性体温调节是通过控制皮肤血流量、发汗、战栗等生理反应，调节机体的产热和散热过程，维持体温的相对稳定。行为性体温调节是指机体在不同环境中，通过一定的姿势和行为来维持体温的相对稳定。如在不同温度环境中，人们通过增减衣着、蜷曲或伸展肢体等行为来驱寒或祛暑。行为性体温调节以自主性体温调节为基础，两者不能截然分开。对人类而言，行为性体温调节是有意识的，是对自主性体温调节反应的补充。自主性体温调节以负反馈控制的神经调节为主。

（一）温度感受器

温度感受器按其分布的位置可分为外周温度感受器和中枢温度感受器两类，前者为游离的神经末梢，后者是神经元。按其接受刺激的性质可分为冷感受器和热感受器两种。

1. 外周温度感受器 广泛分布于皮肤、黏膜和内脏等处。当局部温度升高时，热感受器兴奋，反之，冷感受器兴奋。冷、热两种感受器各自对一定范围的温度敏感，如皮肤温度在30℃以下时使人产生冷觉，在35℃以上时使人产生温觉。皮肤的冷感受器数目约为热感受器的4~10倍，所以皮肤温度感受器以感受冷刺激为主。

2. 中枢温度感受器 在脊髓、延髓、脑干网状结构以及下丘脑等处对温度变化敏感的神经元称为中枢温度感受器。其中有些神经元在局部组织温度升高时发放冲动的频率增加，称为热敏神经元（warm–sensitive neuron）；有些神经元在局部组织温度降低时发放冲动的频率增加，称为冷敏神经元（cold–sensitive neuron）。实验研究表明，在脑干网状结构和下丘脑的弓状核中以冷敏神经元居多，而在视前区–下丘脑前部（preoptic–anterior hypothalamus area，PO/AH）中，热敏神经元较多，它们对局部脑组织温度变动非常敏感。局部温度每变动0.1℃，这两种神经元的放电频率就会发生改变，而且不出现适应现象。PO/AH中的某些敏感神经元除能感受局部脑温的变化外，还能对下丘脑以外部位（如中脑、延髓、脊髓、内脏和皮肤等）的温度变化传入信息产生反应。这表明来自中枢和外周的温度信息都可汇聚于这类神经元。此外，致热原、单胺类以及多种肽类生物活性物质能直接作用于PO/AH的温度敏感神经元，引起体温调节反应。

（二）体温调节中枢

虽然从脊髓到大脑皮层的整个中枢神经系统中都存在有调节体温的神经元，但据多种恒温动物脑的分段切除实验证明，切除大脑皮层及其皮层下结构，只要保持下丘脑及其以下神经结构的完整，动物就可以维持体温的相对恒定。这说明调节体温的基本中枢位于下丘脑。

进一步研究表明，下丘脑的PO/AH是体温调节中枢整合的关键部位。主要证据是：①

如果破坏 PO/AH 区，体温调节的散热和产热反应都将明显减弱或消失；②PO/AH 的温度敏感神经元，不仅能感受局部脑组织温度的微小变化，而且接受、整合机体各个部位的温度传入信息而引起相应的体温调节反应；③PO/AH 的温度敏感神经元对致热原及其他能影响体温的化学物质的反应同这些物质所引起的体温调节反应是相对应的。

（三）体温调节过程及其机制

当环境温度变动而使体温发生变化时，可通过温度感受器将信息反馈给体温调节中枢，经整合后调控机体的产热和散热活动过程，维持体温的相对恒定（图 11−5）。体温调节中枢整合指令的传出属于广泛性输出，包括：①通过交感神经系统的活动，调节皮肤血流量、汗腺的分泌和肾上腺髓质分泌；②通过躯体运动神经元改变骨骼肌张力和活动，如在寒冷刺激下产生的寒战反应；③通过控制内分泌腺如甲状腺和肾上腺髓质的分泌活动，调节机体的代谢水平。

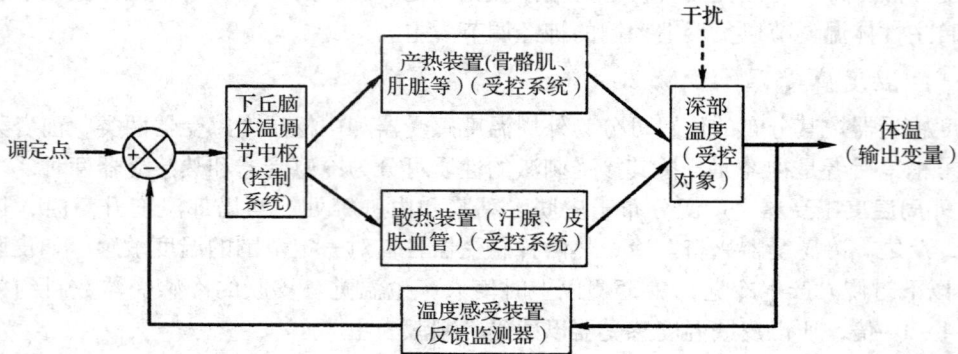

图 11−5　体温调节自动控制示意图

关于体温调节的机制，现多用调定点（set point）学说来解释（图 11−6）。该学说认为，体温的调节类似恒温器的调节，在下丘脑 PO/AH 区中有一个控制体温的调定点，即所设定的某一温度值，如 37℃。PO/AH 区温度敏感神经元可能是起调定点作用的结构基础。当体温处于调定点所设定的温度值（37℃）时，热敏神经元和冷敏神经元的活动处于平衡状态，机体的产热和散热保持平衡，因此体温能维持在调定点所设定的温度值水平。当体温超过 37℃时，则热敏神经元的放电频率增加，冷敏神经元的放电频率减少，导致机体产热减少，散热增加，使体温下降到 37℃；反之，当体温低于 37℃时，则热敏神经元的放电频率减少，冷敏神经元的放电频率增加，导致机体产热增加，散热减少，使体温上升到 37℃。

当任何原因引起调定点水平改变时，热敏神经元和冷敏神经元的活动则发生相应改变，机体的产热和散热活动随之也发生相应的变化，从而引起体温的变化。例如由细菌、毒素等致热原引起的发热，是因为在致热原的作用下使调定点上移（如上移到 39℃），PO/AH 区热敏神经元的温度反应阈值升高（斜率减小），而冷敏神经元的阈值则下降（斜率增大），使产热增加，散热减少，体温升高。只要致热原不消除，产热和散热过程就继续在此新的体温水平上保持平衡。

六、营卫功能与体温调节的现代医学研究

卫气能温煦全身，调控腠理的开合，促进汗液有节制地排泄，维持体温的相对稳定。现代研究发现，卫气虚动物对外界环境温度刺激的体温调节稳定性较差。如动物在 60℃ 干热环境中接受热暴露 10 min，卫气虚动物发汗潜伏期缩短，并很快到达发汗高峰，随后很快采取被迫的平卧体位以利于散热，表明卫气虚动物对高温环境的耐受性较差，而且腠理疏松，易于出汗。另外，研究发现，卫气虚动物中枢体温调节功能下降，体温调节中枢对致热原的敏感性降低，表现为散热过度或产热不足，对外界环境冷热变化刺激的适应能力减弱。

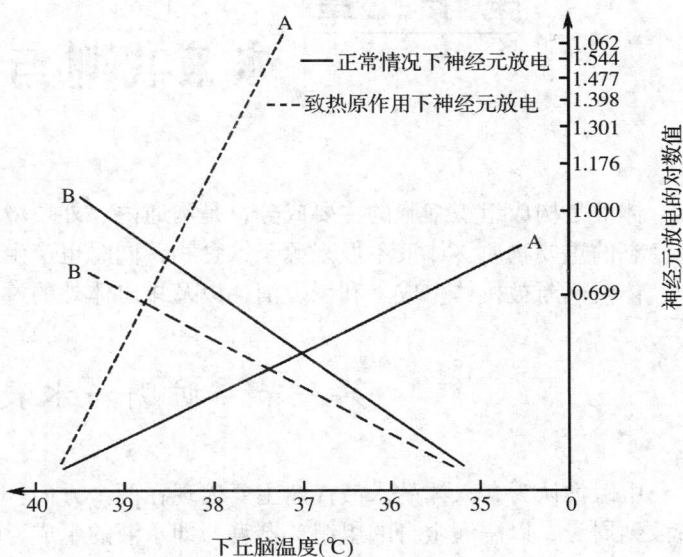

图 11-6 PO/AH 区热敏神经元与冷敏神经元的单位放电
频率对局部脑温变化的半对数曲线
A：冷敏神经元；B：热敏神经元

但是卫气维持体温的作用，还需要营血充足，因为气生于血，血营于气，气血功能正常，则阴阳平衡，故营卫和调才能维持正常的体温和汗液分泌。现代研究发现，调和营卫的代表方桂枝汤对体温具有双向调节作用。

七、阴阳与体温调节的现代医学研究

人体阳气的温煦作用，是指气通过气化产生热量，维持体温。人身之阴气具有寒凉、柔润、制热的特性。两者对立统一，相互制约，共同维持体温的相对稳定。

临床检测阳虚和阴虚患者肢端等体表温度时发现，阳虚患者体温平均水平低于正常，而阴虚患者高于正常。用阴虚和阳虚大鼠模型研究体温中枢调节过程时发现，阴虚大鼠冷敏神经元比例上升，阳虚大鼠热敏神经元比例上升，阴虚和阳虚大鼠神经元放电频率和对热刺激的耐受性下降，提示阴虚和阳虚大鼠体温中枢调节功能有一定程度下降，并伴有产热-散热失衡。另外，在研究阴虚和阳虚大鼠行为性体温调节时发现，两种状态下动物体温调节行为相应加强，提示阴虚阳虚状态下存在体温调节功能的障碍，这种体温调节行为是机体在阴虚或阳虚状态下导致的产热-散热失衡的自主性保护性反应。

（储利胜）

第十二章
水液代谢与尿的生成

体液是构成组织细胞的主要成分，是沟通内、外环境之间物质交换的媒介，是维持内环境稳态的重要物质。体液不但来源于饮食物，同时也产生于体内物质代谢。在新陈代谢过程中，体液不断被机体生成、利用、消耗以及排出体外的过程称为水液代谢。

第一节　脏腑与水液代谢

中医学认为，人体的水液代谢主要表现在两个方面：一是将饮食物中摄取的水谷、津液布散到周身，以濡润全身的组织、器官，即水液的生成、输布过程；二是将全身组织、器官利用后的废浊液体排泄到体外，即水液的排泄过程。整个水液代谢过程是由肺、脾、肾，以及胃、小肠、大肠、膀胱等脏腑的共同配合，同时还必须以三焦等为运行通道，依赖肝气的疏泄才能顺利完成。

一、肺主行水和主治节

肺脏在水液代谢过程中的功能主要体现在两方面，其一是肺主行水；其二是肺主治节。

（一）肺主行水

肺主行水，是指肺脏依赖肺气的宣发和肃降功能推动和调节肺自身以及全身水液转输和输布的作用。水液与饮食物经过胃的受纳、脾的运化进入机体后，在肺气宣发的作用推动下将脾脏转输到肺脏的水液与水谷之精微中质轻的部分，布散于头面部的诸孔清窍、周身皮毛、腠理、肌肉等处，以营养和濡润该处组织并维持其功能正常。散布到皮毛和腠理的水液在肺卫之气的作用下一部分则转化为汗液经毛孔排除体外，同时在肺与外界通气过程中也能够将少量水液呼出体外。由脾脏转输至肺的水谷之精微稠厚部分和水液，则通过肺脏肃降功能的推动，向下向内分别输送到各个脏腑和器官，并维持对这些脏腑器官的营养供应，以及大肠分泌和润滑功能正常进行。同时将其脏腑与器官代谢所产生的各种物质或水分下输于膀胱，形成尿液的一部分，再由膀胱的气化作用将其中有营养部分经脾上输至肺脏，作为新一轮宣发与肃降的物质，其中混浊部分经膀胱排出体外。

水液在体内虽然无处不到，但是基本循行的路线有三条，其一是通过经络；其二是通过血脉；其三是通过三焦。水液能否顺利通过上述通道周而复始的循行均有赖于肺气的功能正常。由于肺在水液代谢过程中具有推动和运行水液沿着相应通路巡行于周身的作用，所以称肺有"通调水道"功能。当肺脏的宣发与肃降功能异常，导致肺脏的水液不能够正常敷布、发散或转输到全身各个部位时，将出现水液聚集于肺内产生痰湿或痰饮，或滞留于皮毛、肌腠产生水肿等病证。

（二）肺主治节

肺主气，朝百脉，具有治节功能。由于肺主一身之气，特别是宗气居于胸中而分灌于血脉。气在体内沿着周身的经络和血脉环流不息，升降出入。气与血之间的关系是：气行则血行，气滞则血瘀，如果气血运行异常则行于经脉之中的水液也必然受到影响。所以在经络、血脉之中运行的水液离不开肺气的推动与调节。而三焦既是诸气升降出入的通路，又是水液运行的通道。肺之宗气在体内上下、升降过程中必经三焦，从而推动、约束和调节在三焦内运行的水液。由于肺脏具有调节水液运行，促进水液代谢的作用，并且其解剖部位又居五脏之首，所以称肺为"水之上源"。

当肺气虚弱、肺阳不足等肺脏功能异常时，其主气、朝百脉和治节功能下降，除了表现出气、血、津液代谢障碍等方面症状外，常常伴有水液运行失调性疾病发生，在治疗上以肺论治往往获得比较好的效果。

二、肾主水

肾主水功能在水液代谢过程中的体现，可以分为直接和间接作用两方面。直接作用主要体现在，肾气以气化形式参与机体水液代谢过程中的重要环节；而间接作用主要体现在，肾阴与肾阳参与机体水液代谢过程中脏腑功能的促进与调节。

（一）肾的气化作用

水液进入机体后即进入代谢过程，首先是胃肠、脾、肺等脏腑先期介入了此过程，通过运化转输、宣发敷布、肃降通调将水液输送到全身各个部位，经过全身五脏六腑、四肢百骸、肌肤孔窍等代谢后所产生的液态物质，在肺气的作用下通过三焦水道而下输于膀胱，经过肾的气化作用后，其中一些有营养部分由脾脏转输复经三焦水道上输于肺，重新参与水液代谢以维持体液的动态平衡。而经肾的气化作用后剩余的部分则形成尿液储存于膀胱，并且在肾与膀胱共同的气化作用下适时地排出体外。在此过程中肾脏承接的是后期的水液代谢，主要是对来自各个脏腑器官代谢后的物质和水分做进一步的处理，此过程称为肾脏的蒸腾与气化功能。蒸腾与气化功能的物质基础是肾中精气。肾中精气充足，肾的气化功能正常，开合有度。如肾阳不足，气化功能下降或失常，则出现小便清长、尿频、遗尿、排尿失禁等症状。

（二）肾阴肾阳的滋养与温煦

在全身的水液代谢过程中，从水液入胃开始，在脾气的转输，肺气的宣发肃降、通调水道、下输膀胱以及肾气的蒸腾、气化，清者上升而浊者下输膀胱的过程中，除了上述脏腑外，还有小肠、大肠、三焦、膀胱等脏腑也参与此过程。但是，在水液代谢过程中各个脏腑器官的功能正常与否，还必须依赖于各自脏腑器官的阴阳协调与平衡，而肾阴与肾阳是全身各个脏腑阴阳的根本，各脏腑阴阳的平衡均是在肾阴肾阳的调节下进行的，只有肾阴肾阳功能正常才能够对全身脏腑阴阳予以资助、促进和调控，以保证机体水液运化、输布和排泄的正常进行。从此意义上讲，肾脏在水液代谢过程中具有统领地位，主宰着人体的水液代谢，所以又称"肾主水"，为"水之下源"。如果肾阴肾阳虚衰，平衡失调，对全身各个脏腑器官的滋养或温煦功能丧失，则可使全身水液泛滥，出现周身浮肿、胸水、腹水，甚则出现呼吸困难，不得平卧等症状。

三、脾主运化

脾脏参与水液代谢的主要功能是主运化，脾主运化包含了运化食物和运化水湿两个方面，而且二者活动是同时进行，且密不可分的。一方面脾与胃肠等器官将饮食物化为水谷精微，另一方面又将水谷精微吸收、转输到肺，进而敷布到全身以营养各个脏腑器官；同时，经过脏腑器官代谢产生的各种物质与水液归于膀胱后，经肾气的气化作用回收的部分水液也是在脾气作用下再次转输到肺参与新的一轮水液代谢过程，而剩余的部分经膀胱排出体外。由于脾脏位处于机体中焦，在五行中又属于土性，所以水液在进出机体和在体内上下布散与转输的过程中，既起到和发挥了中间的枢纽作用，又能够与肺脏共同保证水液严格而准确地运行在通道之中，脾气上行下达，畅通无阻，以维持水液代谢的平衡状态。所以脾脏对水液的运化功能不但包括了消化、吸收与转输，同时具有重要的调节作用。脾主运化的动力主要依赖于脾气的正常，若脾气不足，运化水液功能减退，必然导致水液在体内停聚而产生水、湿、痰、饮等病理产物，以致发生各种水肿症状。所以，在治疗水液代谢障碍发生的各种疾病时，多注重从脾论治。

四、肝主疏泄

从肝脏的功能而言并没有直接与水液代谢相关联的地方。但是在有机的整体中，由于肝脏具有主疏泄的功能，而水液代谢过程中无不与全身"气机"调畅有关，而全身的气机调畅有赖于肝脏主疏泄功能的正常。所以肝脏功能的正常与全身水液代谢又有着密切的关系。

肝气疏泄功能之一，是促进血液与津液的运行与输布。由于血液和津液的化生源于饮食水谷。饮食入胃，经脾上输入肺，化血生津，在血液与津液中包含着大量的水液成分，血液和津液在经脉中循环于周身的过程中水液也随之运行。气血津液的运行不但有赖于气的推动，同时必须在肝气疏泄作用的调控下才能够畅达无阻。而水液在肺气宣发、肃降，脾气运化、转输，肾气的蒸腾、气化以及上、中、下三焦通利水道等过程中，均有赖于肝气的疏泄功能调节各个部位的气机调畅，以维持各部功能的正常运转。所以肝脏的疏泄具有促进和调节津液的代谢和水液输布的作用。否则，若肝脏的疏泄功能失常，气机郁滞，将会发生津液和水液代谢障碍，导致聚湿生痰化饮，或出现水肿或滋生痰核等病变。在治疗由肝气疏泄引起的水肿、痰饮等病变时多从肝脏论治方能收到效果。

五、三焦主通利

三焦属于藏象理论中的六腑之一，由于三焦缺乏具体的解剖定位，大多情况下将其虚拟为机体上、中、下三个部位中的脏腑功能。根据所虚拟的三焦形态具有中空或腔隙的结构，在功能上则以物质进出自如、通畅无阻为特点，所以将三焦视为六腑。因为部位上三焦所辖脏腑众多，涉及功能范围极其广泛，所以在论及三焦功能时通常难以分得十分清楚。

三焦在整体中的功能主要是作为诸气和水液上下升降出入的通道。在水液代谢过程中三焦的主要功能是疏通水道。全身的水液代谢虽然是由肺、脾、胃肠和肾、膀胱等多个脏器协同作用完成的，但是必须以三焦为升降出入的通道。一方面，进入机体的饮食水谷被胃肠消化后，其中水谷精微部分由脾吸收而转输于肺，剩余的部分则经小肠、大肠、三焦直接渗入膀胱；另一方面，由肺的宣发和肃降到达全身各个脏腑器官的水液经过代谢下输膀胱。将此作用又称为三焦的通利功能，或三焦气化功能。因此，三焦的功能正常，则水道通调，水液的代谢方能够维持正常。若三焦不利，则影响小肠、大肠的水液渗入膀胱化为尿液及时排出体外，这将导致水液停留肠间，而出现泻泄等；若三焦气化功能失调，疏通水道功能紊乱，其肺、脾、肾等脏器的输布和调节水液代谢的功能则无法正常进行，导致水液代谢发生障碍，致使出现小便不利、水湿泛滥等病证。

六、膀胱主气化

膀胱与肾互为表里，经络相连。膀胱在水液代谢过程中的主要功能为贮存和排泄尿液。膀胱接受的液态物质来自于两方面，一方面，饮食物中的水液一部分在胃肠道消化吸收后被转输于肺，余下的水液由肠道经过三焦下输膀胱；另一方面上输于肺的水谷精微化血生津后在多个脏腑的协同作用下将其输布于全身，经各个脏腑代谢后的剩余水液通过三焦水道也下输膀胱。由于下输到膀胱的水液中仍含有一些营养成分，所以经过肾气的气化作用后其中营养部分被重吸收后上升入肺，而废弃的部分作为尿液贮存于膀胱。当尿液贮存到一定容量时，在膀胱的气化作用下排出体外。

膀胱的储藏津液和排泄尿液作用又称为膀胱的气化功能。由于膀胱隶属于肾，并与肾互为表里，而肾阴肾阳是全身阴阳的总根，所以膀胱的气化动力来源于肾，依赖于肾的气化功能完成其尿液的贮存和排泄。但是，膀胱主气化的功能以通降为顺，主要体现在以收缩形式将尿液排出体外。

因此，膀胱气化功能正常，津液贮存和排泄尿液功能顺利通畅；如果膀胱气化功能失常，开阖失司则主要表现为：尿频、尿急、尿痛，或小便不利，或有排尿不尽感；或是遗尿，或是尿闭，甚至小便失禁等。在治疗上虽然病在膀胱，但是究其根本多责之于肾。

第二节　肾脏的功能结构和血液循环特点

机体将体内物质代谢的终产物以及进入体内的异物等排出体外的过程，称为排泄。机体的排泄途径有四条：①皮肤：以不显汗、发汗形式排出水分、氯化钠和尿素等；②肺呼吸：以气体形式排出二氧化碳和少量水分；③消化道：以胆汁形式排出胆色素、金属等物质；④肾脏：以尿的形式排出水分以及溶解于尿中的各种无机盐和有机物等。其中肾脏排泄物种类最多，量最大，因此肾脏是机体最重要的排泄器官。

肾脏除了具有排泄功能外，还兼有分泌肾素，促红细胞生成素、前列腺素等多种生物活性物质分泌功能。因此，肾脏不仅是排泄器官，也是维持和调节机体内环境稳态甚为重要的脏器之一。

一、肾脏的功能结构特点

（一）肾单位和集合管

肾单位是肾脏的结构和功能单位，肾单位与集合管共同完成尿的生成过程（表12-1）。集合管不包括在肾单位内，但在功能上和远端小管密切联系。它在尿浓缩与稀释过程中起着重要作用。每一条集合管收集多条远端小管输送来的液体，众多集合管又汇入乳头管，最后形成尿液，经肾盏、肾盂、输尿管而进入膀胱。

（二）皮质肾单位和近髓肾单位

表 12-1　　　　　　　　　　　　　　　肾单位的组成

肾单位	肾小体	肾小球	
		肾小囊	
	肾小管	近端小管	近曲小管
			髓袢降支粗段
		髓袢细段	髓袢降支细段 ⎤ 髓袢
			髓袢升支细段 ⎦
		远端小管	髓袢升支粗段
			远曲小管

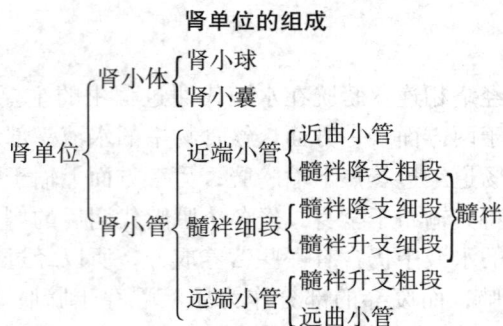

肾单位按其所在部位不同，可分为皮质肾单位和近髓肾单位两类（图12-1）。

皮质肾单位主要分布于外皮质层和中皮质层，约占肾单位总数的85%～90%，其主要功能是生成尿液。皮质肾单位入球小动脉的口径比出球小动脉粗，两者之比为2∶1；出球小动脉进一步分为毛细血管后，几乎全部分布于皮质部分的肾小管周围。这类肾单位的髓袢甚短，只达外髓质层，有的甚至不到髓质。此外，皮质肾单位的球旁细胞所含的肾素较多。

近髓肾单位集中分布于近髓的内皮质层，约占肾单位总数的10%～15%。这类肾单位的肾小球体积较大，入球小动脉和出球小动脉的口径无明显差异，甚至入球小动脉的口径还比较细一些。出球小动脉进一步分成两种小血管，一种是网状小血管，缠绕于邻近的近曲小管或远曲小管周围；另一种是细而长的U字形直小血管，血管与血管之间有吻合支，血流可以相通。这类肾单位的髓袢甚长，可深入到内髓质层，有的甚至到达乳头部。但球旁细胞中几乎不含有肾素。近髓肾单位主要参与尿的浓缩与稀释过程。

（三）球旁器

球旁器又称球旁小体，主要分布在皮质肾单位，由三种特殊细胞群组成，即球旁细胞、球外系膜细胞和致密斑（图12-2）。

球旁细胞是位于入球小动脉中膜内的肌上皮样细胞，其胞内的分泌颗粒含有肾素。该细胞受交感神经支配，交感神经兴奋促进肾素（renin）分泌。致密斑存在于远曲小管的起始部，细胞呈高柱状，密集地聚在一起，染色较深，所以称为致密斑。致密斑可感受小管液中

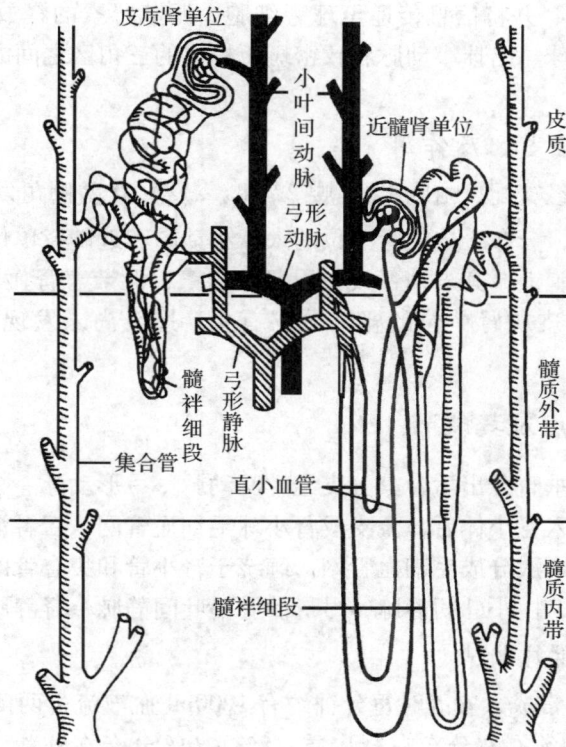

图 12-1 两类肾单位和肾血管示意图

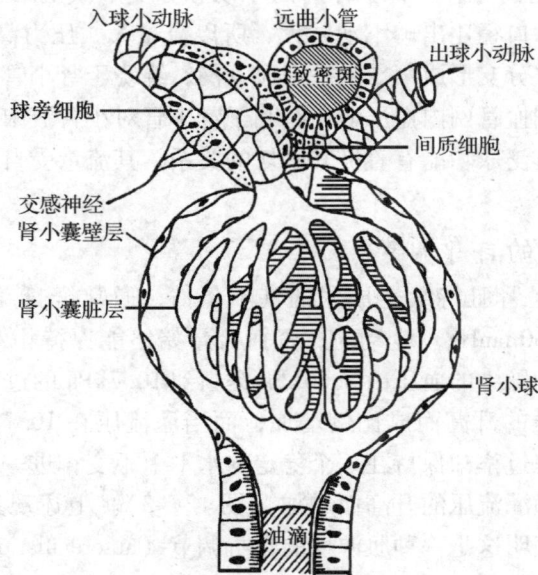

图 12-2 球旁器结构示意图

NaCl 含量及流量的变化，并将信息传递至球旁细胞，调节肾素的释放。间质细胞又称球外系膜间质细胞，是指入球、出球小动脉和致密斑所构成的三角区之间的一群细胞，其功能尚不清楚。

（四）肾脏的神经支配及作用

肾脏内只有交感神经支配，由胸 12 至腰 2（$T_{12} \sim L_2$）脊髓侧角发出。其神经纤维随血管进入肾皮质和外髓层，分布于皮质肾单位的入球小动脉和近髓肾单位的出球小动脉、肾小管和释放肾素的球旁细胞上，其末梢释放去甲肾上腺素，调节着肾血流量、肾小球滤过率、肾小管的重吸收，并与皮质肾单位的肾素分泌有关。迄今尚未发现肾脏内有副交感神经支配。

二、肾脏血流特点及其调节

肾动脉由腹主动脉垂直分出后，其分支经叶间动脉→弓形动脉→小叶间动脉→入球小动脉。每支入球小动脉进入肾小体后，分支成肾小球毛细血管网，后者汇集成出球小动脉而离开肾小体。出球小动脉再次分成毛细血管网，缠绕于肾小管和集合管的周围，供应该部位的血液，然后汇合成静脉，由小叶间静脉→弓形静脉→叶间静脉→肾静脉，返回心脏。

（一）肾脏血液供应特点

1. 血流量丰富 正常成人安静时每分钟约有 1200ml 血液流过两侧肾脏，相当于心输出量的 1/5 ~ 1/4。其中 94% 左右分布在肾皮质，5% ~ 6% 分布在外髓，其余不到 1% 供应内髓。通常所说的肾血流量主要指的是肾皮质血流量。

2. 形成两次毛细血管网 进入肾小体后的小动脉分支形成毛细血管网，即第一次毛细血管网，该处入球小动脉口径比出球小动脉大，所以流量大，压力高，有利于肾小球滤过。汇集成出球小动脉后再次分支形成第二次毛细血管网，缠绕于肾小管和集合管的周围。该处由于血管阻力消耗，毛细血管网内血压低，有利于肾小管对小管液中物质的重吸收。

肾脏的血液循环与其泌尿功能有着极其密切的关系，其流量受自身调节以及神经、体液的影响。

（二）肾脏血流量的自身调节

肾血流量相对稳定是肾脏持续生成尿的基本条件，通常全身动脉血压在一定范围内（10.7 ~ 24.0kPa，80 ~ 180mmHg）变动时，肾血流量始终能保持相对的恒定。通过实验观察到，用灌流方法将肾动脉中的血压由 2.66kPa 提高到 10.7kPa 的过程中，肾血流量、肾小球滤过率将随着肾动脉压的升高而成比例增加；而当灌流压在 10.7 ~ 24.0kPa 范围内变动时，肾血流量和肾小球滤过率却保持在一个稳定的水平上不变；进一步加大灌流压，肾血流量、肾小球滤过率又将随灌流压的升高而增加（图 12 - 3）。上述现象在去神经支配的肾脏或离体肾脏中都存在，表明这是一种肌源性的自身调节（autoregulation）现象。

（三）肾脏血流量的神经和体液调节

交感神经对肾血管的调节以缩血管为主，神经兴奋时肾脏表现出缩血管反应。其作用也可能与皮质肾单位的肾素分泌有关。肾上腺素与去甲肾上腺素、血管紧张素以及肾素和内皮细胞分泌的内皮素等均能使肾血管收缩，肾血流量减少。而一氧化氮和前列腺素则可使肾血管扩张。

通常情况下，肾脏依靠自身调节来保持血流量的相对稳定。只有在紧急情况下，通过交感神经及肾上腺素的作用将全身血液重新分配，减少肾的血流量，以保证心脏、脑等重要器官的血液供应。

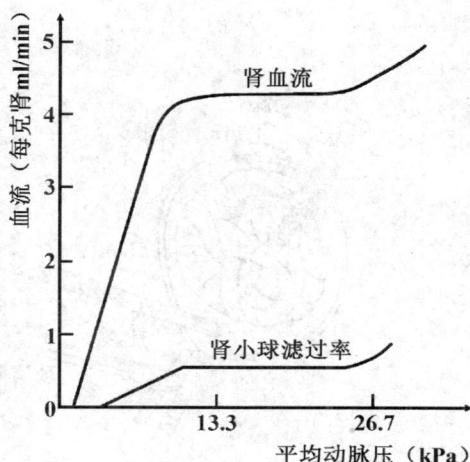

图 12－3　肾血流量和肾小球滤过率的自身调节

第三节　尿生成的过程

尿液生成部位是在肾单位和集合管，包括肾小球滤过、肾小管和集合管的重吸收以及肾小管和集合管分泌三个基本过程。

一、肾小球的滤过功能

血液流经肾小球毛细血管时，除了血细胞和血浆中的大分子蛋白质外，其他物质均可以滤过进入肾小囊内形成原尿。由于各种血细胞和大分子量的血浆蛋白被滤掉，所以这是一种超滤过，原尿就是血浆的超滤液（ultrafiltrate）。

肾小球的滤过作用是通过微穿刺法实验证明的。将微细玻璃管插入肾小囊腔中，直接抽取其中的液体进行微量化学分析（图 12－4）。研究结果表明，囊腔液体中除了蛋白质含量甚少之外，其他各种晶体物质如葡萄糖、氯化物、无机磷酸盐、尿素、肌酐等的浓度，渗透压及酸碱度都与血浆相似，因此证明肾小囊内液确是血浆的超滤液。

（一）滤过膜及其通透性

滤过膜是肾小球毛细血管内的血浆进入肾小囊的结构屏障。滤过膜由内向外分别是血管内皮细胞（endothelial cell）、基膜层、肾小囊上皮细胞层（图 12－5），总厚度为 $250 \sim 400nm$。

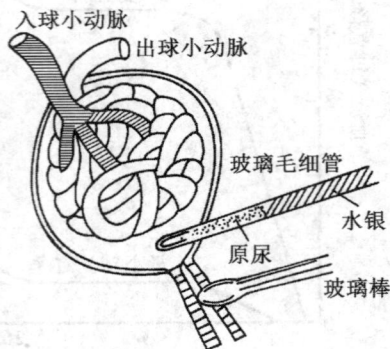

图 12 – 4　采集肾小囊中原尿的方法

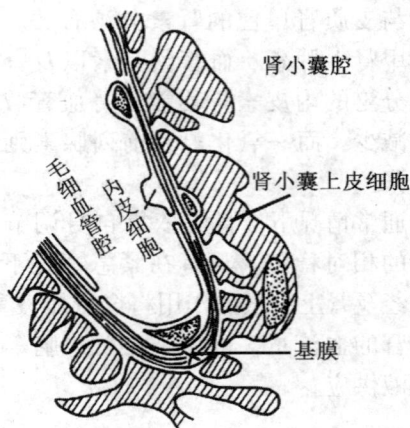

图 12 – 5　肾小球滤过膜示意图

在电镜下观察，内皮细胞层可见有大量的窗孔，其孔径约为 50 ~ 100nm，除血细胞和分子较大的蛋白质外，其他物质均可以通过；基膜较厚，是一层由水合凝胶构成的微纤维网的结构，上有 4 ~ 8nm 的网孔，基膜层是超滤过的主要屏障；肾小囊上皮细胞层有足突，足突之间形成裂隙，其表面附有一层滤过裂隙膜，膜上有直径 4 ~ 14nm 的小孔。内皮细胞层、基膜层、上皮细胞层共同构成肾小球滤过的机械屏障（mechanical barrier）。

正常时滤过膜的各层上都覆盖着一层带负电荷的唾液蛋白，构成肾小球滤过的电学屏障（electrochemical barrier），所以滤过膜的通透性还取决于它对电荷性质的选择性。

分子量的大小通常以其有效半径为标准，滤液中有效半径小于 2.0nm 的小分子物质，如葡萄糖（分子量 180，有效半径 0.36nm），它可自由滤过；有效半径大于 4.2nm 的大分子物质（分子量为 70000）则不能滤过；有效半径介于 2.0 ~ 4.2 nm 之间的各种物质，随着半径的增加，它们在滤液中的浓度逐渐降低。然而有效半径 3.6nm 左右的血浆白蛋白（分子量为 69000）却很难滤过，这是由于白蛋白表面带负电荷所致。

由于血浆中的物质通过滤过膜时，既受滤过膜机械屏障影响，又受电学屏障控制，因此肾脏发生病变时，由于滤过膜上带有负电荷的唾液蛋白减少，滤过膜的电学屏障作用降低，故带负电荷的血浆蛋白滤过增多而出现蛋白尿。

（二）肾小球有效滤过压

有效滤过压（effective filtration pressure）是肾小球滤过作用的动力（图 12 – 6），由肾小球毛细血管血压、血浆胶体渗透压（plasma colloid osmotic pressure）和囊内压三者构成。其中肾小球毛细血管血压是推动物质滤出的主要动力；血浆胶体渗透压和囊内压是对抗肾小球内物质滤出的阻力。因肾小囊内的超滤液中蛋白质浓度极低，故囊内胶体渗透压可忽略不计。根据上述 3 种力量作用方向的不同，有效滤过压 = 肾小球毛细血管血压 –（血浆胶体渗透压 + 肾小囊内压）。

由于皮质肾单位的入球小动脉粗而短，血流阻力较小；而出球小动脉细而长，血流阻力

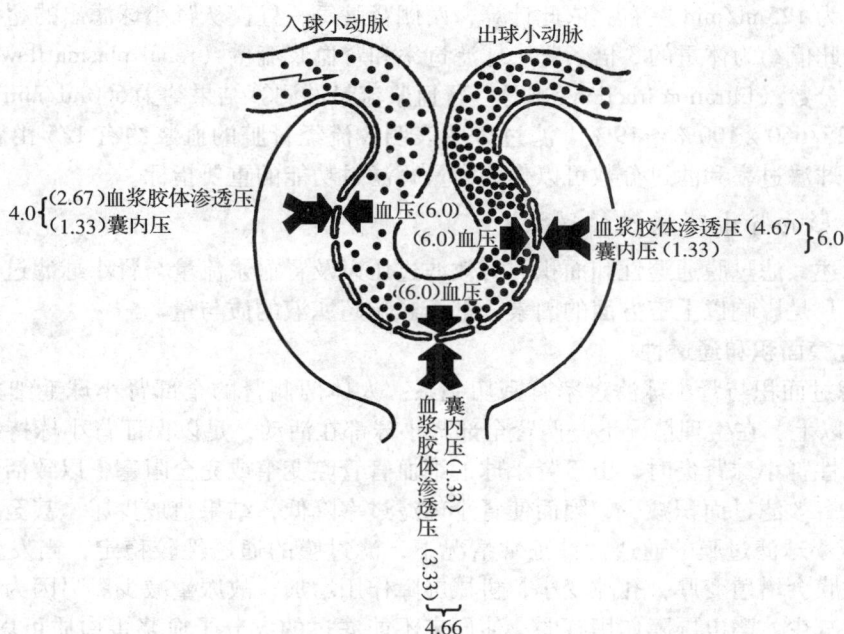

图 12 - 6　肾小球有效滤过压的变化示意图（单位：kPa）

较大，所以肾小球毛细血管血压较其他器官高。用微穿刺法直接测得的大鼠肾小球毛细血管血压平均值为 6.0kPa（45mmHg），是主动脉平均压的 40% 左右，毛细血管入球端到出球端的血压几乎相等。

血浆胶体渗透压约为 3.30kPa（25mmHg），但肾小球毛细血管网内血浆胶体渗透压呈递增性变化。血液流经肾小球毛细血管全长时，由于不断生成超滤液，而血浆蛋白不能滤出则浓度会逐渐增加，胶体渗透压也随之升高。据测定，在大鼠的肾小球毛细血管入球端，血浆胶体渗透压为 2.67kPa（20mmHg），而出球端可上升到 4.67kPa（35mmHg）左右。据测定，囊内压约为 1.33kPa（10mmHg）。

根据以上数据，有效滤过压 = 肾小球毛细血管血压 -（血浆胶体渗透压 + 肾小囊内压）

入球端 = 6.0 -（2.67 + 1.33）= 2.0

出球端 = 6.0 -（4.67 + 1.33）= 0

由此可见，肾小球毛细血管入球端至出球端的有效滤过压是一递降过程，在靠近入球端一侧，有效滤过压为正值，故有滤液生成；当移行到出球端一侧时，由于血浆蛋白浓缩胶体渗透压逐渐升高，使滤过阻力增大。当滤过阻力与滤过动力相等时，有效滤过压降低到零，称为滤过平衡（filtration equilibrium），此时滤过停止。因此，肾小球毛细血管全段不都有超滤液产生，超滤液只产生于入球小动脉端到滤过平衡之前。如果不出现滤过平衡则全段毛细血管均会有滤液生成。

单位时间内（每分钟）两肾生成的超滤液量称为肾小球滤过率（glomerular filtration rate，GFR）。据测定，肾小球滤过率与体表面积有关，体表面积为 1.73m² 的正常人，其肾小球滤过率为125ml/min左右。依此计算,两侧肾脏每一昼夜从肾小球滤出的超滤液总量高达180升,此值约为体重的3倍。肾小球滤过率和肾血浆流量(renal plasma flow,RPF)的比值称滤过分数(filtration fraction,FF)。肾血浆流量的测算结果约为660ml/min,因此,滤过分数为 $125/660 \times 100\% \approx 19\%$ 。滤过分数表明,流经肾脏的血浆约有1/5由肾小球滤入囊腔。肾小球滤过率和滤过分数可以作为衡量肾滤过功能的重要指标。

(三) 影响肾小球滤过的因素

如前所述,滤过膜通透性和面积、有效滤过压以及肾血浆流量与肾小球滤过作用有密切关系。所以凡是影响以上三方面的因素,都可影响超滤液的质与量。

1. 滤过膜面积和通透性

(1) 滤过面积与肾小球滤过率有密切关系:人体两侧肾的全部肾小球毛细血管总面积约在 $1.5m^2$ 以上。在生理情况下,两肾全部肾小球都在活动,足以保证肾小球持续而稳定滤过。但在急性肾小球肾炎时,由于肾小球毛细血管管腔变窄或完全阻塞,以致活动的肾小球数目减少,有效滤过面积减少,因而使肾小球滤过率降低,结果造成少尿,甚至无尿。

(2) 肾小球滤过膜的通透性:正常情况下,滤过膜的通透性较稳定,当发生肾小球肾炎时,滤过膜会增殖变厚,孔隙变小,机械屏障作用增加,故尿量减少。另因为滤过膜各层的唾液蛋白减少,静电屏障作用减弱,使原来不能滤过的大分子血浆蛋白质可以大量滤过,超过了肾小管能够重吸收的限量而出现蛋白尿,严重时,血细胞也可滤出,导致血尿等。

2. 有效滤过压的改变

(1) 肾小球毛细血管血压:如前所述,动脉血压变动于 $10.7 \sim 24.0kPa$ 范围内时,通过肾脏的自身调节机制维持血压相对稳定,从而使肾小球滤过率保持不变。但当动脉血压降到10.7kPa以下时,肾小球毛细血管血压将相应下降,于是有效滤过压降低,肾小球滤过率也减少。当动脉血压降至5.3kPa(40mmHg)以下时肾小球滤过率则降为零,尿的生成则停止。

(2) 囊内压:正常情况下,肾小囊内压是比较稳定的,当肾盂或输尿管结石、肿瘤压迫或其他原因引起输尿管阻塞时,小管液或终尿不能排出,可引起逆行性压力升高,最终导致囊内压升高,从而影响肾小球滤过。

(3) 血浆胶体渗透压:血浆胶体渗透压在正常情况下不会有多大变动,但若全身血浆蛋白的浓度明显降低时,血浆胶体渗透压则降低,导致有效滤过压升高,肾小球滤过率也随之增加。例如,经静脉输入大量生理盐水时,肾小球滤过率则增加,其原因之一是血浆胶体渗透压的下降所致。

3. 肾血浆流量　肾血浆流量改变主要是通过影响肾小球滤过平衡的位置而影响肾小球滤过率。如果肾小球的血浆流量增加,则血浆胶体渗透压上升缓慢,滤过平衡就会靠近出球小动脉端,具有滤过作用的毛细血管段得以延长,肾小球滤过率将随之增加。相反,肾小球血浆流量减少时,血浆胶体渗透压的上升速度加快,从而使滤过平衡的位置靠近入球小动脉端,具有滤过作用的毛细血管段缩短,肾小球滤过率将减少。在严重缺氧、中毒性休克等病理情况下,由于交感神经兴奋,肾血流量和肾小球血浆流量将显著减少,肾小球滤过率也因而显著减少。

二、肾小管和集合管的重吸收功能

肾小管的重吸收（tubular reabsorption）指小管液中的物质经肾小管和集合管上皮细胞转运重新进入血液中的过程。重吸收的形式与细胞跨膜转运基本形式相同，根据物质不同有主动转运与被动转运形式，个别情况下也有胞纳等形式。重吸收的物质转运途径分为两条：一条为跨细胞转运途径（transcellular pathway）；另一条是细胞旁转运途径（transcellular transport）。前者转运过程包括：小管中溶液通过顶端膜进入上皮细胞内，再经基底侧膜进入组织间隙两个步骤；而后者直接通过小管上皮细胞间的紧密连接进入细胞间隙而被重吸收。

成人每天生成的原尿量约有180L，但终尿只有1.5L左右，表明肾小管的重吸收量高达99%；原尿中葡萄糖和氨基酸基本上全部被肾小管重吸收；水和电解质，如Na^+、K^+、Cl^-等大部分、尿素小部分被重吸收，肌酐则完全不被重吸收（表12-2）。

表12-2   血浆、原尿和终尿成分比较

成分	血浆（g/L）	原尿（g/L）	终尿（g/L）	浓缩倍数
水	900	980	960	1.1
蛋白质	70~90	0.30	微量	—
葡萄糖	1.00	1.00	极微量	—
Na^+	3.30	3.30	3.50	1.1
K^+	0.20	0.20	1.50	7.5
Cl^-	3.70	3.70	6.00	1.6
尿素	0.30	0.30	18.0	60.0
尿酸	0.04	0.04	0.50	12.5
肌酐	0.01	0.01	1.00	100.0

各段肾小管的重吸收能力差异很大，近端小管的重吸收量最大，约占肾小球滤过量的70%；而髓袢只占10%~20%左右。由于近端小管和髓袢重吸收不受神经体液影响，所以对终尿影响不明显。远曲小管和集合管重吸收约占肾小球滤过量的15%~30%，此段的重吸收接受神经-体液因素的调节，故影响终尿的质和量。

（一）近端小管重吸收功能

滤过液中葡萄糖、氨基酸、维生素及微量蛋白质等几乎全部在近端小管被重吸收。Na^+、K^+、Cl^-、HCO_3^-等无机盐以及水也绝大部分在此段被重吸收，H^+则分泌到肾小管中。多种物质包括水在近端小管的重吸收均与上皮细胞基侧膜上的Na^+泵活动有关。

1. Na^+、Cl^-和水的重吸收　近端小管重吸收Na^+、Cl^-和水的百分率最大，约为滤过量的65%~70%，近端小管的前段和后段对Na^+重吸收机制不同，前段Na^+的重吸收主要伴随着葡萄糖、氨基酸同向转运以及与HCO_3^-一起重吸收为主；而后段Na^+则主要与Cl^-一起被重吸收。水的重吸收则是根据溶质所形成的渗透压而被重吸收。

成人每日从肾小球滤过的钠可达500g以上，但每日尿钠仅为3~5g，说明滤液中的Na^+有99%以上被肾小管和集合管重吸收。Na^+在近球小管的重吸收属于主动重吸收，需要消耗

能量。据测算发现，肾组织耗氧量与 Na^+ 重吸收量之间呈正比关系，每消耗 1 摩尔氧就有 20～30 摩尔钠被重吸收，其氧量主要是被钠泵消耗。

关于近端小管对 Na^+ 重吸收的机制，目前仍用泵 - 漏模式（pump - leak model）加以解释。如图 12 - 7 所示，小管细胞面对腔内的膜称为顶端膜，肾小管顶端膜侧相邻各细胞之间具有紧密连接（tight junction）结构，将管腔与细胞间隙隔开。通常经顶端膜进入细胞内的 Na^+ 被细胞侧膜上的钠泵泵入细胞间隙，使细胞内 Na^+ 的浓度降低而负性电荷相对增多，在此动力推动下小管液中 Na^+ 顺着电化学梯度通过顶端膜不断地进入细胞内。此时进入细胞内的 Na^+，其一，主要通过顶端膜上的 $Na^+ - H^+$ 交换体进行逆向转运；其二，葡萄糖或氨基酸在与顶端膜上 $Na^+ -$ 葡萄糖、氨基酸同向转运体结合后一同进入细胞内。由于细胞内的 Na^+ 不断被泵入细胞间隙，伴随着细胞间隙中 Na^+ 的浓度升高其渗透压也随之上升，在渗透压差的驱动下水随之进入细胞间隙。由于细胞间隙的紧密连接是密闭的，Na^+ 和水进入后使其中的静水压升高，这一压力既可促使 Na^+ 和水通过基膜进入肾小管周围的毛细血管而被重吸收，也可能使 Na^+ 和水通过紧密连接再返回小管内，后一现象称为回漏（back - leak）。所以 Na^+ 的重吸收量等于主动重吸收量减去回漏量。由于该部位水的重吸收多于 Cl^- 的重吸收，又由于 HCO_3^- 重吸收速率明显大于 Cl^- 的重吸收，所以近端小管液中 Cl^- 的浓度高于管周的组织间液。

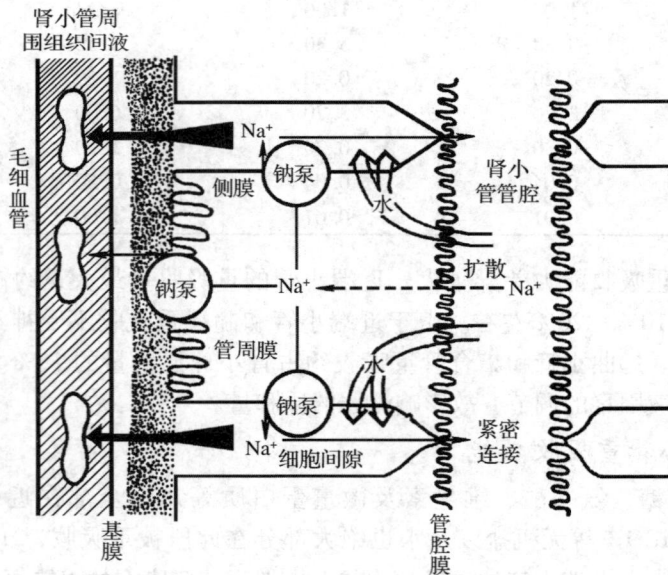

图 12 - 7　Na^+ 主动重吸收的泵 - 漏模式图

在近端小管的后半部分，NaCl 的重吸收主要通过细胞旁转运途径。由于小管液进入近端小管后半段，其葡萄糖、氨基酸的重吸收已经基本完毕，同时该部位小管液中 Cl^- 的浓度高于管周围间质，所以 Cl^- 顺着浓度梯度经紧密连接而被重吸收入血。此时，由于 Cl^- 的重吸收使管周围组织间隙中负电荷的数目急剧增加，而小管内也积聚了大量的正电荷，在这种管壁两侧电位差的作用下，Na^+ 顺着电位梯度经细胞旁途径被动重吸收。因为在此部位通过细胞旁途径重吸收的 Cl^- 是顺浓度梯度，Na^+ 是顺电位梯度进行的，所以该部位 NaCl 的重吸收均属于被动性的。

水的重吸收主要是靠渗透压形式被动进行的。在近端小管管壁对水的通透性比远曲小管高 3~4 倍左右，这是因为 Na^+、HCO_3^-、Cl^-、葡萄糖、氨基酸等在此段被大量重吸收，降低了小管液的渗透压，提高了细胞间隙的渗透压，于是水在渗透压差的作用下通过紧密连接和跨上皮细胞两条途径进入细胞间隙，直到管内外渗透压达到平衡为止。水的重吸收造成细胞间隙的静水压升高，而管周毛细血管内静水压较低，胶体渗透压较高，水通过小管周围组织间隙进入毛细血管被重吸收。近端小管水的吸收是一种等渗性重吸收，与体内是否缺水无关，对尿量无影响。

2. HCO_3^- 的重吸收 近端小管 HCO_3^- 的重吸收主要在小管细胞顶端膜上以 Na^+-H^+ 交换的形式进行。血液中的 HCO_3^- 以钠盐 $NaHCO_3$ 的形式进入小管后，首先解离成 Na^+ 和 HCO_3^-。其后，小管液中的 Na 通过 Na^+-H^+ 交换的方式进入细胞内。进入小管液中的 H^+ 除了以 Na^+-H^+ 交换形式外，还可以通过顶端膜上存在的 H^+ 泵分泌到小管液中。由于顶端膜对 HCO_3^- 通透性较低，所以 HCO_3^- 的重吸收主要以H_2CO_3 分解为 CO_2 和 H_2O 的形式进行。进入细胞内的 CO_2 和 H_2O 在碳酸酐酶（carbonic anhydrase，CA）的作用下再结合成 H_2CO_3，进一步解离为 H^+ 和 HCO_3^-。基底膜侧对 HCO_3^- 的通透性较高，所以细胞内的 HCO_3 顺电化学梯度随 Na^+ 一起吸收回血液。由于肾小管分泌一个 H^+ 入小管液，可以重吸收一个 Na^+ 和 HCO_3^- 入血。这样在排出 H^+ 的同时又保留了 Na^+、HCO_3^-，从而实现排酸保碱作用，对维持体内酸碱平衡具有重要的意义（图 12-8）。

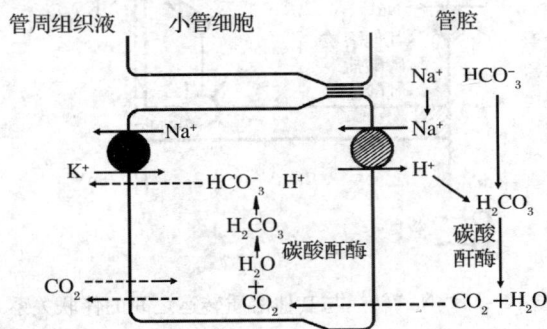

图 12-8 近端小管重吸收 HCO_3^- 的机制

3. K^+ 的重吸收 成人每日从肾小球滤过的 K^+ 约为 35g，而每日尿中排出的 K^+ 为 2~4g。微穿刺实验证明，肾小球滤过液中的 K^+ 绝大部分在近端小管被重吸收回血，而终尿中的 K^+ 主要由远曲小管和集合管分泌。因为小管液 K^+ 浓度为 4mmol/L，低于细胞内 K^+ 浓度（150mmol/L）；同时管腔内电位较管周液低，所以近端小管对 K^+ 的重吸收是一个主动转运过程。因此认为，顶端膜是主动吸收 K^+ 的关键部位，其主动重吸收的机制尚不清楚。

而细胞内的 K^+ 浓度比细胞外液高 30~40 倍，故 K^+ 通过基底侧膜入血是顺浓度梯度转运。

4. 葡萄糖的重吸收　近端小管液的葡萄糖浓度与血糖浓度是一致的，但终尿中几乎不含有葡萄糖，说明小管液中的糖全部被重吸收。葡萄糖的重吸收部位仅限于近端小管，主要是近曲小管，其他各段都没有重吸收葡萄糖的能力。因此，在近端小管以后的小管液中仍含有葡萄糖则尿中会出现糖。葡萄糖的重吸收是逆浓度梯度主动重吸收的物质，并且是与 Na^+ 同向协同转运（cotransport）进行的。

在兔肾近端小管微灌注实验中观察到，如果灌注液中去掉葡萄糖等有机溶质，则 Na^+ 的重吸收率降低；如果灌注液中全部去掉 Na^+，则葡萄糖等有机溶质的重吸收将完全停止。葡萄糖和 Na^+ 重吸收相协同，这与刷状缘中的载体蛋白有关。载体蛋白分别与葡萄糖、Na^+ 相结合形成复合体后，能迅速将葡萄糖和 Na^+ 从顶端膜外侧转向内侧。葡萄糖的主动转运是继发的，它是借助 Na^+ 的主动重吸收而实现的。前文已述及，小管细胞侧膜的钠泵是 Na^+ 重吸收的真正动力。由于 Na^+ 转运所造成的细胞膜内外 Na^+ 的浓度差促进了小管液中的 Na^+ 向细胞内扩散，同时葡萄糖被伴随着转运进入细胞。当细胞内葡萄糖浓度升高以后，葡萄糖便顺着浓度差透过基底侧膜，经易化扩散进入组织间液（图 12-9）。

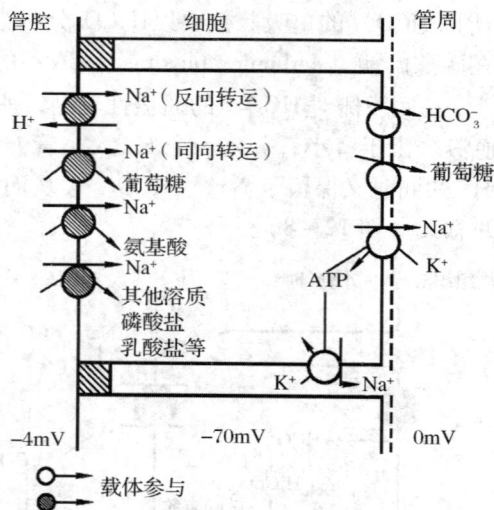

图 12-9　Na^+ 转运与其他溶质转运之间的伴联关系

近端小管对葡萄糖的重吸收是有一定限度的，当血液中葡萄糖浓度超过 9～10mmol/L，即葡萄糖的滤过量达到 220mg/min 时，有一部分肾小管对葡萄糖的重吸收已达到极限，此时尿中即可出现葡萄糖。尿中不出现葡萄糖的最高血糖浓度，称为**肾糖阈**（renal glucose threshold）。血糖浓度再继续增高，尿中葡萄糖含量也将随之不断增加；当增高到肾小球的葡萄糖滤过量与尿中的排出量之差值保持不变时，则表示全部肾小管对葡萄糖的重吸收均已达到极限，此差值就是葡萄糖重吸收极限量。人肾脏的葡萄糖重吸收极限量，在体表面为 1.73m² 的个体，男性每分钟为 375mg/100ml（2.09mmol/L），女性为 300mg/100ml（1.67mmol/L）。肾脏之所以对葡萄糖重吸收有极限量，可能是由于上述载体蛋白含量有限的缘故。由于葡萄糖与 Na^+ 是共同与载体蛋白相结合的，所以当近端小管对 Na^+ 的重吸收减少时，葡萄糖的重吸收极限量也将下降。

5. 氨基酸及其他物质的重吸收　小管液中氨基酸的重吸收与葡萄糖的重吸收机制是相同的，也是与 Na^+ 重吸收相伴联的（图12－9）。但是，转运葡萄糖和氨基酸的载体蛋白可能是不同的，即载体蛋白是具有特异性的。此外，HPO_4^{2-}，SO_4^{2-} 的重吸收可能与 Na^+ 重吸收相伴联，结合在载体蛋白上进行同向转运。正常情况下，进入滤液中的少量蛋白质是通过肾小管上皮细胞的吞饮作用而被重吸收的。

（二）髓袢的重吸收功能

髓袢重吸收的物质主要是 Na^+、K^+、Cl^- 和 H_2O 等，由于髓袢各段管壁细胞对水及无机盐的通透性不同，所以其重吸收的机制也有差异。

在髓袢升支粗段顶端膜上存在着 $Na^+ - K^+ - 2Cl^-$ 同向转运体，一次可以将小管液中 1 个 Na^+、1 个 K^+ 和 2 个 Cl^- 同向转运至细胞内（图12－10）。进入细胞内的 Na^+ 由上皮细胞基底侧膜上的 Na^+ 泵入组织间隙，使细胞内 Na^+ 浓度下降以形成管腔细胞膜内外的浓度梯度；Cl^- 经过基底侧膜通道进入组织间隙；而 K^+ 顺着浓度梯度经顶端膜返回小管腔内继续参与转运体的同向转运。由于 K^+、Cl^- 的反向运动造成管腔内呈现正电位，而细胞间隙由于 Cl^- 等增多出现负电位，因此管腔液中的 Na^+ 等正离子由于正电位推动和细胞间隙负电位的吸引，则顺电位差从细胞旁路进入组织间液。

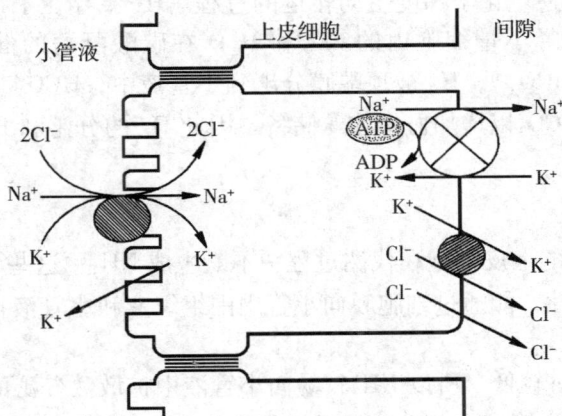

图 12－10　髓袢升支粗段重吸收 Na^+、K^+ 和 Cl^- 的示意图

髓袢升支对水的通透性很低，水不被重吸收而停留在小管内；髓袢降支细段对水通透性较高，而对 Na^+ 不通透，在渗透压的作用下该段小管腔的水分进入内髓部组织间隙，而 Na^+ 则不能重吸收。上述重吸收特点对肾髓质内高渗区的建立，进而对尿的浓缩和稀释具有重要意义。

（三）远曲小管和集合管重吸收功能

在远曲小管及集合管重吸收 Na^+ 和 Cl^- 约占滤过总量的12%，同时多伴有 K^+ 和 H^+ 的分泌。远曲小管上皮细胞间隙的紧密连接对 Na^+ 的通透性较低，回漏入小管腔的 Na^+ 量较少，因此，建立起来的管内外 Na^+ 的浓度差及电位差都比较大。在远曲小管液内，Na^+ 浓度可低到 20mmol/L，而小管周围组织间液的 Na^+ 浓度却有 140mmol/L，两者相差 120mmol/L。管内外电位差在远曲小管起始段前 1/3 处平均为 −10mV（管内为负），管的后段为 −45mV。这表明 Na^+ 在远曲小管的重吸收是逆着电化学梯度进行的，是一个主动重吸收过程。有人认为，在远曲小管的顶端膜和基底侧膜上都分布有钠泵，依靠这些钠泵将 Na^+ 主动重吸收回血，其具体机制可能与近端小管有所不同。在远曲小管和集合管 Na^+ 的重吸收除伴有负离子的重吸收外，还可与 H^+ 或 K^+ 交换以促进其重吸收。由于远曲小管及集合管的重吸收功能可被体液因素调节，所以该处的离子及水的重吸收是依据机体内环境状态而决定的。

三、肾小管和集合管的分泌与排泄功能

肾小管和集合管上皮细胞，将其本身新陈代谢所产生的物质分泌到小管液中的过程，称为分泌（secretion）；排泄功能则指肾小管上皮细胞将血液中原有的某些物质排入小管液中的过程。由于这两过程有时难以严格区分，故往往把两者统称为肾小管的分泌功能。其分泌的主要物质有 H^+、NH_3 和 K^+ 等，该功能对维持机体电解质、酸碱平衡具有重要的意义。

（一）氢离子的分泌

肾小管所分泌的 H^+ 是细胞代谢的产物，通过两条途径：①近端小管细胞通过 Na^+ − H^+ 交换体分泌 H^+，促进 $NaHCO_3$ 的重吸收；②远曲小管和集合管的细胞通过 H^+ 泵转运 H^+。此处 H^+ 的分泌是逆电化学梯度主动转运的过程。H^+ 泵存在于顶端膜上，可将细胞内的 H^+ 泵入小管腔内。肾小管细胞内的 CO_2 和 H_2O 在碳酸酐酶的催化下生成 H_2CO_3，而 H_2CO_3 又解离成 H^+ 和 HCO_3^-，H^+ 被顶端膜分泌到小管液中，HCO_3^- 经基底侧膜转运回血，并与 Na^+ 结合生成 $NaHCO_3$ 以增加血中的碱储备。因此 H^+ 的分泌和 HCO_3^- 的重吸收与体内酸碱平衡的调节有关。

（二）氨的分泌

远曲小管和集合管的上皮细胞在代谢过程中不断生成 NH_3，这些 NH_3 主要由谷氨酰胺脱氨而来。NH_3 具有脂溶性，能通过细胞膜向小管周围组织液和小管液自由扩散。扩散的量取决于各处体液的 pH 值。

小管液的 pH 值相对较低，所以 NH_3 较易向小管液中扩散。分泌的 NH_3 能与小管液中的 H^+ 结合并生成 NH_4^+，小管液中 NH_3 浓度因而下降，于是顶端膜两侧形成了 NH_3 浓度差，此浓度差又加速了 NH_3 向小管液中扩散。由此可见，NH_3 的分泌是与 H^+ 的分泌密切相关的。H^+ 分泌增加促使 NH_3 的分泌增多。NH_3 与 H^+ 结合并生成 NH_4^+ 后，可进一步与小管液中强酸盐（如 NaCl）的负离子结合，生成酸性的铵盐随尿排出。强酸盐的正离子如 Na^+ 则与 H^+ 交换而进入肾小管细胞，而后和细胞内 HCO_3^- 一起转运回血。肾小管上皮细胞分泌 NH_3，不仅由于铵盐的生成促进了排 H^+，同时也促进了 $NaHCO_3$ 的重吸收（图 12 − 11），从而达到了排酸保碱的作用。

（三）钾的分泌

原尿中的 K^+ 绝大部分已在近端小管部位被重吸收，一般认为终尿中排出的 K^+ 主要是

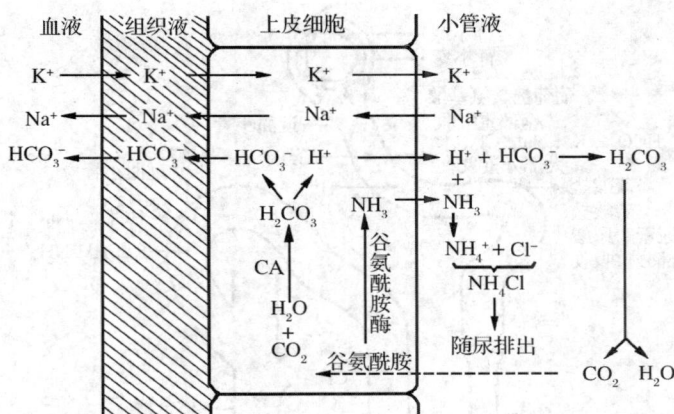

图 12 – 11　NH_3 的分泌示意图

由远曲小管和集合管所分泌的。K^+ 的分泌是一种被动分泌过程。K^+ 的分泌与 Na^+ 的主动重吸收有密切的联系。Na^+ 主动重吸收时便在小管内外建立起电位差，使小管腔内变负，管壁外为正，此电位差可促使 K^+ 从组织液中被动扩散入管腔内。在远曲小管和集合管中，管腔内电位达 $-10 \sim -45mV$，这是造成 K^+ 分泌的动力。当管腔负电位加大时，K^+ 的分泌便增多。由于 K^+ 的分泌与 Na^+ 的重吸收相关联，所以将这种离子交换称为 $K^+ - Na^+$ 交换。

在远曲小管和集合管处，除 $K^+ - Na^+$ 交换外还有 $H^+ - Na^+$ 交换，两者是相互竞争的。即当 $K^+ - Na^+$ 交换增多时，$H^+ - Na^+$ 交换将减少；$H^+ - Na^+$ 交换增多时，则 $K^+ - Na^+$ 交换减少。例如，在酸中毒情况下，H^+ 生成量增加，于是 $H^+ - Na^+$ 交换增加而 $K^+ - Na^+$ 交换减少，从而可导致尿中 H^+ 浓度增加和血中 K^+ 浓度增高，产生高血钾症。酸中毒被纠正时，$H^+ - Na^+$ 交换减弱而 $K^+ - Na^+$ 交换增强，从而可导致尿排 K^+ 量增多，可发生低血钾。因此，在远曲小管和集合管处，H^+ 的分泌与 K^+ 的分泌是相关联的，所以在临床上对酸碱平衡治疗时要注意这种关联性。

（四）其他物质的排泄

肌酐、对氨基马尿酸既能从肾小球滤过，又能由肾小管排泄。进入体内的某些物质如青霉素、酚红等，主要通过肾小管排出体外。这些物质主要是由近端小管主动分泌的，因此，临床上常用酚红排泄试验来检查肾小管的排泄功能是否正常。肾小管和集合管对各类物质的重吸收和分泌如图 12 – 12 所示。

第四节　尿液的浓缩和稀释

肾脏对尿液的浓缩和稀释功能在维持和调节体液与渗透压稳定中具有重要的作用。尿液的浓缩与稀释主要由分布在肾脏髓质附近的近髓肾单位完成。

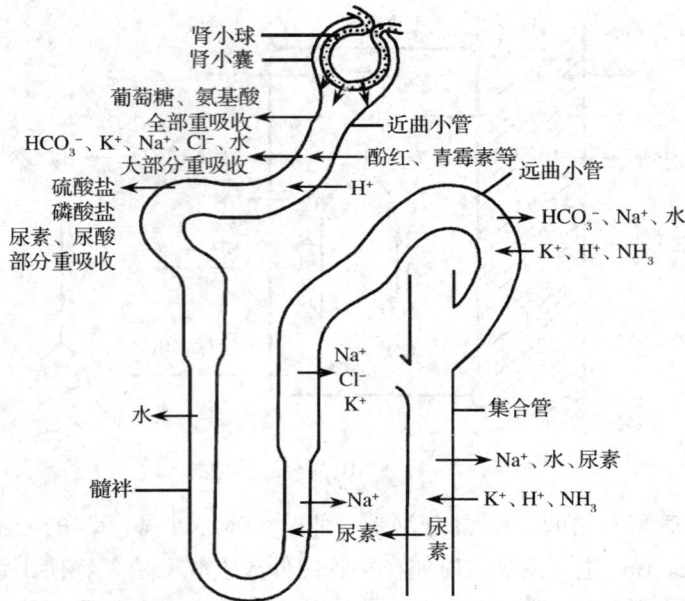

图 12－12　肾小管和集合管对各类物质的重吸收和分泌示意图

一、肾髓质高渗梯度现象

肾髓质高渗梯度是肾脏浓缩和稀释尿液的基础。在大鼠肾脏从皮质向髓质进行分层切片，测定其小管内、外液的渗透压发现，如果肾皮质组织液与血浆渗透压的比值作为 1.0，由皮质向髓质逐步深入其比值分别比血浆渗透压依次高出 2、3 倍甚至 4 倍（图 12－13），这种现象称为肾髓质高渗梯度。

采用微穿刺技术的研究也证明：小管液在近曲小管为等渗（313 mOsm·L^{-1}）；在髓袢降支为高渗，越向乳头方向，渗透压越高，到髓袢返折处渗透压最高（1200～1400 mOsm·L^{-1}）；而髓袢升支向远曲小管移行渗透压又逐渐下降，升支粗段和远曲小管内已经为低渗或等渗，但到达集合管后，又转为高渗。通过集合管的小管液，基本上等于终尿的渗透压，这说明小管液也呈现高渗梯度现象。

二、肾髓质高渗梯度的形成与维持

有关肾髓质高渗梯度状态的形成与维持机制，多数学者根据肾小管的特殊结构和各段小管对水和溶质的通透性不同等特点，大多以物理学中的逆流交换和逆流倍增现象来解释。物理学中逆流的含义是指两个

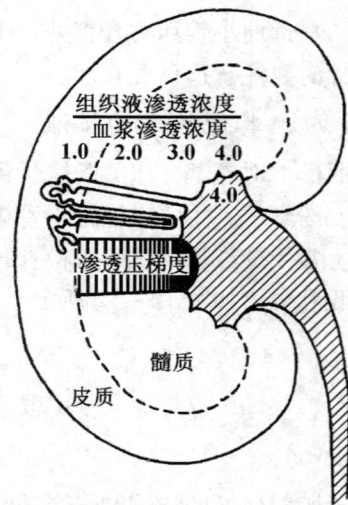

图 12－13　肾髓质渗透压梯度示意图

下端相连通而并列的 U 形管道，其中液体流动的方向相反。图 12 – 14 表示两种不同形式的 U 形管，其底部都浸在热水盆里，管中水流方向由降支流下，从升支流出；管中和盆里的数字代表水的温度。在图 12 – 14A 中，U 形管的升、降支之间没有接触，不能进行热量交换，因而降支中的冷水在流入热源以前得不到加温，升支中的水温在离开热源以后也不易降低。但在图 12 – 14B 中，U 形管的升、降支之间能够交换热量，所以降支中的冷水在进入热源以前就被从升支管壁透过来的热量所加温，如果 U 形管中水流较慢，降支中的冷水将有充分的时间被升支加温。这种升、降支管壁相接触并能够相互进行热能交换的现象称为逆流交换。

如果上述的 U 字形管管壁由细胞构成，而且管壁细胞又能够主动将升支中的溶质单向转运入降支，则降支中溶液的浓度就会由上而下逐渐升高，当到达 U 字形管返折处时则达到最高值；如果 U 形管延长，达到 U 形管返折处管内的溶质浓度将比初进入降支的等渗液体增加数倍之多，这就是逆流倍增（counter – current multiplication）概念的由来。

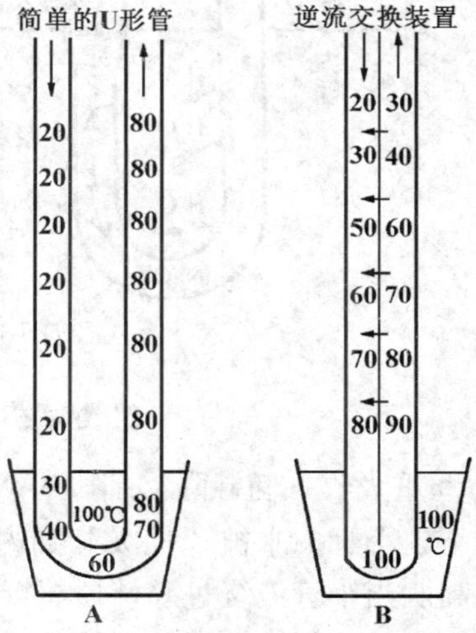

髓袢的结构排列与图 12 – 14B 模型很相似，因此认为肾髓质高渗梯度的形成是通过髓袢的逆流交换来实现的。

图 12 – 14 逆流交换和逆流倍增示意图

（一）肾髓质高渗梯度的形成原理

1. 外髓部高渗梯度的形成机制 在外髓部，由于髓袢升支粗段上存在着 $Na^+ – K^+ – 2Cl^-$ 同向转运体，能主动将管腔内 Cl^- 和 Na^+ 等重吸收，而对水不易通透。因此，升支粗段内小管液向皮质方向流动时，由于小管液中 NaCl 浓度降低而渗透压逐渐下降；而升支粗段外围的组织间液因为重吸收 Cl^- 和 Na^+ 则变成高渗（图 12 – 15A）。所以外髓部的组织间液高渗梯度主要是由升支粗段 NaCl 的重吸收形成的。愈靠近皮质部，渗透压愈低；愈靠近内髓部，渗透压愈高。

2. 内髓部高渗梯度形成机制 内髓部高渗梯度的形成，主要与尿素的再循环（urea recycling）和 NaCl 重吸收有密切关系（图 12 – 15A）。

尿素的再循环：远曲小管、皮质和外髓部的集合管对尿素不易通透。当小管液流经远曲小管及皮质和外髓部的集合管时，水被重吸收，小管液中尿素的浓度逐渐升高；当小管液进入内髓部集合管时，由于管壁对尿素的通透性突然增大，尿素迅速通过管壁向内髓部组织间液扩散，提高了内髓部组织间液中尿素浓度，渗透压随之升高；由于升支细段对尿素具有中等的通透性，所以从内髓部集合管扩散到组织间液的尿素可以进入升支细段，而后通过升支粗段、远曲小管、皮质和外髓部集合管，又回到内髓部集合管处再扩散到内髓部组织间液，形成尿素的再循环。

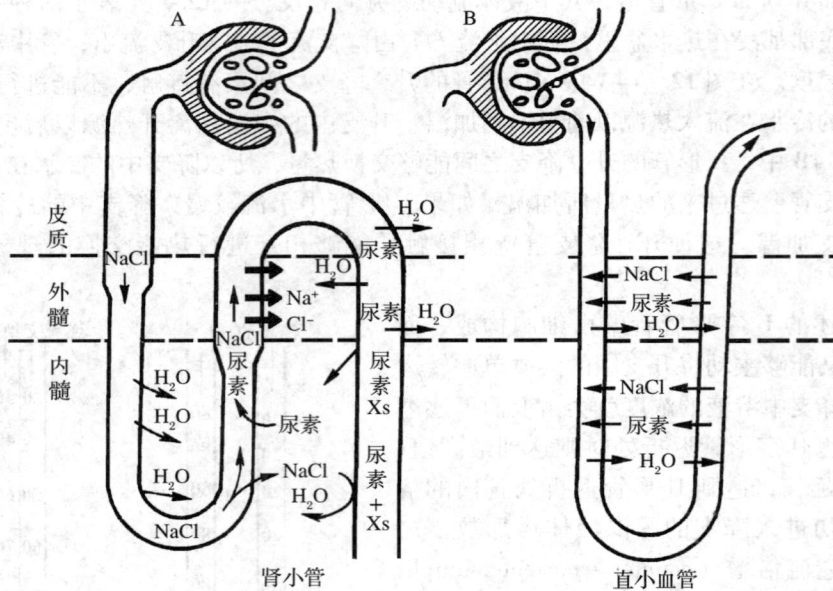

图 12 - 15　肾髓质高渗梯度的形成示意图

NaCl 重吸收：髓袢降支细段对 Na^+、尿素不易通透，而对水则易通透，所以在渗透压的作用下，小管内水被"抽吸"到内髓部组织间液中，管内的 NaCl 浓度愈来愈高，渗透压不断升高。当小管液绕过髓袢顶端折回流入升支细段时，它同组织间液之间的 NaCl 浓度差就明显地建立起来。由于升支细段对 Na^+ 易通透，Na^+ 则顺浓度差进入内髓部组织间液，进一步提高了该部的渗透压。而该段管壁对水不易通透，所以造成了管内 NaCl 浓度和渗透压也逐渐降低。于是在降支细段与升支细段间构成了一个逆流倍增系统，使内髓组织间液形成了高渗梯度。

由此看来，内髓部组织间液的高渗梯度，是由内髓部集合管扩散出来的尿素以及升支细段扩散出来的 NaCl 双重因素造成的。

（二）直小血管在保持肾髓质高渗梯度中的作用

肾髓质的直小血管对保持肾髓质高渗状态具有重要作用。直小血管的结构呈 U 形排列，并与髓袢平行而形成逆流系统，其血管壁对水和溶质的通透不具选择性。当直小血管降支流经肾髓质时，周围组织间液中的 Na^+ 和尿素依浓度差不断扩散进入降支，而降支中的水则渗出到组织间液。因此，越深入内髓部，直小血管降支中的 Na^+ 和尿素浓度越高。当血液折返流入直小血管升支时，因血管内 Na^+ 和尿素的浓度比同一水平组织间液的高，则逐渐扩散到组织间液；而组织间液中的水则向直小血管升支内渗透，并随血流返回体循环。这样，Na^+ 和尿素就可不断地在直小血管降支和升支之间循环运行，不致被血流带走过多而保存在肾髓质内；同时组织间液中的水分能不断随血液返回体循环，使肾髓质始终保持在高渗透梯度状态（图 12 - 15B）。

三、尿液浓缩和稀释过程

尿液的浓缩和稀释主要在通过集合管过程中完成，它与肾髓质高渗梯度和血管升压素的作用有着密切关系。实验证明，无论终尿是低渗还是高渗，由髓袢升支粗段进入远曲小管的液体总是低渗的。

当低渗小管液从远曲小管进入集合管，通过肾髓质高渗梯度区向肾乳头方向流动时，在血管升压素（VP）作用下，集合管管壁对水的通透性增加，管内水分被抽吸到管外被重吸收，并与周围高渗环境的渗透压取得平衡，导致集合管内的水分减少，渗透压升高，从而浓缩为高渗尿（hypertonic urine）。在机体高度缺水时，每日尿量可能只有 $300 \sim 400ml$，而尿的渗透压可高达 $1200 \sim 1400$ $mOsm \cdot L^{-1}$，比血浆高 $4 \sim 5$ 倍。

当血液中 VP 水平下降时，远曲小管和集合管对水的通透性降低，从髓袢升支粗段和远曲小管来的低渗液流经肾髓质时，水分重吸收很少，甚至不能被重吸收，而 Na^+ 等溶质则仍然继续主动重吸收，于是小管液的渗透压进一步降低，最后形成量多而且被稀释的低渗尿。如尿崩症的患者，因为 VP 分泌不足，其每日尿量可高达 20L 以上，而渗透压可低至 $30 \sim 40$ $mOsm \cdot L^{-1}$。

因此，尿浓缩与稀释必须具备以下两个基本条件：①肾髓质的高渗状态及其高渗梯度；②需要 VP 的正常分泌。正常情况下，血管升压素的释放量是决定尿液浓缩程度的关键因素。

四、影响尿浓缩和稀释的因素

影响尿浓缩和稀释的因素是多方面的，肾脏髓质结构是决定尿浓缩能力的重要原因之一。如髓质越发达，髓袢越长则尿浓缩能力越强，反之则弱；肾小管和集合管对 Na^+ 和尿素重吸收的改变，如醛固酮、某些利尿药对 Na^+ 和 Cl^- 的主动重吸收干预则影响尿的浓缩和稀释。尿素能影响肾髓质高渗梯度，故对尿的浓缩和稀释也有一定作用。如因缺乏蛋白质造成营养不良时，尿浓缩能力便会减弱而排出稀释尿；对尿浓缩能力显著衰退的老年人，可以通过增加食物蛋白质的摄入量，以提高肾脏浓缩尿的能力；当直小血管中血流过快时，将会过多地带走肾髓质组织间液中的溶质，主要是 NaCl，以致肾髓质组织间液不能保持高渗状态，尿浓缩能力便降低；当集合管管壁对水的通透性增加时，集合管内的水向组织间隙扩散量增多，使尿液浓缩，以致排出浓缩尿，反之，则排出稀释尿。

第五节　尿生成的调节

尿的生成过程包括肾小球的滤过和肾小管、集合管的重吸收以及分泌，所以机体对尿生成的调节也是通过对滤过和重吸收、分泌环节实现的。影响肾小球滤过的因素此前已经叙述，在此主要对影响肾小管、集合管的重吸收因素加以论述。

一、肾内自身调节

肾内自身调节包括小管液中溶质浓度的影响、球－管平衡等。

（一）小管液中溶质的浓度

小管液中溶质所形成的渗透压，是对抗肾小管重吸收水分的力量。当小管液溶质浓度升高时，渗透压增加，肾小管对水的重吸收减少，使终尿量增多。这种由于渗透压升高而对抗肾小管重吸收水分所引起的尿量增多现象，称为渗透性利尿（osmotic diuresis）。糖尿病患者的多尿就属于此类型利尿。临床上给某些水肿病人甘露醇等高渗物质，就是利用它能被肾小球滤过而不被肾小管重吸收来提高小管液中溶质的浓度，对抗肾小管对水的重吸收，以达到利尿和消肿的目的。

（二）球－管平衡

肾小球滤过率与近端小管的重吸收率两者之间有着紧密的联系。肾小球滤过率不论增大或减小，近端小管始终按肾小球滤过液的 65%~70% 左右进行重吸收，称为定比重吸收，这种现象称为球－管平衡（glomerulo－tubular balance）。球－管平衡的生理意义在于使终尿量不致因肾小球滤过率的增减而出现大幅度的变动。

（三）肾小管上皮细胞的功能

肾小管上皮细胞具有强大的选择性重吸收功能，它与细胞膜上的载体数目、泵的活动、细胞内酶系统的活性以及肾小管的血液循环供应等有密切关系。当某些病理因素损害肾小管细胞的功能时，可造成肾小管上皮细胞重吸收障碍，导致尿量增加或尿中出现某种异常成分。如有机汞剂所解离出的汞离子，可与近曲小管细胞中的硫氢基系统结合，从而抑制肾小管对 Na^+ 的重吸收，同时也间接影响水的重吸收，故出现利尿效应。

（四）管－球反馈

当肾血流量和肾小球滤过率增加时，远曲小管致密斑的小管液流量增加，致密斑发出信息，使肾血流量和肾小球滤过率恢复至正常。相反，当肾血流量和肾小球滤过率减少时，流经致密斑的小管液量下降，致密斑发出信息，使肾血流量和肾小球滤过率增加至正常水平。这种小管液流量变化影响肾血流量和肾小球滤过率的现象称为管－球反馈（tubuloglom－er-ular feedback）。管－球反馈是肾血流量和肾小球滤过率自身调节的重要机制之一，致密斑在管－球反馈环节中起重要的传感器作用。

二、神经和体液调节

（一）肾交感神经的作用

一般认为肾脏只受交感神经支配，当交感神经兴奋时，其末梢释放去甲肾上腺素，通过以下三条途径调节尿的生成：①作用于肾血管平滑肌 α 受体，引起肾血管收缩，肾血流减少，肾小球滤过率降低；②可以增加近端小管和髓袢上皮细胞对 Na^+、Cl^- 和水的重吸收；③可以激活 β 受体，刺激球旁细胞释放肾素，通过增加肾素－血管紧张素－醛固酮系统的活动，进而增强肾小管对 Na^+、Cl^- 和水的重吸收，使尿量减少。

（二）血管升压素的生理作用及分泌调节

1. 血管升压素（vasopressin，VP）的合成和释放部位　血管升压素大部分由下丘脑视上核（supraoptic nucleus），小部分由室旁核的神经细胞合成。合成的 VP 沿下丘脑 – 垂体束的轴浆运输到神经垂体，并储存于其神经末梢内，经常少量释放入血液循环。当视上核神经细胞受到刺激发生兴奋时，冲动沿下丘脑 – 垂体束传到末梢促使 VP 的释放。

2. 血管升压素的生理作用及其机制　VP 的主要生理作用是提高远曲小管和集合管上皮细胞对水的通透性，从而促进水的重吸收，使尿液浓缩，尿量排出减少，故 VP 又称抗利尿激素（antidiuretic hormone，ADH）。此外，VP 还可增加内髓部集合管对尿素的通透性，促进髓袢升支粗段对 NaCl 的主动重吸收，以提高肾髓质组织间液的渗透梯度，有利于尿的浓缩。

关于 VP 的作用机制，研究发现，它能与远曲小管和集合管上皮细胞基底侧膜上的 V_2 受体结合，通过兴奋性 G 蛋白与膜内的腺苷酸环化酶耦联，使细胞内的 cAMP 增加。进一步激活细胞内的蛋白激酶 A，使顶端膜的膜蛋白磷酸化而发生构型改变，结果导致水通道开放，从而提高顶端膜对水的通透性。

3. 血管升压素合成和释放的调节　调节 VP 合成和释放的最有效刺激因素是血浆晶体渗透压的升高和循环血量的减少。

（1）血浆晶体渗透压的改变：血浆晶体渗透压改变是生理条件下调节 VP 合成、释放的最重要因素。在下丘脑视上核附近有渗透压感受器（osmoreceptor），其对血浆晶体渗透压的改变十分敏感，特别是 NaCl 和蔗糖等不易透过细胞膜的溶液对渗透压感受器的刺激作用大，而易于扩散入细胞的尿素则无效。只要血浆晶体渗透压有 1%～2% 的轻微改变，即会使其产生效应。

当机体因大量出汗、严重呕吐或腹泻等情况造成体内水分不足时，血浆晶体渗透压升高，对渗透压感受器的刺激增强，使下丘脑 – 神经垂体系统合成、释放的 VP 增多，促进远曲小管和集合管对水的重吸收，尿量排出减少，从而保留体内的水分。反之，当大量饮水体内水分增加时，血浆晶体渗透压降低，VP 合成和释放减少，使远曲小管和集合管对水的重吸收减少，尿量排出增多，以减少体内多余的水分。

成人日常大量饮清水后，引起尿量增多，这一现象称为水利尿（water diuresis）。它是临床上用于检测肾稀释功能的方法之一。正常人一次快速饮用 1000ml 清水后，在 15～30min 内尿量便开始增多，第 1h 末尿量达峰值，随后逐渐减少，通常在第 2～3h 后排出尿量可恢复至饮水前水平。水利尿发生的原理主要是因为饮水量突然增多，使血浆晶体渗透压降低，暂时抑制了 VP 的合成和释放。如果饮用的是等渗盐水（0.9% NaCl 溶液），则血浆晶体渗透压基本不变，不出现饮清水后的尿量显著增多现象，只是在饮水半小时后尿量才稍有增多（图 12 – 16）。

（2）循环血量的改变：当循环血量增多时，位于左心房和胸腔内大静脉处的容量感受器（volume receptor），因扩张或牵拉刺激而发生兴奋，冲动沿迷走神经传入中枢，反射性抑制下丘脑 – 神经垂体系统合成和释放 VP，从而引起尿量增多。通过排出体内过剩的水分，

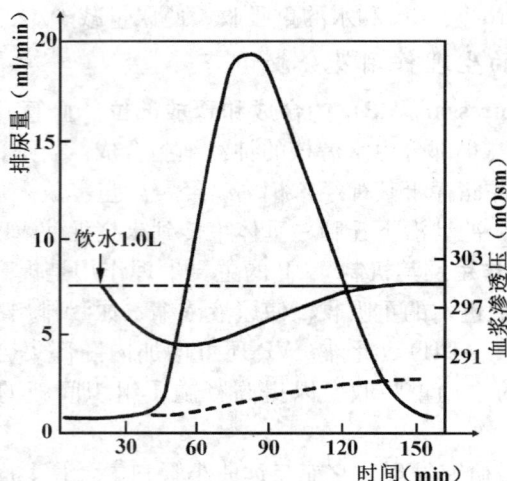

图 12－16　饮清水（实线）和等渗盐水（虚线）
的排尿量及血浆渗透压变化

使循环血量得以恢复。当严重失血致使循环血量减少时，对左心房和大静脉容量感受器的刺激减弱，VP 的合成和释放则增多，能促进远曲小管和集合管对水的吸收，使循环血量得到一部分代偿，还可引起血管平滑肌收缩，使血管床容积减小，外周阻力增加，故血压不致过度下降，从而发挥升压－抗利尿作用。

当机体动脉血压升高时，通过刺激颈动脉窦的压力感受器，可反射性地抑制 VP 的释放。疼痛刺激和情绪紧张可使 VP 释放量增加，尿量减少。临床上下丘脑、垂体病变（肿瘤）累及视上核和室旁核或下丘脑－垂体束时，VP 的合成和释放便产生障碍，则可出现尿崩症，病人表现出多饮、多尿。

综上所述，血浆晶体渗透压升高和循环血量的降低，都可反射性促进 VP 的合成和释放，从而通过负反馈调节，维持血浆晶体渗透压和循环血量的相对稳定。

（三）醛固酮的生理作用及分泌调节

1. 醛固酮的分泌部位　醛固酮（aldosterone）是由肾上腺皮质球状带所分泌的一种盐皮质激素。

2. 醛固酮的生理作用及其作用机制　醛固酮对肾脏的作用是促进远曲小管和集合管对 Na^+ 的主动重吸收，同时促进 K^+ 的排出，故醛固酮具有保 Na^+ 排 K^+ 作用。

醛固酮进入远曲小管和集合管的上皮细胞后，与胞浆受体结合，形成激素－胞浆受体复合物；后者通过核膜，通过基因调节，生成特异性 mRNA，进而诱导相应蛋白质的合成。

醛固酮的作用机制是：①增加顶端膜的 Na^+ 通道数量，有利于小管液中 Na^+ 向胞内扩散。②增加线粒体中合成 ATP 的酶，为上皮细胞活动（如 Na^+ 泵）提供更多的能量。③增加基侧膜 Na^+ 泵的活性，促进细胞内的 Na^+ 泵回血液和 K^+ 进入细胞，提高细胞内 K^+ 浓度，有利于 K^+ 分泌（图 12－17）；由于 Na^+ 重吸收增加，造成小管腔内负电位，有利于 K^+ 的分泌和 Cl^- 的重吸收。④使肾小管上皮细胞膜上钾通道开放，促进细胞内的 K^+ 进入小管液，

增加 K^+ 的分泌。

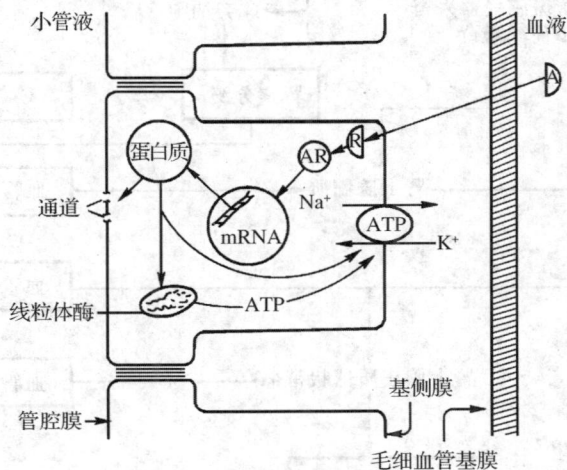

图 12-17　醛固酮作用机制示意图

3. 醛固酮分泌的调节　醛固酮的分泌主要受肾素-血管紧张素-醛固酮系统（renin-angiotensin-aldosterone system，RAAS），以及血中 K^+、Na^+ 浓度等因素的调节。

（1）肾素-血管紧张素-醛固酮系统：肾素是由球旁细胞分泌的一种蛋白水解酶，它能催化血浆中的血管紧张素原（angiotensinogen），使之生成 10 肽血管紧张素 I（angiotensin I，ANG I）。血管紧张素 I 具有刺激肾上腺髓质激素释放的作用。在血液，特别是肺组织中存在着丰富的血管紧张素转换酶（angiotensin-coverting enzyme，ACE），它可使血管紧张素 I 降解，生成 8 肽血管紧张素 II（angiotensin II，ANG II）。血管紧张素 II 的主要生理作用有二：一是直接使血管收缩，升高血压（在循环章节已述及）；二是刺激肾上腺皮质球状带促进醛固酮合成和分泌。血管紧张素 II 进一步被氨基肽酶水解为 7 肽血管紧张素 III（ANG III），能够刺激球状带醛固酮的合成和分泌。由于血中血管紧张素 III 浓度较低，因此，机体内刺激醛固酮合成和分泌起主要作用的是血管紧张素 II。此外，血管紧张素 II 还能直接刺激近端小管对 NaCl 的重吸收；同时能够促进血管升压素的分泌，增强远曲小管和集合管对水的重吸收。

血管紧张素的生成依赖于肾素的作用，血浆中血管紧张素的浓度取决于肾素释放量。当血中肾素-血管紧张素的浓度升高或降低时，血中醛固酮的浓度也随之发生相应的变化。肾素-血管紧张素-醛固酮三者在血浆中的变动是保持一致的，因此将这三者看成是相互连接的功能系统，称为肾素-血管紧张素-醛固酮系统（图 12-18）。

目前认为，肾脏有两种感受器与肾素分泌的调节有关：一是入球小动脉处的牵张感受器，另一个是致密斑感受器。当动脉血压由于某种原因而降低时，肾入球小动脉的压力随之下降，于是对小动脉壁的牵张刺激减弱，而激活牵张感受器，促使肾素释放量增加；同时，由于入球小动脉的压力降低和血流量减少，肾小球滤过率减少，滤过的 Na^+ 量和通过致密斑的 Na^+ 量均减少，于是激活致密斑感受器，增加肾素释放量。此外，球旁细胞外的小动脉壁

循环血量减少 ┐ ┌入球小动脉牵张感受器兴奋┐
动脉血压下降 ┘ ┤致密斑感受器兴奋   ├→ 球旁细胞   肝脏
                └交感神经兴奋   ┘

肾素分泌↑   血管紧张素原

去甲肾上腺素↑ ←── 肾上腺髓质 ←──   血管紧张素Ⅰ（10肽）

                                              转换酶（肺）

血管收缩 ←──────   血管紧张素Ⅱ（8肽）

                                              氨基肽酶

肾上腺皮质球状带 ←──────   血管紧张素Ⅲ（7肽）

循环血量恢复 ┤ 保Na⁺   醛固酮分泌↑
            │ 潴H₂O
            └ 排K⁺

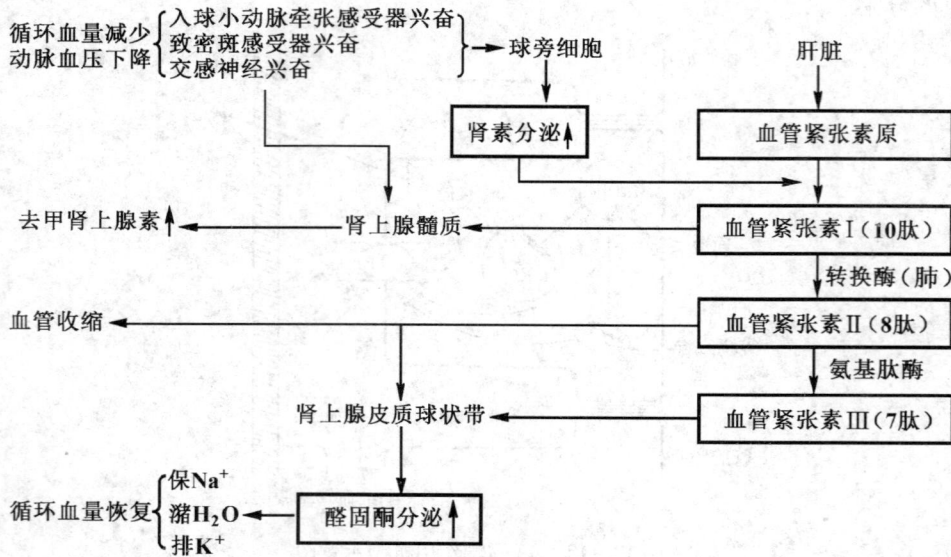

图 12 – 18　肾素 – 血管紧张素 – 醛固酮系统示意图

内有交感神经末梢支配，肾交感神经兴奋时也能引起肾素的释放量增加。肾上腺素和去甲肾上腺素也可直接刺激球旁细胞，促使肾素释放增加。

（2）血浆中 K^+、Na^+ 的浓度：当血 Na^+ 浓度降低或血 K^+ 浓度升高时，可直接刺激肾上腺皮质球状带，使醛固酮的合成与分泌增加，从而促进肾脏保 Na^+ 排 K^+，以恢复血中 Na^+、K^+ 的浓度；反之，血 K^+ 浓度降低或血 Na^+ 浓度升高时，则抑制醛固酮分泌，保 Na^+ 排 K^+ 作用减弱，血中 Na^+ 和 K^+ 的水平得以恢复正常。可见，血中的 Na^+、K^+ 浓度与醛固酮分泌的关系甚为密切，血液中 Na^+、K^+ 浓度调节醛固酮的分泌，醛固酮又反过来调节血中 Na^+、K^+ 的浓度。实验证明，血 K^+ 浓度改变对醛固酮的分泌调节更为敏感。

（四）心房钠尿肽

心房钠尿肽（atrial natriuretic peptide，ANP）是由心房肌合成、分泌的激素。它有明显的促进 NaCl 和水排出的作用。其作用机制可能包括：①抑制集合管对 NaCl 的重吸收。心房钠尿肽与集合管上皮细胞基侧膜上的心房钠尿肽受体结合，导致胞内 cGMP 含量增加，使顶端膜上的 Na^+ 通道关闭，抑制 Na^+ 重吸收，增加 NaCl 的排出。②使入球、出球小动脉，尤其是入球小动脉舒张，增加肾血浆流量和肾小球滤过率。③抑制肾素、醛固酮、血管升压素的分泌。因此，心房钠尿肽是体内调节水盐代谢，维持血容量稳定，保持内环境相对稳定的重要激素之一。

（五）其他激素

由甲状旁腺分泌的甲状旁腺激素，具有促进远曲小管和集合管对 Ca^{2+} 重吸收作用，还可抑制近端小管对磷酸盐的重吸收，起保钙排磷的作用。此外，肾内产生多种局部活性物质，如前列腺素、缓激肽（bradykinin）能舒张小动脉，抑制肾小管和集合管对 Na^+ 的重吸收；NO 可对抗血管紧张素 Ⅱ 和去甲肾上腺素的缩血管作用，影响肾血流和肾小管功能等，以调节尿液生成。

<h1 style="text-align:center">第六节　排尿活动</h1>

正常成人一昼夜所排出的尿量约在 1000～2000ml 之间，平均约为 1500ml。生理情况下，尿量根据摄入的水分以及排出汗液多少而波动。临床上，通常将每昼夜排出的尿量长期持续在 2500ml 以上，称为多尿；每昼夜排出的尿量在 100～500ml 范围内，称为少尿；每昼夜排出尿量不足 100ml，称为无尿（anuria）。尿比重在 1.015～1.030 之间波动，尿比重的大小是反应肾脏浓缩与稀释功能的指标之一，每天至少应该有一次高比重尿液的排出。其 pH 值随着摄入食物的种类变化，高蛋白饮食时，尿液偏酸性，而以水果、蔬菜为主的饮食，尿液则偏碱性。尿液主要成分是水分、无机盐和少量的有机物，重要的有机物有肌酐、尿酸、尿素等。

尿的生成是个连续不断的过程，进入肾盂的尿液由于压力差以及肾盂的收缩被送入输尿管，通过输尿管的周期性蠕动被运送到膀胱。但是，膀胱的排尿是间歇进行的。尿液在膀胱内贮存并达到一定量时，才能引起反射性排尿活动，并将尿液经尿道排放到体外。

一、膀胱与尿道的神经支配及其作用

支配膀胱逼尿肌和内括约肌的是盆神经和腹下神经，支配外括约肌的是阴部神经。这些神经分别含有传出神经纤维和传入神经纤维（图 12－19）。

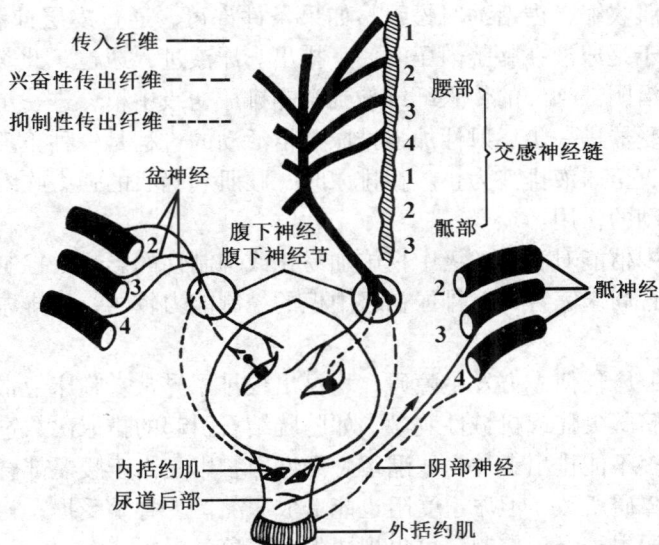

图 12－19　膀胱和尿道的神经支配示意图

盆神经中含有副交感神经纤维，它从脊髓骶段2~4节的侧角发出，支配膀胱逼尿肌和内括约肌。当盆神经兴奋时膀胱逼尿肌收缩，尿道内括约肌松弛，从而促使排尿。腹下神经属于交感神经纤维，由脊髓腰段的侧角发出，到达膀胱和内括约肌。当腹下神经兴奋时，膀胱逼尿肌松弛，尿道内括约肌收缩，从而阻止排尿。阴部神经属躯体神经，其活动受意识控制，它从脊髓骶段2~4节的前角发出，支配尿道外括约肌。当阴部神经兴奋时，能使外括约肌收缩，阻止排尿。当它受到反射性抑制时，外括约肌则放松而有利于排尿。

二、排尿反射

膀胱有贮存尿液功能。正常情况下，由于副交感神经的紧张性作用，膀胱逼尿肌处于持续的轻度收缩状态，使膀胱内压保持在0.98kPa以下。当膀胱内尿量增加到200~300ml时，因为膀胱有较大的伸展性，其内压虽略有升高，但也不会超过0.98kPa。其容积能随尿量的增多而增大，故内压基本能保持稳定。当膀胱内尿量增加到400~500ml时，膀胱内压才会明显升高。如果尿量继续增加到700ml，膀胱内压增高到3.43kPa时，逼尿肌便会出现节律性收缩而引起排尿活动，但此时仍可由大脑高级中枢有意识地控制。当膀胱内压达到6.9kPa以上时，便会出现痛感而必须进行排尿活动。

排尿是一种反射活动。排尿反射（micturition reflex）的感受器是膀胱壁的牵张感受器。传入神经为盆神经的传入纤维；排尿初级中枢在脊髓骶段并受高级中枢控制；传出神经为盆神经的传出纤维和阴部神经；效应器则是膀胱逼尿肌和尿道括约肌。

当膀胱内尿量增多到400~500ml，内压升高超过0.98kPa时，膀胱壁牵张感受器受牵拉兴奋，冲动沿盆神经传入，到达脊髓骶段的排尿反射初级中枢的同时，冲动也到达脑干和大脑排尿反射高级中枢，从而产生尿意（micturition desire）。同时，冲动便沿着盆神经传出，引起膀胱逼尿肌收缩，内括约肌松弛，如果条件许可，通过皮层抑制阴部神经的活动，使外括约肌开放，于是尿液在膀胱内压驱使下排出。尿液进入尿道，此时尿液可以刺激后尿道的感受器，冲动沿阴部神经的传入纤维传到脊髓排尿初级中枢，进一步加强其活动，这种由尿液刺激尿道感受器进一步反射性加强排尿中枢活动的过程是一种正反馈，它能使排尿反射活动反复加强，直至尿液排完为止。在排尿时，腹肌和膈肌的强力收缩，可以使腹内压增高，有协助排尿活动的作用。

排尿反射高级中枢能对脊髓初级中枢施加易化或抑制性的影响，控制排尿反射活动。婴幼儿因大脑皮层发育尚未完善，对排尿初级中枢的控制能力较弱，故排尿次数多，且常有遗尿现象发生。

当机体排尿或贮尿任何一方发生障碍，均可出现排尿异常。临床上常见的有尿频、尿潴留和尿失禁等。由膀胱炎症或机械性刺激，如膀胱结石引起的排尿次数过多称为尿频。常因膀胱中尿液充盈过多不能排出者称为尿潴留。尿潴留多半是由于腰骶部脊髓损伤使排尿反射初级中枢活动发生障碍所致，但尿道受阻也能造成尿潴留。脊髓受损，初级中枢与大脑皮层失去功能联系，排尿失去意识控制，可出现尿失禁现象。

第七节　脏腑与水液代谢功能的现代医学研究

中医理论中参与水液代谢以及尿生成过程的，除了肺、脾、肾三脏外，还有胃、小肠、大肠、三焦、膀胱以及肝等脏腑参与，而现代医学认为尿液是由肾脏生成，膀胱为储存和排出尿液的器官，其他器官与尿生成并没有直接的关系。如本章所述，对肾脏和膀胱在尿生成及排泄过程中的作用已经作了论述，以下仅对肺和脾的研究归纳如下。

一、肺与水液代谢

在水液代谢过程中，由于肺主气，司呼吸，可以通过呼吸途径排出部分水分；肺主宣发，外合皮毛，所以汗腺的分泌也属于肺的功能范围。除此以外，肺的功能活动更多的是直接或间接影响肾小管重吸收的过程。

虽然中医理论中的肺脏与现代医学肺并非同一概念，但是，临床上水液代谢平衡失调产生各种水肿性疾病，往往伴有咳喘不能够平卧、呼吸困难等肺系病证，因此认为，现代医学中肺脏属于中医理论中肺功能的一部分。

（一）肺与"心肺－肾反射"

肾小管的重吸收功能是尿生成过程中重要的环节之一。分布在肾入球小动脉和肾小管上的交感神经活动时可以通过影响肾小球的滤过以及肾小管的重吸收功能影响尿的生成。

存在于心房和腔静脉以及肺脏的血管、支气管上的多种感受器，对于血流量以及肺、支气管机械性扩张等刺激均可以引起兴奋，其兴奋冲动经神经传入后，可以反射性使肾脏交感神经兴奋性增强，从而影响肾小管的重吸收功能，特别是近曲肾小管对 Na^+ 的重吸收。动物实验已经证实，在肺呼吸的过程中伴随着呼吸的深度增加，能够特异性地引起肾交感神经放电频率明显增多，称此为"心肺－肾反射"。由此初步认为，肺的肃降、通调水道的功能与肺脏主气、司呼吸功能同时进行。由于肺呼吸运动的节律变化改变着呼吸深度，而呼吸深度变化即可通过肺脏的血液流变，或因机械扩张作用而引起感受器兴奋，从而经"心肺－肾反射"影响尿生成。

（二）肺与神经－内分泌

由下丘脑视上核与室旁核分泌的 VP 是影响肾小管和集合管水重吸收最重要的体液因素。肺的呼吸活动通过影响 VP 的分泌与释放，进而影响肾小管的重吸收功能早已受到关注。研究证实，通过人工扩张肺脏以增强肺通气量时，家兔出现显著的抗利尿效应，该效应在切断双侧迷走神经或摘除神经垂体后明显下降，但不完全消失。实验进一步证实，肺通气活动所引起的抗利尿作用与 VP 的分泌和释放直接相关联，发现正、负压呼吸所引起的人及动物的尿量减少或增多，与血浆中 VP 水平的变化是一致的。说明肺通气的深度及频率改变对肾脏泌尿过程的影响是通过神经－内分泌活动实现的。在上述的实验中，由于肺呼吸的深度变化，能够直接或间接地影响回心血量，当循环血容量不足或增多时存在于心房内和大静脉的容量感受器兴奋性发生改变，其信息经迷走神经传入，引起下丘脑－视上核、神经垂体VP的分泌与释放发生变化，通过血运到达肾脏影响肾小管对水的重吸收，以调节循环血量的恢复。

值得注意的是，在此过程中肺对肾中尿生成的影响是在"肺主气，司呼吸"，即在肺通气的功能活动中完成的。

（三）肺与内分泌

醛固酮是由肾上腺皮质分泌的类固醇激素，主要作用是促进肾小管和集合管对 Na^+ 的重吸收和 K^+ 的排出。醛固酮的分泌调节主要机制是肾素－血管紧张素－醛固酮系统（RAAS）的激活。在此过程中，血浆中血管紧张素原被肾脏球旁器细胞释放的肾素激活为血管紧张素Ⅰ，而血管紧张素Ⅰ转换成血管紧张素Ⅱ所需要的关键性酶——转换酶，主要来源于肺组织。因此肺是 RAAS 系统激活的限速器官之一，通过对醛固酮分泌的调控，可以影响肾小管和集合管对盐以及水的重吸收，进而影响尿量。

心房钠尿肽（ANP）是由心房肌细胞合成并释放的肽类激素。当回心血量过多或中心静脉压升高等均可以刺激心房肌细胞释放 ANP，经血液循环送到肾脏后能够使入球小动脉舒张，肾小球滤过率增加；使集合管上皮细胞上的 Na^+ 通道关闭，抑制 NaCl 的重吸收。肺通气的深度和压力改变，特别是阻塞性肺气肿、肺心病情况下，由于肺内高压导致中心静脉压升高，通过对心房机械性牵拉刺激而促进 ANP 的释放，从而促进肾脏对无机盐和水分的排出，调节体内的水盐代谢平衡。

（四）肺与生物活性物质

水通道蛋白（AQP_S）是近年来发现的，广泛分布在机体组织细胞中，特别是与体液分泌和吸收有关的上皮细胞和内分泌细胞膜或胞浆内，是水分子进出细胞的主要途径，在维持细胞内外体液平衡过程中具有重要作用。根据分布与作用特点，目前已经发现 AQP_{0-11} 十余种。分布在肾脏集合管管壁主细胞膜上的是 AQP_2，基底侧膜为 AQP_1。血管升压素促进肾小管和集合管对水重吸收的机制，是由于激素与受体结合后通过第二信使激活蛋白激酶，后者促进磷酸化后能够使小管壁主细胞膜的 AQP_2 开放，从而使水顺着髓质高渗梯度被重吸收。除此以外还发现，肺气虚模型大鼠血浆以及肺组织中能够释放出类似如内皮素（ET）、前列腺素 E（PGE）、肿瘤坏死因子（TNF－α）等细胞因子，经过血液循环到肾脏也能够改变肾小管和集合管管壁细胞 AQP_S 的表达，从而影响肾小管对水的重吸收。

由于肺脏处于接受来自于全身血液的特殊位置，并且肺组织中存在着多种转换酶，所以当各种活性物质在经过肺循环时可以及时被转换成全身性激素，或肺脏发生病变时直接分泌或释放类似于血管升压素、醛固酮的物质；或分解、灭活来自全身各个组织器官分泌的活性物质、细胞因子等。因此，肺脏通过释放、转换、分解或灭活经肺循环的某些影响尿液生成的物质而间接地调节肾脏泌尿过程。

二、脾与水液代谢

与其他四脏比较，中医理论的脾与现代医学的脾脏功能相差甚远，所以直接研究解剖学的脾脏难以说明中医脾在尿生成过程中的作用。脾在水液代谢中的作用，一是运化功能，二是水液升降通道。脾的运化将水谷精微上输入肺，由肺的宣发和肃降输布到周身，经过脏腑代谢的产物下输到膀胱，再由肾气的气化作用将浊中之清经脾转输到肺，所以，脾参与了水液代谢及尿生成的全过程。

（一）脾与组织液的生成

影响机体组织液生成的关键因素是有效滤过压，组织液生成有效滤过压的几个因素中血浆胶体渗透压是促进组织液回流最重要的因素，所以血浆蛋白含量的变化，通过血浆胶体渗透压改变能够直接影响全身组织液生成与回流的平衡。血浆胶体渗透压主要由血浆蛋白中的白蛋白构成，白蛋白减少血浆胶体渗透压下降，组织液生成增多而回流减少，出现水液分布平衡失调可能致使组织水肿产生，从而影响排出尿量。临床上由于肝脏疾病或肿瘤慢性消耗性疾病等引起血浆蛋白减少后，均在不同阶段出现排出尿量减少，全身性水肿，甚至出现腹水、胸水，并同时伴有腹胀、食少、便溏等症状，综合这些症状和体征多属于脾气虚、脾阳虚等病证。研究结果证明，脾虚的患者中伴有血浆总蛋白含量下降，特别是白蛋白下降明显者比例很高。由此可以认为，脾主运化水湿的部分功能与组织液生成与回流的机制具有紧密的内在联系。"诸湿肿满，皆属于脾"的机制之一，可能与血浆胶体渗透压下降，组织液生成与回流之间平衡失调，造成组织液回流减少而产生全身性水肿有关。

（二）脾与水通道蛋白

由于胃肠道黏膜以及肾小管和集合管等处细胞具有分泌、吸收和重吸收的功能，所以是 AQP_S 分布较多的组织。机体内影响 AQP_S 的因素均能调节水液代谢和尿的生成。除了血管升压素、肾上腺皮质激素外，一些脑－肠肽物质，如血管活性肠肽等对 AQP_S 也具有调节作用。研究发现，脾气虚、脾阳虚时促胃液素、血管活性肠肽、缩胆囊素等脑－肠肽物质分泌多发生紊乱，其中血管活性肠肽能够调节分布在小肠和结肠黏膜上皮细胞膜和胞浆中的 AQP_8、AQP_3 的表达，AQP_8 表达增强则结肠内水液分泌增多，即水走肠间出现腹泻；AQP_3 表达增强则促进大肠对水的重吸收而引起濡润和传导功能失职的便秘。目前虽然脑－肠肽对肾小管和集合管壁细胞 AQP_S 影响的研究资料不多，但是脑－肠肽物质对 AQP_S 的影响已经得到了无数实验的证实，脾失健运导致水液代谢障碍性疾病与 AQP_S 的功能改变具有密切的关系。

三、其他脏腑与水液代谢

心脏除了其射血功能通过循环影响肾小球滤过等功能外，心房肌细胞分泌和释放的心房钠尿肽对全身水液代谢和尿生成具有明显的影响；肝脏通过对醛固酮、性腺等激素的处理，对全身的水液代谢也具有直接或间接的影响。因为各个章节已有介绍，在此不再赘述。

（沈蓉）

第十三章

感 觉 器 官

感觉是客观物质的主观反应。人体生存的内外环境经常处于变化之中，这些变化作用于机体的感受器或感觉器官后转变为神经冲动，沿神经传导通路到达大脑皮层的特定部位，从而产生相应的感觉。感觉的产生是由特定的感受器或感觉器官、神经传导通路和皮层中枢三部分共同协调完成的。

第一节　概　述

一、感受器及感觉器官的定义和分类

感受器（receptor）是指分布在体表或组织内部的一些专门感受机体内外环境变化的特殊结构或装置。感受器的结构多种多样，最简单的感受器是外周感觉神经末梢，如体表或组织内部与痛觉感受有关的游离神经末梢；有些感受器是在裸露的神经末梢周围包绕一些由结缔组织构成的被膜样结构，如环层小体、触觉小体和肌梭等；另外，体内还有一些在结构和功能上发生了高度分化的感受细胞，如视网膜光感受细胞的视杆和视锥细胞，耳蜗声感受细胞的毛细胞等，这些感受细胞连同它的附属结构，构成感觉器官。高等动物中最主要的感觉器官有眼（视觉）、耳（听觉）、前庭（平衡觉）、嗅上皮（嗅觉）、味蕾（味觉）等，这些感觉器官都分布在头部，称为特殊感觉器官（special sense organ）。

机体的感受器有多种分类方法。根据感受器分布部位的不同，可分为内感受器和外感受器。内感受器也可再分为本体感受器和内脏感受器。外感受器还可进一步分为距离感受器（如视觉、听觉和嗅觉）和接触感受器（如触觉、压觉、味觉及温度觉等）。此外，若根据感受器所接受刺激的性质，可分为机械感受器、伤害性感受器、光感受器、化学感受器和温度感受器等。需要指出的是，一些感受器的传入冲动能引起主观感觉，但也有一些感受器一般只是向中枢神经系统提供内外环境中某些因素改变的信息，引起各种调节性反应，在主观上并不产生特定的感觉。例如，位于颈动脉窦和主动脉弓下的压力感受器，通过感受血管牵张的程度而对血压进行调节，从而使动脉血压保持相对稳定。

二、感受器的一般生理特性

（一）感受器的适宜刺激

每一种感受器通常只对某种特定形式的能量变化最敏感，称为感受器的适宜刺激。例

如，一定波长的电磁波是视网膜光感受细胞的适宜刺激，而一定频率的机械振动是耳蜗毛细胞的适宜刺激等。适宜刺激必须达到一定的刺激强度才能引起相应的感觉，引起某种感觉所需要的最小刺激强度称为感觉阈。感觉阈与刺激面积和持续时间有关。另外，感受器对于一些非适宜刺激也可引起一定的反应，但所需的刺激强度通常比适宜刺激大得多。因此，机体内外环境所发生的各种形式的变化，总是先作用于和他们相对应的那种感受器，这一现象是动物在长期进化过程中形成的。

（二）感受器的换能作用

各种感受器在功能上的一个共同特点，是能把作用于他们的各种形式的刺激能量最后转换为传入神经的动作电位，这种能量转换称为感受器的换能作用。和体内一般细胞一样，所有感受器细胞主要通过膜通道蛋白或 G - 蛋白耦联受体系统把外界刺激转换成跨膜电信号。如：肌梭感受器电位的产生是由于机械牵拉造成肌梭感觉神经末梢变形，从而使机械门控 Ca^{2+} 通道开放，Ca^{2+} 内流所致。感受器电位是一种过渡性慢电位，具有局部电位的特点，并能以电紧张的形式沿所在的细胞膜作短距离扩布，最终使该感受器的传入神经纤维发生去极化并产生动作电位，完成感受器的换能作用。

（三）感受器的编码作用

感受器把外界刺激转换成神经动作电位时，不仅仅发生了能量形式的转换，而且把刺激所包含的环境变化信息也转移到动作电位的序列之中，这就是感受器的编码（coding）功能。感受器的编码功能表现在对外界刺激的性质和强度以及其他属性的编码。众所周知，不同感受器所产生的传入神经冲动，都是一些在波形和产生原理上十分相似的动作电位，并无本质上的差别。因此，不同性质的外界刺激不可能是通过动作电位的幅度大小或波形特征来编码的。比较认同的解释是，不同感觉的引起，不但取决于刺激的性质和被刺激的感受器种类，还取决于传入冲动所到达的大脑皮层的特定部位。感觉的强度则取决于单一神经纤维上动作电位的频率或参与信息传递的神经纤维数量，传递动作电位的频率高或参与信息传递的神经纤维数量多，产生的感觉就强。

（四）感受器的适应现象

当某一个恒定强度的刺激持续作用于同一感受器时，其感觉传入神经纤维上的动作电位频率会逐渐下降，这一现象称为感受器的适应。适应是所有感受器的一个功能特点，适应的程度可因感受器的类型不同而有很大的差别，通常可把它们区分为快适应感受器和慢适应感受器两类。快适应感受器以皮肤触觉感受器为代表，例如：给皮肤的环层小体施加恒定的压力刺激时，仅在刺激开始后的短时间内有传入冲动发放，以后虽然刺激仍在作用，但其传入冲动的频率却很快下降到零。这种感受器对于刺激的变化十分灵敏，故适于传递快速变化的信息，这对生命活动是十分重要的，它有利于感受器及中枢再接受新的刺激。慢适应感受器以肌梭、颈动脉窦和关节囊感受器为代表，它们的共同特点是，在刺激持续作用时，一般只是在刺激开始后不久出现冲动频率的轻微下降，以后可以较长时间维持在这一水平。感受器的这种慢适应过程有利于机体对某些功能状态如姿势、血压等进行持续的监测，并可根据其变化随时调整机体的功能。适应并非疲劳，而是对变化着的刺激能够及时感受并做出适应性反应，以适应复杂的环境变化。

第二节 视觉器官

在人体所获得的周围环境信息中，大约有 95% 以上来自于视觉。视觉是由眼、视神经和视觉中枢共同活动完成的。眼是引起视觉的外周感觉器官即视觉器官。眼，中医学称为精明，主司视觉，为肝与外界相通的"外窍"。目窍之所以发挥其"精明"的功能，是由于五脏六腑精气的濡养，以肝经气血最为重要。

一、脏腑、经络与眼

（一）肝开窍于目

目之所以作为肝之窍，主要与肝脏的以下功能有关。

1. 肝主疏泄 肝具有调畅人体气机的功能。气能生血，又能行血。凡是供给眼部的血液，无不依赖气的推动。只有肝气冲和条达，全身气机才能够顺畅，气血方能上达于目，目得血则能视，从而能够辨色视物。

2. 肝主藏血 肝具有调节和贮藏血液的功能。虽然五脏六腑之精气皆上注于目，因目为肝之窍，故在五脏六腑之中，以肝血的滋养更为重要。肝中精血充沛，精微物质源源不断地输送于目，目受之所养，而能视物辨色。

3. 肝经连目系 五脏六腑之精气，依赖经络为通路输送于目。在十二经脉中，唯有肝脉是本经直接上连目系的。肝脉在眼与肝之间运行气血，起着沟通表里，联络眼与肝脏的作用，从而保证二者在物质上和功能上的密切联系。肝所藏的精微物质，通过肝经而输送至眼，使眼受到滋养，从而维持其视觉功能。

由于眼与肝在结构和生理功能上有着密切的关系，所以，肝经气血冲和条达则目可"辨五色、审万物"；如果肝经气血失常，疏泄失职，气血紊乱，阴阳失调，则目因失去濡养而导致各种眼部疾病。例如：肝阴不足，则两目干涩；肝血不足，则夜盲或视物不清；肝经风热，则目赤痒痛；肝火上炎，则目赤肿痛；肝阳上亢，则头晕目眩；肝风内动，则两目斜视；肝经湿热，则眦角糜烂；肝气郁结，则眼部胀痛，视物模糊等。

（二）其他脏腑与眼

眼不仅与肝的关系密切，与五脏六腑皆有关系。"五脏六腑之精气，皆上注于目而为之精"。心主血脉，又主思维活动，其精气上输于内外两眦。而目既依赖于脏腑精气之所养，又受心神支配，因此，人体脏腑精气的盛衰以及精神活动的状态均能反映于目。另外，肾藏精，精生髓，肾之精气上输于瞳孔。肾精充沛则思维灵活，目光敏锐；反之，则髓海不足，目无所见。同时，脾胃为生化之源，能将精微物质升运于上、下胞睑。且肺主气，其精气上输于白睛，故气和则目明。以上说明，眼与五脏有着密切的联系，以此而创立五轮学说。当肉轮（胞睑）有病属脾；血轮（两眦）有病属心；气轮（白睛）有病属肺；风轮（黑睛）

有病属肝；水轮（瞳神）有病属肾。目系联属于脑，是目与其他脏腑经脉密切相连以汇聚"五脏六腑之精气"的纽带。目之精气可汇聚于白睛，因此白睛具有全眼的精气。又由于五脏相通，相互制约，相互联系，而使白睛与全身脏腑经脉相连系，故可反映全身气血精液、阴阳盛衰变化。由此可见，眼与五脏、脑腑的关系都很密切。

（三）经络与眼

眼与五脏之间的有机联系，主要依靠经络与之连通。通过经络，一方面把人体脏腑之精气灌注于目，供目营养之需；另一方面使目与全身活动协调统一，从而发挥其正常生理功能。其中直接循行于目的十二经脉有：足太阳膀胱经起于目内眦的睛明穴；足少阳胆经起于目外眦的瞳子髎穴；手少阴心经的支脉系目系；足厥阴肝经连目系；手少阳三焦经的支脉至目外眦；手太阳小肠经终于目内眦。此外，奇经八脉中，督脉有一支合足太阳于目内眦；任脉循面入目眶下；阴跷脉连属于目内眦的睛明穴；阳跷脉至目内眦。由此可见，直接分布于目的经脉就有十条之多，即"诸脉者，皆属于目"。只有脏腑经络功能正常，目的形态、色泽、神采、功能才会正常。反之，脏腑功能失调，经络受邪，目就会出现相应的改变。

二、眼的折光系统及其调节

人眼的适宜刺激是波长为 370 ~ 740nm 的电磁波，在这个可见光谱的范围内，来自外界物体的光线，通过眼的折光系统，在视网膜上成像。眼内与产生视觉直接有关的结构，是眼的折光系统和视网膜。折光系统由角膜、房水、晶状体、玻璃体组成，可使来自眼外的光线发生折射，最后成像在视网膜上。视网膜含有对光刺激高度敏感的视杆细胞和视锥细胞，能将外界光刺激所包含的视觉信息转变成电信号，并在视网膜内进行初步处理，最后以视神经纤维动作电位的形式传向视觉中枢而产生视觉（图 13 - 1）。

（一）眼内光的折射与简化眼

眼的折光系统是由多个折光体所构成的复杂光学系统，该系统最主要

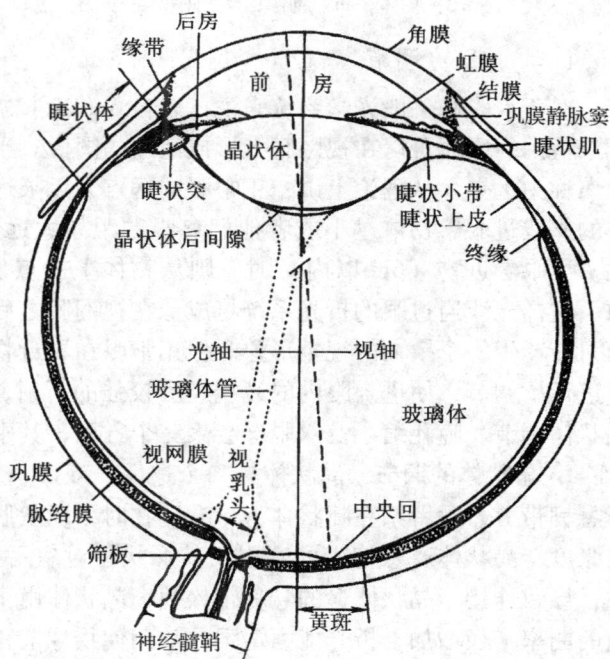

图 13 - 1　右眼的水平切面示意图

的折射发生在角膜。因此，在研究眼的成像时显得十分复杂。有人根据眼的实际光学特性，设计了与正常眼在折光效果上相同，但更为简单的等效光学系统或模型，称为简化眼（reduced eye）。简化眼只是一个假想的人工模型，由于其光学参数和其他特征与正常眼等值，故可用来研究眼的成像情况和进行其他计算。简化眼模型由一个前后径为 20mm 的单球面折

光体构成，折光率为 1.333，外界光线只在由空气进入球形界面时折射一次，该球面的曲率半径为 5mm，即节点在球形界面后方 5mm 的位置，后主焦点正相当于此折光体的后极。这个模型和正常安静时的人眼一样，正好能使平行光线聚焦在视网膜上（图 13 - 2）。nb 固定不变，相当于 15mm，那么，根据物体的大小和它与眼睛之间的距离，可算出物像的大小。

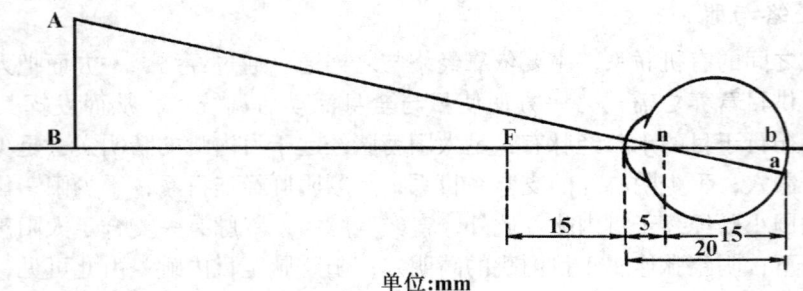

单位：mm

图 13 - 2　简化眼及其成像示意图
AB：物体；ab：物像；F：前焦点；n 为节点；AnB 和 anb 是两个相似三角形

（二）眼的调节

对于人眼和一般光学系统来说，来自 6m 以外物体的各发光点的光线，都可以认为是近于平行的，因而可以在视网膜上形成清晰的图像。当眼处于静息状态时，能看清物体的最远距离称为远点。从理论上讲，正常眼的远点为无限远，但实际上是有限度的。如果来自某物体的光线过弱、物体过小或者他们离眼的距离太远，即使成像在视网膜上，也不能产生视觉。当眼看近物（6m 以内）时，则从物体上一点发出的进入眼内的光线呈不同程度的辐散，这样光线通过眼的折光系统将成像在视网膜之后。由于光线到达视网膜时尚未聚焦，因而只能产生一个模糊的视觉形象。但正常眼在看近物时也非常清楚，这是由于眼在看近物时已进行了调节，使进入眼内的光线经历较强的折射，最终成像在视网膜上。眼的调节包括：晶状体调节、瞳孔缩小及双眼球会聚三个方面，其中以晶状体的调节最为重要。

1. 晶状体的调节　晶状体是一个透明、双凸透镜形、有弹性的半固体物，其四周附着于悬韧带上，后者系在睫状体上。看远物时，睫状肌处于松弛状态，这时悬韧带保持一定的紧张度，晶状体受悬韧带的牵引，其形状相对扁平；看近物时，可反射性地引起睫状肌收缩，导致连接于晶状体囊的悬韧带松弛，晶状体由于弹性改变（以前凸较为明显），使前表面的曲率半径增加，折光能力增强，从而使物像前移而成像在视网膜上（图 13 - 3）。

物体距眼睛越近，入眼光线的辐散程度越大，因而就需要晶状体更大程度上变凸。但晶状体的调节能力是有限度的，随着年龄的增加，晶状体自身的弹性下降，调节能力降低。晶状体的最大调节能力可用眼能看清物体的最近距离来表示，这个距离或限度称为近点（near point of vision）。近点越近，说明晶状体的弹性越好，眼的调节能力愈强，因而使距离更近的物体也能清晰地成像在视网膜上。例如，8 岁左右儿童的近点平均约为 8.6 cm，20 岁左右的成人约为 10.4 cm，而 60 岁时可增 83.3 cm。

2. 瞳孔的调节　正常人眼瞳孔的直径可在 1.5 ~ 8.0 mm 之间变动，瞳孔的大小可以调节进入眼内的光量。视近物时,可反射性地引起双侧瞳孔缩小,称为瞳孔近反射或瞳孔调节反射。瞳孔缩小可以减少入眼的光线量并减少折光系统的球面像差和色相差,使视网膜成像更为清晰。

瞳孔的大小可随入射光量的强弱而改变,弱光下瞳孔散大,强光下瞳孔缩小,称为瞳孔对光反射。瞳孔对光反射是眼的一种重要适应功能。这一反射的意义在于调节进入眼内的光量,使视网膜不致因光量过强而受到损害,也不会因光线过弱而影响视觉。瞳孔对光反射的效应是双侧性的,光照一侧眼时,两眼瞳

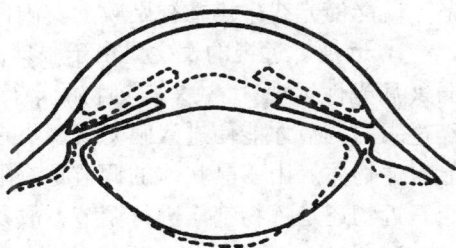

图 13 - 3 眼调节前后睫状肌位置和晶状体形状的改变

孔同时缩小,因此,称为互感性对光反射。瞳孔对光反射的中枢在中脑,因此临床上常把它作为判断中枢神经系统病变部位、麻醉深度和病情危重程度的重要指标。

3. 双眼球会聚 当双眼注视一个由远移近的物体时,发生两眼球内收及视轴向鼻侧会聚的现象,称为双眼球会聚(convergence),也称为辐辏反射(convergence reflex)。这种反射可使双眼看近物时物体成像于两眼视网膜的对称点上,而产生单一的清晰视觉,避免复视发生。

(三) 眼的折光能力和调节能力异常

正常眼的折光系统无需进行调节就可使平行光线聚焦于视网膜上,因而可以看清远物;经过调节的眼,只要物体离眼的距离不小于近点,也能在视网膜上形成清晰的像,称为正视眼。若眼的折光能力异常,或眼球的形态异常,使平行光线不能聚焦在安静未调节眼的视网膜上,则称为非正视眼,包括近视、远视和散光眼(图 13 -4)。

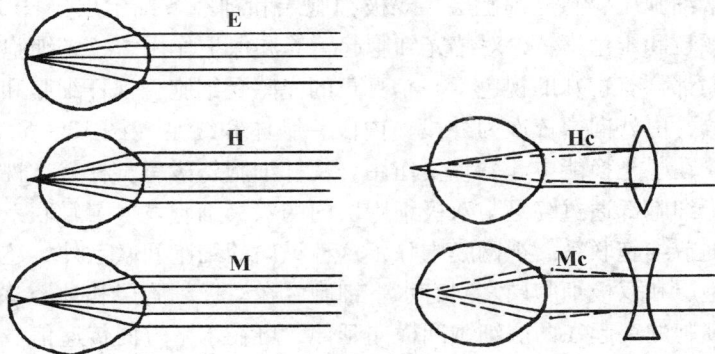

图 13 -4 眼的折光异常及其矫正
E:正视眼;H:远视眼;M:近视眼;Mc:近视眼的矫正;Hc:远视眼的矫正

1. 近视 近视(myopia)是因眼球前后径过长(轴性近视)或折光系统折光能力过强(屈光性近视),故远处物体发出的平行光线被聚焦在视网膜的前方,而在视网膜上形成模糊的图像。近视眼看近物时,由于近物发出的是辐散光线,故不需调节或只做较小程度的调

节，就能使光线聚焦在视网膜上。因此，近视眼的近点小于正视眼。纠正近视可用凹透镜。

2. 远视　远视的发生是由于眼球的前后径过短（轴性远视）或折光系统的折光能力太弱（屈光性远视），故来自远物的平行光线聚焦在视网膜的后方。远视眼在看远物时，也需经过眼的调节才能使进入眼光线聚焦在视网膜上。远视眼看近物时，需做更大程度的调节方能看清物体。由于晶状体的调节是有限度的，因此远视眼的近点比正视眼远。由于远视眼不论看近物还是远物都需进行调节，故易发生疲劳。纠正远视可用凸透镜。

3. 散光　正视眼折光系统的各折光面都是正球面。散光是指眼的角膜表面不呈正球面，即角膜表面不同方向的曲率半径不相等，平行光线进入眼内不能在视网膜上形成焦点而形成焦线，造成视物不清或物像变形。除角膜外，晶状体表面曲率异常也可引起散光。纠正散光可用柱面镜。

4. 老视　有些人眼静息时折光能力正常，但由于年龄的增长，晶状体弹性减弱，因此看近物时眼的调节能力减弱，此称为老视（presbyopia）。老视眼时，远处平行光线仍能聚焦于视网膜上，但近处的光线只能聚焦在视网膜的后方，因此在视近物时必须戴上适当折光度的凸透镜。

三、视网膜的结构和两种感光换能系统

来自外界物体的光线，通过眼的折光系统在视网膜上形成物像，这是一种物理范畴的像，还要经过视网膜的感光作用，通过光 - 电换能机制，将光能转换为视神经上的电活动，最后传入视皮层才能成为人体主观意识上的"像"。

（一）视网膜的结构特点

视网膜是一层透明的神经组织膜，厚度仅为 0.1 ~ 0.5mm，按主要层次可分为四层：由外向内分别为色素细胞层、感光细胞层、双极细胞层和神经节细胞层（图 13 - 5）。色素细胞层含有黑色素颗粒和维生素 A，对感光细胞起营养和保护作用。感光细胞分视杆细胞和视锥细胞两种，它们都含有特殊的视色素，是真正的光感受细胞。视杆细胞和视锥细胞在形态上都可分为四部分，由外向内依次为外段、内段、胞体和终足（图 13 - 6）。其中外段是视色素集中的部位，在感光换能中起着重要作用。视杆细胞外段呈长杆状，视锥细胞外段呈短圆锥状。两种感光细胞都通过终足与双极细胞层内的双极细胞发生突触联系，双极细胞再与神经节细胞层中的节细胞联系。视网膜中除了这种纵向的细胞间联系外，还存在着横向的联系，如在感光细胞层和双极细胞层之间有水平细胞，在双极细胞层和神经节细胞层之间有无长突细胞。这些细胞的突起在两层细胞间横向延伸，可在水平方向传递信号；有些无长突细胞还可直接向神经节细胞传递信号。

近年来还发现，视网膜中除了有通常的化学性突触外，还有缝隙连接。通过这些连接，细胞间在电化学上互相耦合起来。可见，视网膜各级细胞间存在着复杂的联系。

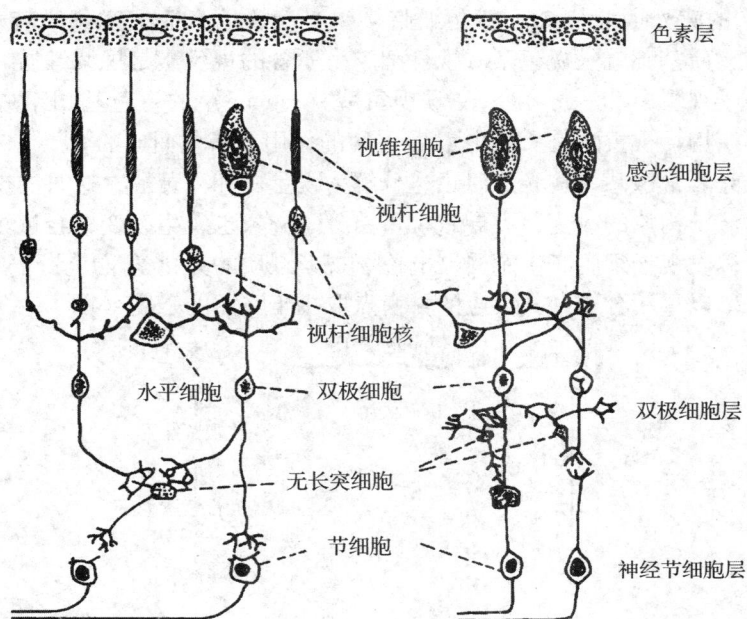

图 13-5 视网膜的主要细胞层次及其联系模式图
左半部示周围区域；右半部示中央凹

此外，视网膜由黄斑向鼻侧约 3mm 处有一直径约 1.5 mm、境界清楚的淡红色圆盘状结构，称为视神经盘，是视神经纤维汇集穿出眼球的部位。该处无感光细胞，所以无视觉感受，在视野中形成生理盲点（blind spot）。但正常时由于用两眼视物，一侧盲点可被对侧视觉补偿，因此并不会感觉到有盲点存在。

（二）视网膜的两种感光换能系统

在人和大多数脊椎动物的视网膜中存在着两种感光换能系统，即视杆系统和视锥系统。视杆系统由视杆细胞和与之相联系的双极细胞以及神经节细胞等组成，它们对光的敏感度较高，能在昏暗的环境中感受弱光刺激而引起暗视觉，但无色觉，而且对被视物细节的分辨能力较差，又称为晚光觉系统；视锥系统由视锥细胞和与之相联系的双极细胞及神经节细胞等组成，它们对光的敏感度较差，只有在强光下才能被激活，但视物时可以辨别颜色，且对物体的细节及轮廓都能看清，有高分辨能力，又称为昼光觉系统。

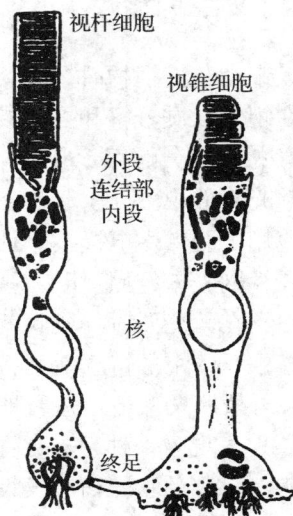

图 13-6 哺乳动物感光细胞模式图

1. 视杆细胞的感光换能机制 感光细胞接受光刺激后，能把光刺激转变成神经冲动，这种换能作用的物质基础就是视色素。视杆细胞中所含的视色素是视紫红质，它是一种结合蛋白质，由一分子视蛋白和一分子 11 - 顺视黄醛（retiene）的生色基团组成。视蛋白的肽链中有 7 段跨膜结构，视黄醛是由维生素 A 在酶的作用下氧化而成的。

视紫红质对光非常敏感，在光照时迅速分解为视蛋白和视黄醛，这时的视黄醛为全反型视黄醛。视黄醛分子构象的改变，可导致视蛋白分子构象也发生改变，经过较复杂的信号传递系统的活动，诱发视杆细胞产生感受器电位。视紫红质的光化学反应是可逆的，它在亮处分解，在暗处又可以重新合成，其反应的平衡点取决于光照的强度（图 13 - 7）。

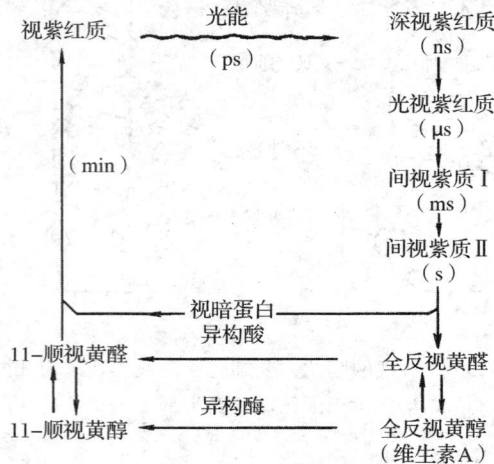

图 13 - 7　视杆细胞中视紫红质的光化学反应

人眼在暗处视物时，视紫红质既有分解，又有合成，这是人在暗光处能不断视物的基础。在视紫红质分解和再合成的过程中，有一部分视黄醛被消耗，这主要靠由食物进入血液循环（相当部分贮存于肝）中的维生素 A 来补充。因此，长期维生素 A 摄入不足，会影响人在暗光时的视力，引起夜盲症。

应用细胞内微电极技术研究视杆细胞外段膜内外的电位差在光照前后的变化，结果表明，在视网膜未经照射时，视杆细胞的静息电位只有 - 30 ~ - 40mV，比一般细胞小得多。这是由于在无光照时外段膜就有相当数量的 Na^+ 通道处于开放状态并有持续的 Na^+ 内流。而内段膜中 Na^+ 泵的持续活动将 Na^+ 移出膜外，从而维持膜内外 Na^+ 的平衡。当视网膜接受光照时，外段膜两侧电位短暂地向超极化方向变化，因此视杆细胞的感受器电位（视锥细胞也一样）表现为一种超极化型的慢电位。视杆细胞外段和整个视杆细胞都没有产生动作电位的能力，故光刺激在外段膜上引起的感受器电位只能以电紧张的形式扩布到细胞的终足部分，影响终足处的递质释放，引起下一级细胞如双极细胞产生慢电位变化。当这种电变化传递到神经节细胞时，经过总和达到阈电位才产生动作电位，成为视网膜向视觉中枢传递的视觉信号。

2. 视锥细胞换能机制与色觉 视网膜上有三种不同的视锥细胞，分别含有对红、绿、蓝三种光敏感的视锥色素。三种视锥色素都含有同样的 11 - 顺视黄醛，只是视蛋白的分子结构稍有不同。光线作用于视锥细胞的外段时，其外段膜两侧也发生同视杆细胞类似的超极化型感受器电位，作为光电转换的第一步，最终在相应的神经节细胞上产生动作电位，其机制与视杆细胞外段的换能机制相似。

视锥细胞功能的重要特点是它具有辨别颜色的能力。正常人眼的视网膜可分辨波长400～750nm 之间约 150 种不同的颜色。当某一波长的光线作用于视网膜时，以一定的比例使三种视锥细胞分别产生不同程度的兴奋，信息传至中枢则产生某一种颜色的感觉。例如：当红、绿、蓝三种视锥细胞兴奋程度的比例为 4：1：0 时，产生红色的感觉；三者的比例为2：8：1 时，产生绿色的感觉。

某些人可受遗传因素的影响，缺乏相应的视锥细胞，对全部颜色或某种颜色缺乏分辨能力，称为色盲。色盲可分为全部色盲和部分色盲。全色盲极为少见，表现为只能分辨光线的明暗，呈单色视觉。部分色盲又可分为红色盲、绿色盲及蓝色盲。最多见的是红色盲和绿色盲，统称为红绿色盲，红绿色盲不能分辨红色和绿色。有些色觉异常的产生并非由于缺乏某种视锥细胞，而只是由于某种视锥细胞的反应能力较弱，使患者对于某种颜色的识别能力较正常人稍差，这种异常色觉称为色弱，常由后天因素引起。

四、与视觉有关的其他现象

（一）视力

视力或视敏度（visual acuity）是指眼对物体微细结构的分辨能力，即眼能分辨两点间最小距离的能力。通常以视角大小作为指标。视角即物体上两点光线射入眼球在节点处交叉所形成的夹角。同一距离，视角与物体大小成正比；同一物体，视角与物体远近成反比。正常人的眼睛能分辨的最小视角为 1 分角（1/60 度）。所以，视力与视角成反变关系。在视网膜上，只要物像两点间的距离中间间隔一个视锥细胞，即可分辨出该物体。因此，人眼能看清的最小视网膜像的大小，大致相当于视网膜中央凹处一个视锥细胞的平均直径。

（二）暗适应与明适应

1. 暗适应　人从亮光处突然进入暗室时，最初看不清任何东西，经过一段时间后，视觉敏感度才逐渐增高，能逐渐看清暗处的物体这种现象称为暗适应（dark adaptation）。

暗适应是人眼在暗处对光的敏感度逐渐提高的过程。如图 13-8 所示，一般是在进入暗室后的最初 7min 之内，人眼感觉光线的阈值出现一次明显下降，以后又出现阈值的更明显下降；在进入暗室后大约 25～30min 时，阈值下降到最低点，并稳定于这一水平。阈值的第一次下降主要与视锥细胞色素的合成量增加有关；第二次下降是暗适应的主要构成部分，与视杆细胞中视紫红质的合成增强有关。

2. 明适应　当从暗处突然进入亮处时，最初感到一片耀眼的光亮，不能看清物体，只有稍待片刻才能恢复视觉，这种现象称为明适应（light adaptation）。明适应出现较快，大约在一分钟内即可完成。其机制是由于视杆细胞在暗处积蓄了大量的视紫红质，到亮处遇到强光时迅速分解，因而产生耀眼的光感。只有在较多的视杆细胞色素迅速分解之后，对光较不敏感的视锥细胞色素才能在亮光环境中感光而恢复视觉。

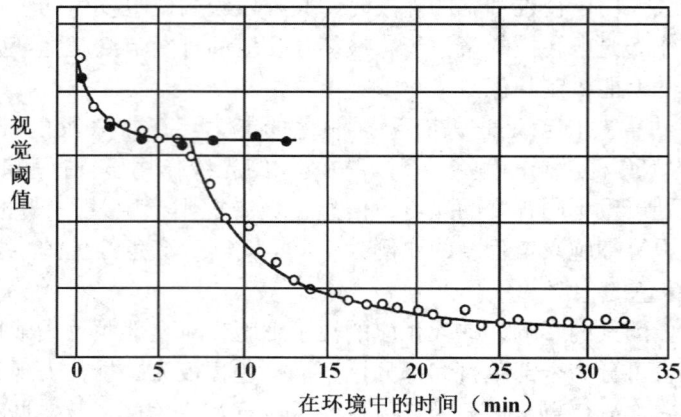

图 13 - 8　暗适应曲线

○表示用白光对全眼的测定结果；●表示用红光对中央凹测定的结果

（三）视野

单眼固定注视正前方一点时，该眼所能看到的空间范围，称为视野（visual field）。在同一光照条件下，用不同颜色的目标物测得的视野大小不一，白色视野最大，其次为黄蓝色，再次为红色，绿色视野最小（图 13 - 9）。视野的大小可能与各类感光细胞在视网膜中的分布范围有关。另外，由于鼻部结构（鼻和额）阻挡视线，也影响视野的大小和形状。如一般人颞侧和下方视野较大，鼻侧与上方视野较小等。临床上检查视野可帮助诊断视神经、视觉传导通路和视网膜病变。

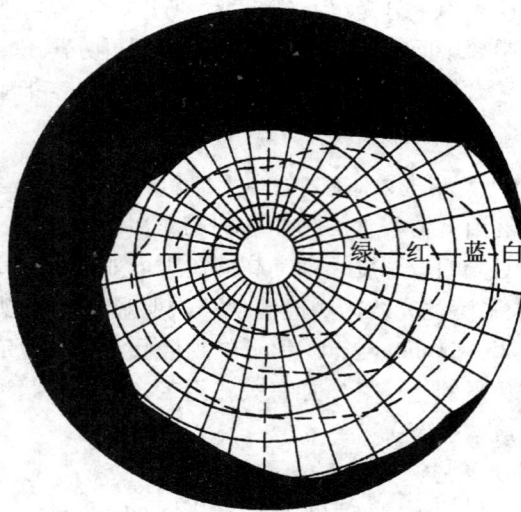

图 13 - 9　人右眼视野图

（四）双眼视觉和立体视觉

人和高等哺乳动物的双眼都在面部前方，两眼有很大一部分重叠，称为双眼视觉（binocular vision）。双眼视物时，由于从物体同一部分来的光线成像于两眼视网膜的对称点上，于是视觉中只有一个物像。双眼视觉要依靠眼外肌的精细协调运动来完成。若用手指压一侧眼球外缘，物体发出的光线到达两眼视网膜时，将不再成像于对称点上，同时视觉的印象也会感到有两个物体存在，故称为复视。双眼视觉可以弥补单眼视觉中的盲区缺损，扩大视野，并可产生立体感，形成立体视觉，增强对物体大小和距离判断的准确性。

五、脏腑与视觉器官功能的现代医学研究

在中医理论中，肝与目之间窍属关系得到了临床实践有力的支持。但是，现代医学解剖学关于肝脏与视觉功能关系的研究资料相对较少。由于肝脏是全身物质代谢最重要的器官，包括视觉感光物质在内，很多都是在肝脏合成和代谢的。所以，肝脏功能改变对感光系统功能影响可能性比较大，而其他脏腑对视觉功能影响则是间接性的。

（一）肝脏对视觉器官的影响

临床研究发现，急、慢性肝炎、肝硬化、肝癌等疾病均可并发视觉器官各种异常改变，如眼内干涩、眼球胀痛、视力疲劳、视物不清、复视、夜盲等症状，以至于球结膜血管扩张、充血、巩膜黄染、角膜感觉减退，或出现眼底性病变，如视神经盘水肿、视网膜出血等临床体征。相反，在对上述患有视觉器官性疾病患者进行肝脏血液流变学检测时发现，多数存在着肝内血流阻力增大，循环血流速度减慢、血流量减少；或出现肝脏血液充盈度下降，血液回流受阻等病理生理变化。这从血流动力学角度为阐释"肝开窍于目"理论提供了依据。

（二）肝脏对感光物质生成的影响

视觉的产生主要由眼的折光系统和感光系统共同完成。视网膜能够感受光波刺激并将其转变为电冲动主要是靠视锥细胞和视杆细胞。视紫红质是视杆细胞内的感光物质，在弱光的刺激下视紫红质迅速分解为视蛋白与全反型视黄醛，从而触发视杆细胞产生光－电变化，刺激神经中枢以发生和维持暗光环境中的视觉功能。同时，全反型视黄醛与视蛋白在暗环境中能够重新合成视紫红质，但是全反型视黄醛与视蛋白逆行合成新的视紫红质时，必须有维生素 A 的帮助。在上述视紫红质合成反应过程中所需要的视蛋白、维生素 A 均在肝脏中代谢与合成。当肝脏功能下降和发生病变时，由于视蛋白、维生素 A 的缺乏将导致弱光下视觉功能的下降，甚至发生夜盲症。

由此认为，肝脏合成和代谢某些感光物质的功能应属于"肝开窍于目"的内涵之一。

（三）眼的分区及络属关系

从经络入手开展肝开窍于目的研究已取得一定成绩。针对眼组织结构与六经的相属关系，认为虹膜、睫状肌、睫状小带、前房角、视网膜属于足厥阴肝经，脉络膜属于手少阴心经，房水属于足少阳胆经，玻璃体属于手太阴肺经，视网膜黄斑区属于足太阴脾经，眼内一切色素属于足少阴肾经。根据五脏六腑与目均有关系的理论，初步建立了眼部结构与脏腑配

属的学说，即晶状体属于肺；玻璃体属于肾；房水为肺脾肾三藏所化，不独属于胆；前房角与肝肺有关。此外，在五论学说基础上又提出了"新五轮"假说，认为视神经、视网膜神经上皮层内属于肝；脉络膜及视网膜血管内属于心；黄斑内属于脾；玻璃体内属于肺；视网膜色素上皮层内属于肾。综合以上结果，尽管还无法说明脏腑与目的结构及功能关系本质，但是为其研究提供了一些思路。

第三节　听觉器官

耳由外耳、中耳和内耳组成。声源振动使空气产生疏密波，通过外耳和中耳组成的传音系统传递到内耳，经内耳的换能作用将声波的机械能转变为听神经纤维上的神经冲动，后者传送到大脑皮层听觉中枢，产生听觉。

中医学耳的主要功能为司听觉，位于头部左右，是清阳之气上通之处，是肾脏的外窍。

一、脏腑、经络与耳

（一）肾开窍于耳

肾开窍于耳，是指耳的听觉功能正常与否和肾有着密切的关系。由于在解剖部位上两耳附于头之左右与脑紧密相连；在功能上肾主骨生髓，脑为髓之海，髓海充盈与否直接关系到左右耳窍听觉的灵敏程度。若肾精充沛，髓海丰富，上充耳窍，则听觉灵敏，反应敏捷，对声音的分辨能力强；如果肾精亏损，髓海失盈，则出现头晕目眩，反应迟钝症状，或伴有耳鸣、耳聋或体摇不稳等。生理状态下，人到老年之所以听力多有减退，主要是因为肾气渐衰，肾精不足。因此，在防治此类耳聋时，多从补肾入手方可收到效果。

（二）经络与耳

耳，虽然是机体外周性器官，但是全身经脉均聚会到此处，所以有"耳为宗脉之所聚"之说，充分说明了耳与脏腑之间具有结构上的联系，即通过经络与全身构成了有机的联系。

脏腑、器官与耳通过经脉联系的具体走行是：足少阳胆经、手少阳三焦经，均从耳后入耳中，走耳前；手太阳小肠经，由目内眦入耳中。上述三条经脉若为外邪所犯，皆可入耳，而见耳痛，红肿，流脓，并影响听力。由于手足少阳经皆入耳，故少阳病时，常见耳鸣、耳聋。由于全身五脏六腑之气均可以通过各自经脉达于耳，所以五脏六腑的功能状态变化都可以在耳上显现出来，根据耳表面的各种变化可以诊断全身各个脏腑器官的病变。通过对耳上相应穴位的治疗可以达到祛除全身各个脏腑器官疾病的目的。这也是临床应用耳针能够治疗全身疾病的理论依据之一。

（三）其他脏腑与耳

耳除了与肾有密切的关系外，与其他脏腑也有直接或间接的关系。如心属火，肾属水，心火和肾水之间相互制约，互济协调，肾精之气上走清窍，耳窍受之则听觉正常；若心肾不交，水火不能互济而失调，则亦可导致听力失聪。

耳与肝、胆、脾等也有一定的联系。肝主疏泄而其性升发，疏泄适度，则清阳得升，清窍得养；若升发太过，则气机逆乱，清窍壅塞，导致听觉下降。胆与肝相为表里，足少阳胆经循行耳之前后，并入耳中，若肝胆气逆，常易循经上逆累及耳窍而影响听觉。脾主运化水湿和升清降浊，若脾虚，清阳不升，水谷之精气不能上养清窍，浊阴逆于上亦可影响听力。

二、人耳听阈和听域

耳的适宜刺激是空气振动产生的声波，通常人耳能感受的振动频率在 20～20000Hz 之间，强度范围为 0.0002～1000dyn/cm^2。对于每一种频率的声波，都有一个刚能引起听觉的最小强度，称为听阈（hearing threshold）。当声音强度在听阈以上继续增加时，听觉的感受也相应增强，但当强度增加到某一限度时，将不再引起听觉而是鼓膜的疼痛感觉，称此限度为最大可听阈。人耳对每一种振动频率都有它自己的听阈和最大可听阈，据此能绘制出人耳对振动频率和强度的感受范围坐标图。图 13－10 中的下方曲线表示不同振动频率的听阈，上方曲线表示它们的最大可听阈，两者所包含的面积称为听域。从听域图上可看出，人耳最敏感的频率在 1000～3000Hz 之间。

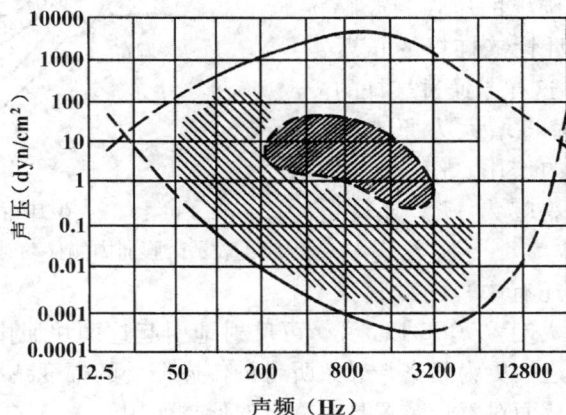

图 13－10　人的正常听域图
中心斜线区表示通常的语言区；下方斜线区表示次要语言区

三、外耳和中耳的功能

（一）外耳的功能

外耳由耳郭和外耳道组成。耳郭的形状有利于收集声波，有采音作用；耳郭还有助于判断声源的方向。外耳道是声波传导的通路，对声波起共鸣腔作用。

（二）中耳的功能

中耳由鼓膜、听骨链、鼓室和咽鼓管等结构组成。中耳的主要功能是将空气中声波振动的能量高效地传递到内耳淋巴液，其中鼓膜和听骨链在声音传递过程中起着重要作用。

鼓膜呈椭圆形，面积约 50～90mm^2，厚度约 0.1mm。它的形状如同一个浅漏斗，其顶点朝向中耳,内侧与锤骨柄相连。鼓膜很像电话机、受话器的振膜,是一个压力承受装置,具有较好的频率响应和较小的失真度。据观察,当频率在2400Hz以下的声波作用于鼓膜时,鼓膜都可以复制外加振动的频率,其振动可与声波振动同始同终。

听骨链由锤骨、砧骨及镫骨依次连接而成。锤骨柄附着于鼓膜,镫骨脚板与卵圆窗膜相连,砧骨居中,将锤骨和镫骨连接起来,使三块听小骨形成一个固定角度的杠杆。锤骨柄为长臂,砧骨长突为短臂。杠杆的支点正好在听骨链的重心上,因而在能量传递的过程中惰性最小,效率最高。鼓膜振动时,如锤骨柄内移,则砧骨的长突和镫骨脚板也作相同方向的内移,如图13-11中所示。

声波由鼓膜经听骨链到达卵圆窗膜时,其振动的压强增大,而振幅稍减小,即中耳的增压作用。其原因有以下两个方面:①鼓膜的实际振动面积约为55mm^2,而卵圆窗的面积只有3.2mm^2,二者之比为17.2∶1。如果听骨链传递时的总压力不变,则作用于卵圆窗膜上的压强为鼓膜上压强的17.2倍。②听骨链杠杆的长臂和短臂之比为1.3∶1,这样,通过杠杆的作用在短臂一侧的压力将增大为原来的1.3倍。通过这两方面的作用,使整个中耳传递过程中的增压效应为17.2×1.3倍,即22.4倍。

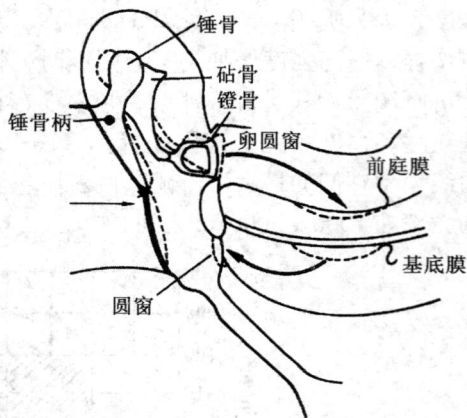

图13-11　人中耳和耳蜗关系模式图
虚线:表示鼓膜向内侧移动时各相关结构的移动情况

与中耳传音有关的还有中耳的鼓膜张肌和镫骨肌。当声强过大时(70dB以上),可反射地引起这两块肌肉的收缩,结果使鼓膜紧张,各听小骨之间的连接更为紧密,导致听骨链传递振动的幅度减小,阻力加大,可阻止较强的振动传到耳蜗,从而对感音装置具有一定的保护作用。

咽鼓管是连接鼓室和鼻咽部的通道,其鼻咽部的开口常处于闭合状态,在吞咽、打哈欠时开放。咽鼓管的主要功能是调节鼓室内的压力,使之与外界大气压保持平衡,这对于维持鼓膜的正常位置、形状和振动性能有重要意义。咽鼓管因炎症阻塞后,鼓室内的空气被吸收,可造成鼓膜内陷而影响听力。

(三)声波传入内耳的途径

声音可通过空气传导与骨传导两种途径传入内耳。正常情况下以气传导为主。

1. 气传导　声波经外耳道引起鼓膜振动,再经听骨链和卵圆窗膜进入耳蜗,这条声音传导的途径称为气传导(air conduction),是声波传导的主要途径。此外,鼓膜的振动也可引起鼓室内空气的振动,再经圆窗膜传入耳蜗。但此传导途径在正常情况下并不重要,只是当听骨链发生障碍时,才发挥一定的传音作用,但这时的听力较正常时大为降低。

2. 骨传导　声波直接引起颅骨的振动,再引起位于颞骨骨质中的耳蜗内淋巴的振动,称为骨传导(bone conduction)。骨传导的敏感性比气传导低得多,因此在正常听觉产生机制中作用甚微。但是当鼓膜或中耳病变引起传音性耳聋时，气传导明显受损，而骨传导却不受影响，甚至相对增强。当耳蜗病变引起感音性耳聋时，气传导和骨传导将同样受损。因此，临床上常通过检查患者气传导和骨传导受损的情况来判断听觉异常的产生部位和原因。

四、内耳的感音功能

内耳又称迷路，由耳蜗和前庭器官组成。耳蜗的主要作用是把传递到耳蜗的机械振动转变为听神经纤维的神经冲动。

（一）耳蜗的结构

耳蜗是由一条骨质管腔围绕一锥形骨盘旋转 $2\frac{1}{2} \sim 2\frac{3}{4}$ 周所构成的。在耳蜗管的横断面上有两个分界膜，一为斜形的前庭膜，一为横行的基底膜。此两膜将管道分为三个腔，分别称为前庭阶、鼓阶和蜗管（图13-12）。前庭阶在耳蜗底部与卵圆窗膜相接，内充外淋巴；鼓阶在耳蜗底部与圆窗膜相接，也充满外淋巴。鼓阶中的外淋巴在耳蜗顶部与前庭阶中的外淋巴相交通。蜗管是一个充满内淋巴的盲管。基底膜上有声音感受器——螺旋器（也称柯蒂器），螺旋器由内、外毛细胞及支持细胞等组成。在蜗管的近蜗轴侧有一行纵向排列的内毛细胞，靠外侧有 3~5 行纵向排列的外毛细胞。每一个毛细胞的顶部表面都有上百条排列整齐的纤毛称为听毛，外毛细胞中较长的一些纤毛埋植于盖膜的胶冻状物质中。盖膜在内侧连耳蜗轴，外侧则游离于内淋巴中。毛细胞的顶部与内淋巴接触，其底部则与外淋巴相接触。毛细胞的底部有丰富的听神经末梢。

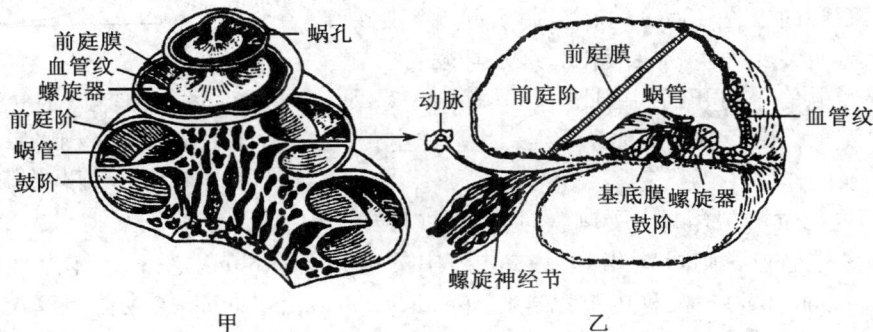

图13-12 耳蜗及耳蜗管的横断面示意图
甲：耳蜗纵行剖面；乙：耳蜗管横断面

（二）基底膜的振动和行波理论

当声波振动通过听骨链到达卵圆窗膜时，压力变化立即传给耳蜗内的液体和膜性结构。如果卵圆窗膜内移，前庭膜和基底膜也将下移，最后鼓阶的外淋巴压迫圆窗膜使之外移；相反，当卵圆窗膜外移时，整个耳蜗内的液体和膜性结构又作相反方向的移动，如此反复，形成了振动。在正常的气传导过程中，圆窗膜起着缓冲耳蜗内压力变化的作用，是耳蜗内结构发生振动的必要条件。振动从基底膜的底部开始，按照物理学中的行波（traveling wave）原理向耳蜗的顶部方向传播。不同频率的声波引起的行波都是从基底膜的底部开始，但声波频率不同，行波传播的远近和最大振幅出现的部位也不同。声波频率愈高，行波传播愈近，最大振幅出现的部位愈靠近卵圆窗处；相反，声音频率愈低，行波传播的距离愈远，最大振幅出现的部位愈靠近基底膜顶部（图13-13）。因此，每一种振动频率在基底膜上都有一个特定的行波传播范围和最大振幅区，与该区域有关的毛细胞和听神经纤维就会受到最大的刺激，这样，来自基底膜不同区域的听神经纤维的冲动传到听觉中枢的不同部位，就可引起不同音调的感觉，这就是耳蜗对声音频率初步分析的基本原理。在动物实验和临床研究中都已证实，耳蜗底部受损时主要影响高频听力，而耳蜗顶部受损时主要影响低频听力。

（三）耳蜗的生物电现象

外毛细胞顶端的听毛有些埋植于盖膜的胶状物质中，有的则与盖膜下面相接触；由于基底膜与盖膜的附着点不在同一个轴上，故当行波引起基底膜振动时，盖膜与基底膜便各自沿着不同的轴上、下移动，于是两膜之间便发生交错的移行运动，使听毛受到一个剪切力的作用而弯曲（图13-14），从而引起毛细胞兴奋，并将机械能转变为生物电变化。这是耳蜗将机械能转变为神经电信号的开端，由此引起耳蜗内一系列过渡性的电变化，最后引起听神经纤维产生动作电位，完成耳蜗的换能作用。

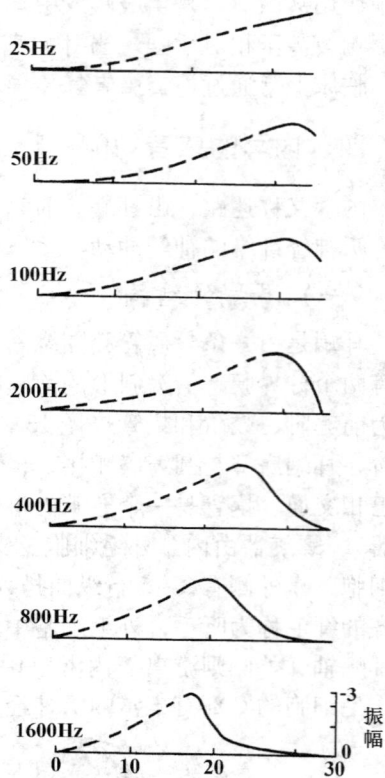

图13-13 不同频率的声音引起的行波在基底膜上传递的距离以及行波最大振幅的出现部位

1. 耳蜗内电位 在耳蜗未受刺激时，如果以鼓阶外淋巴为参考零电位，则可测出蜗管内淋巴中的电位为+80mV左右，称为耳蜗内电位（endocochlear potential），又称内淋巴电位（endolymphatic potential）。在静息情况下，毛细胞膜内电位为-70～-80mV，由于毛细胞顶端浸浴在内淋巴中，因此该处毛细胞膜内外的电位差可达160mV左右；而毛细胞基底部浸浴在外淋巴中，因此该处膜内外的电位差只有80mV左右。这是毛细胞电位与一般细胞电位不同之处。内淋巴中正电位的产生和维持同蜗管外侧壁的血管纹细胞的活动密切相关。

2. 耳蜗微音器电位 当耳蜗受到声音刺激时，在耳蜗及其附近结构可记录到一种具有交流性质的电变化，这种电变化的频率和幅度与作用于耳蜗的声波振动完全一致，称为耳蜗微电器电位（microphonic potential）（图13-15）。耳蜗微电器电位无真正的阈值，没有潜伏期和不应期。在一定范围内，耳蜗微电器电位的振幅随声压的增大而增大，并且对缺氧和深麻醉相对不敏感。实验证明，微电器电位就是多个毛细胞在接受声音刺激时所产生的感受器电位的复合表现。

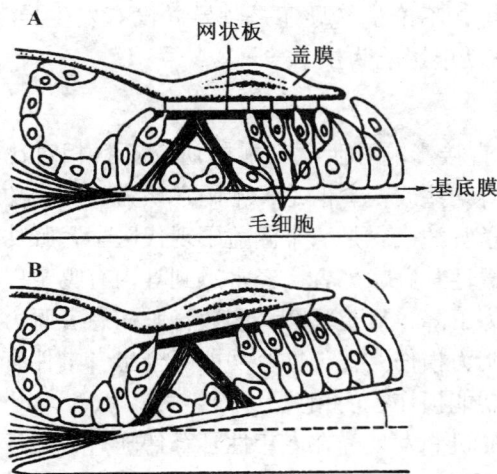

图 13－14 基底膜和盖膜振动时毛细胞
顶部纤毛的受力情况

A：静止时；B：振动时盖膜上移，与盖膜之
间发生切向运动，纤毛向蜗管的外侧方向弯曲

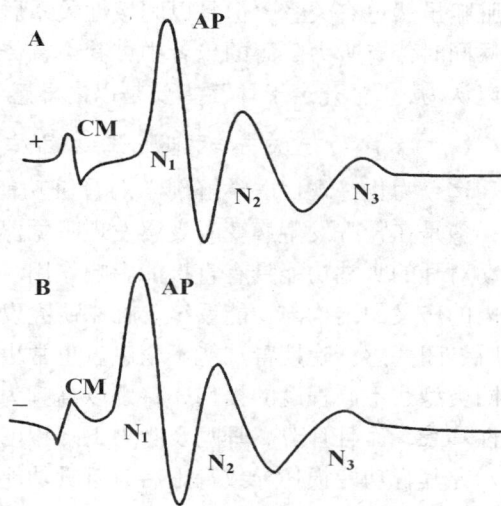

图 13－15 短声刺激引起的耳蜗微
音器电位及听神经动作电位

CM：微音器电位；AP：耳蜗神经动作电位
包括 N_1、N_2、N_3 三个负电位。A 与 B 对比
表明，声音位相改变时，微音器电位位相倒
转，但听神经动作电位位相没有变化

（四）听神经动作电位

听神经动作电位是耳蜗对声音刺激所产生的一系列反应中最后出现的电变化，是耳蜗对声音刺激进行换能和编码的结果。根据引导方法不同，可分为听神经复合动作电位和单一听神经纤维动作电位。图 13－15 中的 N_1、N_2、N_3 就是从整个听神经上记录到的复合动作电位，它反映了整个听神经的兴奋状态。其振幅取决于声音的强度、兴奋的纤维数目及放电的同步化程度。如果把微电极刺入听神经纤维内，可记录到单一听神经纤维的动作电位，它是一种"全或无"式的反应，安静时有自发放电，声音刺激时放电频率增加。仔细分析每一条听神经纤维的放电特性和声音频率之间的关系就可发现，单一听神经纤维对某一特定频率的纯音只需很小的刺激强度便可发生兴奋，这个频率称为特征频率或最佳频率。随着声音强度增加，能引起单一听神经纤维放电的频率范围增大。每一条听神经纤维都有自己的最佳频率，其最佳频率与该神经末梢在基底膜上的分布部位有关，而这一部位正好是该频率的声音所引起的最大振幅行波的所在位置。在自然情况下，作用于人耳的声音频率和强度变化是十分复杂的，因此基底膜的振动形式和由此引起的听神经纤维的兴奋及其组合也很复杂，人耳之所以能区别不同的音色，其基础可能亦在于此。

五、脏腑与听觉器官功能的现代医学研究

在中医基础理论中，与听觉功能直接相关联的脏腑是肾脏，故有肾开窍于耳之说。与其

他脏腑虽然也有关系，但是以间接性关系居多。临床上发现，患有"肾精不足、肾气亏虚"证候同时伴有听力障碍的患者中，其声音传导系统，不论是气导还是骨导并没有发生异常，所以认为，"肾开窍于耳"主要是以内耳感音系统功能影响为主。

（一）肾与感音系统细胞生物电活动

迄今为止，现代医学解剖学的肾脏功能活动直接影响耳听觉功能的研究资料相对比较少，多是在肾脏发生病变时观察发现听觉器官具有某些改变。但是，中医学认为，肾的功能活动对耳的听觉功能具有直接的影响作用。中医学肾的概念是一个涵盖了现代医学肾脏功能在内的广义的结构与功能系统。临床研究发现，慢性肾脏病患者，经常感到耳内有鸣声以及重听、闭塞感；晚期肾功能不全患者也常出现听力下降，甚至耳聋；多数肾脏病患者听力有不同类型、不同程度的损伤，特别以高频为主的听力损伤。先天性肾功能不全患者常伴有先天性耳聋，而且耳聋、耳鸣及听力下降程度与肾功能损伤程度相关。

究其肾功能损伤导致肾虚后对听觉功能影响的机制发现，在老年性耳聋伴随有肾虚症状的患者，多出现血管纹细胞发生萎缩；肾阳虚证模型豚鼠对声波刺激的阈强度增高，内耳微音器电位振幅降低，电位持续时间缩短，同步化程度降低。从而提示内耳感音系统细胞形态以及生物电活动是"肾开窍于耳"的重要内涵之一。

（二）肾与内耳组织及酶学

组织形态的同源性是功能一致性的重要基础。研究发现，肾脏和内耳的一些细胞在形态结构和酶的分布等方面均有着相似的特性；肾小管与内耳血管纹在形态结构上也有相似性；存在于血管纹边缘细胞基底侧，在维持耳蜗内淋巴成分中具有重要作用的 $Na^+ - K^+ ATP$ 酶，同时亦存在于肾小管壁细胞膜上；肾小管细胞中含有丰富的碳酸酐酶，可催化$CO_2 + H_2O =$ $H^+ + HCO_3^-$ 反应，在维持酸碱平衡方面起重要作用。而在血管纹、毛细胞、螺旋神经节细胞内亦广泛存在碳酸酐酶，参与内耳淋巴的形成、电解质转运等活动。

（三）肾与内耳对药物的反应性

某些耳毒比较明显的抗生素类药物对肾脏同样表现出一定的毒性作用，肾与耳对药物和疾病的反应具有明显的共性。抑制肾功能的利尿剂（如依他尼酸、呋塞米）对内耳生物电产生明显的抑制作用，并同样可以致使人和动物耳聋；而对内耳有毒性的氨基糖苷类抗生素，如庆大霉素、卡那霉素，对肾脏亦表现出毒性作用。

临床以药探证的实验研究发现，应用滋阴补肾的六味地黄汤，在改善肾功能的同时，能够减轻动物因卡那霉素所造成的听觉功能的损伤；而温补肾阳药右归丸能够增强肾阳虚动物的听力，并减轻耳毒性药物对耳的损害作用。其作用机理可能是通过补肾药对机体整体的调节作用，从而增强内耳对耳毒性药物的抵抗力或直接促进内耳细胞功能活动所致。其详细的机制有待于进一步研究阐明。

（四）肾与内耳的神经 - 内分泌

肾对内耳感音系统功能影响的现代医学机制研究，除了有组织形态学、酶学、电生理学方面以及对药物反应等外，近年来神经 - 内分泌活动对感音功能的影响也受到了关注。研究证明，中医学的肾不但包括了现代解剖学肾脏的功能，而且与肾上腺的功能有着密切关系，认为肾上腺皮质激素作用是中医"肾"功能的一个重要组成部分。研究发现，由肾上腺皮质分泌释放的盐皮质激素醛固酮，具有对抗耳毒性药物对内耳损伤的作用，提示肾上腺皮质内分泌功能是"肾开窍于耳"的机制之一。

对肾本质研究已经证明，中医学肾包括了"下丘脑－垂体－甲状腺"轴的功能，即甲状腺分泌功能与中医肾具有密切联系。先天性和后天性甲状腺功能不足患者常伴有内耳与中耳发育障碍，听力出现不同程度的下降；切除甲状腺的动物听力只有正常动物的50%；甲状腺激素能提高依他尼酸处理后豚鼠内耳毛细胞琥珀酸脱氢酶的活性，减轻卡那霉素和庆大霉素对内耳的毒性作用，并能明显减弱依他尼酸对豚鼠耳蜗电位的抑制作用。实验资料证明，甲状腺激素也是"肾开窍于耳"的重要物质之一。

（五）肾与内耳的微量元素、无机盐

微量元素和无机盐是机体诸多生命物质合成、代谢过程中不可缺少的基本物质，如骨髓造血、骨质形成与代谢，头发、牙齿的生长发育，特别是各种酶的活性均需要微量元素和无机盐参与。中医学理论认为，肾主骨生髓，精髓化血，发为血之余，齿为骨之余等，所以机体内微量元素、无机盐类物质与肾的功能关系显得格外密切。研究发现，肾虚患者体内血钙、尿钙均有不同程度的下降，肾虚伴有耳聋、耳鸣的患者血清钙、铁平均含量显著低于听力正常人，且与听力损害程度相关。提示微量元素与无机盐类物质，可能是肾开窍于耳的基本物质之一。

第四节　前庭器官

机体保持姿势的稳定是进行各种运动的条件，而维持正常姿势主要依赖于前庭器官、视觉器官和本体感受器的协调完成，其中前庭器官最为重要。

一、前庭器官的感受装置和适宜刺激

前庭器官由内耳中的三个半规管、椭圆囊和球囊组成。前庭器官的感受细胞亦称为毛细胞，毛细胞表面有长短不同的两种纤毛，其中有一条最长的位于细胞顶端的一侧边缘处，称为动纤毛；其余的纤毛较短，数量较多，呈阶梯状排列，称为静纤毛。当纤毛都处于自然状态时，细胞膜内外存在着约 $-80mV$ 的静息电位，同时与毛细胞相连的神经纤维上有一定频率的持续放电；此时如果外力使静纤毛朝向动纤毛一侧弯曲，毛细胞的膜电位即发生去极化，当去极化达到阈电位水平（约 $-60mV$），支配毛细胞的传入神经冲动发放频率增加，表现为兴奋效应；相反，当外力使动纤毛朝向静纤毛一侧弯曲时，则毛细胞膜发生超极化，传入冲动减少，表现为抑制效应（图13－16）。这是前庭器官中所有毛细胞感受外界刺激时的一般规律，其换能机制与前面讲到的耳蜗毛细胞相似。

人体两侧内耳各有三个相互垂直的半规管，分别代表空间的三个平面。每个半规管与椭圆囊连接处都有一个膨大的部分称为壶腹。壶腹内有一块隆起的结构称壶腹嵴，其中有一

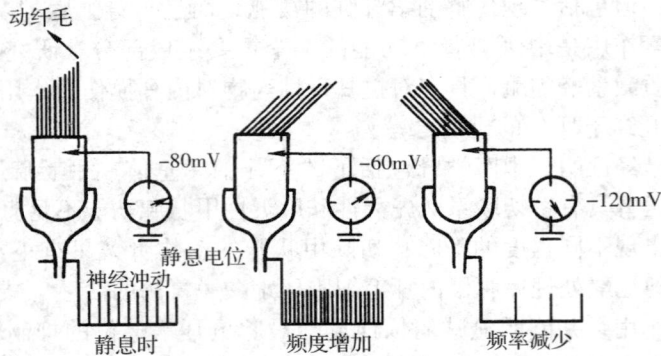

图 13 - 16　前庭器官中毛细胞顶部纤毛受力情况与电位变化的关系示意图

排毛细胞面向管腔，毛细胞顶部的纤毛都埋植在一种胶质性的圆顶形壶腹帽之中。半规管壶腹嵴毛细胞的适宜刺激是身体旋转变速运动。身体围绕不同方向的轴作旋转运动时，相应半规管壶腹中的毛细胞因管腔中内淋巴的惯性而受到冲击，顶部纤毛向某一方向弯曲，从而引起传入神经纤维上冲动频率的改变，这些信息经前庭神经传入中枢，引起眼球震颤和躯体、四肢骨骼肌紧张性的改变，以调整姿势，保持平衡；同时冲动上传到大脑皮层，引起旋转的感觉。

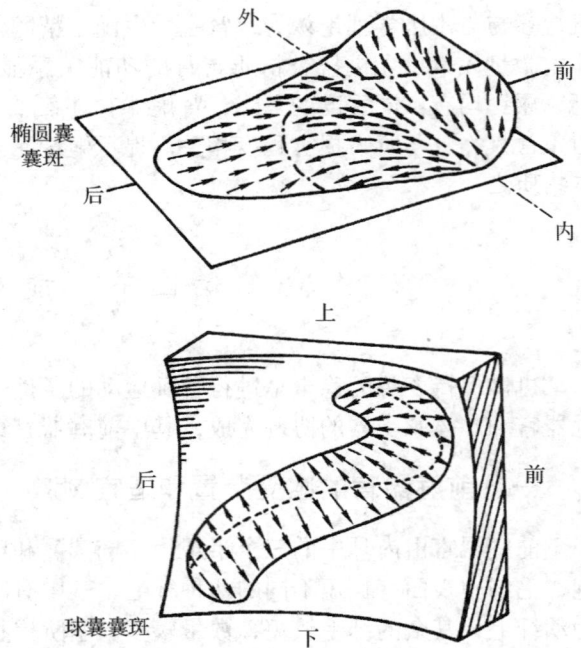

椭圆囊和球囊的毛细胞位于囊斑上，毛细胞的纤毛埋植于耳石膜中。在这两个囊斑的平面上，几乎每个毛细胞的排列方向都不完全相同（图 13 - 17）。当人体直立静止时，椭圆囊和囊斑的平面与地面平行，耳石膜在毛细胞纤毛的上方；球囊的囊斑平面与地面垂直时，耳石膜悬在纤毛的外侧。毛细胞纤毛的箭头所指方向是该处毛细胞顶部动纤毛所在位置，箭尾是同一细胞的静纤毛所在位置。当机体所作直线加速运动的方向

图 13 - 17　椭圆囊和球囊中囊斑的位置以及毛细胞顶部纤毛的排列方向

与某一箭头的方向一致时，该箭头所代表的毛细胞表面静纤毛向动纤毛侧的弯曲最明显，与此毛细胞有关的神经纤维有最大频率的冲动发放。一些毛细胞正好发生静纤毛向动纤毛一侧弯曲，于是引起某些特定的传入纤维发放冲动增加，神经信息传到中枢后，一方面引起相应

的感觉，同时反射性地引起肌张力改变以保持身体的平衡。

二、前庭反应和眼震颤

来自前庭器官的传入冲动，除引起运动觉和位置觉外，还可引起各种姿势调节反射和自主神经功能的改变。例如，当人乘电梯突然上升时，会出现肢体的伸肌抑制而下肢屈曲；而当电梯突然下降时伸肌收缩而下肢伸直。当汽车突然加速时，会有颈背肌紧张性增强而出现后仰的姿势，车突然停止时则出现相反的情况。这些都是前庭器官的姿势反射，其意义在于维持机体一定的姿势和保持身体平衡。另外，如果前庭器官受到过强或长时间的刺激，常会引起恶心、呕吐、眩晕、皮肤苍白等现象，称为前庭自主神经反应，严重时可导致晕船、晕车和航空病。对前庭感受器过度敏感的人，一般前庭刺激也会引起自主神经反应。

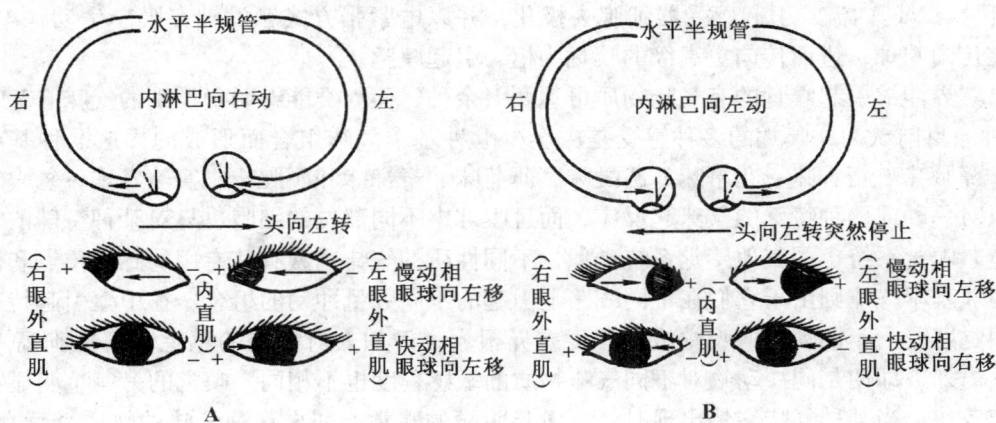

图 13 – 18 　旋转变速运动时两侧水平半规管壶腹嵴毛细胞受刺激情况和眼震颤方向示意图
A：头前倾 30 度、旋转开始时的眼震颤方向；B：旋转突然停止后的眼震颤方向

前庭反应中最特殊的是躯体旋转运动时引起的眼球运动，称为眼震颤（nystagmus）。眼震颤主要是半规管受刺激引起的。生理情况下，两侧水平半规管受到刺激时，引起水平方向的眼震颤，上、下半规管受刺激时引起垂直方向和旋转性的眼震颤。人类在水平面上的活动较多（如转身、回头等），故下面以水平方向的眼震颤为例说明眼震颤出现的情况。当头与身体向左旋转时，左侧壶腹内的毛细胞受刺激增强而右侧正好相反，此时两侧眼球缓慢向右侧移动，这一过程为眼震颤的慢动相；当眼球移动到两眼裂右侧端时，又突然快速地向左侧移动，这一过程为眼震颤的快动相；以后再出现新的慢动相和快动相，反复不已，即为眼震颤。当变为匀速旋转时，由于两侧壶腹嵴所受压力一样，因此眼震颤停止。当旋转趋于停止而出现减速时，又出现与旋转开始时方向相反的慢动相和快动相组成的眼震颤（图 13 – 18）。临床上常用快动向来代表眼震颤的方向，进行眼震颤试验以判断前庭功能是否正常。某些前庭器官有病变的患者，眼震颤消失。

第五节　嗅觉和味觉感受器

一、嗅觉感受器和嗅觉

嗅觉感受器即嗅细胞位于上鼻道及鼻中隔后上部的嗅上皮中，是唯一起源于中枢神经系统且能直接接受环境中化学性刺激的神经元。嗅觉感受器的适宜刺激是空气中的化学物质，通过呼吸，这些分子被嗅上皮部分的黏液吸收，并扩散到嗅纤毛，与纤毛表面上的特异性受体结合，这种结合可通过 G 蛋白引起第二信使类物质产生，最后导致膜上电压门控式 Na^+ 通道开放，Na^+ 内流，引起感受器细胞去极化，并以电紧张方式触发轴突膜产生动作电位，沿轴突传向嗅球，进而传向更高级的嗅觉中枢，引起嗅觉。

自然界能够引起嗅觉的有气味物质可达两万余种，而人类能够明确辨别的气味有2000～4000 种。目前认为，嗅觉的多种感受是由至少七种基本气味组合而形成的，这七种基本气味是：樟脑味、麝香味、花草味、乙醚味、薄荷味、辛辣味和腐腥味。实验发现，每一个嗅细胞只对一种或两种特殊的气味起反应，而且嗅球中不同部位的细胞也只对某种特殊的气味起反应。嗅觉系统也同其他感觉系统类似，不同性质的气味刺激有其专用的感受位点和传输线路，非基本气味则由于它们在不同线路上引起的不同数量冲动的组合，在中枢引起特有的主观嗅觉感受。不同动物的嗅觉敏感程度差异很大，例如人对醋酸的感觉阈值比狗高 1000 万倍。另外，即使是同一动物对不同气味物质的敏感程度也不相同。嗅觉的另一个明显特点是适应较快，当某种气味突然出现时，可引起明显的嗅觉，如果这种气味的物质继续存在，感觉很快减弱，甚至消失。

二、味觉感受器和味觉

味觉感受器是味蕾，主要分布在舌背部表面和舌缘，口腔和咽部黏膜的表面也有散在的味蕾存在。每一个味蕾都由味细胞、支持细胞和基底细胞组成。人类的味觉系统能够感受和区分多种味道。很早以前就知道，众多的味道都是由酸、甜、苦、咸四种基本味觉组合而形成的。人舌表面的不同部位对不同味道刺激的敏感程度不同。舌尖部对甜味比较敏感，舌两侧对酸味比较敏感，而舌两侧的前部则对咸味比较敏感，软腭和舌根部对苦味比较敏感。

用微电极在动物的单一味细胞上记录感受器电位发现，一个味细胞不止对一种味道起反应，而是对酸、甜、苦、咸均有反应，只是反应的程度不同而已。引起各种味觉的物质种类很多，对其换能机制目前了解的还不十分清楚。味觉感受器没有轴突，味细胞产生的感受器电位通过突触传递引起感受神经末梢产生动作电位并向味觉中枢传递，中枢可能通过四种基本味觉专门传入途径的电信号和不同组合来认知基本味觉以外的其他味觉。味觉也是一种快适应感受器，某种引起味觉的物质长时间刺激时，其味觉敏感度迅速降低。

三、舌与脏腑

舌的功能正常发挥有赖于五脏六腑功能的正常。

1. 舌与心　舌质的血络丰富，与心主血脉的功能有关。心血上荣于舌，故人体气血运行情况，可反映在舌质的颜色上。"心主神明"，"开窍于舌"，所以舌体运动是否灵活，语言是否清晰，味觉是否灵敏，均与心主神志的功能密切相关。舌象可以反映心的状态，而心为五脏六腑之大主，主宰全身脏腑气血的功能状态，脏腑、气血的病变，也必然通过心反映于舌，所谓心和则舌能知五味。

2. 舌与脾胃　舌的味觉与脾主运化和胃主受纳的功能有关。舌苔由胃气熏蒸谷气上承舌面而成，与脾胃运化功能相应。脾胃为后天之本，气血生化之源，人体的五脏六腑均与胃气相通。因此，舌象不仅反映脾胃的功能状态，而且也代表全身脏腑气血津液的盛衰。

3. 舌与肝肾　肝藏血，主筋。舌体的运动及在此基础上的语言和搅拌食物的功能，与筋主"动"的功能有关。舌体和舌苔的润燥与津液的盈亏有关。舌下金津、玉液为唾液腺体的开口，是胃津、肾液上朝的孔道。因唾为肾液，涎为脾液，皆为津液的一部分，其生成、输布离不开脏腑的功能，所以通过观察舌体和舌苔的润燥，可以判断体内津液的盈亏及脏腑的功能。舌与五脏六腑经络相关，故舌象能反映五脏六腑精气的盛衰，而五脏六腑病变亦可反映于舌象。故有人称"舌为五脏六腑之外候"。

（石丽娟）

主 要 参 考 文 献

一．中医部分

1. 印会河，童瑶．《中医基础理论》．第 2 版．北京：人民卫生出版社，2006.
2. 陈士奎．《中西医结合医学导论》．北京：中国中医药出版社，2005.
3. 赵含森，游捷，张红．《中西医结合发展历程》．北京：中国中医药出版社，2005.
4. 张剑宇．《中西医结合》．北京：军事医学科学出版社，2005.
5. 李家邦．《中医学》．第 6 版．北京：人民卫生出版社，2004.
6. 徐志伟，罗荣敬．《中西医结合生理学》．北京：科学出版社，2003.
7. 吴伟康．《中西医结合病理生理学》．北京：科学出版社，2003.
8. 李忠仁．《实验针灸学》．北京：中国中医药出版社，2003.
9. 袁肇凯．《中医诊断实验方法学》．北京：科学出版社，2003.
10. 张登本．《中医学基础》．北京：中国中医药出版社，2003.
11. 孙广仁．《中医脏象生理学》．北京：中国医药科技出版社，2002.
12. 张吉．《针灸镇痛——机制与临床》．北京：人民卫生出版社，2002.
13. 石学敏．《针灸学》．北京：中国中医药出版社，2002.
14. 冯泽永．《中西医学比较》．北京：科学出版社，2001.
15. 李德新．《中医基础理论》．北京：人民卫生出版社，2001.
16. 刘崇余，范重英．《脏腑阴阳等现代研究与中医药调治——理论与临床》．北京：中国医药科技出版社，2000.
17. 张文康．《中西医结合医学》．北京：中国中医药出版社，2000.
18. 孟庆云．《中西医结合基础理论研究方法实验技术》．北京：中国古籍出版社，1999.
19. 林文注．《实验针灸学》．北京：上海科技出版社，1999.
20. 石学敏．《针灸治疗学》．北京：上海科技出版社，1998.
21. 陈如全．《中西医结合方法学》．北京：中国医药科技出版社，1997.
22. 季钟扑．《现代中医生理学基础》．北京：学苑出版社，1991.
23. 季钟扑．《中西医结合研究思路与方法学》．北京：上海科技出版社，1985.
24. 印会河．《中医基础理论》．北京：上海科技出版社，1984.

二．西医部分

1. 张志雄．《生理学》．上海：上海科学技术出版社，2006.

2. 姚 泰.《生理学》. 北京：人民卫生出版社，2006.

3. 黄文林，朱晓峥.《信号转导》. 北京：人民卫生出版社，2005.

4. 施雪筠.《生理学》. 北京：中国中医药出版社，2004.

5. 彭波.《生理学》. 北京：人民卫生出版社，2004.

6. 刘先国.《生理学》. 北京：科学出版社，2003.

7. 朱思明.《生理学纲要》. 北京：科学出版社，2003.

8. L. H. 奥佩.《心脏生理学——从细胞到循环》. 第 3 版. 北京：人民科学出版社，2001.

9. 范少光.《人体生理学》. 北京：北京大学医学出版社，2000.

10. 龚茜玲.《生理学》. 上海：上海医科大学出版社，1992.

常用名词中英文对照

英文	中文
absolute refractory period，ARP	绝对不应期
absorption	吸收
acetylcholine，Ach	乙酰胆碱
actin	肌动蛋白
action potential duration，APD	动作电位时程
action potential，AP	动作电位
activation	激活
active transport	主动转运
actvin	激活素
acupuncture analgesia	针刺镇痛
adaptability	适应性
adenosine triphosphate，ATP	三磷腺苷
adenylyl cyclase，AC	腺苷酸环化酶
adrencorticotropic hormone，ACTH	促肾上腺皮质激素
adrenergic fiber	肾上腺素能纤维
adrenergic receptor	肾上腺素能受体
adrenomedulin	肾上腺髓质素
afferent collateral inhibition	传入侧支性抑制
after – discharge	后发放
after – potential	后电位
agglutination	红细胞凝集
agglutinin	凝集素
agglutinogen	凝集原
agonist	激动剂
air conduction	气传导
aldosterone	醛固酮
alveolar ventilation	肺泡通气量
amiloride	阿米洛利
γ – aminobutyric acid，GABA	γ – 氨基丁酸

anatomical dead space	解剖无效腔
androgen	雄激素
angiotensin Ⅰ, ANG Ⅰ	血管紧张素Ⅰ
angiotensin Ⅱ, ANG Ⅱ	血管紧张素Ⅱ
angiotensin – coverting enzyme, ACE	血管紧张素转换酶
angiotensinogen	血管紧张素原
antagonist	拮抗剂
anterograde axoplasmic transport	顺向轴浆运输
antidiuretic hormone, ADH	抗利尿激素
antithrombin Ⅲ	抗凝血酶Ⅲ
aquaporin, AQP	水通道蛋白
arginine vasopressin AVP	精氨酸血管升压素
arterial blood pressure	动脉血压
arterial blood pulse	动脉脉搏
arteriovenous shunt	动静脉短路
associative learning	联合型学习
atenolol	阿替洛尔
atrial natriuretic peptide, ANP	心房钠尿肽
atrioventricular delay	房 – 室延搁
atrium systole	房缩期
atropine	阿托品
attitudinal reflex	状态反射
autocrine	自分泌
autonomic thermoregulation	自主性体温调节
autoregulation	自身调节
autorhythmic cell	自律细胞
autorhythmicity	自动节律性
axial flow	轴流
axon reflex	"轴突反射"
axoplasmic transport	轴浆运输
baroreceptor	压力感受器
basal ganglia	基底神经节
basal metabolism	基础代谢
basal metabolism rate, BMR	基础代谢率
basic electrical rhythm, BER	基本电节律
basophil	嗜碱性粒细胞
behavioral thermoregulation	行为性体温调节

binocular vision	双眼视觉
bioelectrical phenomenon	生物电现象
biological membrane	生物膜
biorhythm	生物节律
bleeding time	出血时
blood	血液
blood cells	血细胞
blood coagulation	血液凝固
blood flow resistance	血流阻力
blood group	血型
blood pressure, BP	血压
blood viscosity	血液黏滞度
blood – brain barrier	血－脑屏障
blood – cerebrospinal fluid barrer	血－脑脊液屏障
body fluid	体液
body temperature	体温
bohr effect	波尔效应
bone conduction	骨传导
bradykinin	缓激肽
brain – derived neurotrophic factor, BDNF	脑源性神经营养因子
brain – gut peptide	脑－肠肽
brown fat tissue, BFT	褐色脂肪组织
brunner gland	勃氏腺
bumin	球蛋白
burst promoting activator, BPA	爆式促进激活物
calcitonin gene related peptide, CGRP	降钙素基因相关肽
calcitonin, CT	降钙素
calcium – binding Protein, CaBP	钙结合蛋白
calcium – induced Ca2 + release	钙触发钙释放
calmodulin, CaM	钙调蛋白
calmodulin – dependent protein kinase, CaMK	钙调蛋白依赖性蛋白激酶
calsequestrin	钙扣压素
carbaminohemoglobin	氨基甲酸血红蛋白
carbon dioxide dissociation curve	CO_2 解离曲线
carbonic anhydrase, CA	碳酸酐酶
cardiac cycle	心动周期
cardiac outport, CO	心输出量

cardiac work	心脏做功
cardiovascular center	心血管中枢
catecholamine，CA	儿茶酚胺
central chemoreceptor	中枢化学感受器
central delay	中枢延搁
central inhibition	中枢抑制
central inspiratory activity generator	中枢吸气活动发生器
central venous pressure，CVP	中心静脉压
chain circuit	链锁式联系
chemical digestion	化学消化
chemical synapse	化学性突触
chemically - gated ion channel	化学门控通道
chemokine	趋化因子
chemoreceptive trigger zone	化学感受器触发区
chemoreceptor	化学感受器
chemotaxis	趋化性
chloride shift	氯转移
chmptrypsi	糜蛋白酶
cholecalciferol	胆钙化醇
cholinergic fiber	胆碱能纤维
cholinergic receptor	胆碱能受体
chong meridian	冲脉
chronaxie	时值
chylomicron	乳糜微粒
circadian rhythm	昼夜节律
circuitous channel	迂回通路
circulatory system	循环系统
coagulation factor or clotting factor	凝血因子
coding	编码
cold - sensitive neuron	冷敏神经元
colipase	辅脂酶
collateral	别络
colloid osmotic pressure	胶体渗透压
colony stimulating factor，CSF	集落刺激因子
compensatory pause	代偿间歇
competitive inhibition	竞争性抑制
complete tetanus	完全强直收缩

compliance	顺应性
conditioned reflex	条件反射
conductivity	传导性
continuous opening ion channel	持续性开放性通道
convergence	聚合式
convergence theory	会聚学说
core temperature	体核温度
corticotropin – releasing hormone，CRH	促肾上腺皮质激素释放激素
cortisol	皮质醇
cotransport	同向协同转运
cotransporter	协同转运体
counter – current multiplication	逆流倍增
counter – transport	逆向协同转运
creatine phosphate，CP	磷酸肌酸
cretinism	克汀病
cross bridge	横桥
cross bridge cycle	横桥循环
cross – match test	交叉配血试验
crystal osmotic pressure	晶体渗透压
cyanosis	发绀
cytokine	细胞因子
dai meridian	带脉
dale Principle	戴尔原则
dark adaptation	暗适应
decerebrate rigidity	去大脑僵直
decorticate rigidity	去皮层僵直
defence zone	防御反应区
dehydroepiandrosterone	脱氢表雄酮
depolarization	去极化
depolarization phase	去极相
depolarizing afterpotential	去极化后电位
depressor reflex	降压反射
desynchronized sleep	去同步睡眠
diapedesis	白细胞渗出
diastole	舒张期
diastolic pressure	舒张压
dicrotic wave	降中波

diffusion capacity of lung，DL	肺扩散容量
digestion	消化
2，3 - diphosphoglycerate，2，3 - DPG	2，3 - 二磷酸甘油酸
directed synapuse	定向突触
divergence	辐散式
divergent meridian	经别
dopamine，DA	多巴胺
dorsal respiratory group，DRG	背侧呼吸组
du meridian	督脉
dwarfism	侏儒症
dynamic response	动态性反应
dynorphin	强啡肽
ectopic pacemaker	异位起搏点
effective filtration pressure	有效滤过压
effective refractory period，ERP	有效不应期
eight extra meridians	奇经八脉
ejection fraction，EF	射血分数
electrical synapse	电突触
electrocardiogram ECG	心电图
electrochemical barrier	电学屏障
electrocorticogram ECoG	皮层电图
electroencephalogram，EEG	脑电图
electrogenic sodium pump	生电钠泵
emergency reaction	应急反应
endocochlear potential	耳蜗内电位
endocytosis	入胞
endolymphatic potential	内淋巴电位
endomorphin	内吗啡肽
β - endorphin	β - 内啡肽
endothelial cell	内皮细胞
endothelin，ET	内皮素
endothelium - derived relaxing factor EDRF	内皮衍生舒张因子
endothelium - derived vasoconstrictor factor EDCF	内皮缩血管因子
endplate potential，EPP	终板电位
energy metabolism	能量代谢
enkephalin	脑啡肽
entero - gastric reflex	肠 - 胃反射

enterokinase	肠致活酶
eosinophil	嗜酸性粒细胞
epinepherine，E OR adrenaline，A	肾上腺素
erythrocyte sedimentation rate，ESR	红细胞沉降率
erythrocytes，red blood cell，RBC	红细胞
erythropoietin，EPO	促红细胞生成素
espiratory reserve volume，ERV	补呼气量
estradiol，E_2	雌二醇
estriol，E_3	雌三醇
estrone	雌酮
evoked cortical potential	皮层诱发电位
excitability	兴奋性
excitable cell	可兴奋细胞
excitation	兴奋
excitation – contraction coupling	兴奋－收缩耦联
excitatory postsynaptic potential，EPSP	兴奋性突触后电位
exocytosis	出胞
extracellular fluid	细胞外液
extrinsic pathway	外源性凝血途径
facilitated diffusion	易化扩散
facilitated diffusion through ion channel	经通道易化扩散
facilitation	易化
facilitation theory	易化学说
facilitatory area	易化区
fast pain	快痛
fast wave sleep，FWS	快波睡眠
feed forward control	前馈控制
feedback	反馈
feedforward	前馈
ferritin	铁蛋白
fibrinogen	纤维蛋白原
filtration equilibrium	滤过平衡
final common path	最后公路
first signal system	第一信号系统
five elements	五行
flexor reflex	屈反射
fluid mosaic model	液态镶嵌模型

fluid – phase endocytosis	液相入胞
follicle stimulating hormone，FSH	促卵泡激素
food specific dynamic effect	食物的特殊动力效应
forced breathing	用力呼吸
forced expiratory volume，FEV	用力呼气量
forced vital capacity，FVC	用力肺活量
functional residual capacity，FRC	功能残气量
G protein	G 蛋白
G protein effector	G 蛋白效应器
G protein – linked receptor	G 蛋白耦联受体
gall bladder bile	胆囊胆汁
Gallbladder Meridian of Foot – Shaoying	足少阳胆经
gastric emptying	胃排空
gastric juice	胃液
gastrointestinal hormone	胃肠激素
gate	闸门
generator potential	发生器电位
globulinal	白蛋白
glomerular filtration rate，GFR	肾小球滤过率
glomerulo – tubular balance	球 – 管平衡
glucagon	胰高血糖素
glucocorticoids	糖皮质激素
glucoprotein，GP	糖蛋白
gonadotropin – releasing homone，GnRH	促性腺激素释放激素
growth homone release – inhibiting hormone，GHRIH or somatostatin，SS	生长抑素
growth hormone releasing hormone，GHRH	生长激素释放激素
growth hormone，GH	生长激素
guanine nucleotide – binding protein，GTP	鸟苷酸结合蛋白
guanylyl cyclase，GC	鸟苷酸环化酶
haldane effect	何尔登效应
hearing threshold	听阈
Heart Meridian of Hand – Shaoyin	手少阴心经
heart rate，HR	心率
hematocrit	血细胞比容
hemodynamics	血流动力学
hemoglobin，Hb	血红蛋白

hemostasis	生理性止血
heparin	肝素
Hering – Breuer reflex	黑 – 伯反射
heterometric autoregulation	异长自身调节
histamine	组胺
homeometric autoregulation	等长自身调节
homeostasis	稳态
hormone	激素
human chorionic gonadotropic, hCG	绒毛膜促性腺激素
human leukocyte antigen, HLA	人类白细胞抗原
human physiology	人体生理学
humoral regulation	体液调节
huntigton disease	亨廷顿病
5 – Hydroxytryptamine, 5 – HT	5 – 羟色胺
hyperolarizing potential	超极化后电位
hyperpolarization	超极化
hypothalamic regulatory peptides, HRP	下丘脑调节肽
hypothalamo – neurohypophysis sistem	下丘脑 – 神经垂体系统
hypothalamus – adrenohypophysis – testes axis	下丘脑 – 腺垂体 – 睾丸轴
hypothalamus – hypophysis unit	下丘脑 – 垂体功能单位
inactivation	失活
incomplete tetanus	不完全强直收缩
inhibin	抑制素
inhibition	抑制
inhibitor area	抑制区
inhibitory postsynaptic potential, IPSP	抑制性突触后电位
insensible perspiration	不感蒸发
inspiratory capacity	深吸气量
inspiratory off – switch mechanism	吸气切断机制
inspiratory reserve volum e, IRV	补吸气量
insulin	胰岛素
insulin receptor substrate, IRS	胰岛素受体底物
insulin – like growth factor, IGF	胰岛素样生长因子
integration	整合
intention tremor	意向性震颤
inter – course and inter – induction between yin and yang	阴阳交感
interdependence between yin and yang	阴阳互根

interdigestive myoelectric complex，IMC	消化间期复合肌电
inter – invasion of five elements	五行相乘
internal environment	内环境
internal secretion	内分泌
internalization	内化
inter – opposition between yin and yang	阴阳对立
inter – promotion of five elements	五行相生
inter – restriction of five elements	五行相克
interstitial fluid	组织液
inter – transformation between yin and yang	阴阳转化
intracellular fluid	细胞内液
intrapleural pressure	胸膜腔内压
intrapulmonary pressure	肺内压
intrinsic factor	内因子
intrinsic pathway	内源性凝血途径
inverse stretch reflex	反牵张反射
inward current	内向电流
ion channel	离子通道
ionotropic receptor	促离子型受体
isometric contraction	等长收缩
isotonic contraction	等张收缩
isovolumetric contraction phase	等容收缩期
isovolumetric relaxation phase	等容舒张期
junction	接头
junctional cleft	接头间隙
K^+ equilibrium potential，E_k	K^+平衡电位
kallikrein	激肽释放酶
kallikrein – kinin system	激肽释放酶 – 激肽系统
Kidney Meridian of Foot – Shaoyin	足少阴肾经
kinesin	驱动蛋白
kinin	激肽
kininogen	激肽原
Large Intestine Meridian of Hand – Yangming	手阳明大肠经
latent pacemaker	潜在起搏点
laterality cerebral dominance	一侧优势
leak ion channel	泄漏通道
leukocyte，white blood cells，WBC	白细胞

ligand	配体
ligand – gated ion channel	配体门控通道
light adaptation	明适应
lipase	胰脂肪酶
Liver Meridian of Foot – Jueyin	足厥阴肝经
local circuit neurons	局部回路神经元
local current	局部电流
local excitation	局部兴奋
local neurons circuit	局部神经元回路
local response	局部反应
long term potentiation, LTP	长时程突触增强效应
long term memory	长时记忆
γ – loop	γ – 环路
L – type calcium channel, Ica – L	L 型 Ca^{2+} 通道
Lung Meridian of Hand – Taiyin	手太阴肺经
luteinizing hormone, LH	黄体生成素
lymphocyte	淋巴细胞
macrophage	巨噬细胞
mastication	咀嚼
maximum diastolic potential, maximal depolarization potential	最大舒张电位
mean arterial pressure	平均动脉压
mean circulatory filling pressure	循环系统平均充盈压
mechanical barrier	机械屏障
mechanical digestion	机械消化
mechanically – gated ion channel	机械门控通道
melanophore stimulating hormone, MSH	促黑（素细胞）激素
melatonin, MT	褪黑素
membrance potential	膜电位
membrane recycling	膜循环
menstrual cycle	月经周期
menstruation	月经
mental sweating	精神性发汗
meridian	经络
meridian tendon	经筋
metabolism	新陈代谢
metabotropic receptor	促代谢型受体
micelles	微胶粒

microcirculation	微循环
microphonic potential	耳蜗微电器电位
micturition desire	尿意
micturition reflex	排尿反射
mineralocorticoids	盐皮质激素
miniature endplate potential，MEPP	微终板电位
minute ventilation volume	每分通气量
minute volume	每分输出量
mixed synapuse	混合性突触
modulation	调制作用
monoamine oxidase，MAO	单胺氧化酶
monosynaptic reflex	单突触反射
motor unit	运动单位
mucus – bicar – bonate barrier	黏液—碳酸氢盐屏障
muscarine	毒蕈碱
muscle spindle	肌梭
muscle tonus	肌紧张
muscle – type nicotine receptor	肌肉型 N 受体
myocardial contractility	心肌收缩能力
myofilament sliding theory	肌丝滑行学说
myopia	近视
myosin	肌球蛋白
Na^+ equilibrium potential，ENa	Na^+ 平衡电位
$Na^+ - Ca^{2+}$ exchanger	$Na^+ - Ca^{2+}$ 交换体
near point of vision	近点
negative chronotropic action	负性变时作用
negative dromotropic action	负性变传导作用
negative feedback	负反馈
nerve growth factor，NGF	神经生长因子
nerve impulse	神经冲动
nervous system	神经系统
neurocrine	神经分泌
neuroendocrine cell	神经内分泌细胞
neuroendocrine – immunorgulatory network	神经－内分泌－免疫网络
neuromodulator	神经调质
neuronal – type nicotinic receptor	神经元型 N 受体
neuropeptide	神经肽

neuroregulation 神经调节

neurotra nsmitter co – exixtence 递质共存

neurotransmitter 神经递质

neurotrophin，NT 神经营养性因子

nicotin 烟碱

nitric oxide，NO 一氧化氮

nociceptor 伤害性感受器

non – directed synapuse 非定向突触

nonassociative learning 非联合型学习

non – gated ion channel 非门控性通道

non – shivering thermogenesis 非战栗产热

non – specific projection system 非特异投射系统

non – synaptic chemical transmission 非突触性化学传递

norepinepherine，NE or noradrenaline，NA 去甲肾上腺素

normal pacemaker 正常起搏点

noxious stimulus 伤害性刺激

nuclear bag fiber 核袋纤维

nuclear chain fiber 核链纤维

nutritional channel 营养通路

nystagmus 眼震颤

open – loop system 开环系统

operant conditioning reflex 操作式条件反射

opioid peptide 阿片肽

optimal initial 1ength 最适初长度

orientation column 定向柱

orphanin 孤啡肽

osmoreceptor 渗透压感受器

osmotic diuresis 渗透性利尿

osmotic fragility 渗透脆性

osmotic pressure 渗透压

outward current 外向电流

overshoot 反极化或超射

oxidation 氧化

oxygen capacity 氧容量

oxygen debt 氧债

oxygen dissociation curve 氧解离曲线

oxygen saturation 氧饱和度

oxytocin，OXT	催产素
P wave	P 波
pacemaker	起步点
pacemaker potention	起搏电位
pancreatic juice	胰液
pancreatic mplase	胰淀粉酶
paracrine	旁分泌
paradoxical sleep PS	异相睡眠
parathyroid hormone，PTH	甲状旁腺激素
parietal pain	体腔壁痛
parkinson disease	帕金森病
passive transport	被动转运
pepsin	胃蛋白酶
pepsinogen	胃蛋白酶原
peptidergic fiber	肽能纤维
Pericardium Meridian of Hand – Jueyin	手厥阴心包经
peripheral	外周性化学感受器
peripheral venous pressure	外周静脉压
permissive action	允许作用
phagocytosis	吞噬
phenotolamine	酚妥拉明
phenylethanolaxnine – N – methyltransferase，PNMT	苯乙醇胺氮位甲基移位酶
phosphodiesterase，PDE	磷酸二酯酶
phospholipase，PLC	磷脂酶 C
phospho – rylation cascade	磷酸化级联反应
physiological dead space	生理无效腔
physiology	生理学
Physiology of Integrated Traditional Chinese and Western Medicine	中西医结合生理学
pinocytosis	吞饮
plasma membrane	质膜
plasmin	纤维蛋白溶解酶
plasminogen	纤维蛋白溶解酶原
plasminogen activator	纤溶酶原激活物
plasminogen activator inhibitor type – 1，PAI – 1	纤溶酶原激活物抑制物 – 1
platelet aggregation	血小板聚集
platelet release	血小板释放

platelet secretion 血小板分泌
platelet – derived growth factor, PDGF 血小板源生长因子
pneumotaxic center 呼吸调整中枢
poiseuille's law 泊肃叶定律
polarization 极化
polymorphonuelear leukocyte 中性粒细胞
polysynaptic reflex 多突触反射
positive chronotropic action 正性变时作用
positive dromotropic action 正性变传导作用
positive feedback 正反馈
positive inotropic action 正性变力作用
postjunctional membrane 接头后膜
postsynaptic facilitation 突触后易化
postsynaptic inhibition 突触后抑制
postsynaptic membrane 突触后膜
postsynatic potential 突触后电位
P – R interval P – R 间期
P – R segment P – R 段
prazosin 哌唑嗪
prejunctional membrane 接头前膜
premature systole 期前收缩
preoptic – anterior hypothalamus area, PO/AH 视前区 – 下丘脑前部
presynaptic facilitation 突触前易化
presynaptic inhibition 突触前抑制
presynaptic membrane 突触前膜
presynaptic receptor 突触前受体
primary active transport 原发性主动转运
primary pump 初级泵
progesterone, P 孕酮
prolactin, PRL 催乳素
proopiomelanocortin, POMC 阿黑皮素原
propranolol 普萘洛尔
prostacyclin, PGI_2 前列环素
prostaglandin, PG 前列腺素
protein kinase A, PKA 蛋白激酶 A
protein C, PC 蛋白质 C
prothrombinase complex 凝血酶原酶复合物

proton pump	质子泵
protoplasm	原生质
pulmonary capacity	肺容量
pulmonary exchange	肺换气
pulmonary ventilation	肺通气
pulmonary volume	肺容积
pulse pressure	脉搏压
pump – leak model	泵 – 漏模式
punishment system	惩罚系统
QRS complex	QRS 波群
Q – T interval	Q – T 间期
quantal release	量子式释放
rapid ejection phase	快速射血期
rapid eye movement sleep,REM	快速眼动睡眠
rapid filling phase	快速充盈期
reaction	反应
receptive relaxation	容受性舒张
receptor	受体
receptor	感受器
receptor mediated endocytosis	受体介导入胞
receptor potential	感受器电位
reciprocal inhibition	交互抑制
recjproeal synapuse	交互性突触
reduced eye	简化眼
referred pain	牵涉痛
reflex	反射
regulation	调节
reinforcement	强化
relationship of the promotion and restriction of five elements	五行制化
relative refractory period,RRP	相对不应期
relaxed form	疏松型（R 型）
ren meridian	任脉
renal glucose threshold	肾糖阈
renal plasma flow,RPF	肾血浆流量
renin	肾素
renin – angiotensin – aldosterone system,RAAS	肾素 – 血管紧张素 – 醛固酮系统
repolarization	复极化

repolarization phase	复极相
reproduction	生殖
residual volume，RV	残气量
resistance vessel	阻力血管
respiration	呼吸
respiratory movement	呼吸运动
resting	静息
resting	备用
resting potential	静息电位
retinene	视黄醛
retrograde axoplasmic transport	逆向轴浆运输
reverse restriction of five elements	五行相侮
reward system	奖赏系统
rheobase	基强度
righting reflex	翻正反射
rouleaux formation	叠连
saliva	唾液
salivary amylase	唾液淀粉酶
saltatory conduction	跳跃式传导
second signal system	第二信号系统
secondary active transport	继发性主动转运
secretion	分泌
segmentation contraction	分节运动
sensible evaporation	可感蒸发
sensory aphasia	感觉失语症
serial synapuse	串联性突触
serum	血清
set point	调定点
sex hormone	性激素
shell temperature	体表温度
shivering thermogenesis	战栗产热
short term memory	短时记忆
signal transduction mediated by ion channel	离子通道介导的信号转导
signaling network	信号转导网络
simple diffusion	单纯扩散
single twitch	单收缩
sinus rhythm	窦性心律

skin area	皮部
sleep	睡眠
slow ejection phase	减慢射血期
slow filling phase	减慢充盈期
slow pain	慢痛
slow wave	慢波
slow wave sleep，SWS	慢波睡眠
Small Intestine Meridian of Hand – Taiying	手太阳小肠经
sodium pump	钠泵
sodium – backmund carrent，INa – b	背景内向电流
sodium – hydrogen exchange	$Na^+ - H^+$ 交换
sodium – potassium pump	钠钾泵
somatic sensory area Ⅱ	第二感觉区
somatic sensory area I	第一感觉区
somatomedin，SM	生长素介质
spatial summation	空间总和
specific projection system	特异投射系统
spike potential	峰电位
spinal shock	脊休克
Spleen Meridian of Foot – Taiyin	足太阴脾经
spontaneous electric activity of the brain	自发脑电活动
S – T segment	S – T 段
static response	静态性反应
steroid	类固醇
stimulus	刺激
Stomach Meridian of Foot – Yangming	足阳明胃经
stress	应激反应
stretch reflex	牵张反射
stroke volume，SV	每搏输出量
stroke work	搏出功
subnormal period	低常期
substance P	P 物质
subthreshold stimulus	阈下刺激
summation	总和
supranormal period，SNP	超常期
suprathreshold stimulus	阈上刺激
suspension stability	悬浮稳定性

sweating	发汗
synaptic cleft	突触间隙
synaptic vesicle	突触小泡
synchronized sleep	同步化睡眠
systolic pressure	收缩压
T wave	T 波
tachykinin	速激肽
target cell	靶细胞
target organ	靶器官
target tissue	靶组织
telecrine	远距离分泌
temporal summation	时间总和
tenase complex	因子 X 酶复合物
tendon organ	腱器官
tendon refex	腱反射
tense form	紧密型（T 型）
tetanus twitch	强直收缩
tetraethylammonium, TEA	四乙胺
tetrodotoxin, TTX	河豚毒
theory of five elements	五行理论学说
theory of yin and yang	阴阳学说
thermal conduction	传导散热
thermal convection	对流散热
thermal evaporation	蒸发散热
thermal radiation	辐射散热
thermal sweating	温热性发汗
thoracic breathing	胸式呼吸
thoroughfare channel	直捷通路
threshold	阈值
threshold intensity	阈强度（强度阈值）
threshold potential	阈电位
throid stimulating hormone, TSH	促甲状腺激素
thrombomodulin, TM	凝血酶调节蛋白
thromboxaneA$_2$, TXA$_2$	血栓烷 A$_2$
thyroperoxidase, TPO	过氧化酶
thyrotropin – releasing hormone, TRH	促甲状腺激素释放激素
thyroxin 3, 5, 3′, 5′ – tetraiodothyronine, T4	四碘甲腺原氨酸

tidal volume, TV	潮气量
timed vital capacity, TVC	时间肺活量
tissue factor pathway inhibitor, TFPI	组织因子途径抑制物
tissue factor, TF	组织因子
tissue plasminogen activator, t – PA	组织型纤溶酶原激活物
tonic labyrinthine reflex	迷走紧张反射
tonic neck reflex	颈紧张反射
total lung capacity, TLC	肺总量
transferin	转铁蛋白
transient outword current, Ito	一过性外向电流
transmembrance signal transduction	跨膜信号转导
transmural pressure	跨壁压
traveling wave	行波
3，5，3′ – triiodothyronine, T3	三碘甲腺原氨酸
Triple – Jiao Meridian of Hand – Shaoying	手少阳三焦经
trophic action	营养性作用
trophic action	营养作用
tropomyosin	原肌球蛋白
troponin	肌钙蛋白
trypsin	胰蛋白酶
trypsin inhibitor	胰蛋白酶抑制物
tubular reabsorption	肾小管的重吸收
tubuloglomerular feedback	管 – 球反馈
twelve regular meridians	十二经脉
tyrosine kinase receptor	酪氨酸激酶受体
U wave	U 波
ultrafiltrate	超滤液
unconditioned reflex	非条件反射
urea recirculation	尿素的再循环
Urinary Bladder Meridian of Foot – Taiyang	足太阳膀胱经
utilization time	利用时
vago – vagal reflex	迷走 – 迷走神经反射
varicosity	曲张体
vasoactive intestinal peptide, VIP	血管活性肠肽
vasopressin	血管加压素
ventilation/perfusion ratio, VA/Q	通气/血流比值
ventral respiratory group, VRG	腹侧呼吸组

ventricular diastole	心室舒张期
ventricular function curve	心室功能曲线
verapamil	维拉帕米
visual acuity	视敏度
visual field	视野
vital capacity，VC	肺活量
voltage – gated ion channel	电压门控通道
volume receptor	容量感受器
vomiting	呕吐
wakefulness	觉醒
wane and wax between yin and yang	阴阳消长
warm – sensitive neuron	热敏神经元
water channel	水通道
water diuresis	水利尿
work of breathing	呼吸功
working cell	工作细胞
Yangqiao meridian	阳跷脉
Yangwei meridian	阳维脉
yin and yang	阴阳
Yinqiao meridian	阴跷脉
Yinwei meridian	阴维脉
yohimbine	育亨宾

教材与教学配套用书

新世纪全国高等中医药院校规划教材

注：凡标〇号者为"普通高等教育'十五'国家级规划教材"；凡标★号者为"普通高等教育'十一五'国家级规划教材"

（一）中医学类专业

1 中国医学史（常存库主编）〇★
2 医古文（段逸山主编）〇★
3 中医各家学说（严世芸主编）〇★
4 中医基础理论（孙广仁主编）〇★
5 中医珍断学（朱文锋主编）〇★
6 内经选读（王庆其主编）〇★
7 伤寒学（熊曼琪主编）★
8 金匮要略（范永升主编）★
9 温病学（林培政主编）〇★
10 中药学（高学敏主编）〇★
11 方剂学（邓中甲主编）〇★
12 中医内科学（周仲瑛主编）〇★
13 中医外科学（李曰庆主编）★
14 中医妇科学（张玉珍主编）〇★
15 中医儿科学（汪受传主编）〇★
16 中医骨伤科学（王和鸣主编）〇★
17 中医耳鼻咽喉科学（王士贞主编）〇★
18 中医眼科学（曾庆华主编）〇★

19 中医急诊学（姜良铎主编）〇★
20 针灸学（石学敏主编）〇★
21 推拿学（严隽陶主编）〇★
22 正常人体解剖学（严振国 杨茂有主编）★
23 组织学与胚胎学（蔡玉文主编）〇★
24 生理学（施雪筠主编）
   生理学实验指导（施雪筠主编）
25 病理学（黄玉芳主编）〇★
   病理学实验指导（黄玉芳主编）
26 药理学（吕圭源主编）
27 生物化学（王继峰主编）〇★
28 免疫学基础与病原生物学（杨黎青主编）〇★
   免疫学基础与病原生物学实验指导（杨黎青主编）
29 诊断学基础（戴万亨主编）★
   诊断学基础实习指导（戴万亨主编）
30 西医外科学（李乃卿主编）★
31 内科学（徐蓉娟主编）〇

（二）针灸推拿学专业（与中医学专业相同的课程未列）

1 经络腧穴学（沈雪勇主编）〇★
2 刺法灸法学（陆寿康主编）★
3 针灸治疗学（王启才主编）
4 实验针灸学（李忠仁主编）〇★

5 推拿手法学（王国才主编）〇★
6 针灸医籍选读（吴富东主编）★
7 推拿治疗学（王国才）

（三）中药学类专业

1 药用植物学（姚振生主编）〇★
   药用植物学实验指导（姚振生主编）
2 中医学基础（张登本主编）
3 中药药理学（侯家玉 方泰惠主编）〇★
4 中药化学（匡海学主编）〇★
5 中药炮制学（龚千锋主编）〇★

   中药炮制学实验（龚千锋主编）
6 中药鉴定学（康廷国主编）★
   中药鉴定学实验指导（吴德康主编）
7 中药药剂学（张兆旺主编）〇★
   中药药剂学实验
8 中药制剂分析（梁生旺主编）〇

9　中药制药工程原理与设备（刘落宪主编）★
10　高等数学（周　喆主编）
11　中医药统计学（周仁郁主编）
12　物理学（余国建主编）
13　无机化学（铁步荣　贾桂芝主编）★
　　无机化学实验（铁步荣　贾桂芝主编）

14　有机化学（洪筱坤主编）★
　　有机化学实验（彭松　林辉主编）
15　物理化学（刘幸平主编）
16　分析化学（黄世德　梁生旺主编）
　　分析化学实验（黄世德　梁生旺主编）
17　医用物理学（余国建主编）

（四）中西医结合专业

1　中外医学史（张大庆　和中浚主编）
2　中西医结合医学导论（陈士奎主编）★
3　中西医结合内科学（蔡光先　赵玉庸主编）★
4　中西医结合外科学（李乃卿主编）★
5　中西医结合儿科学（王雪峰主编）★
6　中西医结合耳鼻咽喉科学（田道法主编）★
7　中西医结合口腔科学（李元聪主编）★
8　中西医结合眼科学（段俊国主编）★
9　中西医结合传染病学（刘金星主编）
10　中西医结合肿瘤病学（刘亚娴主编）
11　中西医结合皮肤性病学（陈德宇主编）
12　中西医结合精神病学（张宏耕主编）★
13　中西医结合妇科学（尤昭玲主编）★
14　中西医结合骨伤科学（石印玉主编）★
15　中西医结合危重病学（熊旭东主编）★
16　中西医结合肛肠病学（陆金根主编）★
17　免疫学与病原生物学（刘燕明主编）

18　中医诊断学（陈家旭主编）
19　局解剖学（聂绪发主编）
20　诊断学（戴万亨主编）
21　组织学与胚胎学（刘黎青主编）
22　病理生理学（张立克主编）
23　系统解剖学（杨茂有主编）
24　生物化学（温进坤主编）
25　病理学（唐建武主编）
26　医学生物学（王望九主编）
27　药理学（苏云明主编）
28　中医基础理论（王键主编）
29　中药学（陈蔚文主编）
30　方剂学（谢鸣主编）
31　针灸推拿学（梁繁荣主编）
32　中医经典选读（周安方主编）
33　生理学（张志雄主编）
34　中西医结合思路与方法（何清湖主编）（改革教材）

（五）药学类专业

1　分子生物学（唐炳华主编）
2　工业药剂学（胡容峰主编）
3　生物药剂学与药物动力学（林宁主编）
4　生药学（王喜军主编）
5　天然药物化学（董小萍主编）
6　物理药剂学（王玉蓉主编）
7　药剂学（李范珠主编）

8　药物分析学（甄汉深　贾济宇主编）
9　药物合成（吉卯祉主编）
10　药学文献检索（章新友主编）
11　药学专业英语（都晓伟主编）
12　制药工艺学（王沛主编）
13　中成药学（张的凤主编）

（六）管理专业

1　医院管理学（黄明安　袁红霞主编）
2　医药企业管理学（朱文涛主编）
3　卫生统计学（崔相学主编）
4　卫生管理学（景琳主编）★
5　药事管理学（孟锐主编）
6　卫生信息管理（王宇主编）
7　医院财务管理（程薇主编）

8　卫生经济学（黎东生主编）
9　卫生法学（佟子林主编）
10　公共关系学（关晓光主编）
11　医药人力资源管理学（王悦主编）
12　管理学基础（段利忠主编）
13　管理心理学（刘鲁蓉主编）
14　医院管理案例（赵丽娟主编）

（七）护理专业

1 护理学导论（韩丽沙 吴 瑛主编）★	12 外科护理学（张燕生 路 潜主编）
2 护理学基础（吕淑琴 尚少梅主编）★	13 妇产科护理学（郑修霞 李京枝主编）
3 中医护理学基础（刘 虹主编）★	14 儿科护理学（汪受传 洪黛玲主编）★
4 健康评估（吕探云 王 琦主编）★	15 骨伤科护理学（陆静波主编）
5 护理科研（肖顺贞 申杰主编）	16 五官科护理学（丁淑华 席淑新主编）★
6 护理心理学（胡永年 刘晓虹主编）	17 急救护理学（牛德群主编）
7 护理管理学（关永杰 宫玉花主编）	18 养生康复学（马烈光 李英华主编）★
8 护理教育（孙宏玉 简福爱主编）	19 社区护理学（冯正仪 王 珏主编）
9 护理美学（林俊华 刘 宇主编）★	20 营养与食疗学（吴翠珍主编）★
10 内科护理学（徐桂华主编）上册★	21 护理专业英语（黄嘉陵主编）
11 内科护理学（姚景鹏主编）下册★	22 护理伦理学（马家忠 张晨主编）★

（八）七年制

1 中医儿科学（汪受传主编）★	10 中医养生康复学（王旭东主编）★
2 临床中药学（张廷模主编）○★	11 中医哲学基础（张其成主编）★
3 中医诊断学（王忆勤主编）○★	12 中医古汉语基础（邵冠勇主编）★
4 内经学（王洪图主编）○★	13 针灸学（梁繁荣主编）○★
5 中医妇科学（马宝璋主编）○★	14 中医骨伤科学（施 杞主编）○★
6 温病学（杨 进主编）★	15 中医医家学说及学术思想史（严世芸主编）○★
7 金匮要略（张家礼主编）○★	16 中医外科学（陈红风主编）○★
8 中医基础理论（曹洪欣主编）○★	17 中医内科学（田德禄主编）○★
9 伤寒论（姜建国主编）★	18 方剂学（李 冀主编）○★

（九）中医临床技能实训教材（丛书总主编 张伯礼）

1 诊断学基础（蒋梅先主编）★	6 经络腧穴学（面向针灸学专业）（路玫主编）★
2 中医诊断学（含病例书写）（陆小左主编）★	7 刺法灸法学（面向针灸学专业）（冯淑兰主编）★
3 中医推拿学（金宏柱主编）★	
4 中医骨伤科学（褚立希主编）★	8 临床中药学（于虹主编）★
5 针灸学（面向中医学专业）（周桂桐主编）★	

（十）计算机教材

1 SAS 统计软件（周仁郁主编）	7 计算机技术在医疗仪器中的应用（潘礼庆主编）
2 医院信息系统教程（施诚主编）	8 计算机网络基础与应用（鲍剑洋主编）
3 多媒体技术与应用（蔡逸仪主编）	9 计算机医学信息检索（李永强主编）
4 计算机基础教程（陈素主编）	10 计算机应用教程（李玲娟主编）
5 网页制作（李书珍主编）	11 医学数据仓库与数据挖掘（张承江主编）
6 SPSS 统计软件（刘仁权主编）	12 医学图形图像处理（章新友主编）

（十一）中医、中西医结合执业医师、专业资格考试相关教材

1 医学心理学（邱鸿钟主编）	3 卫生法规（田侃主编）
2 传染病学（陈盛铎主编）	4 医学伦理学（樊民胜 张金钟主编）

新世纪全国高等中医药院校创新（教改）教材

82 中药化妆品学（刘华钢主编）
83 中医美容学（刘宁主编）
84 中医药数学模型（周仁郁主编）
85 中医药统计学与软件应用（刘明芝　周仁郁主编）
86 中医四诊技能训练规范（张新渝主编）
87 中药材 GAP 与栽培学（李敏　卫莹芳主编）
88 中医误诊学（李灿东主编）
89 诊断学基础实习指导（戴万亨主编）
90 中医药基础理论实验教程（金沈锐主编）
91 针刀医学（上、下）（朱汉章主编）
92 针灸处方学（李志道主编）
93 中医诊断学（袁肇凯）主编（研究生用）
94 针刀刀法手法学（朱汉章主编）
95 针刀医学诊断学（石现主编）
96 针刀医学护理学（吴绪平主编）
97 针刀医学基础理论（朱汉章主编）
98 正常人体解剖学（严振国主编）
99 针刀治疗学（吴绪平主编）
100 中医药论文写作（丛林主编）
101 中医气功学（吕明主编）
102 中医护理学（孙秋华　李建美主编）

103 针刀医学（吴绪平主编）
104 中医临床基础学（熊曼琪主编）
105 中医运气学（苏颖主编）★
106 中医行为医学（江泳主编）
107 中医方剂化学（裴妙荣主编）
108 中医外科特色制剂（艾儒棣主编）
109 中药性状鉴定实训教材（王满恩　裴慧荣主编）
110 中医康复学（刘昭纯　郭海英主编）
111 中医哲学概论（苏培庆　战文翔主编）（供高职高专用）
112 中药材概论（阎玉凝　刘春生主编）
113 中医诊断临床模拟训练（李灿东主编）
114 中医各家学说（秦玉龙主编）
115 中国民族医药学概论（李峰　马淑然主编）
116 人体解剖学（英文）（严振国主编）（七年制）★
117 中医内科学（英文教材）（高天舒主编）
118 中药学（英文教材）（赵爱秋主编）
119 中医诊断学（英文教材）（张庆红主编）
120 方剂学（英文教材）（都广礼主编）
121 中医基础理论（英文教材）（张庆荣主编）

新世纪全国高等中医药院校规划教材配套教学用书

（一）习题集

1 医古文习题集（许敬生主编）
2 中医基础理论习题集（孙广仁主编）
3 中医诊断学习题集（朱文锋主编）
4 中药学习题集（高学敏主编）
5 中医外科学习题集（李曰庆主编）
6 中医妇科学习题集（张玉珍主编）
7 中医儿科学习题集（汪受传主编）
8 中医骨伤科学习题集（王和鸣主编）
9 针灸学习题集（石学敏主编）
10 方剂学习题集（邓中甲主编）
11 中医内科学习题集（周仲瑛主编）
12 中国医学史习题集（常存库主编）
13 内经选读习题集（王庆其主编）
14 伤寒学习题集（熊曼琪主编）
15 金匮要略选读习题集（范永升主编）
16 温病学习题集（林培政主编）
17 中医耳鼻咽喉科学习题集（王士贞主编）
18 中医眼科学习题集（曾庆华主编）

19 中医急诊学习题集（姜良铎主编）
20 正常人体解剖习题集（严振国主编）
21 组织学与胚胎学习题集（蔡玉文主编）
22 生理学习题集（施雪筠主编）
23 病理学习题集（黄玉芳主编）
24 药理学习题集（吕圭源主编）
25 生物化学习题集（王继峰主编）
26 免疫学基础与病原生物学习题集（杨黎青主编）
27 诊断学基础习题集（戴万亨主编）
28 内科学习题集（徐蓉娟主编）
29 西医外科学习题集（李乃卿主编）
30 中医各家学说习题集（严世芸主编）
31 中药药理学习题集（黄国钧主编）
32 药用植物学习题集（姚振生主编）
33 中药炮制学习题集（龚千锋主编）
34 中药药剂学习题集（张兆旺主编）
35 中药制剂分析习题集（梁生旺主编）
36 中药化学习题集（匡海学主编）

（二）易学助考口袋丛书

中医执业医师资格考试用书